Guía Médica de Remedios Caseros para la Mujer

Guía Médica de Remedios Caseros para la Mujer

Doctoras revelan más de 2,000 consejos acerca de los problemas de salud que más preocupan a la mujer de hoy

por los editores de *Libros Prevención*

Impreso en los Estados Unidos de América en papel libre de ácidos (∞) y reciclado ♻

Library of Congress Cataloging-in-Publication Data

Doctors book of home remedies for women. Spanish
Guía médica de remedios caseros para la mujer : doctoras revelan más de 2,000 consejos acerca de los problemas de salud que más preocupan a la mujer de hoy / por los editores de Libros Prevención.
p. cm.
Includes index.
ISBN 1–57954–085–6 hardcover
1. Women—Health and hygiene. 2. Self-care, Health.
I. Prevention Health Books. II. Title.
RA778.D64718 1999
613′.0424—dc21 98–49723

2 4 6 8 10 9 7 5 3 2 1 tapa dura

Nuestro Objetivo

Nosotros queremos demostrar que toda persona puede usar el poder de su cuerpo y de su mente para mejorar su vida. El mensaje en cada página de nuestros libros y revistas es: ¡Usted sí puede mejorar su vida!

Aviso

Esta obra sólo pretende ser una guía de referencias y no un manual de medicina. La información que contiene es una ayuda para que usted tome decisiones adecuadas respecto a su salud. Su propósito no es sustituir ninguno de los tratamientos que le haya recetado su médico. Si piensa que tiene un problema serio de salud, le recomendamos que mejor acuda a un especialista competente.

Guía médica de remedios caseros para la mujer

Equipo editorial

GERENTE EDITORIAL: **Sharon Faelten**

AUTORAS: **Michelle Bisson, Barbara Loecher, Gale Maleskey, Ellen Michaud, Peggy Morgan, Sara Altschul O'Donnell, Caroline Saucer**

COLABORADORAS: **Betsy Bates, Judy Lin Eftekhar, Cheryl Sacra, Maureen Sangiorgio, Andrea Warren**

JEFE DE AYUDANTES DE INVESTGACIÓN: **Carol Svec**

JEFE DE INVESTGACIÓN: **Susan E. Burdick**

INVESTIGADORAS Y REVISORAS DE DATOS: **Valerie Edwards-Paulik, Carol J. Gilmore, Jane Unger Hahn, Sandra Salera-Lloyd, Anita Small, Bernadette Sukley, Margo Trott**

ILLUSTRADORA DE LA PORTADA: **Michele Manning**

GERENTE DE ESTUDIO: **Joe Golden**

DIBUJANTES TÉCNICOS: **William L. Allen, J. Andrew Brubaker**

REVISORAS DE REDACCIÓN: **Kathy D. Everleth, Amy K. Fisher**

PERSONAL DE OFICINA: **Roberta Mulliner, Julie Kehs, Bernadette Sauerwine, Mary Lou Stephen**

RODALE HEALTH AND FITNESS BOOKS

VICEPRESIDENTE Y DIRECTORA EDITORIAL: **Debora T. Yost**

DIRECTORA ARTÍSTICA: **Jane Colby Knutila**

GERENTE DE INVESTIGACIONES: **Ann Gossy Yermish**

GERENTE DE REDACCIÓN: **Lisa D. Andruscavage**

Contenido

Agradecimientos

Damos las gracias a todas las doctoras, psicólogas, enfermeras y demás profesionales del ramo de la salud que aportaron su experiencia para la edición de este libro. En particular, agradecemos la cooperación de las siguientes socias de la American Medical Women's Association [Asociación Americana de Mujeres Médicas] (AMWA por sus siglas en inglés).

Doctora Elizabeth Abel
Profesora de dermatología en la Escuela de Medicina de la Universidad de Stanford.

Doctora Rosemary Agostini
Ayudante de profesor de ortopedia en la Escuela de Medicina de la Universidad de Washington y especialista en medicina deportiva y familiar del Centro Médico Virginia Mason, ambos en Seattle.

Doctora Elizabeth Arendt
Profesora de cirugía ortopédica en la Universidad de Minnesota, en Minneapolis.

Doctora Jeanne F. Arnold
Ayudante de profesor de medicina en la Escuela de Medicina de la Universidad de Boston.

Doctora Barbara Bartlik
Psiquiatra y terapeuta sexual en el Programa para la Sexualidad Humana del Centro Médico del Hospital Cornell, en la ciudad de Nueva York.

Doctora Doris Gorka Bartuska
Directora de servicios clínicos de endocrinología, diabetes y metabolismo en la Universidad Allegheny de las Ciencias para la Salud, en Filadelfia.

Doctora Tamara G. Bavendam
Directora de la Clínica de Urología Femenina del Centro Médico de la Universidad de Washington, en Seattle.

Doctora Wilma Bergfeld
Jefa de investigaciones clínicas del Departamento de Dermatología de la Fundación Clínica de Cleveland.

Doctora Susan Black
Miembro del consejo de administración de la Academia Americana de Médicos Familiares.

Doctora Marie L. Borum
Ayudante de profesor de medicina en la División de Gastroenterología y Nutrición del Centro Médico de la Universidad George Washington, en Washington, D.C.

Doctora Willa Brown
Directora de Servicios para la Salud Personal del Departamento de Salud del Condado de Howard, en Columbia, Maryland.

AGRADECIMIENTOS

Doctora Mary Ruth Buchness
Jefa de dermatología del Centro Médico y Hospital St. Vincent's, de la ciudad de Nueva York.

Doctora Karen J. Carlson
Instructora de la Escuela de Medicina de Harvard y directora de Asociadas para la Salud Femenina del Hospital General de Massachusetts, en Boston.

Doctora Diana Carr
Médica cirujana, especializada en ortopedia, con consultorio particular en Sebring, Florida.

Doctora Sheryl Clark
Ayudante de profesor de dermatología en el Centro Médico de Cornell y ayudante de médicos practicantes del Hospital de Nueva York, ambos en esta misma ciudad.

Doctora Leah J. Dickstein
Profesora y consejera de asuntos académicos en el Departamento de Psiquiatría y Ciencias de la Conducta, y decana de los cuerpos de personal docente y estudiantes para la defensa de sus derechos en la Escuela de Medicina de la Universidad de Louisville, y ex presidenta de la Asociación Americana de Mujeres Médicas.

Doctora Elaine Feldman
Profesora emérita de medicina del Colegio de Medicina de la Escuela de Medicina de Georgia, en Augusta.

Doctora Carol Fleischman
Médica de planta en la Escuela de Medicina de la Universidad Allegheny para las Ciencias de la Salud MCP-Hahnemann y en el Centro para la Salud de la Mujer, ambos en Filadelfia.

Doctora Jean L. Fourcroy
Ex presidenta de la Asociación Americana de Mujeres Médicas y del Consejo Nacional para la Salud de la Mujer.

Doctora Nicolette Francey
Profesora de medicina en la Escuela de Medicina de Nueva York, en Valhalla, y asesora médica en atención primaria a Asesores Médicos (organización de médicos de la ciudad de Nueva York).

Doctora Erica Frank
Ayudante de profesor en el Departamento de Medicina Familiar y Preventiva de la Escuela de Medicina de la Universidad de Emory, en Atlanta.

Doctora Susan Fuchs
Ayudante de profesor de pediatría en la Escuela de Medicina de la Universidad de Pittsburgh y médica de la sala de urgencias del Hospital Infantil de esa misma ciudad.

Doctora Marjorie Gass
Directora del Centro para la Menopausia y Osteoporosis en el Hospital de la Universidad de Cincinnati

Doctora Liliana Gaynor
Ayudante de profesor en el Departamento de Ginecología y Obstetricia de la Escuela de Medicina de la Universidad de Northwestern, en Chicago.

Doctora Anne Geller
Neuróloga y jefa del Centro Smithers para el Entrenamiento y Tratamiento del Alcoholismo en el Centro Hospitalario Luke's-Roosevelt de la ciudad de Nueva York, y ex presidenta de la Sociedad Americana de Medicina para las Adicciones.

Doctora Linda L. Colle Gerrond
Directora del Centro de Salud para la Mujer en el Centro Médico de la Misión Shawnee, cerca de la ciudad de Kansas, Kansas.

Doctora Dee Anna Glaser
Ayudante de profesor de dermatología en la Escuela de Medicina de la Universidad de St. Louis.

Doctora Letha Griffin
Cirujana ortopedista en la Clínica Ortopédica Peachtree de Atlanta.

Doctora Naomi Grobstein
Médica familiar con consultorio particular en Montclair, Nueva Jersey.

Doctora Tina Hieken
Cirujana oncológica en el Centro Médico de la Universidad de Illinois.

Doctora Ann Honebrink
Codirectora del Centro de Salud para la Mujer en la Escuela de Medicina de la Universidad Allegheny de las Ciencias de la Salud MCP-Hahnemann, en Filadelfia.

Doctora Debra R. Judelson
Socia fundadora del Grupo de Medicina Cardiovascular de California del Sur, en Beverly Hills, miembro del Colegio Americano de Cardiología y presidenta de la Asociación Americana de Mujeres Médicas.

Doctora Lois Anne Katz
Profesora de medicina en la Escuela de Medicina de la Universidad de Nueva York, jefa de nefrología y del personal de servicios externos del Centro Médico de Asuntos de Veteranos de Nueva York, ambos localizados en esta ciudad.

Doctora Francine Ratner Kaufman
Profesora de pediatría en la Escuela de Medicina de la Universidad de California del Sur, en Los Ángeles, directora del Programa Global de Diabetes del Hospital Infantil de esa misma ciudad y miembro del Consejo de Administración de la Asociación Americana para la Diabetes.

Doctora Mary Ann Keenan
Presidenta del Departamento de Cirujía Ortopédica del Centro Médico Albert Einstein, en Filadelfia.

Doctora Evelyn Kluka
Directora de otolaringología pediátrica del Hospital Infantil de Nueva Orleans.

Doctora Esta Kronberg
Dermatóloga con consultorio particular en Houston.

Doctora Merle S. Kroop
Psiquiatra y terapeuta sexual de la ciudad de Nueva York.

AGRADECIMIENTOS

Doctora Valery Lanyi
Fisiatra del Instituto Rusk de Medicina para la Rehabilitación en el Centro Médico de la Universidad de Nueva York.

Doctora Ruth Lawrence
Profesora de pediatría de la División de Neonatología en la Escuela de Medicina y Odontología de la Universidad de Rochester.

Doctora Elizabeth Livingston
Ayudante de profesor de ginecología y obstetricia en el Centro Médico de la Universidad de Duke, en Durham, Carolina del Norte.

Doctora Margaret Lytton
Médica familiar del Hospital de la Universidad Thomas Jefferson, en Filadelfia.

Doctora Kathleen McIntyre-Seltman
Profesora de medicina en el Departamento de Ginecología y Obstetricia de la Escuela de Medicina de la Universidad de Pittsburgh.

Doctora Marilynne McKay
Profesora de dermatología, ginecología y obstetricia en la Escuela de Medicina de la Universidad de Emory, en Atlanta.

Doctora Eileen Murphy
Instructora de ginecología y obstetricia en la Escuela de Medicina de la Universidad de Northwestern, en Chicago.

Doctora Audry Nelson
Consultora reumatóloga de la clínica de Mayo, en Rochester, Minnesota.

Doctora Silvia Orengo-Nania
Ayudante de profesor de oftalmología en la Escuela de Medicina Baylor, en Houston.

Doctora Melissa Palmer
Gastroenteróloga con consultorio particular en la ciudad de Nueva York.

Doctora Jody Piltz
Ayudante de profesor de oftalmología en la Escuela de Medicina de la Universidad de Pennsylvania, en Filadelfia.

Doctora Veronika Ravnikar
Profesora de ginecología y obstetricia y directora de la Unidad de Endocrinología Reproductiva e Infertilidad en el Centro Médico de la Universidad de Massachusetts, en Boston.

Doctora Phoebe Rich
Ayudante de profesor de dermatología en el Centro de las Ciencias para la Salud de Oregon, en Portland.

Doctora Jo-Ellyn Ryall
Psiquiatra con consultorio particular en St. Louis.

Doctora Jo Shapiro
Instructora de otología y laringología en la Escuela de Medicina de Harvard, y cirujana de otolaringología en el Centro Médico Beth Israel Deaconess y el Hospital de la Mujer y Brigham, ambos en Boston.

Doctora Penelope Shar
Internista con consultorio particular en Bangor, Maine.

Doctora Sheryl Siegel
Ayudante de profesor de neurología en la Escuela de Medicina de Nueva York, en Valhalla.

Doctora Vesna Skul
Ayudante de profesor de medicina en la Escuela de Medicina Rush de la Universidad con el mismo nombre y directora médica del Centro Rush de Medicina para la Mujer, ambos en Chicago.

Doctora Diane Solomon
Jefa de la sección de citopatología del Instituto Nacional de Oncología, en Bethesda, Maryland.

Doctora Leonora Stephens
Psiquiatra de sistemas familiares y profesora de psiquiatría en la Escuela de Medicina de la Universidad Southwestern de Texas, en Dallas.

Doctora Marla Tobin
Médica familiar con consultorio particular en Higginsville, Missouri.

Doctora Lila A. Wallis
Profesora de medicina y directora de "Update Your Medicine" ("Actualice su medicina"): una serie de programas de educación médica continua para doctores, de la Escuela de Medicina de la Universidad de Cornell, en la ciudad de Nueva York.

Doctora Judith N. Wasserheit
Directora de la División para la Prevención de Enfermedades por Transmisión Sexual del Centro Nacional para la Prevención de VIH/ETS y TB, en los centros para el Control y la Prevención de Enfermedades de Atlanta.

Doctora Kristene E. Whitmore
Jefa de urología y directora del Centro para la Incontinencia del Hospital de Posgrado de Filadelfia.

Doctora Jacqueline Wolf
Gastroenteróloga, ayudante de profesor de medicina en la Escuela de Medicina de Harvard y codirectora del Centro de Enfermedades Inflamatorias del Intestino del Hospital de la Mujer y Brigham de Boston.

Doctora Kimberly A. Workowski
Ayudante de profesor de medicina en la División de Enfermedades Infecciosas de la Universidad de Emory, en Atlanta.

Doctora Ellen Yankauskas
Directora del Centro de la Mujer para la Salud Familiar, en Atascadero, California.

Doctora Barbara P. Yawn
Profesora de medicina familiar y salud de la comunidad de la Universidad de Minnesota, en Minneapolis, y directora de investigaciones en el Centro Médico Olmsted de Rochester, Minnesota.

Introducción

Si usted tiene la impresión de que cada vez es mayor la cantidad de mujeres que aparecen en las listas de médicos del directorio telefónico de su localidad, realmente esto no es resultado de su imaginación, ya que la mitad de los egresados de algunas escuelas de medicina son mujeres.

"Para el año 2050 la mayor parte de los médicos serán mujeres", pronostica Eileen McGrath, directora ejecutiva de la Asociación Americana de Mujeres Médicas, una organización nacional, sumamente respetada, de la que oiremos hablar cada vez con mayor frecuencia, conforme el sexo femenino vaya desempeñando un papel más sobresaliente en el ejercicio de la medicina.

Al mismo tiempo, el *Wall Street Journal* publica que la demanda de doctoras es superior a la oferta, porque cada vez son más las mujeres que eligen que sus médicos sean de su mismo sexo, sobre todo cuando seleccionan a su ginecólogo. Cabe señalar que, con frecuencia, ellas suelen estar dispuestas a esperar más tiempo del normal para conseguir una cita con una doctora: en algunos casos, hasta tres o cuatro meses.

Los observadores tienen varias teorías respecto al porqué la especialidad de medicina registra una mayor demanda por parte de las mujeres. Hay quienes opinan que ellas llevan ventaja cuando se trata de la habilidad para comunicarse, la empatía y la comprensión; que saben escuchar mejor que los hombres. Tal vez sí, o tal vez no. Realmente, también en cualquier otra profesión, hay personas que saben hacerlo mejor que otras, sea cual fuere su sexo.

Yo sostengo la teoría de que como las doctoras tienen los mismos rasgos biológicos que sus pacientes mujeres, sus mismos cambios hormonales y factores dentro de su forma de vida, esto les permite hablar de la salud femenina desde su muy singular punto de vista, o sea, tienen la capacidad para entenderlas. De la misma manera, la mayoría de las mujeres sencillamente hablan con mayor tranquilidad con una doctora cuando se trata de problemas como el síndrome premenstrual, la irritación de la línea del bikini, el amamantamiento o el miedo a las exploraciones ginecológicas, que con el más capaz y confiable de los doctores. Los médicos, en general, mujeres y hombres, suelen recetar el tratamiento indicado para estos problemas, pero las doctoras que han vivido la experiencia en carne propia saben exactamente qué se siente al padecerlos. Al igual, comparten algunas de las tensiones y la falta de tiempo que afectan a casi todo el sexo femenino que trabaja: cuidar el hogar y la familia, combinar las obligaciones del trabajo y el hogar, decidir si se reportan enfermas cuando ellas o sus hijos se sienten mal.

Por todo lo anterior, hemos escrito este libro para aprovechar la sabiduría colectiva de mujeres profesionales en el área de la medicina. Asistimos a conferencias médicas impartidas en la Asociación Americana de Mujeres Médicas, así como a las de otros grupos de profesionales dedicados a la salud de la mujer. Llamamos por teléfono a cientos de doctoras, de diversas especialidades: desde ginecología y urología hasta odontología y medicina familiar. Consultamos al consejo de asesores de Women's Health Books de Rodale. El resultado es *La Guía Médica de Remedios Caseros para Mujeres,* un volumen único, lleno de consejos prácticos dados por expertas de la salud, los que sirven para resolver problemas de salud que se presentan en el hogar.

Usted encontrará lo que las ginecólogas y las obstetras recomiendan para aliviar los cólicos menstruales, la sensibilidad de los senos, el mareo matutino, el dolor del parto, los problemas al amamantar, la endometriosis, la vaginitis y otros padecimientos *de mujeres.* Sabrá lo que las dermatólogas aconsejan para el paño, salpullido, las manchas por la edad, las patas de gallo, las arrugas en los labios, las estrías en la piel y más. Conocerá la opinión de las psicólogas respecto a cómo superar la depresión, la angustia, el aburrimiento, la falta de autoestima y otras emociones negativas, así como lo referente a problemas relacionados con el deseo sexual inhibido y demás situaciones de pareja. Además, hallará algunos secretos para controlar pequeñas molestias causadas, por ejemplo, por los lentes de contacto, los días en que tiene el cabello rebelde, los desastres que ocasiona un permanente, o por tener los brazos flácidos. Incluso tendrá soluciones para asuntos que rara vez se abordan, como el tema de las *viudas por el deporte,* la dificultad para abandonar la cama por las mañanas y la melancolía ocasionada por los cumpleaños, entre otros.

En conclusión, todas las doctoras dan sus mejores consejos para aliviar más de 200 problemas físicos y emocionales. Deseamos que, usted, nuestra lectora, disfrute de una excelente salud. No obstante, cuando se le presenten padecimientos cotidianos en este aspecto, estamos seguros que consultará una y otra vez esta guía de alternativas médicas, única en su género.

Sharon Faelten

Sharon Faelten
Gerente Editorial

Guía Médica de Remedios Caseros para la Mujer

Aburrimiento

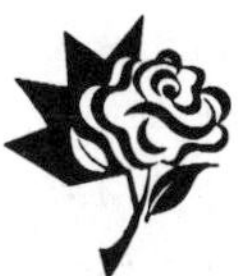

Cómo despertar su interés

La próxima vez que esté aburrida, piense en la rutina diaria de las damas del siglo XVIII, descrita en el libro *Clarissa,* de Samuel Richardson: seis horas para descansar; tres para "orar, meditar, leer libros píos"; dos para "administración doméstica"; cinco para "bordar, dibujar, música"; una para "ayudar a los pobres", y el resto del día para conversar, leer en voz alta y hacer y recibir visitas sociales.

No es extraño que las cartas escritas por las mujeres que vivieron en esa época hablen de lo tedioso de sus vidas.

"Todos nos aburrimos cuando se agotan la novedad, desafío y emoción", expresa la doctora Susan Heitler, psicóloga clínica de Denver y autora de la videocinta *Anxiety: Friend or Foe? (Angustia: ¿amiga o enemiga?).* Nuestras mentes necesitan que, constantemente, les demos bríos nuevos, de la misma manera que nuestros organismos requieren de alimentos frescos y nutritivos para no sentirnos cansadas.

El aburrimiento no es fatal, afirma la doctora Harriet Braiker, psicóloga clínica con consultorio particular en Los Ángeles. "No obstante, en términos psicológicos, es muy doloroso."

El tedio contribuye a la depresión o a bajar la autoestima, señala la doctora Camille Lloyd, profesora del Departamento de Psiquiatría y Ciencias de la Conducta en la Escuela de Medicina de la Universidad de Texas, en Houston.

RECETAS CONTRA EL ABURRIMIENTO

El fastidio es curable, opinan las doctoras, ya que hay muchas opciones para combatirlo.

Asígnese tareas contra el aburrimiento. La doctora Braiker recomienda para el aburrimiento en general lo siguiente: "Todos los días realice dos actividades que se salgan de lo común y corriente –de preferencia que pueda comentar con terceros–, por ejemplo, leer una revista acerca de noticias, viajes o deportes; escuchar música nueva o asistir a una clase fuera de serie."

Elabore una lista de actividades nuevas. Anote qué le gustaría hacer; por ejemplo, ver la nueva película china en el cine de arte, o acudir, después de la función, al café exprés que está del otro lado.

Programe con anticipación. En el caso de actividades que requieran planes anticipados, empiece desde ahora, sugiere la doctora Lloyd. Si ha anotado "aprender francés", por ejemplo, levante el teléfono, llame al instituto y pida le envíen un catálogo de cursos para inscribirse el semestre entrante.

Reclute a su cónyuge. En caso de que parte de su problema sea su matrimonio (le aburre), una solución parcial es llevar a cabo actividades compartidas en contra del aburrimiento: por ejemplo, salgan a montar a caballo, bailen danzas folclóricas, visiten un museo de arte local, ofrézcanse de voluntarios en un asilo, salgan de día de campo con amigos o alquilen bicicletas de montaña. Después de tres meses de aventuras semanales, elija las actividades que les agradan más y sigan realizándolas juntos.

Amplíe su círculo de amistades. Si usted es como la mayoría de la gente que necesita más novedades de las que le podría proporcionar una sola persona, entonces entran las amistades, las cuales le ofrecerán conceptos, ideas e inspiración nuevos que capten su atención y la hagan interesante, argumenta la doctora Lloyd.

Salga de su casa. Quedarse en casa –para hacer trabajo de oficina o criar a los hijos– es gratificante. Sin embargo, el aislamiento la llevará al aburrimiento, apunta la doctora Heitler.

Si su trabajo la mantiene enclaustrada en casa, inscríbase a alguna asociación local de profesionales. Organice un club social e invite a vecinos, amigos y conocidos de trabajo a reunirse con regularidad (una vez por semana o mes) a comer.

Para romper la rutina de la crianza de los hijos, la doctora Heitler sugiere que organice grupos de juegos, con sus amigas y sus hijos. Haga paseos diurnos con ellos, por ejemplo vayan a una biblioteca, o invite a sus amigas para que laven y cocinen juntas.

Aporte algo novedoso al trabajo. Posiblemente la monotonía del ambiente de su centro de trabajo es la que la mata, si es así, busque algo nuevo por hacer en la oficina.

"Pregúntese si es posible encontrar un desafío nuevo en su empleo actual", dice la doctora Lloyd. Tal vez pueda ampliar sus actividades o aceptar una serie de éstas completamente nuevas.

Si trabaja en las ventas por teléfono, por ejemplo, ofrézcase como voluntaria para capacitar a los vendedores nuevos durante su tiempo libre, asista a clases nocturnas para tomar cursos de actualización relacionadas con su especialidad. Después, comunique a su jefe que está en la mejor disposición para poner en práctica lo aprendido. También acepte un puesto en forma voluntaria mientras adquiere mayor experiencia y es reubicada en otro nuevo, menos aburrido.

Abstinencia de cafeína

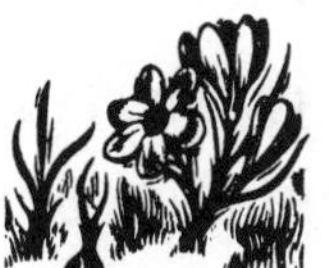

Beba menos y disfrútela más

La relación estaba a la vista. Siempre que la doctora Jo-Ellyn Ryall dejaba de tomar su dosis diaria de café, le dolía la cabeza.

"Si usted está acostumbrada a ingerir cierta cantidad de cafeína y, de repente, no la recibe, o si la suspende abruptamente, puede experimentar los síntomas de la abstinencia, por ejemplo, jaquecas", previene la doctora Ryall, psiquiatra con consultorio particular en St. Louis.

Aun cuando parezca inofensivo, este alcaloide del café, el té, los refrescos de cola y el chocolate llega a generar adicción.

Las adictas a la cafeína al suspender su ingestión o limitarla a una cantidad considerablemente menor de la que acostumbran, se quejan de dolor de cabeza, depresión, dificultad para concentrarse y fatiga.

Dadas las consecuencias, ¿para qué querría alguien recortar la cantidad?

"Existen muchas investigaciones donde se expone que dosis moderadamente elevadas de ese estimulante (más de un par de tazas de bebidas con cafeína al día) llegan a producir abortos, problemas de fertilidad y, en algunas mujeres con predisposición a ello, taquicardia (frecuencia cardiaca anormalmente alta), aumento del colesterol y ataques de miedo", señala la doctora Erica Frank, ayudante de profesor en el Departamento de Medicina Preventiva y Familiar de la Escuela de Medicina de la Universidad de Emory, en Atlanta.

En algunas otras, se arroja que una porción importante de cafeína todos los días también aumenta la posibilidad de que la mujer padezca osteoporosis, así como empeorar el mal fibroquístico de los senos, las anormalidades de la frecuencia cardiaca, la hipertensión, las úlceras y la tensión premenstrual, afirma la doctora Suzette Evans, ayudante de profesor de psiquiatría en la Escuela de Médicos y Cirujanos de la Universidad de Columbia, en la ciudad de Nueva York, y estudiosa de las consecuencias físicas por ingerir cafeína.

CÓMO (Y POR QUÉ) RECORTAR LA CAFEÍNA

Si usted está tomando más de tres o cuatro tazas de café de 150 decilitros, ocho jarros de té de 250 o latas de cola de 360 al día, debe reducir esas cantidades, sugiere la doctora Frank.

El Colegio Americano de Ginecología y Obstetricia no se ha pronunciado respecto a los límites de cafeína que se pueden consumir sin problemas durante el embarazo. No obstante, si está embarazada o tratando de concebir, disminuya su ingestión a menos de dos o tres porciones de bebidas que la contengan, aconseja la doctora Elizabeth Livingston, ayudante de profesor de ginecología y obstetricia en el Centro Médico de la Universidad de Duke, en Durham, Carolina del Norte.

Asismismo, sólo beba dos tazas de café, té o cola que contengan ese alcaloide o menos si tiene un problema fibroquístico, de arritmia, de hipertensión, de úlceras o de tensión premenstrual, indica la doctora Ryall.

CÓMO SUPERAR LA ABSTINENCIA

Los peores síntomas del no consumo de cafeína –jaquecas, depresión y escasa concentración–, por lo general desaparecen en dos días y el resto se disipa en una semana, señala la doctora Evans. Después de beber una cantidad menor de la que acostumbra, durante una semana, más o menos, no la echará de menos, pues su organismo se acostumbrará a esa dosis.

Es más, las doctoras conocen la manera de recortar, incluso de dejar, la cafeína sin experimentar los malestares de la abstinencia en absoluto. Si su médico le ha aconsejado que la disminuya, así es como puede hacerlo.

Tome un poco de cafeína por cuestiones de salud. ¿Está sufriendo las molestias del no consumo de cafeína en este mismísimo momento? Por desgracia, la aspirina y otros analgésicos sin cafeína no son muy buenos para combatir las jaquecas por la falta de ingestión de ésta, expresa la doctora Evans. Además, no ofrecen alivio alguno para la fatiga y la depresión.

El mejor remedio para el dolor de cabeza y otras alteraciones de la abstinencia, sugiere la doctora Ryall, es una toma moderada de cafeína: un analgésico con cafeína (por ejemplo, Excedrín Extra Forte) o una ración pequeña de té, café o refresco de cola.

LO QUE HACEN LAS DOCTORAS

Échese una siesta

Doctora Elizabeth Livingston

"¿Ansía un poco de cafeína? Tal vez quiera cafeína o piense que la necesita cuando lo que su cuerpo requiere, en realidad, es dormir un poco más", explica la doctora Elizabeth Livingston, ayudante de profesor de ginecología y obstetricia en el Centro Médico de la Universidad de Duke, en Durham, Carolina del Norte.

"Las mujeres experimentan más fatiga, especialmente durante el embarazo", enfatiza la doctora Livingston. "Cuando estaba embarazada, entre consultas, me echaba una siestecita sobre el sofá."

Si de repente quiere recurrir a la cafeína para que la saque de su modorra, la doctora Livingston sugiere que mejor se recueste y tome una siesta de entre 10 y 20 minutos.

(Para más consejos prácticos acerca de cómo enfrentar la modorra o la fatiga de la tarde, véanse las páginas 441 y 271, respectivamente).

Confíe en la solución del 25 por ciento. Las expertas exponen que al reducirla gradualmente, de entrada es posible evitar las jaquecas y otras consecuencias por no tomarla.

"Cada semana, recorte 25 por ciento de la cantidad que ingiere habitualmente", recomienda la doctora Kathleen Zelman, nutrióloga de Atlanta y vocera de la Asociación Dietética Americana. Este método, con el tiempo, le permitirá eliminarla totalmente de su dieta sin producirle malestar alguno.

Esta es la fórmula de Zelman: La primera semana, sirva café, té o refresco de cola, descafeínado en una cuarta parte de su taza, y el resto llénela con bebida normal (con cafeína). La siguiente semana, llene con bebida descafeínada la mitad y el resto con normal. Para la tercera semana, su taza debe contener tres cuartas partes de bebida sin cafeína por una de normal. Si su hábito es de ocho tazas al día, a estas alturas estará bebiendo el equivalente a dos únicamente. A partir de aquí, continúe con esta fórmula hasta que beba líquidos descafeínados exclusivamente. Si está en casa y no tiene ganas de poner dos cafeteras para mezclar las bebidas, revuelva café normal y descafeínado en polvo, siguiendo los mismos principios.

Tome bebidas descafeínadas. Otra estrategia es sustituir siempre una cuarta parte de lo que toma regularmente por una que no contenga cafeína, como infusión de hierbas, leche descremada, jugo o agua; después una mitad y, por último, tres cuartas partes, propone Zelman.

Cómase un bizcocho, en lugar de tomarse un exprés. "Su energía también puede haber decaído porque está registrando una baja de azúcar", explica Zelman. En lugar de llenarse de cafeína, coma algo –un pan, una naranja o un puñado de pasas– para que su nivel de azúcar suba.

Salga a pasear. Disminuir la cantidad de cafeína resulta particularmente difícil para las mujeres que recurren al café, o el refresco de cola, como estimulante para aguantar los quehaceres tediosos o los días que pasan con lentitud. Si quiere un empujón sin esa sustancia, la doctora Livingston sugiere que dé un paseo de 20 minutos.

Reserve la cafeína para cuando la necesite de verdad. Si ha logrado limitarse a sólo una taza de café, más o menos, ahora resérvela para cuando más necesite un estímulo (por ejemplo, al despertar).

Acidez

Extinga el fuego interno

Los jugos digestivos normalmente siguen la ley de la gravedad. Pero si toman un curso inverso, es decir hacia arriba, hacia su garganta, en lugar de dirigirse a su estómago, entonces producen acidez. Ésta se manifiesta como fuego. Le parecerá que su interior se quema y siente una opresión atrás de las costillas, además tiene un sabor ácido en la boca, consecuencia de los alimentos digeridos a medias.

Es una sensación sumamente desagradable, pero nada extraña. Aproximadamente una de cada cuatro mujeres embarazadas tiene acidez. Esto se debe a que al subir los niveles de hormonas se relaja el músculo del esófago y ya no se puede controlar el ácido estomacal para que se quede en el lugar que le corresponde y, al mismo tiempo, al infante que al crecer oprime su estómago.

Otros culpables son ciertos alimentos (como el chile), los cigarrillos, las bebidas alcohólicas, el exceso de peso o el simple hecho de recostarse o agacharse justo después de comer.

¿Y AHORA QUÉ?

En lo que respecta a nosotras, ciertos cambios sencillos en la dieta y el estilo de vida apagarán el ardor que sentimos detrás de las costillas y enviarán la

CUÁNDO CONSULTAR AL MÉDICO

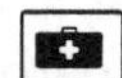

La acidez y el dolor de pecho son malestares muy parecidos. No obstante, si el segundo se irradia hacia los hombros, cuello o espalda, no cesa o se presenta al hacer ejercicio, acuda a revisión profesional de inmediato. Podría estar padeciendo un infarto o angina de pecho. No sea tímida. ¿Qué importa si resulta que ha acudido a la sala de urgencias por un caso de acidez? Más vale estar segura que lamentarse después.

comida directo al estómago. Las especialistas de la salud aseguran que, con excepción de los medicamentos de patente que alivian la acidez, los siguientes remedios le funcionarán muy bien, aun si se halla embarazada.

Póngase de pie. "Cuando la ley de la gravedad está de su lado, lo que debe bajar lo hará", manifiesta la doctora Barbara Frank, gastroenteróloga y profesora del área de medicina en la Universidad Allegheny de las Ciencias de la Salud MCP-Hahnemann, en Filadelfia. Haga lo que haga, no se agache ni recueste, porque lo ingerido está cuajándose en su estómago y tendrá más posibilidades de salir por arriba.

Compre un antiácido. Los antiácidos de patente –como las marcas Mylanta o Melox– alivian el malestar porque neutralizan los ácidos, explica la doctora Grace Elta, gastroenteróloga y profesora asociada en la División de Gastroenterología de la Universidad de Michigan, en Ann Arbor.

En algunas mujeres, los antiácidos líquidos descomponen los ácidos a mayor velocidad. En otras, las tabletas masticables duran en el esófago más tiempo. Experimente para averiguar qué le funciona mejor, dice la doctora Frank.

Pruebe uno o dos supresores de ácido. Si los antiácidos no le sirven, pruebe un medicamento supresor de ácidos, conocido como bloqueador H_2 (histamina 2). Antes sólo se adquirían con receta médica, pero el Tagamet HB y Pepcid AC reducen la cantidad de ácido liberado por el estómago, asegura la doctora Marie L. Borum, ayudante de profesor de medicina en la División de Gastroenterología y Nutrición del Centro Médico de la Universidad George Washington, en Washington, D.C.

Los puede adquirir sin receta en la farmacia o en el supermercado. Su dosis es la mitad de la cantidad de los que requieren receta médica. Por ende, si la dosis recomendada no basta para calmar su malestar, tome el doble, pero no más, indica la doctora Elta.

La doctora Borum advierte que el bloqueador H_2 no se debe tomar durante el embarazo. Aun cuando se considera que son seguros, los antiácidos normales resultan más seguros.

GUARDE SU ACIDEZ EN HIELO

Las doctoras señalan que unos cuantos cambios sencillos en su forma de comer y dormir aliviarán la acidez.

No coma chocolate, no beba destilados. El camino a la acidez casi siempre está pavimentado con alcohol, chocolate, alimentos grasosos, menta y café (incluso el descafeinado contiene irritantes que afectan su estómago y esófago), expone la doctora Elta. Todos son capaces de debilitar el esfínter inferior de este último.

Coma carnes magras, no grasosas. Una tarda más en digerir grasas que cualquier otra cosa y ello origina regurgitar los ácidos antes de terminar la digestión, explica la doctora Frank.

Que sus comidas se basen en vegetales y cortes magros de carne y pescado, y no en alimentos como las hamburguesas con queso y las papas fritas, expresa la doctora.

Baje la cantidad de cítricos. Para muchas de las personas que padecen acidez, otra causa de ardor son las frutas cítricas (por ejemplo, naranjas o toronjas) y los jitomates, indica la doctora Frank.

¿Embarazada? Olvídese de los aderezos. Los aderezos condimentados son difíciles de digerir, asegura la doctora Jennifer Niebyl, profesora y jefa de ginecología y obstetricia en los hospitales y clínicas de la Universidad de Iowa, en la ciudad de Iowa. Y cuando una está embarazada, el aumento de la hormona llamada progesterona hace que su digestión sea mucho más lenta, por lo que tardará más en procesar una comida, y lo más probable será que tenga acidez. "Así que siga una dieta blanda –por ejemplo, de arroz y plátanos– y evite la pimienta de Cayena, así como otros tipos de chiles picantes", advierte la doctora.

Cene poco. La abundante comida ingerida permanecerá más tiempo en su estómago y hay mayor probabilidad de que los ácidos gástricos se regresen hacia su boca, explica la doctora Melissa Palmer, gastroenteróloga con consultorio particular en la ciudad de Nueva York.

"La cena no debe ser muy abundante", manifiesta la doctora Helen Greco, gineco-obstetra del Centro Médico Judío de Long Island, en Hyde Park, Nueva York.

Ayune antes de dormir. "Trate de no beber ni comer nada entre dos y tres horas antes de dormirse", señala la doctora Robyn Karlstadt, gastroenteróloga del Hospital de Posgrado de Filadelfia. Así, todo lo comido habrá salido de su estómago antes de que se meta en la cama.

No haga ejercicio justo después de comer. Su madre tenía razón; uno no debe hacer ejercicio, cuando menos, hasta una hora después de haber comido. "El movimiento desafía la ley de la gravedad y produce el reflujo del ácido", asevera la doctora Frank.

Baje unos kilitos. Trate de llegar a su peso ideal y mantenerse en éste, propone la doctora Frank. La obesidad y la acidez están ligadas entre sí, porque el exceso de peso afloja el esfínter del esófago.

Quítese el hábito de fumar. Deje el cigarrillo, dice la doctora Elta. Éste origina que aumente la velocidad a la que el estómago produce ácidos y debilita el esfínter que retiene los alimentos.

Acné

Usted puede tener un cutis más limpio

Hay mujeres a las que, de vez en cuando, les sale un barrito o espinilla. Otras, padecen de brotes frecuentes o permanentes de los mismos y de gran cantidad de granitos a partir de la pubertad. Algunas expresan que el acné empeora durante la ovulación y desaparece cuando empieza su menstruación.

La mujer que constantemente sufre de brotes de acné es porque tiene glándulas que, por lo general, producen exceso de grasa, así como cierta tendencia a que se obstruyan las células que recubren los poros. Estos dos problemas al juntarse atrapan e incuban las bacterias de la piel. El resultado es la formación de barros crónicos (mejor conocidos como comedones cerrados), espinillas (comedones abiertos), granitos e incluso quistes.

UN RÉGIMEN DE NOCHE Y DE DÍA

Las expertas recomiendan los siguientes pasos para controlar un caso de acné ligero y evitar que se vuelva a presentar.

CUÁNDO CONSULTAR AL MÉDICO

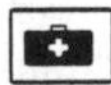

Si usted toma píldoras anticonceptivas y tiene brotes de acné justo antes de su menstruación, consulte a su doctora, ella le equilibrará los niveles de estrógeno y progesterona (dos hormonas con las que están elaboradas las píldoras anticonceptivas) para evitar el padecimiento del acné todos los meses, indica la doctora D'Anne Kleinsmith, dermatóloga de planta en el Hospital William Beaumont, en Royal Oak, Michigan.

Acuda con su especialista si el acné es grave; es decir, cuando los granos cubren todo su rostro, observa la doctora Susan C. Taylor, ayudante de profesor de clínica médica en el Departamento de Dermatología de la Escuela de Medicina de la Universidad de Pennsylvania, en Filadelfia. La dermatóloga seguramente le recetará un medicamento —por ejemplo, antibióticos o tretinoina (Retin-A). Si además del acné empieza a aparecerle vello facial negro, le pedirá que se haga una serie de análisis para descartar la posibilidad de una anomalía hormonal, posible causa del acné, que rara vez se presenta.

Lávese con peróxido de benzoil líquido. A efecto de disminuir la cantidad de bacterias que produce el acné, lávese la cara suavemente con un limpiador de peróxido de benzoil, o un líquido suave de ácido salicílico, todas las mañanas, propone la doctora Susan C. Taylor, ayudante de profesor del área médica en el Departamento de Dermatología de la Escuela de Medicina de la Universidad de Pennsylvania, en Filadelfia.

Si el acné aparece en la espalda y el pecho, también use esos productos para lavar estas superficies, indica la doctora D'Anne Kleinsmith, dermatóloga de planta del Hospital William Beaumont de Royal Oak, Michigan.

Use ácido glicólico. Séquese la cara completamente con golpecitos suaves, después aplíquese un gel, crema o loción que contenga ácido glicólico al 8 por ciento, afirma la doctora Taylor. Los gels, las cremas y las lociones con esa sustancia (adquiéralos en las farmacias, tienen diversos nombres comerciales) evitan la obstrucción de los poros, característica del acné, porque impiden que las células muertas se acumulen sobre la piel. Estos productos la dejan suave y tersa y llegan a disminuir las manchas por decoloración y las arrugas casi imperceptibles.

La doctora Kleinsmith recomienda usar un gel o una crema anticomedogénica (impide la formación del acné).

Agregue un medicamento que no requiera receta médica. Pasada una semana, póngase también un medicamento hecho con base en peróxido de benzoil para matar las bacterias causantes del acné, expone la doctora Kleinsmith.

Si su piel es sensible o seca, empiece con una solución de peróxido de benzoil al 5 por ciento y aplíquesela con un algodoncito en las superficies problemáticas y en la cara totalmente limpia. Si es grasosa, inicie con una al 10 por ciento y extiéndala sobre su rostro, salvo los párpados y la superficie alrededor de los ojos equivalente al largo de las pestañas.

Use un humectante sin aceite. Aun cuando muchas mujeres que padecen acné jamás necesitarán un humectante, observa la doctora Kleinsmith, hay las que tienen grasosas la frente y la nariz, mientras sus pómulos y el mentón son muy secos. Por ello, deben aplicar un humectante anticomedogénico sin aceite, sólo en esas superficies secas.

Adquiera un maquillaje sin aceite. Si usa maquillaje, compre uno sin aceite: anticomedogénico o contra acné para que no obstruya sus poros, manifiesta la doctora Kleinsmith.

Borre la huella de las marcas. Si su cutis queda marcado con manchas obscuras, producto de los granos curados, pruebe una crema para borrarlas, por ejemplo, la marca Porcelana (contiene hidroquinina), recomienda la doctora Taylor. Siga las instrucciones del empaque. (Para consejos prácticos respecto de cómo cubrir cicatrices por acné, véase la página 123).

No apriete, reviente, pellizque ni pique. En otras palabras, no meta las manos en ninguno de los granos, espinillas o barros aparecidos en su rostro, previene la doctora Taylor. Sólo logrará inflamar más la superficie y aumentar el tamaño de los mismos.

Adicción al chocolate

El reino de la adicción más dulce

¿Puede una mujer ser verdaderamente adicta al chocolate? Según un estudio realizado en Escocia, las mujeres que se describieron como chocoadictas sí comparten algunos rasgos con los alcohólicos y otros adictos de verdad: consumen una cantidad excesiva de chocolates y esto les acarrea problemas.

Asimismo, las chocoadictas declaradas, al parecer, no registran síntomas de abstinencia cuando se les niega su chocolate. Por tanto, otras especialistas opinan que, en realidad, no son adictas.

"No creo que una pueda ser adicta al chocolate, aun cuando, sin duda, se experimente, con frecuencia, las ansias de comerlo", dice la doctora Anne Kearney-Cooke, directora del Instituto de Psicoterapia de Cincinnati. Sus palabras expresan el pensamiento de muchos otros expertos.

Adictas o no, muchas, a veces, sentimos un ansia enorme por comer chocolate. Y no cabe duda que respecto a este deseo, las mujeres llevan la delantera y ganan el premio (el chocolate). Ciertos estudios indican que, así como las mujeres quieren ese dulce más que cualquier otro alimento, los hombres dicen que, con más frecuencia, sienten deseo por los filetes, las hamburguesas y otros alimentos con muchas proteínas.

Según la doctora Debra Waterhouse, nutrióloga de Orinda, California, y autora de *Why Women Need Chocolate (Por qué las mujeres necesitan comer chocolate)* y *Outsmarting the Female Fat Cell (Cómo ganarle la partida a la célula grasa femenina)*, las mujeres necesitamos comer chocolate cuando ciertas sustancias neuroquímicas que nos hacen sentir bien (sustancias similares a una droga liberadas por nuestro cerebro) registran un nivel más bajo del normal, así como también sucede al de las hormonas sexuales femeninas, el estrógeno y la progesterona, señala Waterhouse. Tal vez ello explique el porqué de las ansias de comer chocolate más que los hombres y por qué ese deseo varía de acuerdo a nuestros ciclos menstruales, llegando a la cúspide justo antes de la menstruación. Al ingerir este dulce, explica Waterhouse, se elevan los niveles de las sustancias neuroquímicas que necesitamos para mejorar nuestro estado de ánimo.

Además, es sabroso. Incluso las doctoras le conceden esta ventaja, los sustitutos no alcanzan ese éxito. En un estudio, investigadores de la Universidad de Pennsylvania, en Filadelfia, descubrieron que los amantes del chocolate no quedaban satisfechos con una cápsula insípida que contenía los ingredientes activos de éste, sólo lo hicieron con el chocolate mismo: dulce, cremoso y agradable.

"Con frecuencia, las mujeres que están obsesionadas con el chocolate me dicen que es lo único que les produce placer, con seguridad, siempre que lo desean", expresa la doctora Kearney-Cooke.

DISMINUYA SUS ANSIAS (Y SU CINTURA)

Si bien comer chocolate es muy placentero, una cantidad excesiva trae consecuencias desagradables para su salud, señala la doctora Leah J. Dickstein, profesora y miembro asociado de asuntos académicos del Departamento de Psiquiatría y Ciencias de la Conducta, decana asociada para la defensa del personal docente y el estudiantado en la Escuela de Medicina de la Universidad de Louisville y ex presidenta de la Asociación Americana de Mujeres Médico. "Si come grandes cantidades, seguramente subirá de peso y la grasa del chocolate puede afectarle el corazón", explica. En el caso de que sea diabética, o tenga familiares con esta enfermedad, el azúcar de ese dulce será un problema.

Probablemente usted se salta comidas para así poder comer chocolate sin subir de peso, si es así su salud se verá afectada. Aunque es muy sabroso, carece de vitaminas y minerales esenciales para el organismo, comenta la doctora Dickstein.

¿Cómo manejar esta ansia? Realmente no hay una estrategia única que le sirva a todo el mundo, dicen las especialistas, pero quizás alguna de las siguientes le funcionen a usted.

Aguántese un poco. Siempre practique la táctica de la demora, aconseja Waterhouse. Si le entra la angustia, beba un vaso de agua y espere 15 minutos. Tal vez pase. En ocasiones, las ansias desaparecen solas y, en otras, basta con que usted apague su sed.

Sustitúyalo. Si simplemente tiene hambre, trate de satisfacer su deseo con algo más nutritivo que un chocolate, por ejemplo un poco de fruta o ensalada.

Entre más madura sea por su edad, mayor será la probabilidad de que ese consejo le funcione. "Encontramos que era más probable que las personas de 60 años o más dijeran que podían sustituirlo que las más jóvenes", dice la doctora Marcia Levin Pelchat, psicóloga experimental del Centro Monell de los Sentidos Químicos, en Filadelfia, estudiosa de las ansias y las adicciones. Algunas otras afirmaron que no podían hacerlo con ninguna otra cosa.

Coma un poco. Si quiere acabar con el ansia ahora y no cuando se jubile, o si por experiencia sabe que ningún sustituto le servirá, Waterhouse sugiere que se coma un *pedacito* de chocolate de verdad.

Una cantidad de chocolate verdaderamente pequeña hará el truco; el equivalente a 20 gramos del mismo, o tres *kisses* de chocolate. Las personas que cuentan las calorías y observan los gramos de grasa señalan: 20 gramos de chocolate proporcionan 75 calorías y 4.6 gramos de grasa.

Busque delicias que no contengan grasa. Posiblemente está tratando de comer una cantidad menor de grasas, por lo que podría satisfacer sus ansias con unos cuantos caramelos con sabor a chocolate, o una taza de chocolate caliente, o un helado de chocolate, o alguna de las nuevas barras de chocolate. Todo esto sin grasa, dice Waterhouse.

Camine para olvidarse. Si desea un chocolate, cómase un pedacito y salga a pasear, recomienda Lisa Heaton-Brown, psicóloga clínica titulada de Huddersfield, Inglaterra, estudiosa de la adicción al chocolate. Haga lo anterior, o llame a una amiga, o váyase al cine, o lea un libro entretenido, o realice cualquier otra actividad que distraiga sus pensamientos y le impida écharse otro pedacito a la boca.

Amplíe su ración diaria con otros placeres. "Si usted depende del chocolate como si este fuera su única fuente de placer, asegúrese de incluir otras en su existencia, por ejemplo, buenos amigos, deportes que le encanten o aficiones que le gusten mucho", expresa la doctora Kearney-Cooke.

Aftas

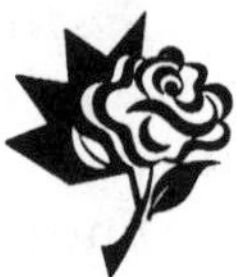

Aniquile esos puntos de dolor

Tal vez después del flujo vaginal de origen no identificado, las aftas se cuentan entre los males más molestos que padecen las mujeres. Aun cuando se ven muy pequeñas a la vista, estas llaguitas en forma de cráter, que aparecen en el interior de los cachetes, en las encías o en la lengua, producen un dolor terrible y hacen que resulte muy difícil el comer y hablar. Evidentemente, los besos quedan totalmente descartados.

TÁCTICAS INTERNAS Y EXTERNAS

Las doctoras ofrecen algunas tácticas, extrañas, pero efectivas, para luchar contra las molestas ulceritas.

Aplique un antihistamínico. Cuando el dolor producido por las aftas sea tan fuerte que no lo pueda aguantar, compre una botella de Benadryl líquido –un antihistamínico generalmente empleado para alergias o catarros–, sugiere la doctora Lenore S. Kakita, ayudante de profesor de la especialidad de dermatología en la Universidad de California, Los Ángeles, y asesora de la Academia Americana de Dermatología. Prepare un hisopo y remójelo en

CUÁNDO CONSULTAR AL MÉDICO

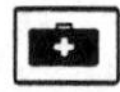

En caso de que sus aftas sean grandes, se le presenten con mucha frecuencia o persistan durante más de dos semanas, las doctoras opinan que acuda a la dermatóloga o dentista. Además, no deje de informarle al médico si se le presenta fiebre muy alta o tiene los ganglios inflamados, pues ello indica que hay infección.

En el caso de las úlceras que no ha podido aliviar sola, la especialista le recetará corticoesteroides o una pasta dental con triamcinolina (Kenalog de Orabase) como auxiliares.

Buches de agua salada

Doctora Mahvash Navazesh

Los investigadores no están del todo convencidos de que el chocolate produzca aftas. No obstante, la doctora Mahvash Navazesh, profesora asociada y vicepresidenta del Departamento de Medicina Dental y Salud Pública en la Escuela de Odontología de la Universidad del Sur de California, en Los Ángeles, considera que no es una mera coincidencia que, cada vez que ella disfruta de las delicias del chocolate, después deba pagar un precio muy alto. Al poco tiempo, en el interior de su boca aparece una úlcera fogosa, de reborde rojizo. Esto es lo que hace para quitar el dolor.

"Cuando me sale un afta, hago buches frecuentes de agua con sal", expone la doctora Navazesh. "También preparo una mezcla con cantidades iguales de agua oxigenada y agua de la llave y hago buches con ésta."

"Si la ulcerita me arde mucho, entonces poner algo frío —por ejemplo, hielo—, me produce alivio."

media o una cucharadita de Benadryl. Colóquelo justo sobre la llaga durante unos cinco o diez minutos. "Aplique el Benadryl tres o cuatro veces al día, asegurándose de no tragar más cantidad de la que establecen las indicaciones de la botella." Eso adormecerá la zona, así que podrá comer.

Una observación: Si se ha aplicado un agente anestésico, coma con cuidado, advierte la doctora Mahvash Navazesh, profesora asociada y vicepresidenta del Departamento de Medicina Dental y Salud Pública de la Escuela de Odontología de la Universidad del Sur de California, en Los Ángeles. Tenga en cuenta que si llegara a morderse la boca anestesiada, sin darse cuenta, mientras mastica, la lesión consecuente podría empeorar su llaga.

Cúbralas con una pomada. Los productos de patente, por ejemplo, marca Zilactin u Orabase-B, recubren el afta con una sustancia pegajosa que actúa como escudo protector para que pueda hablar y comer. Las doctoras recomiendan las dos marcas. La doctora Geraldine Morrow, odontóloga y ex presidenta de la Asociación Dental Americana, miembro de la Asociación Americana de Odontólogas y dentista de Anchorage, Alaska, también sugiere la medicina de patente llamada Kank-A, producida por Blistex.

Suprima los alimentos ácidos. Reducir la cantidad de frutas y vegetales ácidos, así como de ciertas nueces –por ejemplo, las de Castilla–, ayuda a evitar las aftas, señala la doctora Morrow.

(Para formas prácticas respecto de cómo manejar los fuegos producto del catarro, que son generados por un virus y sólo afectan los labios, véase la página 288.)

Agotamiento

Esperanza para las desesperadamente cansadas

En lo alto de las montañas que rodean majestuosamente a Aspen, Colorado, Jackie Farley tiene un campamento de retiro para mujeres agotadas.

Las excursionistas que contratan un espacio en su retiro –Center Point– reciben un tratamiento que dura cuatro días, consistente en relajación, excursiones, meditación, masajes, comidas de gastrónomo, camaradería, tranquila soledad y relatos antes de dormir.

Farley, que alguna vez estuvo agotada, conoce el terreno. En 1992, recién divorciada del exitoso director general de una conocida compañía, persona muy exigente, se encontró en una nueva localidad, iniciando un negocio, a la vez que hacía obras de caridad para algunas beneficencias y (según sus propias palabras) "haciendo ejercicio en forma compulsiva", todo al mismo tiempo y, de repente, descubrió que estaba completamente agotada. "Jamás lo llamé agotamiento; lo llamé modelo buldozer compulsivo."

LAS SEÑALES DE AVISO

Demasiadas obligaciones, muy pocos recursos, muy poco control, muy poco aliento y un camino que parece no tener final, son los aspectos que al sumarse producen el agotamiento, señala la doctora Susan Brace, psicóloga y enfermera titulada con consultorio particular en Los Ángeles. Los síntomas de aviso para llegar a esa situación incluyen extenuación, tristeza, desaliento, migrañas, angustia, dolor de estómago, irritabilidad, insomnio, depresión, apatía, aislamiento de la sociedad y –sobre todo– desesperanza.

"Lo que distingue al agotamiento es esa sensación de desesperanza o impotencia; la convicción de que nada puede mejorar", apunta la doctora Beverly Potter, psicóloga de Berkeley, California, y autora de *Beating Job Burnout (Cómo superar el agotamiento laboral).*

Al parecer, las mujeres son particularmente vulnerables al agotamiento, observa la doctora Potter. "Las mujeres no están tan preparadas para exhibirse, tomar el control y hacerse cargo como los hombres. Nos inclinamos más a pensar: 'Siempre me pasa lo mismo. ¿Qué puedo hacer? Nada'."

PLAN PARA RESCATARSE SOLA

Por fortuna, hay mucho que hacer para combatir el agotamiento. Esto es lo que aconsejan las expertas:

Dése un descanso. Una de las primeras cosas recomendada por Farley a las mujeres que llegan a Center Point es que, sin hacer juicios de valor, se comprometan a dedicar 15 minutos al día a su persona.

Haga todo lo que le gusta, enfatiza Farley: dé un paseo corto, escuche música, tome un baño, lea, medite o siéntese en un lugar tranquilo. La idea es que se deshaga del peso de todas las obligaciones que la oprimen y de que ponga las cosas en perspectiva. Farley señala que usted debe respetar estos rituales porque le ayudarán a disminuir la tensión y a mejorar la introspección.

Reclute ayuda. Si tiene hijos o cuida a un progenitor viejo, pida a su cónyuge o amiga que le ayuden durante su tiempo de descanso, sugiere la doctora Camille Lloyd, profesora en el Departamento de Psiquiatría y Ciencias de la Conducta de la Escuela de Medicina de la Universidad de Texas, en Houston.

Diagnostique qué la aqueja. Cuando se sienta agotada pero no sepa el porqué, analice detenidamente qué ocurre en el momento en que se siente desolada y tome nota, recomienda la doctora Potter. Sea concreta: ¿Su jefe está dejando un montón de trabajo sobre su escritorio, todos los viernes, para que lo haga el fin de semana? ¿Su marido se hace el loco cada vez que le toca preparar la cena o acostar a los niños? ¿Le abruma la responsabilidad que tiene de cuidar a su progenitor gravemente enfermo?

Diga lo que piensa. Cuando haya identificado el problema, habrá llegado la hora de hablar.

"Pero no sólo se dirija a su jefe y le manifieste: Me siento agotada", especifica la doctora Potter. Es demasiado vago. Lo correcto es que sea objetiva y le presente sugerencias. Por decir, si su jefe le ordena que haga una cosa y su supervisora otra. Lo mejor es sugerirles una junta, de tal manera que los tres se reúnan y encuentren una solución.

Dentro del mismo esquema, no le diga a su marido: "Nunca estás dispuesto a echarme una mano", previene la doctora Lloyd. En cambio, explíquele que necesita más apoyo mientras los niños son pequeños o su madre está enferma. Exprésele: "Estoy pasando por momentos muy díficiles y me encantaría que pudieras dedicarme tiempo los sábados por la noche."

Hable con alguien que la entienda. Las amigas, las compañeras de trabajo o los miembros de un grupo de apoyo también son necesarios, expone la doctora Brace. De hecho, un estudio realizado en la Universidad Estatal de California arrojó que los profesores universitarios tenían muchas menos probabilidades de sentirse agotados si contaban con una red social de apoyo para descansar.

CUÁNDO CONSULTAR AL MÉDICO

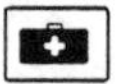

A veces, la depresión y el agotamiento son fáciles de curar; otras, no tanto. Por eso, lo mejor es que vaya a un hospital local de salud mental, al servicio de asesoría a empleados o a un profesional de la salud mental si:

- La depresión le dura más de dos semanas.
- El agotamiento afecta su capacidad para desempeñar su trabajo, mantener buenas relaciones interpersonales y sociales o desempeñarse en la actividad que sea.

Tómese vacaciones periódicamente. Usted no tiene que irse lejos ni gastar mucho dinero, afirma la doctora Lloyd. La idea es alejarse de todas sus obligaciones para tener una visión más clara de las situaciones. De nueva cuenta, si está cuidando a un progenitor viejo, consiga el apoyo de algún pariente o pídale a otros miembros de la familia que la ayuden a sufragar los servicios de una enfermera particular o de una asistente del hogar, la cual ocupará su lugar mientras usted reposa y se repone. Alguna asociación de enfermeras particulares de su localidad la orientarán para encontrar a una persona así.

Prémiese por sus pequeños logros. No dependa de otros para reconocer y alentar sus esfuerzos, expone la doctora Potter. Programe cada una de las actividades que debe hacer para que de esta manera las lleve a cabo: fije una fecha límite para cada una de ellas y prémiese (por decir, viendo una película en el cine o tomándose un capuchino) cuando la cumpla dentro de su plazo límite.

Alergias

Un alivio natural para la comezón y los estornudos

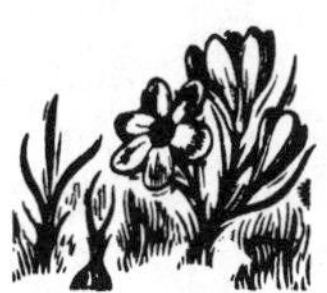

Hazel y Harriet son hermanas. En primavera, Hazel se pasa el día entero haciendo limpieza a fondo y quitándole el polvo a sus muchos adornos. Saca al perro a pasear y disfruta de la brisa que viene de los campos y los bosques cercanos. Después, llega a casa y se acurruca en la cama con un montón de recuerdos empolvados de la universidad y sus dos gatos, Pinky y Percy.

Por su parte, Harriet la pasa muy mal. El solo hecho de acercarse un poco a una cobija con polvo desata en ella una serie de resoplidos y estornudos. Caminar por el parque le produce picor en los ojos y enrojecimiento. Extraña a su perro y sus dos gatos, éstos viven con Hazel.

Estas hermanas definitivamente no comparten sus alergias. En el caso de mujeres como Harriet, el sistema inmunológico libera histaminas y otras sustancias irritantes como respuesta a las partículas que transporta el aire, completamente comunes y corrientes (y casi siempre no dañinas), por ejemplo, el polvo, los hongos, el polen de los árboles y la caspa de los animales.

Los síntomas típicos de la alergia son estornudos, comezón en la nariz y moqueo, así como congestión y ojos enrojecidos, hinchados y con comezón.

LO QUE HACEN LAS DOCTORAS

Perros con los que sí puede vivir

Doctora Kathy L. Lampl

Ella tiene dos *terriers* Yokshire que brincan y corren por toda su casa, pero eso no significa que la doctora Kathy L. Lampl, instructora en el Departamento de Medicina de la División de Inmunología Clínica de la Escuela de Medicina de la Universidad Johns Hopkins, en Baltimore, deje que sus alergias le ganen la partida.

"Seguramente soy la única alergóloga del mundo que tiene dos perros", dice en broma la doctora, quien es alérgica a los ácaros de polvo y caspa de las mascotas. Sin embargo, enfatiza que no tiene problema alguno porque toma las medidas necesarias para no estornudar.

"Retiré todas las alfombras de la casa y ahora sólo tenemos pisos de madera. Nuestros perros ya no duermen en la habitación —lo hacen en la cocina— y los bañamos, cuando menos, una vez al mes."

Con el fin de impedir la acumulación del polvo, la doctora Lampl envolvió su colchón y sus almohadas con plástico, además se asegura de que los libros y los documentos de su familia queden bien guardados en estanterías cerradas, en lugar de que estén sobre las mesillas de noche y los vestidores, pues la exposición al aire libre es una invitación para que se acumule el polvo y produzca problemas.

El hecho de que usted sea o no alérgica depende, en parte, de la genética y, en otra, del ambiente. Cuando uno de los progenitores de un infante es alérgico, éste tendrá entre 30 y 50 por ciento de probabilidades de tener el mismo problema, y si ambos padres lo son, aumenta entre 60 y 80 por ciento. Asimismo, el individuo que ha estado expuesto a los alergenos desde temprana edad tiene un mayor riesgo de presentar síntomas de alergia más adelante.

CÓMO DESHACERSE DE LAS ALERGIAS

Las doctoras exponen que la clave para aliviarse de las alergias está en controlar los síntomas y evitar los factores que comúnmente las originan. A continuación, se presentan algunas estrategias básicas que ayudarán a las mujeres alérgicas a respirar mejor. (Para algunas alternativas prácticas de cómo manejar el asma producida por alergias, véase la página 55.)

Échele sal a su nariz. Las irrigaciones nasales salinas comerciales representan un recurso seguro para aflojar la mucosidad, apunta la doctora Carol Wiggins, instructora de alergias e inmunología de la Universidad de Emory, en Atlanta. "No son un fármaco, así que úselas tantas veces como quiera." Si desea fabricar su propia solución salina, tome media cucharadita de sal disuelta en 250 decilitros de agua tibia, introdúzcala en una jeringa e inyéctela en su nariz, al mismo tiempo inclínese sobre el lavamanos para que ésta salga. Compre las jeringas en la farmacia.

Ponga una compresa fría. Cuando sienta picazón en los ojos y los tenga rojos e hinchados, "tome un trapo limpio, colóquelo debajo del chorro de agua fría y después póngaselo sobre los ojos hasta que lo sienta caliente y, de ser necesario, repita la operación", señala la doctora Helen Hollingsworth, profesora asociada de medicina en la Escuela de Medicina de la Universidad de Boston y directora de servicios de alergia y asma del Hospital del Centro Médico de la Universidad de Boston.

Selle su colchón. Uno de los grandes problemas del polvo son los ácaros que hay en éste; o sea, los pequeños microorganismos que habitan en el polvo, las escamas de la piel y otros lugares microscópicos del hogar como son las camas, los muebles y las cortinas, indica la doctora Rebecca Gruchalla, ayudante de profesor de medicina interna y jefa de la División de Alergias e Inmunología del Centro Médico de la Universidad Southwestern de Texas, en Dallas. Ante esto, coloque una cubierta de plástico con cierre sobre su colchón, es un buen recurso para evitarlos.

Emplee un poco de cinta para ductos. La doctora Gruchalla también propone colocar cinta para ductos sobre el cierre del colchón, así se sella la ruta de escape de los ácaros.

Seque todo. Los hongos y los ácaros del polvo se reproducen en condiciones de humedad y calor, observa la doctora Wiggins. Por ello, para disminuir su proliferación, instale un deshumidificador en su habitación y otro en la sala.

Limpie el deshumidificador. Éste se debe limpiar todas las semanas, expresa la doctora Wiggins, de lo contrario los hongos se multiplicarán.

Instale un ventilador. Siempre que se duche, encienda el ventilador. Un baño húmedo, sin ventilación, aumenta la cantidad de hongos, expone la doctora Kathy L. Lampl, instructora en la División de Inmunología Clínica del Departamento Médico de la Escuela de Medicina de la Universidad Johns Hopkins, en Baltimore.

Simplifique. Combatir los refugios de los ácaros del polvo –sobre todo en su habitación– es una forma de evitar los estornudos, opina la doctora

CUÁNDO CONSULTAR AL MÉDICO

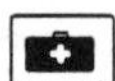

Si de repente comienza a estornudar y toser, a pesar de estar tomando medicinas y ha tratado de evitar todo lo que sabe o cree que le produce alergia, mejor visite a su médico, propone la doctora Carol Wiggins, instructora de la especialidad de alergias e inmunología en la Universidad de Emory, en Atlanta. Cabe decir lo mismo si no sabe qué es lo que produce su alergia.

Su médica hará unas cuantas pruebas, consistentes en una serie de piquetes en la piel para determinar cuál es su problema. Las mujeres que sufren alergias graves deben recurrir a las medicinas o inyecciones para combatirlas; en este último caso le inyectarán, todas las semanas, durante un año, una porción mínima de la sustancia que le ocasiona la alergia, con el propósito de poner fin a su sensibilidad respecto a ésta.

Lampl. "No tenga muchos objetos en su habitación, no cuelgue tapices o banderines en los muros. No coloque alfombra, porque las aspiradoras no los eliminan." Los muñecos de peluche atrapan el polvo, por tanto se deben evitar. Asimismo, la doctora sugiere cambiar las sábanas y lavar las cobijas, las almohadas y los cubrecamas con frecuencia.

Ampollas

Alivie esas burbujas de dolor

¿En qué se parecen las siguientes actividades?

- Bailar con zapatos de tirita en el talón.
- Usar un par de sandalias por primera vez.
- Subir el monte con sus amigos.
- Limpiar un patio lleno de hojas.

En que todos la pueden dejar llena de dolorosas ampollas.

"Casi todas las ampollas comunes y corrientes son ocasionadas por la fricción, y el pie es el lugar más frecuente: generalmente cuando los zapatos no quedan bien y se combinan con una actividad como el baile, las carreras o el tenis", indica la doctora Wilma Bergfeld, directora de investigaciones clínicas en el Departamento de Dermatología de la Fundación de la Clínica Cleveland. La mano, en segundo lugar, es otra parte del cuerpo donde aparecen debido a actividades como barrer y limpiar con rastrillo.

A pesar del dolor, las ampollas funcionan como vendajes naturales de la piel irritada, observa la doctora Karen E. Burke, dermatóloga y médica ayudante en el Centro Médico Cabrini, de la ciudad de Nueva York, y en el Centro Greensboro de Especialidades Quirúrgicas, en Carolina del Norte.

"El líquido que queda en el interior lava la superficie irritada de la piel y la conserva húmeda, así la ampolla se cura rápidamente", asegura la doctora Bergfeld. Además, al permanecer cerrada, tiene menos probabilidades de infectarse, pues no está expuesta al aire.

UNA VENDA DE LA NATURALEZA

"Lo ideal es que la ampolla quede intacta para que sane naturalmente", enfatiza la doctora Burke. Si ésta se revienta, no pasa nada, sin embargo, habrá que prestarle cuidados especiales para que no se infecte, asegura la doctora Bergfeld.

Esto es lo que las doctoras recomiendan para curar esas burbujas de dolor. (Para formas prácticas acerca de cómo cuidar ampollas producidas por hiedra venenosa, véase la página 324.)

Reviéntela correctamente. Cuando una ampolla sea grande y molesta, las doctoras opinan que se debe picar cuidadosamente con una aguja esterilizada para liberar la presión del líquido. "Píquela por la parte más baja: la gravedad ayudará a drenar el líquido por la pequeña perforación", sugiere

CUÁNDO CONSULTAR AL MÉDICO

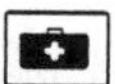

En ocasiones, aunque no lo crea, una ampolla pequeña requiere la atención de un médico. Las doctoras sugieren que acuda a uno en los siguientes casos:

- Si le salen una o varias, grandes, muy dolorosas que, aparentemente, no están sanando como deben.
- Cuando una, de repente, muestra señales de infección —dolor, inflamación, color rojizo, supuración o una costra amarillenta— y usted tiene fiebre.
- En caso de que se le presente una erupción generalizada de ampollas.
- Si las ampollas siguen saliéndole durante mucho tiempo, sin causa evidente.
- Al presentarse uno o varios ataques en forma de pequeños racimos, muchas veces con escozor, que podrían ser un caso de herpes simplex.
- Cuando se presentan durante el embarazo.

la doctora Sheryl Clark, ayudante de profesor de dermatología en el Centro Médico Cornell, en Nueva York, y médica ayudante en el Hospital de esa ciudad.

Deje la cubierta en su lugar. Al picar una ampolla, o al reventarse sola, deje la cubierta de la misma intacta. "Es tejido, cubrirá y protegerá la herida, permitiendo que sane más rápido", detalla la doctora Clark.

Lávela con jabón líquido. Lávela suavemente con agua y jabón para eliminar las bacterias que originarían una infección. "El jabón líquido es preferible que el de pastilla. Éste puede contener bacterias por haberse usado anteriormente", menciona la doctora Bergfeld.

Combata los gérmenes. En caso de que la lesión esté abierta, aplíquese un ungüento antimicrobiano, por ejemplo, Bacitracin o Polysporin, para atacar y evitar un contagio, expone la doctora Bergfeld.

Cúbrala. Después de aplicar el ungüento, cúbrala con un vendaje para acojinarla y evitar la presión y consérvela limpia. "Un poco de gasa y cinta quirúrgica o una simple tirita adhesiva normal le servirán", señala la doctora Clark. El vendaje también se emplea para que no ensucie su ropa y absorba el líquido que pudiera segregar la ampolla.

Use un parche redondo. Para proteger una ampolla pequeña contra la fricción y la presión, cúbrala con un parche redondo del Dr. Scholl, del tipo empleado para los callos, que tienen un orificio en medio, explica la doctora Clark.

Protéjala con petrolato sólido. Si sabe que en cierta parte le salen ampollas con facilidad, evite la fricción futura aplicando una capa de petrolato sólido, por ejemplo, marca Vaselina. "La Vaselina es un magnífico lubricante", indica la doctora Clark. "No contiene ingredientes irritantes y le servirá para evitar la fricción; mantiene la piel húmeda para que no se escorie."

Anemia

Vitalice la sangre

Usted no se siente sólo cansada, sino agotada. Logró aguantar todo el día, pero haciendo lo mínimo. Apenas pudo poner la comida sobre la mesa antes de desmoronarse frente al televisor. Posiblemente está a punto de caer enferma, presa de un virus que anda por ahí. Quizá se deba a que ha realizado demasiadas actividades, o podría estar anémica.

Es muy difícil diagnosticar la anemia, explica la doctora Orah Platt, hematóloga (médica especializada en enfermedades de la sangre) de la Escuela de Medicina de Harvard y directora del laboratorio médico del Hospital Infantil de Boston. Algunas mujeres no manifiestan síntoma alguno. Sin embargo, otras se sienten completamente agotadas y tienen dificultad para llegar al término de la jornada.

Con o sin síntomas, las mujeres anémicas suelen padecer el tipo de anemia consistente en una simple deficiencia de hierro. El cuerpo necesita hierro (y mucho) para producir los glóbulos rojos. Éstos contienen hemoglobina, la proteína responsable de transportar el oxígeno en la sangre. Si no hay suficiente hierro, tendrá menos hemoglobina, menos oxígeno y menos energía. En otras palabras, su sangre estará agotada.

"La principal causa de la anemia por deficiencia de hierro, en el caso de las mujeres, es por la pérdida de sangre durante la menstruación", expone la doctora Sally S. Harris, del Departamento de Medicina del Deporte de la Clínica Médica de Palo Alto y médica del equipo deportivo de la Universidad de Stanford. "Esto explica el porqué la anemia es más común en las mujeres que no han llegado a la menopausia: las que ya la pasaron no tienen por qué preocuparse, pues han dejado de menstruar. Además, las que sangran mucho durante su periodo tienen mayor pérdida de glóbulos rojos."

El embarazo y amamantamiento también agotan los depósitos de hierro y contribuyen a la debilidad de la sangre. El consumo deficiente (mala alimentación) al igual tiene su parte, expone la doctora Harris.

Además de la fatiga general, otros síntomas característicos de este padecimiento son falta de aliento, mareos, jaquecas leves y desmayos, así como apatía (falta de interés), poca resistencia a catarros y otras infecciones y, como es de suponer, agotamiento después de hacer ejercicio.

RECUPERE SU BRÍO

La doctora Harris explica que si un análisis de sangre arroja que usted está un poco anémica, su médica le recetará medicamentos que proporcionan hasta 18 miligramos de hierro al día, la cantidad diaria requerida por las mujeres antes de llegar a la menopausia. "En caso de que el problema sea más grave, probablemente le recomendará complementos de hierro, en dosis elevadas hasta de 180 miligramos al día", añade la doctora. De cualquier manera, las especialistas no son partidarias de que hombres y mujeres ingieran complementos de hierro sin una supervisión médica: una cantidad excesiva podría ser tóxica.

Si quiere enriquecer el tratamiento recomendado por su médica, las expertas proponen realizar lo siguiente con el propósito de frenar este mal.

Llénese de alimentos con mucho hierro. "Las mejores fuentes de hierro son las carnes rojas –especialmente las vísceras, por ejemplo el hígado–, porque contienen heme hierro, el que el cuerpo absorbe más", especifica la doctora Harris. "Sin embargo, las vísceras contienen muchas grasas saturadas y colesterol, que llegan a propiciar males cardiovasculares. Ante esto, prefiera los cortes de carne magra y la carne molida sin grasa. La dieta más recomendable para las mujeres que están en tratamiento contra la anemia consiste en comer una hamburguesa o un filete dos o tres veces por semana", enfatiza la doctora Platt.

Sírvase un poco de germen de trigo. "Las mujeres que se hallan anémicas también suelen estar bajas de folato –vitamina B–, situación que contribuye a la anemia", dice la doctora Platt. "Aconsejo comer bastantes alimentos con mucho folato." Obtenga su cantidad diaria de éste –400 microgramos– comiendo un tazón de cereal, de grano reforzado, a la hora del desayuno, por ejemplo, de las marcas Total, Most o Product 19, entre otros.

Otras fuentes recomendadas para la obtención de folato (así como de hierro no-heme) son las lentejas, los frijoles, las habas y las espinacas.

Busque tabletas sin capa entérica. "Pregunte al farmacéutico si el complemento de hierro que ingiere viene recubierto con capa entérica", señala la doctora Dorothea Zucker-Franklin, profesora de medicina en el Centro Médico de la Universidad de Nueva York, en esta ciudad, y presidenta de la

CUÁNDO CONSULTAR AL MÉDICO 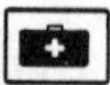

Consulte a su médico si manifiesta alguno de estos síntomas:

- Demasiada fatiga.
- Desmayos.
- Mareos.
- Falta de aliento.

En caso de que esté en tratamiento para la anemia por deficiencia de hierro y no sienta mejoría después de un mes, dígaselo a su médico. Tal vez le hagan otros análisis de sangre.

Si los resultados arrojan que sigue por abajo de los niveles normales, su doctora la enviará con una hematóloga (especialista en enfermedades de la sangre) para que ella averigüe el motivo del problema.

...uad Americana de Hematología. "Si lo está, cambie a una marca que no la tenga. El cuerpo absorbe estas tabletas de forma más completa y a mayor velocidad." Cabe señalar que también pueden alterarle el estómago, admite la doctora Zucker-Franklin, para evitarlo, ingiéralas después de comer.

Tómelo como se debe. "Aproveche al máximo su complemento de hierro, tómelo todos los días con alimentos o bebidas que contengan mucha vitamina C", indica la doctora Platt. "Algunos estudios demuestran que la vitamina C facilita la absorción del hierro." Acompañe su complemento con un vaso de jugo de naranja o de arándano. Otros alimentos recomendables, fuente de esta vitamina, son la guayaba, los pimientos rojos, la papaya y las fresas.

Respete el tratamiento. "La anemia por deficiencia de hierro no se corrige de un día para otro", comenta la doctora Zucker-Franklin. "Es preciso que las que la padecen sepan que tomarán su complemento, cuando menos, durante seis meses, aunque un año es lo preferible. Probablemente se sienta mejor en cuestión de semanas, porque su nivel de hierro en la sangre vuelve a la normalidad. No obstante, se requiere más tiempo para restaurar los depósitos de éste en la médula de los huesos."

Angina de pecho

Desacalambre el músculo cardiaco

El dolor toca pasajeramente el lado izquierdo de su mandíbula y desaparece. Algunos días después, revolotea por su clavícula, luego baja por su brazo izquierdo. Un mes más tarde, vuelve a presentarse en forma de una sensación de opresión en la mitad del pecho.

¿El problema? Angina de pecho, diagnostica su médica. Aun cuando no haya cumplido siquiera los cincuenta años –demasiado joven para problemas cardiacos, ¿verdad?–. Este padecimiento indica que su corazón no recibe suficiente oxígeno para funcionar adecuadamente, sea cual fuere su edad.

Por lo general, la angina es ocasionada por una de tres causas, apunta la doctora Deborah L. Keefe, profesora de medicina en el Centro Médico de Cornell y cardióloga del Centro Oncológico Memorial Sloan-Kettering, ambos en la ciudad de Nueva York. La primera, por un espasmo en la pared de la arteria coronaria, el que constriñe temporalmente la arteria y suspende el flujo de sangre al corazón por instantes. La segunda, por el engrosamiento de una pared del corazón, debido a la hipertensión, que requiere más oxígeno del que los glóbulos rojos le suministran. Asimismo, por un coágulo sanguíneo que circula y se asienta, momentáneamente, en una arteria estrecha, gracias a la pasión que ha tenido durante su vida por los huevos fritos.

"Antes de la menopausia, este mal es poco frecuente en las mujeres", declara la doctora Keefe. Cuando se presenta previamente a este periodo, es muy probable que se produzca por un espasmo arterial. Después de la menopausia, quizá la causa más común sea el estrechamiento de las arterias.

Sin embargo, sea cual fuere su edad o la causa, el peligro verdadero no radica en la angina misma, sino en una obstrucción que dure varios minutos, según opina la doctora Vera Bittner, profesora asociada de medicina en la Escuela de Medicina de la Universidad de Alabama, en Birmingham. Una suspensión total de la sangre que fluye al corazón desembocará en un infarto total.

CUÁNDO CONSULTAR AL MÉDICO

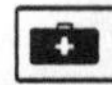

Cuando el malestar de la angina dura 20 minutos, pida una ambulancia o diríjase de inmediato a la sala de urgencias de un hospital.

"No se tarde en llamar a su médico, ni mucho menos espere a que éste le regrese la llamada", añade. Si está sufriendo un infarto en lugar del malestar de angina, cuanto antes reciba tratamiento médico (por decir, fármacos anticoagulantes) será mejor para disminuir las probabilidades de que su corazón llegue a sufrir un daño permanente.

Por fortuna, "no todas las personas con angina llegan a sufrir un infarto", observa la doctora Pamela Ouyang, profesora asociada de medicina en la Escuela de Medicina de la Universidad Johns Hopkins y cardióloga del Centro Médico Johns Hopkins Bayview, ambos en Baltimore. "En el caso específico de las mujeres, la angina aparentemente tiene menos probabilidades de originar un infarto que en el de los hombres."

OXIGENE SU CORAZÓN

Si usted padece de angina, su médico seguramente le recetará que tome nitroglicerina (por ejemplo, Nitrostat), medicamento que dilata las arterias del corazón, apunta la doctora Ouyang. Siga al pie de la letra las indicaciones que le da su doctor. Es probable que tenga que ingerir, a la primera señal de dolor, una tableta y después esperar cinco minutos para observar si el malestar ha desaparecido. En caso contrario, seguramente tomará otra y esperará otros cinco minutos. Si esto no le ayuda, es probable que consuma una tercera.

Para aliviar la angina y evitar que se repitan los ataques, las doctoras también recomiendan las siguientes medidas.

Siéntese. Con medicina o sin ésta, su primera respuesta ante un ataque de angina deber ser sentarse y relajarse, sugiere la doctora Ouyang. Cuando sufra un espasmo arterial, éste cederá en un par de minutos y destapará sus arterias. Si éstas son las culpables, el bienestar que siente al descansar le indicará que la actividad que realizaba cuando le atacó el malestar requería más oxígeno del que esas arterias transportaban. El simple hecho de sentarse disminuirá la carga de trabajo de su corazón y, seguramente, el dolor.

El colesterol en la mira. Un régimen alimenticio o médico enfocado a reducir el colesterol también contribuye a desaparecer la angina ocasionada por espasmos arteriales, agrega la doctora Bittner, porque la acumulación de colesterol interfiere en el buen funcionamiento del endotelio, recubrimiento de sus vasos sanguíneos.

Deje el humo para la chimenea. El humo de los cigarrillos le roba oxígeno a su sangre y constriñe los vasos sanguíneos, provocando la angina cuyo origen está en los espasmos arteriales o las arterias estrechas, afirma la doctora Keefe. Si no es fumadora, no empiece. En caso de que sí, haga todo lo posible por dejar de serlo.

Adelgace. Los kilos de más originan la hipertensión y ésta, a su vez, la angina, declara la doctora Bittner. Así pues, al bajar esos kilos de más, se reduce la posibilidad de padecerla.

Destensiónese. Al aumentar la carga de trabajo de su corazón, éste requiere más oxígeno, así lo conducirá irremediablemente hacia este mal, sobre todo si ya es susceptible al mismo. Por tanto, las medidas que tome para reducir la tensión –por ejemplo, delegar actividades cuando no tiene tiempo para hacerlas o aprender a no reaccionar exageradamente– le aportarán algún provecho en su salud.

Consiga permiso para hacer ejercicio. La primera medida ante un ataque de angina es el reposo, aunque ello no significa que deba permanecer sentada cuando no siente dolor, explica la doctora Bittner. El corazón, como casi todos los demás músculos, es un caballo de trabajo: requiere del ejercicio para tener buena condición física y aprovechar en forma más efectiva el oxígeno.

Si padece de angina de pecho, su cardióloga probablemente le mandará a hacer un análisis, sobre una banda para caminar, con el fin de determinar qué tipo de ejercicio (y cuánto) debe realizar para que su corazón alcance su condición óptima.

Angustia

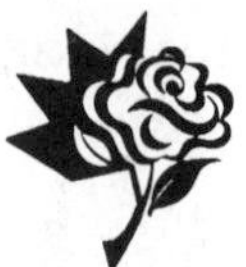

Disipe la tensión y la inquietud

En lo que se refiere a emociones desagradables, la angustia es la más imprecisa. Se trata de un miedo vago, que se siente en la boca del estómago y, poco a poco, se apodera de una: es esa inquietud experimentada cuando su jefe le comenta que necesita hablar con usted de inmediato, o cuando el teléfono suena a las 4:00 a.m., o su dentista le examina la boca y dice: "Mmm..." por tercera vez.

La mayoría de las veces, confundimos la angustia con el miedo, aclara la doctora Sharon Greenburg, psicóloga clínica con consultorio particular en Chicago. La diferencia radica en que, ante el miedo, sabe qué la está asustando; algo concreto como un perro rabioso u otro peligro claro y visible. La angustia, contrariamente, es el temor a lo desconocido: no sabe exactamente a qué se enfrentará cuando llegue a la oficina de su jefe; cuando levante el teléfono que suena o cuando el dentista termine de revisarle las encías. Realmente, no espera buenas noticias.

En el caso del miedo, usted puede tomar medidas adecuadas; por ejemplo, no acercarse a los perros rabiosos. Por otro lado, como la angustia es vaga y no se ha atribuido a un problema determinado, las soluciones concretas no vienen a la mente y esa emoción suele perdurar, especifica la doctora Susan Heitler, psicóloga clínica de Denver y autora de la audiocinta *Anxiety: Friend or Foe? (La angustia, ¿amiga o enemiga?).*

ENTIERRE LOS TEMORES

No cabe duda que es más difícil deshacerse de la angustia que de un vendedor de electrodomésticos que trata de convencerla con una extensión de garantía. Es más, la angustia persistente podría mantenerla despierta toda la noche, hacerla irritable, socavar su capacidad de concentración y acabar con su apetito, o llevarla a comilonas inimaginables. Además, el estado constante de alerta generado por la ansiedad –dosis de adrenalina, corazón acelerado, manos sudorosas– contribuye a la hipertensión y a las enfermedades del corazón, detalla la doctora Heitler.

CUÁNDO CONSULTAR AL MÉDICO

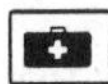

Cuando sienta que su angustia es enorme, consulte a una terapeuta. Considere también esta posibilidad si:

- La angustia afecta su capacidad para trabajar o establecer y conservar relaciones.
- Está siempre con los nervios de punta o en espera de lo peor.

Diversas combinaciones de terapias —por ejemplo, conductual, cognoscitiva, de apoyo o con medicamentos, si fuera necesario— corrigen la angustia crónica.

Es muy probable que tenga la capacidad para aprender a controlarla, opina la doctora Irene S. Vogel, psicóloga y directora de Vogel Psychology Associates, en la zona metropolitana de Washington, D. C. Así es cómo podrá hacerlo.

Recuerde que debe respirar. Cuando se encuentra angustiada, tiende a aguantar el aire o a respirar superficialmente, observa la doctora Greensburg. Eso aumenta su ansiedad. Una respiración lenta y profunda produce calma. Para cerciorarse de que lo hace correctamente, coloque una mano sobre su diafragma, localizado justo abajo de las costillas. Sienta cómo se eleva con cada inhalación y baja con cada exhalación.

Analice y actúe. El antídoto contra la inquietud es el análisis y la acción. Si desea deshacerse de esa vaga sensación de temor, tendrá que averiguar, exactamente, qué le produce la zozobra. Después, formulará un plan de acción para hacer algo al respecto, expone la doctora Heitler. Por regla general, el primer paso es investigar más acerca del problema.

Supongamos que usted se halla angustiada porque no sabe si es competente en su trabajo. Si es así, pregúntese: "¿Dónde creo que podría *regarla,* concretamente?" Tal vez, porque tiene miedo de atrasarse aún más en sus actividades y de no cumplir puntualmente con los plazos establecidos. Quizá, porque la *riega* siempre que presenta sus ideas en las juntas. ¿Realmente son fundadas sus preocupaciones? ¿Ha estado a punto, varias veces, de no cumplir con los plazos? ¿Sus sugerencias son vetadas una y otra vez?

De no ser así, la ansiedad sale sobrando, indica la doctora Vogel. Si de verdad existe un problema, encuentre una solución: adáptese a otro ritmo de trabajo para poder cumplir con los plazos, o inscríbase en un curso de oratoria.

Medite. Posiblemente sólo se deba a que se halla muy tensa. En tal situación, valdría la pena probar la meditación. Ésta propicia una calma que alivia la sensación de angustia y, a la vez, le da autocontrol. Un estudio realizado en la Universidad de Massachusetts indica que las voluntarias que siguieron un curso de meditación, durante ocho semanas, estaban mucho menos angustiadas después del mismo.

"Las personas que están muy tensionadas aceptan que se sienten muchísimo más tranquilas después de meditar 20 minutos por la mañana y otros 20 después de cenar", señala la doctora Heitler.

Pruebe esta técnica si no ha meditado jamás: siéntese tranquila y cómodamente e inhale varias veces de forma profunda para limpiar y relajar sus músculos. Después, elija una palabra o frase calmante. (Los expertos sugieren que sean breves y que tengan un significado religioso, o la palabra *uno.*) Repítala para sus adentros durante 20 minutos. En caso de que sus pensamientos empiecen a divagar, vuelva de nuevo a concentrarse en la palabra seleccionada y continúe respirando profundamente.

Corra, camine, nade o monte en bicicleta. Asegúrese de encontrar tiempo para hacer ejercicio con regularidad si no puede meditar, dice la doctora Heitler. "El ejercicio tiene el mismo efecto tranquilizante que la meditación, sobre todo si es una actividad continua como el correr o nadar."

Angustia por el avance del reloj biológico

Analice bien todas sus opciones

¿Debería tener un hijo? Ante esta interrogante, viene otra, ¿por qué y cuándo? En lo que respecta a mujeres de entre 30 y 40 años, esas preguntas pesan mucho. Si usted tiene 35 o 40 años y es soltera, tal vez también se las haga. Ahora bien, las probabilidades de concebir varían de una mujer a otra; sin embargo, la de concebir y alumbrar a un nuevo ser sano disminuye definitivamente después de los 35 años y ni qué decir después de los 40.

Algunas oímos el tic-tac de nuestros relojes biológicos con toda claridad, mas no estamos seguras de aceptar la maternidad. Otras, saben que quieren ser madres, pero no tienen parejas complacientes o formales. Otras más tratan de concebir, sin lograrlo.

La angustia ante esta situación es tan intensa que nos distraemos de otros aspectos importantes como, por ejemplo, nuestros empleos y relaciones interpersonales, dice la doctora Vicki Rachlin, psicóloga infantil y familiar con consultorio particular en Concord, Nueva Hampshire. En ocasiones, también se presenta el temor de que, bajo presión, decidamos tener un hijo cuando no deberíamos hacerlo o engendrarlo con la persona menos indicada.

PRACTIQUE CÓMO CONTROLAR SUS PENSAMIENTOS

Desacelerar su reloj biológico es imposible, pero no el manejar la tensión mientras pondera sus opciones. Para esto, las expertas sugieren lo siguiente.

Adelante, preocúpese, pero sólo una vez al día. Para impedir que la angustia invada su existencia, limite sus preocupaciones a un periodo de 30

CUÁNDO CONSULTAR AL MÉDICO 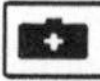

La preocupación respecto de si una puede o debe tener un hijo podría llegar a afectarle su existencia si lo permite. La terapia y los grupos de apoyo la ayudarán a enfrentar estas dificultades, expresa la doctora Laura Barbanel, pedagoga y psicóloga, directora del programa de posgrado de la Escuela de Psicología de Brooklyn College. Realmente, se beneficiará con una terapia o ayuda externa, si:

- La angustia interfiere en su empleo o sus relaciones interpersonales.
- Su pareja no lo quiere y usted sí desea un hijo y, por ello, se están distanciando.
- Ha considerado la posibilidad de embarazarse, a pesar de las objeciones o los resentimientos de su pareja.
- Los intentos fallidos por concebir la hacen sentirse sumamente deprimida o agotada.

Para encontrar un grupo de apoyo, diríjase a RESOLVE, una organización para mujeres que contemplan la posibilidad de ser madres, en 130 Broadway, Somerville, MA 02145 o busque en su localidad algún centro de ayuda.

minutos, una vez al día, o una vez por semana, propone la doctora Susan G. Mikesell, psicóloga de Washington, D.C., y asesora en psicología en el Instituto Montgomery para la Fertilidad en Bethesda, Maryland. "Dedique esta media hora para rumiar las consecuencias de sus decisiones. Esto le ayudará a disminuir la angustia", dice la doctora. "Además, le proporcionará cierto control."

Reflexione, pero no se obsesione. "No se quede atorada tratando de catalogar todo lo positivo y negativo de la maternidad –'Podríamos conseguir una guardería, pero tendríamos menos dinero'– y ese tipo de cuestiones", señala la doctora Rachlin. "Si lo hace, se volverá loca, porque los pros y los contras se equilibran. En cambio, piense en la maternidad desde el punto de vista emocional, más profundamente. Pregúntese: '¿Qué tanto quiero vivir la experiencia de ser madre?'."

Lo anterior no es lo mismo que cuestionarse: "¿qué tanto quiero embarazarme?", aclara la doctora Mikesell. Algunas mujeres quieren vivir la experiencia del embarazo, mas no les entusiasma la de 20 años de responsabilidad: alimentar, vestir, educar, castigar, consolar y consentir a un hijo.

"Tal vez debiera interrogarse: '¿Cuando me llegue la menopausia me sentiré completa aun cuando jamás haya estado embarazada y, por lo consiguiente, sin un hijo?'", enfatiza la doctora Mikesell. "Las contestaciones a estas preguntas le harán reflexionar acerca de diferentes aspectos."

Descarte los momentos ambivalentes. Las mujeres que anhelan mucho tener un hijo –las que miran envidiosamente a todas las demás con niños– tienen momentos de confusión. Es natural, afirma la doctora Rachlin. "Si analiza la enorme responsabilidad que entraña la maternidad y los cambios enormes que habrá en su existencia, cierto grado de ambivalencia es saludable."

Pregunte a su pareja lo que verdaderamente quiere él. Asegúrese de que el posible padre tenga expectativas realistas, aconseja la doctora Rachlin. Que reconozca que cuando tenga al bebé ya no podrá escaparse los fines de semana ni decidir ir al cine a última hora. Además, tendrán menos dinero para gastar en ustedes. "Hablen de estas realidades", agrega la doctora.

Por otro lado, acepte que un hijo no es una receta para salvar una relación enferma. De hecho, un bebé llega a ser la puntilla para iniciar una así, ya que la paternidad produce gran tensión.

Déle tiempo. Si su compañero está completamente decidido a no tener hijos, no trate de imponérselo, previene la doctora Mikesell. "Trato de que las personas dejen de acariciar esperanzas, de convencer a la otra parte acerca del bebé. En ocasiones, lo logro, pues, por regla general, los renuentes tendrán que aceptar por voluntad propia."

Esperar un cambio de actitud es benéfico. La doctora sugiere fijar una fecha límite. Cuando ésta se cumpla, debe estar preparada para una respuesta que verdaderamente puede romperle el corazón. Tendrá que decidir qué es más importante para usted: el infante o la relación.

Haga lo que quiera, aconseja la doctora Mikesell, pero no se embarace "por accidente", posiblemente sea una idea tentadora, mas no aconsejable.

Cuando se sufre una pérdida. El deseo de tener un hijo se acentúa después de sufrir una pérdida –el fin de una relación o un empleo–, señala la doctora en psicología Laura Barbanel, directora del programa de posgrado de la Escuela de Psicología de Brooklyn College. Por tanto, tendrá que diferenciar entre querer ser madre y desear algo que compense su pérdida.

Mire hacia adelante, no atrás. Tratar de concebir sin éxito es una de las experiencias más tensionantes y desalentadoras de la existencia de una mujer, afirma la doctora Mikesell. Algunas se culpan, o culpan a sus parejas, por no haberlo hecho antes. Las mujeres que han abortado de más jóvenes, tal vez se llenen de lamentaciones. En esta situación, es importante recordar que usted tuvo motivos sólidos para tomar esas decisiones, aclara la doctora Mikesell. Sus circunstancias eran diferentes, por lo que usted y su pareja decidieron esperar: no podían mantener a un niño. No lo pierda de vista.

Angustia por un posible mal desempeño

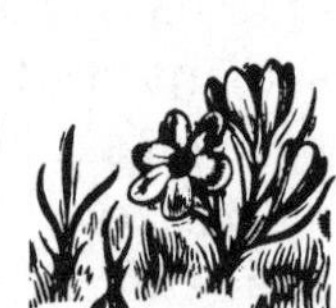

Diga adiós al pánico escénico

Se ha dicho que la angustia es el *coco* de los actores. En los casos leves, les hace flaquear la voz y que las rodillas les tiemblen. En uno más fuerte, provoca que el mejor de los actores o cantantes quede reducido a un manojo de nervios.

Evidentemente, usted no tiene que ser actriz para sentir la angustia por su actuación. "Absolutamente todo el mundo la padece", aclara la doctora Dianne Chambless, profesora de psicología en la Universidad de Carolina del Norte, en Chapel Hill. Cuando tiene una entrevista importante para un empleo, un examen final, o uno de rendimiento, o un discurso en público, lo más probable es que advierta las señales clásicas de la ansiedad: corazón acelerado, rodillas que flaquean, voz temblorosa y estómago revuelto.

Lógicamente, las perfeccionistas caen más en este estado, conceden mucha importancia a las opiniones de otros, expone la doctora Sandra Loucks, profesora de psicología en la Universidad de Tennessee, en Knoxville, y en el Centro Médico de la Universidad de Tennessee. Cabe decir lo mismo de cualquier otra persona que no tenga demasiada autoestima.

Para ser justos, no hay que olvidar que la angustia tiene su lado bueno. En dosis moderadas, llena de energía y motiva para preparanos y sobresalir, indica la doctora Lenora Yuen, psicóloga de Palo Alto, California.

"Existe una relación muy importante entre la angustia y el cómo se actúa", explica la doctora Yuen. "Cuando no existe ésta –o hay muy poca–, el desempeño suele ser menor. Conforme la ansiedad aumenta, la intervención mejora, hasta un cierto punto. Después de un rato, si llega a ser demasiada, afecta negativamente la acción."

INDICADORES DE LA ACTUACIÓN

Así pues, el secreto está en mantener controlada la angustia originada por el papel a desempeñar. Estas son algunas sugerencias.

Imagínese su éxito. Si le faltan unos cuantos minutos para pronunciar un discurso o presentar un examen, respire profundamente y relájese con algunas imágenes tranquilizantes.

"Imagine que lleva a cabo muy bien la tarea o que usted y su familia se encuentran ya celebrando los exitosos resultados", recomienda la doctora Loucks.

Déle vida a su imagen. Visualice cómo se vería si usted se estuviera contemplando en una película, propone la doctora Chambless. Obsérvese mientras pronuncia esas palabras acaloradas de oratoria, o responde las preguntas del examen con gran facilidad. Asimismo, cuando brinda por su triunfo con sus seres queridos. Esto no únicamente le dará una actitud mental positiva, sino que también reforzará su confianza y la tranquilizará.

Intente en otro ambiente. Otra alternativa es situarse en un ambiente completamente diferente, uno muy sereno –por ejemplo, una cabaña de paja en Fiji–, propone la doctora Yuen. "Hay quienes manifiestan que esta técnica les ayuda mucho. Si le encanta el mar, véase en la playa. También en una hamaca, bajo un árbol; en cualquier lugar seguro y tranquilo. Se sentirá más relajada."

Dígase: "Es normal que esté nerviosa". Si está a punto de realizar algo muy angustiante, como pronunciar un discurso en una sala con muchísimas personas, acepte que la mayoría de las mujeres se sentirían nerviosas en su situación. "No se descontrole. Tome en cuenta que se trata de una actividad que alteraría a cualquiera", dice la doctora Chambless. "Admita que no tiene nada de malo sentirse un poco angustiada."

Espere una mejoría en seguida. Cuando empiece su actuación, los nervios normalmente cederán. Si las primeras palabras salidas de su boca en la revisión anual con su jefe tienen un ligero temblor, no se preocupe. "Se calmará", asegura la doctora Chambless.

Analice los posibles errores. En caso de que le quede algún tiempo disponible, analice, exactamente, qué le produce miedo, sugiere la doctora Loucks. ¿El éxito o el fracaso? ¿Qué consecuencias concretas? Después, averigüe qué haría si esos resultados se dieran e imagínese viviendo justo eso. El verse a sí misma en el escenario de la derrota le servirá para manejar su angustia y prever soluciones.

"Por ejemplo, supongamos que se imagina que ha olvidado lo que va a decir a la mitad de su discurso", expone la doctora Yuen. "Inmediatamente, recuérdese cuando su padre, cariñosamente, le decía que nadie es perfecto, que usted no tiene que ser perfecta. Luego, imagínese que continúa con la siguiente frase del discurso, por lo que prosigue su actuación."

Prepárese. "La preparación no tiene sustituto", enfatiza la doctora Loucks. "Ensaye lo que tenga que hacer –ensáyelo hasta el cansancio– hasta que le salga tan natural y automático que, después, no tenga que invertir mucho tiempo para recordar en qué momento se siente más tensa."

Antojo de alimentos

El mejor contraataque

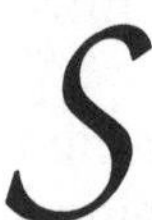Sencillamente tiene que comérselo, pues es un helado de chocolate, con chispas de chocolate y jarabe de chocolate, además de nueces. Pero no debe. Usted sabe que no debe hacerlo, pues tiene grasa, azú-

car y todas las calorías del mundo. Y, sobre todo que usted está a dieta y sabe lo que le conviene. El helado con todo de chocolate y nueces definitivamente no es lo mejor. Está bien, las nueces tienen proteínas, pero... no, no, no, no, no...

Así que opta por los palitos de zanahoria, el apio y el aderezo bajo en calorías. No pone mantequilla en su pan pero después, al llegar a casa, se come dos litros de helado.

En ocasiones, los antojos se presentan cuando faltan algunos nutrientes en su organismo –inclusive vitaminas y minerales– durante el embarazo, expone la doctora Helene Leonetti, ginecóloga-obstetra con consultorio particular en los suburbios del norte de Filadelfia. Sin embargo, lo curioso de todo esto es que rara vez se nos antoja una olla grande de humeantes cala-

LO QUE HACEN LAS DOCTORAS

Los pepinillos ayudaron con las náuseas

Doctora Helene Leonetti

Entre las mujeres embarazadas que llegan a su consultorio, son pocas las que experimentan antojo por un determinado alimento que, con frecuencia, se asocia con su estado, señala la doctora Helene Leonetti, gineco-obstetra con consultorio particular en los suburbios del norte de Filadelfia. Cuando se les presenta un antojo, aclara la doctora, éste puede ser activado por una necesidad psicológica o, con menos frecuencia, simplemente por la sugestión.

"Si escuchamos que a las mujeres se les antojan pepinillos durante el embarazo, entonces también se nos antojarán", manifiesta la doctora Leonetti.

Y a ella le pasó esto cuando estuvo embarazada.

"Cuando me embaracé padecí náuseas, y el sabor amargo de los pepinillos me hacía sentir mejor", recuerda la doctora. Al quitársele las náuseas, también pasó el antojo de pepinillos.

Al mismo tiempo que se aficionó a los pepinillos, la doctora Leonetti desarrolló una aversión por el café. "Mientras estuve encinta, no pude estar en una habitación donde había café", detalla la doctora.

bacitas tiernas. Más bien, queremos un pastel de calabaza. Y ahí es donde nos metemos en problemas.

"Los antojos son los deseos naturales del organismo, pero desbocados", explica la doctora Dori Winchell, psicóloga con consultorio particular en Encinitas, California.

"Esto ocurre porque las mujeres, la mayoría de las veces, no ingieren los alimentos que necesitan, pues se saltan el desayuno, comen una ensaladita al mediodía y, de ahí, ya en casa se van directo a las papitas, los fritos y chocolates", asegura la doctora Jan McBarron, especialista en control de peso y directora de Bariatrics de Georgia, en Columbus, Georgia.

PEQUEÑAS TÁCTICAS PARA GRANDES ANTOJOS

Si usted goza de buena salud y está satisfecha con su peso, los antojos pueden ser nefastos, ya que al ceder a éstos la grasa, azúcar o calorías que contienen serán los culpables de que suba de peso, aumenten sus niveles de colesterol y de que ponga en riesgo otros aspectos de su salud. Para salir liberada de esto haga lo que sugieren las doctoras.

Chupe un pepinillo agrio. "Si está a punto de sucumbir, saboree un pepinillo agrio para eliminar el antojo de dulce", recomienda la doctora Maria Simonson, directora de la Clínica para la Salud, el Peso y la Tensión de las instituciones médicas Johns Hopkins, en Baltimore.

Tome jugo. Un antojo verdaderamente fuerte de comer algo dulce, con frecuencia, se puede mitigar con una menta y bebiendo después unos cuantos decilitros de jugo de fruta o unos trocitos de ésta –por ejemplo, de manzana o pera–, propone la doctora Simonson.

Engañe a su paladar deseoso de dulce con especias. "La canela, vainilla y nuez moscada satisfacen el gusto por un dulce, pues éstas dan un sabor azucarado, sin calorías", manifiesta la doctora Elizabeth Somer, autora de *Food and Mood (Alimento y estado de ánimo)* y *Nutrition for Women (Nutrición para mujeres)*. Añada canela, vainilla o nuez moscada a su yogur o leche caliente, aconseja Somer.

Inclínese por algo interesante. En lugar de echarle el ojo a una bolsa de papas, estire la mano y agarre la página de un periódico o desempeñe cualquier otra tarea que la entretenga. "Si está absorta en una actividad interesante o divertida es probable que su antojo desaparezca", expresa la doctora Susan Olson, psicóloga clínica de Seattle y coautora de *Keeping It Off:*

Winning at Weight Loss (Cómo no recuperarlo: cómo ganar cuando se baja de peso).

No olvide sus minerales. El antojo de alimentos, con frecuencia, es producto de la falta del mineral llamado cromo, lo que se complica aún más gracias a los malos hábitos alimenticios –morirse de hambre durante el día y comer en exceso por la noche–. Una manera de lograr rápidamente el equilibrio de los nutrientes que requiere nuestro organismo y de olvidarse de los antojos, dice la doctora McBarron, es dirigirse a la tienda de productos naturistas y pedir un complemento de todas las vitaminas y minerales, sin olvidar el cromo, y tomarlo todos los días.

Ceda de vez en cuando. "Si usted definitivamente necesita consumir papas fritas o cualquier otro antojo que le produce un sentimiento de culpa, intégrelo deliberadamente en su dieta y disminuirá su angustia", recomienda la doctora Olson. Si quiere comer helado, proyéctelo de antemano. Decida la cantidad y con cuánta frecuencia lo hará. Después, cuando esté lista para satisfacer su deseo, salga a la calle y cómprelo. No se prepare para satisfacer su antojo guardando dos litros en su congelador, a su alcance.

Arrugas

La mejor defensa contra esas rayas y hondonadas

Jamás han escaseado los productos que, según los especialistas de cosméticos, retrasan o desaparecen las arrugas, pero en realidad éstos no han cumplido del todo con esta promesa.

Actualmente, se puede elegir entre una gran cantidad de opciones, entre ellas, muchas tienen la aprobación de las dermatólogas.

TIPOS DE ARRUGAS

Una explicación breve respecto a cómo se forman las arrugas, en primer lugar, le ayudará a seleccionar la mejor estrategia contra éstas.

"Existen dos tipos de envejecimiento de la piel, el intrínseco y extrínseco, lógicamente los dos generan arrugas", dice la doctora Ellen Gendler, directora del Centro para la Salud y el Aspecto de la Piel, en la Universidad de Nueva York, en esta misma ciudad. El primero de los casos se presenta cuando los genes heredados de nuestros progenitores reducen dos fibras conjuntivas, el colágeno y la elastina. El colágeno sostiene la piel y la elastina le da flexibilidad. El colágeno y la elastina, juntos, le dan firmeza. Después de los 30 años, las fibras conjuntivas empiezan a descomponerse y, por consiguiente, la piel a tornarse más laxa.

El envejecimiento extrínseco es el derivado de factores ambientales, como el daño provocado por el sol, señala la doctora Gendler.

"Si quiere saber en qué medida contribuye la genética al envejecimiento de la piel y cuándo es ocasionado por el sol, vea la parte superior de su antebrazo, y después la inferior", sugiere la doctora Anita Cela, ayudante de profesor de dermatología en el Centro Médico Cornell-Hospital de Nueva York, en esta ciudad.

"La genética es responsable de la piel de la parte inferior", detalla la doctora Cela. "La exposición al sol, de la parte superior." En concreto, los rayos ultravioleta A y B, es decir, los invisibles, penetran la epidermis y propician las arrugas, porque dañan las fibras conjuntivas. Se trata de los mismos que estimulan la producción de melanina que da el bronceado: calor que, irónicamente, se persigue con el afán de verse joven y sensual.

CÓMO PREVENIRLAS

No basta con tratar de arreglar la piel ya maltratada. Usted debe pensar en el futuro, es decir, prevenir un mayor daño.

Por fortuna, "tenemos la alternativa de corregir la mayor parte de lo que no nos gusta de nuestra piel", apunta la doctora Debra Price, ayudante de profesor de dermatología en la Escuela de Medicina de la Universidad de Miami y dermatóloga del sur de Miami. Así es como lo logrará.

Compre un producto con AHAs. Para borrar las arrugas finas y prevenir que se formen más, convierta los ácidos alfa hidróxicos (AHAs por sus siglas en inglés) en la base de su régimen de cuidado diario de la piel, propone la doctora Eileen Lambroza, instructora de dermatología en el Centro Médico Cornell-Hospital de Nueva York.

Estos ácidos se derivan de la caña de azúcar, la fruta y la leche. Desprenden las células muertas de la superficie de la piel, las exfolian, y así dan

LO QUE HACEN LAS DOCTORAS

Un régimen que sí funciona

Doctora Ellen Gendler

Todas las mañanas, la doctora en dermatología Ellen Gendler, directora del Centro para la Salud y el Aspecto de la Piel de la Universidad de Nueva York, en esta misma ciudad, pone en práctica lo que predica.

Hace todo, hasta lo imposible, para no enfrentar el día —ni ningún otro— con arrugas.

La rutina de la doctora Gendler consiste en:

- Lavarse la cara con una espuma limpiadora.
- Aplicarse una loción con ácido alfa hidróxico: exfolia las células muertas y da paso a las nuevas.
- Aplicarse un filtro solar que también sirva de humectante.
- Aplicarse su maquillaje.

"Uso el filtro solar como humectante, así que únicamente me aplico el maquillaje sobre éste", enfatiza la doctora.

paso a las más jóvenes localizadas abajo. Asimismo, rellenan las *mellas* que ve como arrugas. En forma de loción o crema, los AHAs también son magníficos humectantes.

El ácido glicólico (de la caña de azúcar) es el alfa hidróxico más usado. Se vende en diferentes concentraciones, de acuerdo con el porcentaje de ácidos que contiene. Los AHAs se adquieren en forma de gel. Este es apropiado para mujeres jóvenes sin problemas de humectación. Las lociones son para aquellas que requieren un humectante ligero. Las cremas, en cambio, han sido elaboradas para las que necesitan un humectante más denso para evitar que su piel se reseque y presente pequeñas líneas, expone la doctora Lambroza.

Los AHAs están incluidos tanto en productos baratos, expendidos en las farmacias, como en los caros, vendidos en grandes almacenes, expresa la doctora Lambroza.

Primero pruébela. Para empezar a usar los AHAs, úntese una gota de AHA al 5 por ciento en una zona pequeña de piel abajo de la mandíbula, indica la doctora Lambroza. Si no hay señal de enrojecimiento o irritación al día siguiente, lávese la cara, séquela mediante golpecitos y aplique la preparación de AHA a su rostro y, después, su filtro solar normal.

No olvide la zona de los ojos, pero déjela al final. Úntese la preparación de AHA en todo el rostro, pero no se acerque a los ojos más de la distancia que marcan sus pestañas, señala la doctora Lambroza. "Aconsejo que primero se unte en el rostro y, al final, en la zona de los ojos, así no pondrá una cantidad excesiva en ésta", argumenta la doctora. "Úntela abajo de los ojos, pero no en los párpados. Además, aplíquese una crema humectante en el contorno de los ojos después."

Repita todos los días. Si no hay enrojecimiento ni irritación, use la preparación una vez al día, propone la doctora Lambroza. Tal vez sienta un poco de ardor cuando los AHAs empiecen a trabajar, pero desaparecerá en unos cuantos minutos. Si no hay molestias después de varios días, póngasela dos veces al día: una por la mañana y otra por la noche, enfatiza la doctora Lambroza.

NUNCA UNA RAYA MÁS

Las doctoras manifiestan que, salvo que usted tome medidas adecuadas para proteger su rostro contra los factores generadores de las arrugas, todos sus demás esfuerzos serán vanos. Esto es lo que aconsejan las doctoras para ganarle la batalla a las arrugas.

Duplique el filtro solar. "Normalmente les recomiendo que usen dos filtros solares al mismo tiempo cuando piensan pasar el día a la intemperie", dice la doctora Gendler.

El factor de protección solar, o SPF por sus siglas en inglés, es la capacidad del producto para filtrar los rayos ultravioleta B (UVB). Éstos sólo penetran las capas superiores de la piel. Por tanto, debe protegerse de los rayos ultravioleta A (UVA), que se filtran hasta las capas más profundas y también producen arrugas.

No hay muchos productos que protejan concretamente contra los UVA. Uno de los mejores es el llamado Shade UVA Guard, asegura la doctora Gendler. También tiene un SPF del 15 contra los rayos UVB. Para uso diario, es todo lo que necesita. Sin embargo, cuando piensa pasar mucho tiempo expuesta al sol, póngase un segundo filtro con un SPF más alto sobre el primero, con el objetivo de protegerse más de los UVB.

En caso de que vaya a nadar o practicar deportes en el exterior que la hagan sudar, agrega la doctora Price, use un filtro solar con SPF a prueba de agua y vuelva a aplicárselo cada hora y media.

Olvídese de las cabinas bronceadoras. Más bien éstas deberían llamarse salones para arrugarse. Los dueños de éstos y los fabricantes de equipo para broncearse (camas) afirman que sus productos dan un "bronceado seguro". La verdad es que el equipo que persigue este fin produce rayos que arrugan prematuramente la piel y le originan cáncer, observa la doctora Allison Vidimos, dermatóloga de planta en la Fundación Clínica Cleveland. Ninguna mujer que verdaderamente aprecie su piel debería poner un pie en un lugar así.

Conserve un peso constante. Subir y bajar de peso, aunque sea en cantidades mínimas, produce arrugas pequeñas debido al estiramiento y laxitud constante de la piel, expone la doctora Margaret A. Weiss, ayudante de profesor de dermatología en las instituciones médicas Johns Hopkins en Baltimore. Lo mejor es bajar de peso y conservarse así.

(Para aplicar formas efectivas para desaparecer las patas de gallo, véase la página 509. Para formas acerca de cómo reducir las líneas de expresión véase la página 393).

Arrugas en los labios

Rellene, combata o defiéndase de esas rayitas

La injusta realidad es que sólo a las mujeres les salen esas rayitas verticales que lucen sobre la línea casi perfecta de su labio superior, alrededor de los 35 años. A los hombres no les aparecen.

"La piel del labio superior envejece retardadamente en los hombres porque tienen muchos folículos pilosos que la sujetan", explica la doctora Diana Bihova, dermatóloga de la ciudad de Nueva York y autora de *Beauty from the Inside Out (Belleza de adentro hacia afuera).* Los folículos pilosos son las cavidades por donde crece el vello, en este caso el bigote.

No obstante, el envejecimiento no es la única causa de esos plieguecillos, señala la doctora Bihova. También aparecen cuando el sol destruye las fibras de elastina y colágeno que dan firmeza a la piel. Si fuma, el plegar los labios alrededor de los cigarrillos le formará arrugas en esa zona. El lápiz labial –usado por la mayoría de las mujeres– suele hacerlas más notorias, porque el color del labial tiende a meterse en las pequeñas grietas llamadas estrías por las compañías de cosméticos.

SEIS PASOS PARA TENER LABIOS MÁS BONITOS

Las únicas alternativas seguras para las arrugas (de mucho tiempo y profundas) de los labios son los procedimientos médicos –por ejemplo, las inyecciones de colágeno, la exfoliación con productos químicos y los tratamientos con láser–, indica la doctora Anita Cela, ayudante de profesor del área de dermatología en el Centro Médico Cornell del Hospital de Nueva York, situado en la misma ciudad. Por fortuna, las líneas más superficiales se pueden reducir al mínimo: si apenas empieza a notarlas, haga lo siguiente de acuerdo a lo que indiquen las doctoras.

Recurra al ácido glicólico. Cada mañana, después de lavarse la cara, aplíquese, en la zona de los labios, una loción que contenga ácido glicólico, señala la doctora Bihova.

Este ácido le ayudará a la piel a deshacerse de las células muertas (culpables de las arrugas) y a sustituirlas por nuevas (más jóvenes y tersas) que se hallan debajo de ellas. Aplíqueselo justo hasta la línea de los labios, pero no sobre ésta ni en los labios, advierte la doctora Bihova. Éstos tienen células mucosas, extremadamente sensibles al ácido glicólico, y no como las de piel. Si les cayera un poco de éste, no le servirá de nada y, en cambio, le arderá mucho.

Humecte. Aproximadamente unos diez minutos antes de ponerse el lápiz labial, úntese un humectante en la zona sobre el labio superior para disimular un poco más las líneas, propone la doctora Bihova. Escoja uno que tenga protector solar –un factor de protección solar, o SPF por sus siglas en inglés, del 15 o más–, así impedirá que aparezcan nuevas y las existentes se acentúen más. Cualquier humectante con filtro solar que use para el resto de la cara servirá.

Aplíquese una base. Para rellenar las líneas existentes y evitar que el lápiz labial sea el que lo haga, evidenciándolas más, la doctora Bihova sugiere que se ponga una base de labios –por ejemplo, la crema Visible Difference Lip-Fix, de Elizabeth Arden. Sin embargo, cualquier otra le servirá. Estos productos se venden en todas las farmacias o departamentos de cosméticos, y provocan una ligera inflamación de la piel, justo sobre el labio superior, lo que alisa casi todas las arrugas.

"El fijador de labios también sirve de base", añade la doctora Bihova. "Evitará que su lápiz labial se corra y también las estrías."

Póngase un poco de polvo. Para fijar el fijador y preparar sus labios para el color, póngales un poco de polvo facial, indica la doctora Bihova.

Marque el contorno. Con un lápiz delineador para labios, marque el contorno de los mismos con un color, después rellénelos con el mismo lápiz o uno de color muy parecido, aconseja la doctora Bihova. Algunos lápices se corren, otros no. La única manera de saber cuál le sirve mejor es probando diferentes tipos.

Pinte, después seque. Píntese los labios como siempre: tenga cuidado de no salirse de las líneas. Después, para fijar mejor el color, séquelos con un pañuelo desechable limpio, agrega la doctora Bihova.

Artritis

Ayúdese cuando tenga dolor en las articulaciones

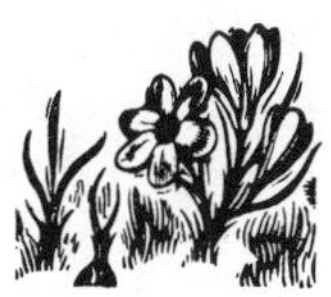

Si piensa que sólo las abuelas de cabellos plateados padecen artritis, tendrá que cambiar de opinión. Cabe decir lo mismo si cree que las primeras molestias producidas por esta enfermedad son el principio del fin, pues ya no jugará golf, preparará comidas de alta cocina o hará todo lo demás que le gusta.

"Hoy, las mujeres artríticas llevan vidas plenas y gratificantes", asegura la doctora Teresa Brady, asesora médica nacional de la Fundación para la Artritis. Ella lo sabe bien: a los 21 años le diagnosticaron artritis reumatoide. No obstante, a los 41, tiene una vida activa y feliz.

POR QUÉ SE CONGELAN LAS ARTICULACIONES

Existen más de 100 formas de artritis, pero las dos más comunes son la osteoartritis y la artritis reumatoide.

La osteoartritis, o "artritis de desgaste por uso", es una enfermedad degenerativa de las coyunturas que afecta a personas con más de 45 años.

La reumatoide se caracteriza por la inflamación de articulaciones a causa de la autoinmunidad (cuando un organismo se autodestruye). Se presenta en personas que tienen entre 30 y 40 años, pero suele desarrollarse con más frecuencia entre las de 40 y 60 años. Esta enfermedad tiene un claro sesgo sexual; es entre dos y tres veces más frecuente en mujeres que en hombres. Los embarazos llegan a cambiar su curso: muchas veces los síntomas disminuyen, mas se vuelven a presentar después del parto. Este tipo de artritis es más terrible que la osteoartritis, porque llega a afectar, prácticamente, todos los tejidos del organismo.

AYUDA PARA LOS TRONIDOS Y LOS RECHINIDOS

No importa el tipo de artritis que padezca, las doctoras ofrecen estos consejos para disminuir los dolores, las punzadas, la hinchazón y la rigidez.

Caliente un calcetín lleno de arroz. "Una de mis pacientes es capaz de todo por defender su bulto de arroz, hecho en casa, para calentar las articulaciones adoloridas", explica la doctora Brady. "Llena una bolsita de algodón (aproximadamente de 10 por 20 centímetros) con arroz y la calienta en el horno de microondas durante dos minutos."

Fabrique su propia bolsita con un afelpado calcetín blanco recién sacado de su envoltorio. Cuando la tenga fuera del horno, pruebe su temperatura antes de ponerla sobre la piel. Si la aguanta, colóquela donde le duele y déjela ahí hasta enfriarse.

Ponga chícharos. El calor no le hace bien a todo el mundo, afirma la doctora Brady. "Hay mujeres que prefieren aplicar calor para el dolor, pero hay otras que consideran que el frío es más reconfortante." Cuando se presente el dolor, eche mano de una bolsa de chícharos congelados. "Póngasela en la coyuntura para aliviar el dolor y la hinchazón."

Úntese crema de chile. "Una crema de capsaicina, hecha con base en el ingrediente activo de los chiles, aliviará el dolor de la artritis", manifiesta la doctora Geraldine M. McCarthy, ayudante de profesor de medicina en la División de Reumatología de la Escuela de Medicina de Wisconsin, en Milwaukee. "En nuestro estudio, los afectados se aplicaron una crema de capsaicina al 0.075 por ciento cuatro veces al día, con muy buenos resultados. Cómprela también al 2.5 por ciento, le dará resultados antes.

"La crema de capsaicina produce su efecto por la sustancia P liberada por las terminales nerviosas para calmar el dolor", agrega la doctora McCarthy. Ésta no funciona en seguida; la clave radica en aplicarla con regularidad. Cabe señalar que produce ardor, aunque este efecto secundario disminuye con el tiempo. Adquiérala en las farmacias.

Presione las muñecas doloridas. Apretar una articulación con una sencilla muñequera, adquirida en cualquier tienda, ayuda a aliviar el malestar, enfatiza la doctora Mary Moore, directora del Centro Einstein-Moss para la Artritis y profesora de medicina y reumatología en la Escuela de Medicina de la Universidad de Temple, en Filadelfia. "Dormir con las muñecas flexionadas provocará que le duelan. Para no doblarlas durante la noche, use muñequeras del tipo que expenden en farmacias y almacenes."

Duerma con guantes. "Si se despierta con las manos hinchadas y tiesas, ello se debe a que los líquidos del cuerpo se concentran ahí durante la noche, produciendo más inflamación de los dedos de por sí ya hinchados", ex-

LO QUE HACEN LAS DOCTORAS

Un paseo diario en bicicleta

Doctora Teresa Brady

La doctora Teresa Brady, asesora médica nacional de la Fundación para la Artritis, ha padecido artritis reumatoide desde hace veinte años. Ella se cuida así.

"Para sentirme bien, estoy sujeta a una rutina diaria. Tomo mis medicinas con regularidad. (Es fácil olvidarlas y así empieza el dolor.) Cuando me voy a dormir me pongo muñequeras. Me deshago de la rigidez de las mañanas con una ducha larga, de agua bien caliente. Además, practico ejercicio en mi bicicleta fija todos los días, aun con flojera.

"Cuando verdaderamente no tengo ganas de subirme a la bicicleta, me digo que sólo haré dos minutos. Así supero la indecisión del arranque y, una vez que he empezado, normalmente me sigo hasta completar mi rutina."

CUÁNDO CONSULTAR AL MÉDICO 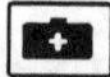

Las expertas coinciden en que la forma de sobrellevar bien cualquier forma de artritis está precisamente en un diagnóstico exacto y oportuno.

"Si padece artritis, su doctora seguramente la enviará con una fisioterapeuta de inmediato", manifiesta la doctora Nadine M. Fisher, ayudante de profesor de medicina de rehabilitación en la Escuela de Medicina y Ciencias Biomédicas de Buffalo, de la Universidad Estatal de Nueva York. "Al recibir una terapia oportunamente evitará el dolor que, muchas veces, disminuye su grado de actividad y la calidad de su existencia."

plica la doctora Moore. "Para disminuir la hinchazón –y el dolor–, compre un par de guantes elásticos que le queden bien apretados, como los de la marca Isotoners, y colóqueselos al dormir."

Lubríquese para hacer el amor. "Las relaciones sexuales suelen ser dolorosas para algunas mujeres artríticas", apunta la doctora Leslie Schover, psicóloga de planta del Centro para el Funcionamiento Sexual, de la Fundación Clínica Cleveland, "ya que algunos tipos de artritis producen resequedad vaginal. Por ello, adquiera Replens –un humectante vaginal que no requiere receta médica– y úselo de manera regular siguiendo las instrucciones correctamente."

OTRO INGREDIENTE VITAL

Las expertas están de acuerdo en que, para que la artritis no gane la partida, practicar algún tipo de ejercicio es benéfico "para fortalecer los músculos que sujetan las articulaciones", dice la doctora Nadine M. Fisher, ayudante de profesor de medicina de rehabilitación en la escuela de Medicina y Ciencias Biomédicas de Buffalo, de la Universidad Estatal de Nueva York. "Si la artritis afecta sus rodillas, el subir y bajar escaleras resulta sumamente doloroso. Sin embargo, al fortalecer los músculos de las rodillas, no será tan difícil enfrentar esas escaleras."

Esquíe dentro de su casa. "El programa ideal de ejercicio debe combinar los de movimientos amplios y los aeróbicos", apunta la doctora Brady. Por ejemplo, un aparato para esquiar, a campo traviesa, cumple ambos objetivos. "El movimiento de deslizamiento de la parte inferior del cuerpo al esquiar es bueno para problemas de rodillas y cadera. No obstante, váyase con tiento si le duelen las muñecas –la presión por el movimiento de las varas resulta doloroso si tiene artritis en las manos."

¡Al agua patos! El tener acceso a una piscina –sobre todo una cubierta y con agua caliente– es para considerarse muy afortunada. "El ejercicio en el agua es bueno para casi todas las personas afectadas por esta enfermedad", afirma la doctora Brady.

Andar en bicicleta. "Pedalear en una bicicleta fija entre 20 y 30 minutos, tres veces por semana, mejora el funcionamiento de su organismo y disminuye el dolor", expone la doctora Bevra H. Hahn, jefa de reumatología del Departamento de Medicina, de la Escuela de Medicina UCLA, de la Universidad de California, en Los Ángeles. Si usted no es una mujer con capacidad de orientación y tiene miedo de chocar o de perderse por algún camino, la bicicleta fija resulta ideal.

Asma

Domine los espasmos de las vías respiratorias

Algunas mujeres describen el asma como si se estuviera tratando de respirar a través de un popote. La descripción encaja a la perfección, porque durante un ataque, se cierran los conductos que llevan el aire a los pulmones, lo que dificulta la inhalación. Simultáneamente, las vías respiratorias se inflaman y llenan de mucosidad, contrayendo aún más los conductos de aire.

Un historial de asma en la familia y la exposición a un virus, o a alergenos, preparan el escenario para ese mal, explica la doctora Sally Wenzel,

CUÁNDO CONSULTAR AL MÉDICO

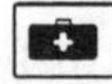

Si sufre ataques con más regularidad que antes, y parecen más serios de lo normal, o se despierta por las noches con uno más de dos veces por semana, ello indica que su asma no está controlada. Consulte a su médica lo antes posible, pues su medicamento quizá requiera de una modificación.

profesora asociada en la Escuela de Medicina de la Universidad de Colorado y especialista pulmonar del Centro Nacional Judío de Medicina Respiratoria e Inmunológica, ambos en Denver. "Los hombres tienen la misma probabilidad de padecer asma que las mujeres", agrega la doctora Wenzel, "aunque parece que éstas reaccionan ante una menor concentración de las sustancias irritantes."

El asma puede ser grave, incluso mortal. Las expertas opinan que las personas fallecidas a causa de la misma suelen ser fumadoras, adictas al uso de fármacos y descuidadas en el manejo de sus medicamentos para controlar ese mal. No obstante, si se cuida correctamente, el asma no es motivo de alarma.

"Las mujeres que reciben buena atención médica dejan de fumar e ingieren sus medicinas correctamente, tienen pocas probabilidades de morir por esa enfermedad", enfatiza la doctora Susan Pingleton, directora de la División de Atención Crítica y Pulmonar del Centro Médico de la Universidad de Kansas, en esta ciudad.

SÁLVESE SOLA DURANTE UN ATAQUE DE ASMA

Esto es lo que las doctoras recomiendan a las personas asmáticas, siempre y cuando partan del manejo adecuado de su tratamiento.

Marque los inhaladores de acción rápida con "medicina de urgencia". La mayoría de las personas que siguen un tratamiento para el asma usan dos tipos de fármacos, inhaladores, que requieren receta: los de acción lenta y los de acción rápida, detalla la doctora Wenzel. Cuando experimente un ataque, ocupe los segundos, por ejemplo, el albuterol (Proventil), el metaproterenol (Ventolin) o el pirbuterol (Maxair) y otros más. Éstos actúan eficazmente.

Los fármacos de acción lenta, como el salmeterol (Serevent), tardan entre 20 a 30 minutos en funcionar; tiempo suficiente para morir de un ataque de asma, enfatiza la doctora Wenzel. Según la U.S. Food and Drug Administration (Oficina de Medicinas y Alimentos de EUA), se han registrado hasta 20 fallecimientos por el uso indebido de este medicamento.

No salga de casa sin un inhalador. Siempre debe llevar consigo un inhalador de acción rápida –en casa, en su bolsa, en su bolsillo, en su auto–, dondequiera que ande puede sufrir un ataque. "No sirve de nada si no lo tiene a la mano cuando lo necesita", asegura la doctora Wenzel.

Pida un espaciador. La mayoría de las personas afirman que lo adecuado es mandar el medicamento al lugar que lo necesita –al fondo de los pulmones– usando un inhalador de dosis medidas, con una cámara de retención, también llamada espaciador.

Se trata de un dispositivo con forma de tubo que se integra al inhalador. La medicina rociada primero pasa a esta cámara, la que permite se inhale lentamente a lo largo de cinco segundos, expone la doctora Wenzel. Si lo hace con demasiada rapidez, chocará contra su garganta y se quedará ahí pegada. Los espaciadores también disminuyen los efectos secundarios del medicamento, por ejemplo, temblores y temblorinas.

MEDIDAS DIARIAS DE CONTROL

Cuando ya se controló el ataque, las especialistas aconsejan tomar medidas para evitar otros a futuro, como las siguientes.

Tome mucho magnesio. Este mineral es esencial, pues relaja los músculos planos que recubren las vías respiratorias. En un estudio llevado a cabo en Gran Bretaña, las personas que obtenían de sus alimentos una cantidad mayor de magnesio eran las que tenían menos probabilidades de que sus vías respiratorias silbaran o fueran muy sensibles.

Los granos integrales, frijoles, nueces y oleaginosas son su mejor fuente de magnesio. Algunas mujeres necesitarán tomar además un complemento para llegar a consumir la cantidad diaria de 400 miligramos, manifiesta la doctora Nan Kathryn Fuchs, nutrióloga de Sebastopal, California, y editorialista de nutrición de *Women's Health Letter (Boletín de la salud de la mujer).*

Considere la posibilidad de protegerse con antioxidantes. Las vitaminas C y E, el mineral menor selenio y el betacaroteno, un pigmento de las naranjas y los vegetales de hoja verde oscura, al parecer ofrecen cierta protección a los pulmones delicados.

"Siempre le digo a las personas que primero empiecen por alimentarse mejor, que coman muchas frutas y vegetales frescos, granos integrales y leguminosas y que, después, agreguen complementos nutritivos conforme se requiera", explica la doctora Fuchs. "Consuma entre 1,000 y 2,000 miligramos de vitamina C, 400 unidades internacionales de vitamina E y hasta 200 microgramos de selenio al día por medio de su dieta y complementos", expresa la doctora. (Una cantidad de vitamina C superior a los 1,200 miligramos al día llega a producir diarrea en algunas personas.)

Declárele la guerra a los insectos. Es bien sabido que dos tipos de insectos –los ácaros de polvo y las cucarachas– empeoran el asma, señala la doctora Marianne Frieri, profesora asociada de medicina y de patología en la Universidad Estatal de Nueva York, en Stoy Brook, y directora del Programa de Capacitación para la Inmunología Alérgica del Centro Médico del Condado de Nassau, en East Meadow, Nueva York. "Las personas inhalan cantidades microscópicas de partes de cucarachas y de heces de ácaros de polvo y ello dispara los ataques."

Es imposible deshacernos de los ácaros del polvo, presentes en todas las casas: pululan a causa de las actividades normales del hogar. Sin embargo, se disminuye su presencia al forrar con cubiertas de plástico colchones y almohadas y lavar la ropa de cama con frecuencia y con agua caliente.

Deshacerse de las cucarachas también resulta muy problemático, esto lo confirmará cualquier habitante urbano. Contrate a un exterminador profesional, aconseja la doctora Frieri, y después vuélvase obsesiva para guardar sus alimentos. Hágalo en latas a prueba de insectos o en el refrigerador, limpie las migajas de inmediato y jamás deje fuera la comida de perros o gatos. Arregle las fugas para que no haya lugares húmedos en su casa, pues los ácaros requieren de humedad para vivir.

Acabe con la acidez. El reflujo del ácido del estómago al esófago (la acidez) suele producir el asma, sobre todo si se encuentra acostada, opinan las expertas.

"Las personas que tosen mucho por la noche son las que tienen mayor riesgo de padecer este problema", apunta la doctora Wenzel. Es posible que este malestar active el asma en los adultos que no fuman y no tienen un historial de padecimientos pulmonares ni alergias. "Hágase análisis para determinar la medida de su reflujo y observar si guarda correlación con los síntomas asmáticos."

Para evitar el asma ocasionada por los ácidos, tome medicamentos antiácidos (por ejemplo, Pepcid AC), y olvídese de saquear el refrigerador antes de dormir y si quiere bajar de peso, expone la doctora Wenzel.

Relájese con un masaje. En un estudio, los asmáticos que recibieron un masaje semanal, durante 15 minutos, en la parte superior del cuerpo, registraron menor sensación de pecho oprimido, silbidos, dolor y fatiga. "El masaje tal vez nos haga adquirir conciencia de las tensiones de la existencia y, para muchas personas, este es el primer paso para disminuir el estrés", explica la enfermera Mary Malinski, de Allergy Associates de Portland, Oregon, y terapeuta con licencia para dar masaje. "Con frecuencia, la tensión empeora la enfermedad."

Respire mejor mediante el yoga. Trate de exhalar durante un tiempo equivalente al doble del que requiere para inhalar. Se trata de una técnica de respiración de yoga, la que en un experimento ayudó a reducir la cantidad de ataques sufridos por personas asmáticas.

Para hacerlo con facilidad, inhale en forma normal y después exhale también así, pero cuando esté a punto de llegar a lo que parecería el final de su exhalación, continúe un rato más, sin forzar el aire que sale, explica la doctora Mary Pullig Schatz, patóloga de Nashville, instructora de yoga y autora de *Back Care Basics (Elementos básicos para el cuidado de la espalda)*.

Apague la chimenea. Aunque las chimeneas y las estufas de madera resultan muy acogedoras, no cabe duda que contaminan el aire del interior. "Si tiene dificultad para controlar su asma, más le vale que no encienda ninguna de las dos en su casa", previene la doctora Frieri.

Cúbrase para evitar el frío. La inhalación de aire frío y seco afecta los pulmones. Por tanto, envuélvase la boca y la nariz con una bufanda, así calentará el aire antes de inhalarlo, opina la doctora Frieri.

Como los asmáticos están acostumbrados a sentir que les falta el aire, no siempre reconocen el momento en que tienen el verdadero problema. Actualmente, las doctoras piden a sus pacientes que midan la cantidad de aire que expelen sus pulmones: en la mañana, en la noche y antes y después de usar sus inhaladores de acción inmediata. Para ello, usan un sencillo aparato en forma de tubo llamado manómetro.

"Los lineamientos nacionales para el asma recomiendan que en el caso de que su exhalación de aire baje a menos del 80 por ciento de su flujo normal, tome una dosis adicional del inhalador de acción inmediata y llame a su médico", dice la doctora Wenzel. El flujo de aire por abajo del 50 por ciento del máximo, generalmente amerita una visita inmediata a la sala de urgencias.

Si nota que sus síntomas empeoran poco tiempo después de que toma una medicina nueva, o de aumentar la dosis de otra, hable con su médico de la posibilidad de que esto esté influyendo, señala la doctora Wenzel. La aspirina, el ibuprofeno y otros medicamentos antiinflamatorios, no esteroidales –tanto de venta libre al público como de venta con receta médica– y los beta-bloqueadores (empleados para controlar la hipertensión) suelen empeorar el asma, previene la doctora Frieri.

Baja autoestima

Anímese

La falta de autoestima nos lacera permanentemente con la desagradable sensación de que no somos lo bastante capaces ni merecedoras de nada, independientemente de que las evidencias muestren lo contrario. Tal vez destaquemos como madres, gerentes, profesionales, técnicas, amigas, esposas o como la fundadora de una revista muy aclamada y, sin embargo, nos falte amor propio.

"Lo importante es que esta idea de falta de valor no tiene fundamentos sólidos", manifiesta la doctora Susan Schenkel, psicóloga clínica de Cambridge, Massachusetts y autora de *Giving Away Success: Why Women Get Stuch and What to Do about It (Cómo regalar el éxito: por qué se atoran las mujeres y qué hacer al respecto).*

UN SENTIMIENTO SÓLIDO DEL YO

La autoestima empieza a partir de las respuestas que usted recibe de sus progenitores, hermanos, profesores y compañeros mientras crece, expone la doctora Eleta Greene, psicoterapeuta y directora de Sistemas Creativos para la Supervivencia, en la ciudad de Nueva York.

El sexo también interviene en este problema, asegura la doctora Greene. Hace años, cuando casi todas nosotras crecíamos al igual que los muchachos, éstos recibían aplausos por sus logros -por hacer las cosas bien- y crecieron con un sentimiento del *yo* basado en su grado de dominio de las metas. Las muchachas recibían aplausos por complacer a los demás -por verse bonitas o ser amables-. Ante esos valores nosotras desarrollamos un sentimiento del *yo* basado en el grado de capacidad para establecer y mantener relaciones armónicas.

"Las mujeres aprendieron que debían mantener relaciones agradables (sin problemas) a pesar de que ello significara sacrificar sus deseos y necesidades: lo importante era conservar la relación", dice la doctora Harriet Lerner, psicóloga de planta en la Clínica Meninger, en Topeka, Kansas, y autora de *The Dance of Anger (El baile de la ira), The Dance of Intimacy (El baile de la intimidad)* y *The Dance of Deception (El baile de la decepción).* "Eso no es nada bueno para la autoestima."

El precio que se paga por tener poca autoestima es muy alto. Si no se aprecia, es menos probable que se cuide. Además, es muy seguro que adquiera hábitos autodestructivos -por ejemplo, adicciones al alcohol, las drogas, convivir en el trabajo o en las relaciones amorosas con personas que no la tratan bien-, manifiestan las expertas. Hay estudios que señalan que llevar una vida así la hacen sentirse menos satisfecha con lo que le rodea en general. No obstante, usted puede reforzar su autoestima y cambiar lo anterior. Así es como debe empezar.

Trátese bien, desde este mismo momento. No piense que está siendo egoísta; tratarse bien refuerza la idea de que una vale la pena, asegura la doctora Greene. Lleve a cabo todo aquello que la haga sentirse bien, lo que será muy positivo para sí misma. Empiece realizando algunas cosas pequeñas, pero para usted, desde este mismo momento. Por ejemplo, saque cita para que le arreglen las uñas. Llame a la librería y averigüe cuándo se reúne el círculo de lectores de su localidad.

Si no hace ejercicio, empiece a hacerlo. "El ejercicio es una magnífica opción, porque proporciona muchos beneficios fisiológicos y psicológicos", apunta la doctora Schenkel. El ejercicio envía una señal a su cerebro para que libere una sustancia llamada serotonina que la hará sentirse bien. Asimismo, hay investigaciones donde se concluye que las mujeres que lo practican con regularidad están más llenas de entusiasmo, energía y vigor.

Háblese con cariño. "Me veo espantosa". "Parece mentira que haya dicho eso". "La *regué*". Este tipo de comentarios demeritantes acentúan la falta de amor propio", indica la doctora Greene. Es seguro que jamás los expresaría a una amiga, entonces, ¿por qué se ensaña con usted misma? Lo mejor es que cambie su actitud y se refuerce como si estuviera felicitando a una amiga. Dígase: "Bien dicho", "Medida inteligente", "Bien hecho".

Piense en mejorar. Si hay algo de su persona que le desagrada, tome medidas para cambiarlo, aconseja la doctora Greene.

Empiece por poco. En caso de que desee ampliar sus estudios, inscríbase a una materia en la universidad de su localidad, vea cuánto le gusta y reconozca su mérito cuando la termine. Después, al siguiente semestre, intente llevar dos materias.

Esto mismo aplíquelo para bajar los kilos de más. Las personas siempre se dicen: "Estoy gordísima, tengo que bajar 25 kilos", apunta la doctora Greene. "Yo digo: 'No, no, no. Primero baje 2 kilos'."

Felicítese. Al dividir sus metas en pasos razonables e irlos logrando, recompénsese, esto refuerza la confianza y la autoestima, expone la doctora Greene. Las metas ilógicas, por otra parte, la perfilan hacia el fracaso y desgastan el amor propio.

Trate de ser autosuficiente. Saber que una puede arreglárselas sola –no depender de otros para todo– es un punto más a favor de la autoestima, afirma la doctora Lerner. Si tiene amigas, acuda a ellas en busca de apoyo emocional. Pero si no tiene habilidades laborales que le permitan emplearse, apréndalas. Propóngase alcanzar mayor independencia. Su autoestima llegará a las nubes.

Baja de defensas

Recupere su inmunidad ahora mismo

¿Los cambios de clima no la dejan en paz? ¿Su cuerpo es como un Internet humano que recibe todos los gérmenes y virus del ambiente? ¿Cuando el nuevo bicho de la gripe llega a su ciudad, usted es la primera en ser atacada?

De ser así, no se desespere. Lo resolverá con sólo empezar a cuidarse un poco más. Si no está bien alimentada, descansada, ejercitada –cuando menos, moderadamente– y emocionalmente preparada para controlar las tensiones que le afectan todos los días, su organismo lucha contra los bichos con más frecuencia de la que se imagina. Esto es aún más crítico si algunos hábitos negativos –por ejemplo, fumar, beber demasiado alcohol o no comer como se debe– se añaden a lo mencionado anteriormente.

ÁRMESE CONTRA LOS GÉRMENES

Las exigencias que conlleva el ejercer la medicina, como atender profesionalmente a los pacientes de un hospital, además de ocuparse de las de la familia, han enseñado a muchas doctoras, por experiencia propia, qué se siente contagiarse de lo primero que se presenta. Si quiere conocer lo que han aprendido, siga leyendo.

No comparta. Haga uso exclusivo del teléfono, objetos para beber y utensilios para comer siempre que le sea posible, señala la doctora Margaret Lytton, médica familiar en el Hospital de la Universidad Thomas Jefferson, en Filadelfia. "Normalmente, las defensas bajas no son lo que origina la enfermedad, sino el contacto excesivo con las personas y sus gérmenes."

No se le olvide tomar su dosis diaria de risa. La risa es, en verdad, la mejor medicina, asegura la doctora Kathleen Dillon, psicóloga y profesora de psicología en la Escuela del Oeste de Nueva Inglaterra, en Springfield,

Massachusetts. "Realicé una serie de experimentos en los que pedí a varias personas que vieran películas cómicas. Después de llevarlo a cabo, los participantes registraron niveles de inmunoglobina A –sustancia que ayuda al cuerpo a combatir las infecciones– más altos. También estudié a madres lactantes y a sus criaturas", dice la doctora, "y descubrí que aquellas con mejor sentido del humor tenían menos probabilidades de padecer infecciones respiratorias, al igual que sus criaturas."

Escabúllase de la tensión. Como es imposible deshacerse de la tensión, aprenda a manejarla antes de que le provoque una enfermedad.

Existen pruebas científicas que señalan a la tensión como un factor de riesgo para contagiarse de catarros: hay una relación directa entre aquella y el funcionamiento del sistema inmunológico. Por otro lado, investigadores holandeses encontraron que, después de ponerles vacunas contra la hepatitis B, las personas sujetas a más presiones produjeron menos anticuerpos que las que no las tenían. (Para consejos prácticos acerca de cómo manejar la tensión, véase la página 650.)

Haga un poco de ejercicio. Hay estudios que concluyen que hacer de forma moderada ejercicio, si es que normalmente no realiza gran actividad física, eleva la cantidad de anticuerpos: forma natural del organismo para combatir enfermedades. (Otros, exponen que el ejercicio intenso –por decir, al nivel de deportistas de competencia– aumenta la tensión que, a su vez, produce un efecto deprimente en el sistema inmunológico. Ante esto, las expertas no aconsejan correr la maratón para sentirse mejor.)

"Propongo a las personas que adquieran mejor condición física haciendo ejercicio moderado", manifiesta Peggy Norwood-Keating, directora de condición física en el Centro para la Condición Física y Dietas de la Universidad de Duke, en Durham, Carolina del Norte. Una caminata diaria, a paso veloz, durante unos 20 minutos o más, es excelente para reforzar la salud.

Aprenda a descansar. "Para mejorar su inmunidad, descanse lo suficiente", señala la doctora Carole Heilman, jefa de enfermedades respiratorias en el Instituto Nacional de Alergias y Enfermedades Infecciosas e integrante de los Institutos Nacionales de la Salud, en Bethesda, Maryland.

En una investigación, las personas que habían sido privadas de cuatro horas de sueño durante cuatro noches seguidas, registraron una baja del 30 por ciento en la escala de medida del sistema inmunológico llamada proceso natural para matar células.

CUÁNDO CONSULTAR AL MÉDICO

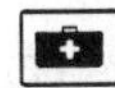

Cuando a pesar de todos sus esfuerzos por reforzar su sistema inmunológico parece que se contagia de todo lo que se cruza en su camino, visite a su doctora para que le realice una revisión general, sobre todo si presenta ataques frecuentes de enfermedades bacterianas —por ejemplo, sinusitis, neumonía bacteriana, entre otras—, recomienda la doctora Margaret Lytton, médica familiar en el Hospital Universitario Thomas Jefferson, en Filadelfia.

Asimismo, acuda si tiene infecciones de garganta, producidas por estreptococos, una y otra vez. Ante una situación así, lo más aconsejable es efectuar análisis a la familia entera para cerciorarse de que ningún otro miembro es portador de estreptococos.

Para estar segura de que descansa lo debido, "acostúmbrese a apagar la luz y a levantarse a una hora determinada", aconseja la doctora Anstella Robinson, becaria en la Clínica y Centro de Investigaciones sobre los Desórdenes del Sueño, de Stanford, en Palo Alto, California. "Para casi todas las mujeres, entre esas dos horas determinadas debe haber ocho de descanso." Todas aquellas que llevan una vida muy agitada, obtienen el tiempo extra que necesitan para sus actividades diarias restándolo de su horario de sueño. Realmente ignoran que si durmieran mejor serían más productivas durante el día, agrega la doctora.

VITAMINAS PARA REFORZAR SU INMUNIDAD

Ningún régimen para elevar las defensas estaría completo sin antes analizar qué es lo que nos ofrece la nutrición.

Vacíe el frutero. "Coma, cuando menos, tres piezas de fruta de la temporada al día", dice la doctora Katherine Sherif, instructora de medicina en la Universidad Allegheny de las Ciencias de la Salud y personal de planta del Instituto para la Salud de la Mujer, ambos en Filadelfia. "Las personas que comen entre tres y seis piezas de fruta fresca al día viven más años y son notablemente más saludables que las que no la consumen." Las expertas desconocen el porqué, aunque creen que se deba a que las vitaminas A y C, los bioflavonoides y otras sustancias contenidas en muchas frutas, y que actúan como antioxidantes naturales, combaten las enfermedades a nivel celular, es decir, impiden los daños producidos por los contaminantes y otros agresores. Las píldoras de vitaminas son réplicas antioxidantes, pero no de todos, apunta la doctora Sherif.

Tome vitamina C. "He realizado pruebas, con una muestra de 800 personas, que arrojan que el consumo diario de vitamina C –60 miligramos– no es el adecuado", dice la doctora Judith Hallfrisch, jefa de investigaciones en el Laboratorio de Interacciones entre Nutrientes y Metabolismo del Departamento de Agricultura de EUA, en Beltsville, Maryland. "Si quiere beneficios seguros, propóngase tomar entre 200 y 300 miligramos al día."

Tome el zinc necesario. "Su sistema inmunológico requiere una cantidad determinada de zinc para cumplir debidamente con sus funciones de defensa", dice la doctora Eleanore Young, dietista titulada y profesora en el Departamento de Medicina del Centro de Ciencias para la Salud de la Universidad de Texas, en San Antonio. "Las mujeres deben ingerir alrededor de 12 miligramos de zinc al día."

Tome un multivitamínico. En un estudio realizado con un grupo de personas que tenían más de 60 años, las que tomaron un multivitamínico diario, a lo largo de 18 meses, obtuvieron resultados significativamente mejores en las pruebas que medían sus niveles inmunológicos que las que ingirieron píldoras similares, pero inactivas, durante ese mismo plazo.

CUIDE SU BAZO

No tiene sentido acatar todas estas medidas para mejorar su inmunidad si, por otro lado, usted la socava abusando de lo que trata de reforzar. Analice estas sugerencias.

Piense dos veces antes de beber. Las personas que ingieren arriba de cuatro bebidas alcohólicas al día se acatarran más que las que no lo hacen, según una encuesta efectuada por la doctora Marlene Aldo-Benson, profesora de medicina en la Escuela de Medicina de la Universidad de Indiana y reumatóloga en el Hospital Metodista, ambos en Indianapolis. "Mi trabajo me ha enseñado que, cuando una bebe demasiado, reprime el sistema inmunológico", indica la doctora.

"El alcohol baja la inmunidad porque afecta los linfocitos del bazo, la médula de los huesos y el hígado", observa la doctora Sherif. "Además, las mujeres son especialmente susceptibles a los efectos negativos." ¿Por qué? Porque tienen menor cantidad de las enzimas requeridas para procesarlo, así que éste permanece más tiempo en el organismo de una mujer que en el del hombre, afirma la doctora Sherif. "Aconsejo a mis pacientes que beban muy poco o nada de alcohol."

Tire los cigarrillos desde este momento. "Las fumadoras tienen más probabilidad de padecer infecciones respiratorias graves y prolongadas", asegura la doctora Lytton. "Las que son crónicas padecen infecciones respiratorias bacterianas, en lugar de sólo virales. Por ello, ességurísimo que tengan que consultar al médico y tomar antibióticos para curarse." Así pues, si ya ha pensado en dejar de fumar, ¿por qué no lo hace hoy mismo?

Boca reseca

Humedezca su garganta

Si usted siempre tiene la boca reseca y ha consultado a su doctora, ésta seguramente habrá buscado las causas de su problema en los medicamentos ingeridos o en las enfermedades que padece. En las mujeres, un mal llamado síndrome de Sjögren es posiblemente una causa de la resequedad de boca y también de ojos. Éste las afecta después de la menopausia.

Las diabéticas corren mayor riesgo de tener la boca reseca, dice la doctora Heidi K. Hausauer, odontóloga e instructora de odontología operativa en la Escuela de Odontología de la Universidad del Pacífico, en San Francisco, y vocera de la Academia de Odontología General, al igual que las mujeres que reciben radiaciones para detener cánceres en la cabeza o el cuello, esas emisiones radiactivas suelen dañar las glándulas salivales.

Además, algunas otras encuentran que sus bocas se van resecando conforme envejecen, sin motivo, médicamente, aparente, manifiesta la doctora Geraldine Morrow, odontóloga, ex presidenta de la Asociación Americana

CUÁNDO CONSULTAR AL MÉDICO

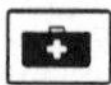

La saliva ayuda a sus dientes a evitar las picaduras y los problemas de encías. Por ello, si tiene la boca demasiado reseca durante varios días o padece esta molestia con frecuencia, haga una cita con su doctora o dentista, recomienda la doctora en odontología Geraldine Morrow, ex presidenta de la Asociación Odontológica Americana y miembro de la Asociación Americana de Mujeres Odontólogas, así como dentista de Anchorage, Alaska. La causa podría ser algún medicamento que toma.

La boca reseca es efecto colateral de la ingestión de cualquiera de más de 400 fármacos, desde antihistamínicos hasta medicamentos para la hipertensión, entre otros. Si éstos realmente son los culpables, que se los cambien.

En caso de que la especialista diagnostique que la causa es por algún problema de salud, seguramente le recetará un sustituto de saliva y, a la vez, indicará que use un enjuague o gel con flúor para proteger sus dientes contra las picaduras.

de Odontología y miembro de la Asociación Americana de Mujeres Odontólogas, así como dentista de Anchorage, Alaska.

CEPILLE, USE HILO, MASTIQUE, BEBA SORBITOS

Sea cual fuere la causa, es importante resolver el problema de la boca reseca, y no sólo por cuestión de imagen, expresan las doctoras.

"Las bacterias forman una placa y comen los mismos azúcares que nosotras, dando por resultado la producción de ácidos", manifiesta la doctora Hausauer. "El ácido pica los dientes, aunque en una boca normal la saliva lo amortigua." Para este problema lo que usted debe hacer es esto.

Cepíllese con un dentífrico con flúor y use su hilo dental religiosamente. Lo primero que necesita una mujer que tiene boca reseca es un programa intensivo de cepillado y uso de hilo dental, con un dentífrico con flúor, indica la doctora Morrow. "Cuanto más sana conserve su boca, tantas menos probabilidades le ofrecerá a las bacterias para que se instalen en ella."

Beba agua, en lugar de refrescos. La doctora Hausauer le recomienda a todas aquellas que tienen la boca reseca que siempre lleven una botella de agua y que beban sorbitos todo el día, a efecto de conservarla fresca y húmeda. El agua es mejor opción que los refrescos y los jugos de fruta, recuerde que debe evitar el azúcar, pues carece de la saliva requerida para neutralizar los ácidos que produce la placa.

Lleve un* spray *de saliva artificial. Tanto la doctora Morrow como la doctora Hausauer recomiendan los enjuagues o los *sprays* de saliva artificial, éstos se venden sin receta médica.

Mastique como loca. Si tiene la boca reseca, mastique chicle sin azúcar –esto propiciará la producción natural de saliva y humectará su boca–, dice Diane Schoen, higienista dental, ayudante de profesor y coordinadora del Programa de Odontología Preventiva de la Universidad de Medicina y Odontología de Nueva Jersey, en Newark. Hay estudios que demuestran que el flujo de saliva mejora significativamente cuando se mastica chicle diez minutos por hora.

Cambie de enjuague. Algunos enjuagues bucales y limpiadores de dentadura resecan la boca, señala la doctora Morrow. Por ello, cambie de productos para ver si se le produce algún alivio.

Bochornos

No más rubores ni sudores nocturnos

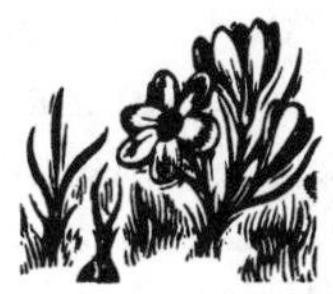

¿Quién subió la calefacción a 260ºC como si fuera un asador, o será que usted está pasando por un bochorno?

Si, de repente, siente calor en el pecho y éste se extiende rápidamente hacia su rostro y cuello, y si usted está pasando por la menopausia, lo más probable es que sea un bochorno. Es una característica, de entre otras, de la menopausia, y las investigadoras concluyen que al bajar la producción de la hormona femenina llamada estrógeno, sumado a otros cambios hormonales ligados a esa etapa, de alguna manera se altera el sistema regulador del calor del organismo (cuando menos, durante algunos meses). Los vasos sanguíneos de su rostro y cuello se dilatan, su corazón se acelera, la piel se le calienta y usted suda como si hubiera corrido alrededor de la cuadra, a toda velocidad, en un día en el que la temperatura alcanza 32°C.

BROTES DE CALOR

Los bochornos son temporales –en la mayoría de las mujeres duran entre 9 y 16 meses–, según la doctora Liliana Gaynor, ayudante de profesor en el Departamento de Ginecología y Obstetricia de la Escuela de Medicina de la Universidad de Northwestern, en Chicago. No obstante, son molestos y perturbadores. Las expertas señalan que los siguientes remedios ofrecen cierto alivio.

Manténgase fresca. "El calor mismo produce bochornos", indica la doctora Mary Jane Minkin, profesora asociada en la Escuela de Medicina de la Universidad de Yale y coautora de *What Every Woman Needs to Know about Menopause (Lo que toda mujer debe saber acerca de la menopausia).* Cuando haga mucho calor, váyase a un lugar con aire acondicionado. Por el contrario, si hace frío, mantenga las habitaciones a una temperatura agradable, pero no demasiado calientes.

Evite los cambios bruscos de temperatura. "Algunas mujeres consideran que el calor en sí no es lo que empeora la sofocación, sino los cambios bruscos de temperatura", comenta la doctora Lois Jovanovic-Peterson, profesora del área de medicina en la Universidad del Sur de California, en Los Ángeles, y autora de *A Woman Doctor's Guide to Menopause (Guía de una doctora para la menopausia).* "Pasar de un lugar donde hace calor abrumador a un edificio o habitación con aire acondicionado (o a la inversa) llega a provocar bochornos." La doctora indica que usted pase unos cuantos minutos en una antesala semifría antes de entrar a una habitación con aire acondicionado o calefacción.

Vístase para el éxito. Cuando el clima sea propicio para usar un suéter, póngase una camiseta debajo de una camisa de manga larga y por último el suéter. De esta forma, podrá quitarse las dos prendas primeras si se le presenta un bochorno y, nuevamente, ponerse todo cuando se enfríe, sugiere la doctora Minkin. El algodón y otras fibras naturales, así como las utili-

Respire profundamente

Doctora Suzanne Woodward

Respirar lenta y profundamente a lo largo del día representa una forma efectiva para reducir la intensidad y frecuencia de los bochornos, asegura la doctora Suzanne Woodward, psicóloga y ayudante de profesor de psiquiatría en la Escuela de Medicina de la Universidad Estatal de Wayne, en Detroit. Ella y su colega, el doctor Robert Freedman, llegaron a esta conclusión a partir de un estudio en el que enseñaron a mujeres menopáusicas a respirar con el abdomen, inhalando y exhalando, entre seis y ocho veces por minuto. Su hipótesis es que esta forma de respirar desacelera el metabolismo, o equilibra la temperatura corporal, o la producción de ciertas sustancias químicas del cerebro relacionadas con los bochornos.

"Practique con tanta frecuencia como le sea posible y, particularmente, cuando le empiece un bochorno", aconseja la doctora Woodward. Ella usa la técnica con gran éxito cuando el malestar la despierta por la noche. "Me relajo y vuelvo a dormir."

zadas para ropa deportiva –como el polipropileno– son las mejores, porque liberan el calor y la humedad en lugar de conservarlos en su piel.

Olvídese de las especias. Los tamales con chile y el *curry* de pollo son muy sabrosos, pero tienden a originar sofocación. Probablemente activan el mecanismo regulador de la temperatura que desemboca en un bochorno, dice la doctora Veronica Ravnikar, profesora de ginecología y obstetricia y directora de la Unidad de Infertilidad y Endocrinología Reproductiva en el Centro Médico de la Universidad de Massachusetts, en Boston. Si le producen molestias, no los consuma.

Recorte la cafeína. La cafeína es estimulante y también desata bochornos porque eleva su presión arterial y su frecuencia cardiaca, aduce la doctora Ravnikar. Seguramente no tendrá que dejar la cafeína del todo, pero trate de no tomar demasiado café, té y refrescos que la contengan.

CUÁNDO CONSULTAR AL MÉDICO

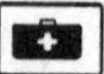

En el caso de la inmensa mayoría de las mujeres, los bochornos no producen debilidad, aclara la doctora Mary Jane Minkin, profesora asociada en la Escuela de Medicina de la Universidad de Yale y coautora de *What Every Woman Needs to Know about Menopause (Lo que toda mujer debe saber sobre la menopausia).* No obstante, para otras son muy molestos y las mantienen despiertas toda la noche y afectan su vida cotidiana. Si ante esto se siente angustiada y desea ayuda, diríjase a su doctora para estudiar algunos enfoques médicos, sobre todos los pros y contras de un tratamiento consistente en sustitución hormonal.

Por cierto, no es necesario estar en la etapa de la menopausia para experimentar bochornos. Algunas medicinas, entre éstas las que controlan el estrógeno recetado para la endometriosis (anormalidad del recubrimiento del útero) y el tamoxifeno para el cáncer de mama, también los ocasionan.

Déle la vuelta a los dulces. Comer azúcar acelera su metabolismo y, a su vez, genera calor, señala la doctora Gaynor. Por ello, si quiere evitar los bochornos, guarde los dulces.

No tome alcohol. Las investigaciones han arrojado que justo después de consumir alcohol, los niveles de estrógeno de las mujeres suben enormemente, expone la doctora Ravnikar. Después de estos "saltos temporales" vienen bajas repentinas de esa hormona con la consecuente generación de bochornos.

Llénese de soya. Los productos de soya contienen fitoestrógenos –compuestos naturales de plantas que funcionan como el estrógeno. "Las investigadoras han encontrado que las mujeres de Japón y otros países de Asia –que comen entre 35 y 45 miligramos de estrógenos de plantas al día, en forma de tofu, leche de soya y otros alimentos de soya– aparentemente tienen menos sofocaciones", apunta la doctora Margo Woods, profesora de salud comunitaria, en el Departamento de Medicina Familiar y Salud Comunitaria de la Escuela de Medicina de la Universidad de Tufts, en Boston.

Al igual, investigadoras de Australia observaron que un grupo de mujeres menopáusicas que comió harina de soya todos los días, durante 12 semanas, padeció menos bochornos: alrededor del 40 por ciento del total del grupo.

CÓMO DORMIR CON LOS SUDORES NOCTURNOS

No, los sudores nocturnos no son ropa deportiva para dormir; son los que despiertan, empapadas, a algunas mujeres a media noche, cuando están pasando por la menopausia.

"Los sudores nocturnos son un verdadero problema para todas aquellas que no pueden tomar sustitutos de estrógeno", manifiesta la doctora Suzanne Woodward, psicóloga y ayudante de profesor de psiquiatría en la Escuela de Medicina de la Universidad Estatal de Wayne, en Detroit. "No hay manera de eliminarlos, pero siempre hay forma de sentirse más cómoda y reducir al mínimo la alteración de su sueño."

Esto es lo que la doctora Woodward sugiere que haga si sufre de ese problema.

Beba agua helada a sorbitos. Ponga un termo con agua helada en su mesita de noche y beba sorbitos cuando lo requiera.

Respire profundo, lentamente, nueve o diez veces. Repita varios minutos, hasta que ya no sude.

Bájele al termostato. Mantenga fresca la habitación, que no pase de 22ºC. Duerma con un ventilador en marcha junto a su cama, aun en invierno. Tápese sólo con mantas ligeras.

Duerma con camisones y sábanas de algodón. Las fibras sintéticas o las combinadas impiden que salga el calor del cuerpo, así se disparan los sudores nocturnos.

Bolsas bajo los ojos

Desaparezca el abultamiento permanente

Con frecuencia, tanto las mujeres como las doctoras hablan de la hinchazón y las bolsas de los ojos como si fueran lo mismo. Sin embargo, existe una diferencia. Los ojos hinchados se deben, primordialmente, a la retención de líquidos y son temporales. En cambio, las bolsas se forman con el paso de los años, consecuencia de la acumulación de grasa en esa zona.

No todo el mundo las tiene. Pero, por desgracia, cuando se han formado no hay dieta ni ejercicio que las disminuya.

TÁCTICA PARA DISMINUIRLAS

"Fuera de la cirugía plástica, no se puede hacer mucho respecto a las bolsas de los ojos", asegura la doctora Marianne O'Donoghue, profesora de dermatología en el Centro Médico Rush -Presbiteriano- St. Luke de Chicago, salvo lo siguiente:

Aplíquese un corrector. El corrector es más opaco que una base y se debe usar en menor cantidad, señala Fatima Olive, encargada de desarrollo de productos en Aveda Corporation (fabricante de productos cosméticos y para la salud), en Blaine, Minnesota. Para obtener mejor resultado, elija uno que sea un tono más claro que su base. Asimismo, si sólo se aplica corrector, procure que éste sea del tono de su piel. Como la piel de las bolsas formadas suele ser más oscura, fíjese en que su tono sea el correcto, observa Olive.

Con un cepillo, aplíquelo en las zonas obscuras, después extienda con el dedo meñique, dando unos golpecitos muy suaves. Termine con una base y un polvo claro, o transparente, para fijarlo.

Brazos flácidos

Reafirme esos músculos

¿Se ha estado preguntando si los cirujanos hacen liposucción en los brazos al igual que la realizada en los muslos? Si es así, ¿cuándo empezaron a colgársele los brazos? Sin duda, no fue cuando era estrella del equipo de tenis de la universidad.

"Conforme vamos envejeciendo, la piel pierde elastina y colágeno –sustancias que le dan firmeza a los tejidos y a la piel", expresa la doctora Anita Cela, ayudante de profesor de dermatología en el Centro Médico del Hospital Cornell de Nueva York. La elastina y el colágeno, al mismo tiempo, brindan a la piel la flexibilidad suficiente para estirarse y contraerse durante los embarazos, las subidas y bajadas de peso y permiten las sonrisas. No obstante, cuando su organismo empieza a tener una menor producción de éstos, el resultado final es una piel y músculos flojos y colgados en el caso específico de los brazos.

En esa condición, los brazos aún tienen grasa, lo que acentúa el problema cuando se lleva a cabo una dieta, dice la doctora Debra Price, ayudante de profesor de dermatología en la Escuela de Medicina de la Universidad de Miami y dermatóloga del sur de esa ciudad. Bajar los kilos de más siempre resulta aconsejable en términos de salud general. Sin embargo, no suele ser el camino más efectivo para resolver el problema de los brazos flácidos, pues nadie puede asegurar que la grasa disminuirá en sus caderas, muslos, el abdomen o los brazos. Incluso, las mujeres con un peso normal, o que están por abajo de éste, llegan a tener también los brazos flácidos.

Es más, agrega la doctora Cela, la piel después de estar estirada por unos cuantos kilos de más pierde su capacidad de firmeza. El hecho de bajar de peso empeorará el problema de los brazos.

TONIFÍQUELOS EN CASA

Mientras alguien no invente una especie de pantimedias de presión para los brazos, las mujeres que tienen la piel colgada, entre la axila y el codo, tendrán que recurrir a otras opciones, por ejemplo, reafirmarla.

"Si usted consigue aumentar sus bíceps y sus tríceps –el bíceps es el músculo de la parte superior de su brazo, mientras que el tríceps es el de la parte posterior–, llenará la piel flácida y vacía, dándole un aspecto de firmeza", afirma la doctora Price.

Las expertas sugieren a las que deseen reafirmar los brazos estos sencillos ejercicios, algunos se hacen con pesas de mano ligeras; adquiéralas en tiendas de artículos deportivos.

Presión hacia adelante. Siéntese sobre el piso, con las rodillas dobladas y los pies o talones apoyados, junto con las palmas de las manos, en el suelo y paralelas a sus caderas, con las puntas de los dedos hacia adelante, detalla Peggy Norwood-Keating, directora de condición física del Centro de Dietas y Condición Física de la Universidad de Duke, en Carolina del Norte. Doble los codos, recostándose hacia atrás y aguantando el peso de su tronco con los brazos, sin mover las manos que están junto a sus caderas. Después, con las manos, impúlsese hacia adelante, enderezando los brazos, hasta que haya quedado sentada de forma recta de nuevo.

Este ejercicio trabaja el tríceps, el músculo de la parte posterior del brazo, señala Norwood-Keating. Haga tres series de 15 repeticiones dos veces por semana.

Doble los codos. Para fortalecer más sus tríceps, tome una pesa de medio a un kilogramo y medio con la mano derecha, luego siéntese en un banco o silla, con la espalda recta y la pesa en el hombro derecho, apunta Norwood-Keating. Coloque la mano izquierda debajo del codo derecho para ayudar a sujetar el brazo que carga la pesa. Después, suavemente, eleve el brazo doblado hacia adelante, hasta que el codo derecho se encuentre arriba de su hombro derecho. Su brazo continúa doblado y la pesa queda detrás de su cabeza. Esta es la posición inicial. Manténgala alrededor de un segundo, posteriormente –deje la mano izquierda en el mismo lugar– extienda lentamente el codo derecho y eleve la pesa sobre su hombro derecho. Mantenga esta posición otro segundo y, a continuación, baje la pesa lentamente hasta llegar a la posición inicial. Repita el ejercicio entre 12 y 15 veces. Esta será la serie.

Cambie la pesa a la mano izquierda y repita el ejercicio. Cuando haya terminado, empiece de nuevo con la mano derecha y realice la serie entera, entre 12 y 15 repeticiones otra vez. Ahora, cambie al lado izquierdo y complete la serie: entre 12 y 15 repeticiones.

Norwood-Keating propone que realice entre dos y tres series, de 12 a 15 repeticiones, dos veces por semana. Usted tal vez querrá llegar a tres series. Conforme adquiera fuerza el ejercicio le resultará más fácil (cuando efectúe 15 repeticiones sin problema), por ello podría tomar una pesa con más libras y bajar las repeticiones a 8 o 10.

Bronquitis

Termine con esa tos que mata

Sin duda alguna estuvo agripada, pero a pesar de que fue hace varias semanas, todavía sigue tosiendo, carraspeando y produciendo esas pequeñas y asquerosas flemas que los muchachos de bachillerato llaman gargajos. (Las doctoras llaman a ese cuadro sintomático tos productiva).

La bronquitis, vías respiratorias inflamadas e irritadas, dura unas cuantas semanas y es consecuencia de un catarro o gripe difíciles de superar. Cuando esa enfermedad dura más de tres meses y se presenta una vez al año, o con más frecuencia, se considera un mal crónico (los fumadores o las personas con problemas pulmonares, como enfisema o fibrosis quística, tienen mayor probabilidad de padecerla).

LO PRIMERO ES LO PRIMERO

Si tiene bronquitis, lo primero es expulsar la mucosidad de sus pulmones, ya que al estar llenos son propicios para las bacterias generadoras de la neumonía, explica la doctora Sally Wenzel, profesora asociada en la Escuela de Medicina de la Universidad de Colorado y especialista en pulmón en el Centro Nacional Judío de Medicina Inmunológica y Respiratoria, ambos en Denver. Además, es muy importante el evitar inhalar sustancias irritantes. Conservar una buena inmunidad le ayudará a prevenir complicaciones más graves que la bronquitis. Esto es lo que puede hacer.

Tire los cigarrillos a la basura. En caso de que fume, piense que esa tos persistente es un aviso oportuno del daño que sufren sus pulmones. "Las fumadoras tienen muchas más probabilidades de padecer bronquitis que las que no lo hacen", afirma la doctora Wenzel.

Al dejar de fumar, es posible que tosa, incluso, con más mucosidad durante cierto tiempo, esto es una buena señal. "Significa que sus pulmones están trabajando para limpiarse", explica la doctora. Conforme lo hagan, la tos irá desapareciendo.

Las mujeres que dejan de fumar, en ocasiones se asombran al descubrir que tienen menos catarros de pecho; cabe decir lo mismo de los niños: ya no padecerán las consecuencias negativas por ser fumadores pasivos.

Pida a otros que no fumen cerca de usted. Inhalar el humo del cigarrillo de otras personas empeorará su bronquitis, previene la doctora Wenzel. "Evite el humo de segunda mano."

Vaporícese. "El respirar aire húmedo aligera la mucosidad, es decir, contribuye en la limpieza de los pulmones", explica Karen Conyers, terapeuta de la respiración en el Centro Médico de la Universidad de Kansas, en esta misma ciudad. Darse una ducha o un baño caliente, respirar el vapor de un recipiente con agua caliente cubriéndose la cabeza con una toalla o colocar un humidificador en su habitación mientras duerme, aportarán la humedad que necesitan sus vías repiratorias para estar limpias.

Beba hasta el tope. Beber mucha agua también sirve para adelgazar las secreciones mucosas de los pulmones, señala Conyers.

"Beba un mínimo de dos litros de agua al día", sugiere la doctora Wenzel.

Pruebe una taza de té de gordolobo. Una infusión de esta hierba alivia las membranas mucosas y ayuda a eliminar gran cantidad de mucosidad de

CUÁNDO CONSULTAR AL MÉDICO

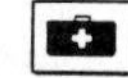

La bronquitis es un camino seguro para la pulmonía: diríjase al médico sin tardanza cuando se agrave su tos, se sienta débil y cansada, tenga fiebre o le falte oxígeno. La única forma segura de determinar si tiene pulmonía o no es mediante una radiografía del pecho. En caso de que así sea, le recetarán antibióticos.

los pulmones, indica la doctora Kathryn Fuchs, nutrióloga de Sebastopal, California, y editora de nutrición de la *Women's Health Letter (Boletín de salud para la mujer)*.

Para preparar la infusión, remoje un puñado de hojas secas de gordolobo (alrededor de dos cucharaditas por taza) en agua recién hervida durante unos diez minutos. Cuele y beba hasta tres tazas al día. Adquiera este té en una tienda de productos naturistas.

Infle globos. Las terapeutas de la respiración, en ocasiones, hacen que sus pacientes soplen a través de un aparato que tiene una válvula ajustable, para que ejerciten sus pulmones como si estuvieran inflando globos.

"Inflar globos requiere de una respiración más profunda y soplar con más fuerza de lo normal. Esto llega a servir a algunas personas para sacar la mucosidad de sus pulmones", dice Conyers.

Coma cebollas. "Las cebollas contienen una serie de ingredientes, entre otros queretina, un compuesto de la familia de los bioflavonoides, que ayudan a proteger los pulmones contra las infecciones", asegura la doctora Fuchs. En experimentos con tubos de ensayo, la queretina demostró ser efectiva contra varios virus.

Póngale sazón a su vida. Los chiles, el *curry* y otros alimentos sazonados con picante, de los que hacen que sus ojos lloren y su nariz fluya, contribuyen a adelgazar las secreciones mucosas, agrega la doctora Fuchs.

Cabello con puntas abiertas

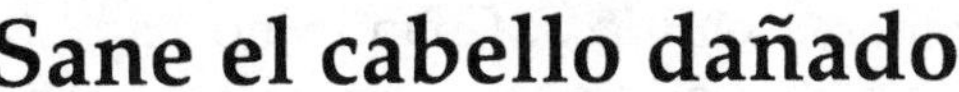

Sane el cabello dañado

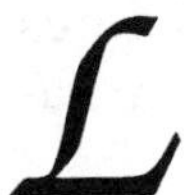

Las puntas abiertas dan el aspecto de hebras de hilo deshilachadas y, generalmente, son consecuencia de la temperatura alta de los secadores, las tenazas para rizar y otros aparatos para peinar que, literalmente, fracturan el cabello, explica la doctora Rebecca Caserio, profesora asociada de dermatología en la Universidad de Pittsburgh. El calor intenso provoca que un cabello se agriete en la punta y se divida verticalmente hacia arriba.

REMIENDOS Y PREVENCIÓN

Por desgracia, cuando las puntas han empezado a abrirse, la abertura se extenderá a lo largo del cabello a no ser que haga algo para evitarlo. Esto es lo que debe probar para sanar las puntas abiertas y prevenir que los cabellos sanos lleguen a eso.

Opte por un buen corte. "Con el objetivo de corregir y terminar con las puntas abiertas, hágase un corte con un instrumento bien afilado y preciso", observa Liz Cunnane, asesora en tricología (especialista en el cuidado del cabello) en el Centro Tricológico Philip Kingsley, en la ciudad de Nueva York. "Si no se realiza con tijeras o navaja afilada empezará a deshilacharse. Es casi como cortar una cuerda. Cuando se corta el cabello con un instrumento romo, se empezará a abrir de nueva cuenta casi en seguida", advierte la asesora. Adquiera sus tijeras para cabello en las farmacias y tiendas de productos de belleza.

Si tiene muchas puntas abiertas, tanto la doctora Caserio como Cunnane recomiendan un corte general.

Opte por productos engrosadores de cabello. Use champús y acondicionadores que contengan engrosadores de cabello, indica la doctora Caserio. La mayor parte de estos productos –por ejemplo, Thicket y Thick'n'Hair– están hechos con base en ceras que aumentan su grosor, es decir, el diámetro de cada cabello.

Deje secar su cabello al aire. En la medida de lo posible, deje que su cabello se seque en forma natural para evitar que sus puntas se vuelvan a abrir, expresa la doctora Caserio.

Use acondicionadores térmicos. Cuando no hay otra opción más que usar un secador o rizador eléctricos, rocíese un acondicionador térmico para peinarse –por ejemplo, HeatSafe– sobre el cabello cuando está húmedo, dice Wendy Resin, gerente de cuidado del cabello en Neutrogena Corporation, en Los Ángeles. Después, emplee el secador o los rizadores según lo requiera. El acondicionador ayudará a proteger y fortalecer su cabellera.

Póngalo a la temperatura más baja. Encienda su secador en la temperatura más baja, enfatiza la doctora Caserio. Cuanto más baja, tanto menor el daño provocado por el calor.

Cabello grasoso

Brillo sin grasa

Todas las mañanas empieza el día con un cabello limpio y brillante. No obstante, para la noche, está grasoso, apagado y muerto. ¿El problema?

"Una producción exagerada de grasa", señala la doctora Patricia Farris Walters, ayudante de profesor del área de dermatología en la Escuela de Medicina de la Universidad de Tulane, en Nueva Orleans, y vocera de la Academia Americana de Dermatología. Es decir, las glándulas sebáceas (causantes de la grasa) que están ligadas a los folículos pilosos, generan tanta grasa que las células de cada cabello quedan excesivamente recubiertas. Como las hormonas controlan la actividad de esas glándulas, en realidad, no hay manera de dar soluciones a este problema.

ARMAS SECRETAS CONTRA LA GRASA

Esto es lo que aconsejan las especialistas para combatir el cabello grasoso.

Láveselo con frecuencia. Lávese el cabello grasoso con más frecuencia y déjelo bien limpio: enjabone una vez, después enjuáguelo y vuelva a enjabonarlo. Deje el champú varios minutos con el propósito de darle tiempo suficiente para que elimine la suciedad y las grasas, señala la doctora Walters. Ahora sí, elimine el jabón muy bien y ¡listo!

Pruebe un champú para la caspa. "La mayoría de las personas con cabello grasoso tienen caspa, pues las mismas glándulas propician estos dos problemas", expresa la doctora Walters. Lave su cabello con un champú para caspa hecho con base en derivados de alquitrán de carbón, aun cuando no la padezca. Esos champús suelen resecar las cabelleras más grasosas.

Una ventaja extra del alquitrán de carbón es que tiene un efecto acondicionador natural, éste aumenta la suavidad y el brillo sin ayuda de ninguno de los aceites contenidos en los productos acondicionadores hechos por el hombre. Con ese ingrediente no hay necesidad de ponerse acondicionador para desenredar o aumentar el brillo, expone Wendy Resin, gerente de atención para el cabello en Neutrogena Corporation, en Los Ángeles. El champú de Neutrogena T/Gel es elaborado con alquitrán de carbón; adquiéralo en las farmacias.

Use menos acondicionadores. La mayoría de los acondicionadores y productos para dar forma suelen contener aceites y otros ingredientes, como emolientes y resinas, que dan peso al cabello y lo alacian. Esto es lo último que usted necesita si su cabello es grasoso, apunta la doctora Yohini Appa, directora de eficacia de productos en Neutrogena.

Alterne con un champú para limpiar. Una lavada sí y otra no, use un champú elaborado con muchos agentes limpiadores –por ejemplo, sodio-lauryl-sulfato– y poca cantidad de cualquier tipo de acondicionadores –por ejemplo, lanolina–, propone la doctora Walters. Estos champús para limpiar, como los llaman en la industria de los cosméticos, eliminan la grasa del cuero cabelludo y, por lo tanto, de los folículos, explica Resin, quien aconseja usar el Anti-Residue de Neutrogena. También experimente con Pro-Vitamin de Pantene.

Cabello rebelde

Dómelo

Sólo usted sabe cómo se siente: ayer, su cabello se veía muy bien, controlable, sin sorpresas desagradables. Ahora, está hirsuto, se le para en todas las direcciones, se encuentra tan lleno de energía que tiene miedo de electrocutarse al tocarlo.

Este es el día clásico del cabello rebelde y su reacción intempestiva es sumergir la cabeza en una cubeta llena de agua para volver a empezar. ¿Qué pasó?

CUANDO EL CABELLO BUENO SE ECHA A PERDER

Las condiciones internas y externas afectan el aspecto de su cabellera. También influye el uso excesivo de productos para darle forma.

Sin importar la causa, estos son algunos remedios rápidos para contrarrestar el problema. Son recomendados por expertas en el cuidado del cabello, desde Los Ángeles hasta Nueva York.

Mójese la cabeza. Meter la cabeza en el lavamanos no es mala idea, sugiere la doctora Yohini Appa, directora de eficacia de productos de Neutrogena Corporation, en Los Ángeles.

"La mayoría de las veces, el cabello rebelde se debe a los residuos acumulados de diversos productos", explica la doctora Appa. Los acondicionadores que no se enjuagan, el gel para dar forma y los filtros solares dejan residuos sobre éste, los que a la larga le dan el efecto contrario del que usted pretende. Para empezar use un champú limpiador –suave, sin acondicionador– para eliminar todos los contaminantes. Enjabone y enjuague a fondo.

Acondiciónelo. Después del champú, aplique un acondicionador ligero para desenredarlo, dice la doctora Appa. Compre uno que diga *para desenredar* y siga las instrucciones. Este tipo de producto ha sido elaborado para dejar su cabello suave y brillante, sin un solo residuo pesado.

Póngase gel. Si su cabello está lacio y carece de volumen, un poco de gel lo abultará, señala Elizabeth Hartley, directora creativa para la Costa Oeste de Vidal Sassoon, en San Francisco. Cuando lo tenga húmedo, ponga en su mano una cantidad equivalente a una moneda de diez centavos; ahora, talle ambas manos y agáchese hacia adelante, doblando la cintura y pasando el cabello hacia adelante. Úntelo a partir de la raíz. Enderécese y aviéntelo hacia atrás, sacúdalo un poco y olvídese. Esto le dará el volumen que desea.

Mójese sólo las puntas. Si su cabello propende a tener puntas resecas, póngale media cucharadita de un acondicionador que no se enjuague, añade Hatley. Aplíquelo por mechones, desde la mitad hasta la punta. Sacúdalo o péinelo como quiera y quedará lista.

Controle los ricitos. Si la humedad hace que el cabello corto, o medio largo, se llene de ricitos, dómelos con un gel para dar forma y un acondicionador para protegerlo, por ejemplo, uno de aerosol, que no se enjuague, indica Liz Cunnane, asesora en tricología (especialista en el cuidado del cabello) del Centro Tricológico Philip Kingsley, en la ciudad de Nueva York. Primero lávelo con champú y acondicionador, séquelo con una toalla y después ponga en la palma de su mano una cucharadita de gel, talle ambas manos y aplíquelo en todo el cabello. Al igual el acondicionador. Péinelo a su gusto y ¡listo!

Corte y recorte. Cuando los rizos rebeldes son a causa de un permanente que no quedó bien, el único remedio es un corte, asegura la doctora Rebecca Caserio, profesora de la especialidad de dermatología en la Universidad de Pittsburgh.

Aplique laca, enrolle y seque con un secador. Para domar el cabello que se para y está lleno de energía, aplíquele un acondicionador estilizante térmico en aerosol –por ejemplo, la marca HeatSafe– después del champú y el acondicionador que usa todos los días, expresa la doctora Appa. El HeatSafe contiene cuatro humectantes diferentes que penetran la superficie de cada cabello, permitiéndole darle forma, acondicionamiento y protección mientras lo seca. Hay HeatSafe en la mayoría de las farmacias.

Posteriormente, enrolle su cabello en tubos de Velcro y séquelo con su secador, encendido en la temperatura más baja, para fijar el rizado. También séquelo sin usar tubos. Para no dañarlo mantenga el secador a una distancia aproximada de entre 15 y 30 centímetros de su cabeza, aconseja la doctora Appa. Deje que se enfríe y déle la forma que quiera.

Rice con vapor. Si su cabello es ondulado, o rizado natural, y ha perdido su forma, una tenaza para rizar le ayudará, sugiere la doctora Caserio. Antes de rizar, enfríe la tenaza enrollándola en una toalla húmeda. El resultado será un tratamiento en frío: hay menos probabilidades de sacarle orzuela.

Póngase los rizadores calientes. Controlará casi cualquier tipo de cabello si aplica un acondicionador térmico estilizante y emplea una serie de rizadores calentados con electricidad, expresa Wendy Resin, gerente del cuidado del cabello de Neutrogena. Lave y acondiciónelo como siempre, aplíquese un acondicionador térmico estilizante en forma de aerosol y después enrolle su cabello. Espere diez minutos, quítese los rizadores, déjelo enfriarse y luego péinelo de la manera acostumbrada.

Córteselo. No hay nada mejor que un buen corte para evitar los días de cabello rebelde, propone Hartley. El corte es la base de cualquier peinado. Un estilista profesional se lo arreglará dándole una forma que resalte las cualidades del mismo –por ejemplo, textura, cuerpo, color y brillo– y le evitará muchos de los problemas que se presentan en determinados días: los de cabello rebelde.

Cabello reseco

Huméctelo

El cabello reseco es una lata. Se para, tieso y seco, como las barbas de una escoba. No se riza, ondula, ni brilla. Lo único que hace es que usted se sienta horrorosa cada vez que se mire al espejo.

"El cabello reseco es un problema difícil", opina comprensivamente la doctora Patricia Farris Walters, ayudante de profesor de la especialidad de dermatología en la Escuela de Medicina de la Universidad de Tulane en Nueva Orleans y vocera de la Academia Americana de Dermatología. "Por lo general, la resequedad del cabello se debe al abuso de diversos procesos –decoloración, tinte, alaciamiento, permanente–, situación que se agrava debido al empleo de aparatos que despiden mucho calor, por ejemplo, los secadores de aire y las tenazas para rizar."

Normalmente, las células de cada mechón de cabello se alínean en fila recta, como las tejas de un techo, explica la doctora Yohini Appa, directora de eficacia de productos de Neutrogena Corporation, en Los Ángeles. Sin embargo, si las sustancias químicas fuertes o el calor intenso han resquebrajado o arrancado algunas secciones diminutas de la capa exterior de células de su cabello, dejando expuestas así las capas internas, el cabello pierde humedad. Cabe señalar que el cabello dañado o seco no tiene brillo (está opaco y sin vida) como el sano.

AYUDA PARA EL CHAMUSCADO Y RESECO

Las especialistas aseguran que, por fortuna, se puede reparar el daño que ha sufrido el cabello reseco con sólo hacer unos sencillos cambios en su rutina para cuidárselo.

Enjabone y después acondicione. Aplicarse el champú como se debe es el primer paso para tener un cuero cabelludo sano y un cabello manejable, pero no use un champú acondicionador, señala la doctora Appa. Los productos dos en uno, que combinan el champú y el acondicionador, ni lavan ni acondicionan bien. En resumidas cuentas, ¿cómo puede un producto hacer bien su trabajo si tiene que eliminar y aumentar sustancias al mismo tiempo?

En cambio, use uno suave para limpiarlo y después aplíquele un acondicionador especial para cabello reseco. No piense que está lavándoselo con demasiada frecuencia. Los champús suaves que se fabrican en la actualidad están elaborados para utilizarse regularmente.

Acondicione a profundidad y regularmente. Para rellenar las fracturas y resquebrejaduras de la capa exterior dañada del cabello y restaurar su brillo, la doctora Elizabeth Whitmore, ayudante de profesor de dermatología en la Escuela de Medicina de la Universidad Johns Hopkins, en Baltimore, recomienda que emplee un acondicionador de acción profunda. Dependiendo de cómo lo tenga, sólo póngaselo una vez por semana o pasadas varias. Los acondicionadores de acción profunda, compuestos por una serie de ingredientes naturales y sintéticos (inclusive proteínas, polímeros y otras sustancias), no *alimentan* su cabello, mas sí sanan los defectos dando por resultado una superficie plana y brillantez a su cabellera.

Para una mayor efectividad, la doctora Whitmore sugiere que se aplique el acondicionador de acción profunda antes del champú. Que lo haga suavemente y con la punta de los dedos y espere unos minutos para que se absorba. Después aplique el champú y, por último, su acondicionador normal.

Séquese con golpecitos. Los secadores de aire y los ventiladores –aun secar con una toalla con fuerza– maltratan la capa exterior de células del cabello. Por consiguiente, siempre que lo seque, hágalo dándole golpecitos o apretándolo suavemente con una toalla y evite el manejo rudo, sugiere la doctora Appa.

Use acondicionadores térmicos para peinarlo. Si necesita secarse el cabello con aire, dice la doctora Appa, rocíelo con un acondicionador térmico –por ejemplo, marca HeatSafe– antes de enchufar su secador. HeatSafe combina cuatro tipos de humectantes cuya función es contrarrestar y prevenir la resequedad.

Proteja sus mechones. Para evitar que el sol reseque su cabello o lo empeore, cúbralo con un filtro solar especial para el cabello antes de dirigirse a la playa o lanzarse a la piscina, expresa la doctora Whitmore. También póngase un sombrero siempre que se exponga al sol.

Caída del cabello

Un problema que no sólo afecta a los hombres

Cuando iba a cumplir 38 años, Sara notó que cada vez que terminaba de peinarse el cepillo estaba más lleno de cabellos de lo normal. También advirtió que, después de bañarse, había mucho en la coladera o desagüe de la bañera. Lo más alarmante era que estaba empezando a encontrarlo por aquí, por allá y por todas partes: en los suéteres, almohadas, abrigos, sombreros e, incluso, en el asiento del auto.

¿Qué estaba pasando? "La causa más común de la caída de cabello en las mujeres son los cambios normales durante los ciclos de su existencia", indica la doctora Rebecca Caserio, profesora de dermatología en la Universidad de Pittsburgh. Es decir, en un momento dado de su vida, una parte de su cabello está creciendo y otra ha dejado de hacerlo. Casi todos los cabellos tienen un periodo de vida que se ubica entre tres y seis años, aunque lo corte una o varias veces. Después, pasan a una etapa de inactividad durante tres meses, o se caen, y, entonces, las raíces producen nuevos.

NO HAY GATOS CALVOS

En otras palabras, es normal la pérdida de una cantidad determinada de cabellos. Piénselo: su gato seguramente tira cientos de pelos al día sin quedarse calvo.

"No es extraño que se nos caigan entre 50 y 100 cabellos al día", afirma la doctora Caserio. "Hay toda una serie de circunstancias en la vida –cambios hormonales por las píldoras para el control de la natalidad, los embarazos y la menopausia– que influyen para que no tenga un adecuado crecimiento. En ocasiones, se llegan a perder cientos de ellos al día." El bajar rápidamente de peso, el problema de caspa abundante, la deficiencia de hierro y la ingestión insuficiente de proteínas también interrumpen su desarrollo normal, remitiéndolo al inicio de su ciclo, a la raíz. Una enfermedad grave o la tensión física –por ejemplo, pensar en el momento del parto– origina la caída del cabello en forma alarmante (pero temporal), hasta en un 50 por ciento, pero esto sólo ocurre en circunstancias excepcionales, manifiesta la doctora Caserio.

"También se pierde –particularmente si ocurre en la coronilla– por cuestiones genéticas", agrega la doctora Caserio. La calvicie hereditaria no es problema exclusivo de los hombres, señala la doctora. Las mujeres, al igual, la heredan, de cualquiera de sus dos progenitores.

"Perder cabello representa un golpe emocional muy fuerte para las personas, sobre todo si son mujeres", afirma la doctora Diana Bihova, dermatóloga de la ciudad de Nueva York y autora de *Beauty from the Inside Out (Belleza de adentro hacia afuera)*. "Todos invertimos mucho en nuestro aspecto físico, por eso cuando nos quedamos sin cabello, aunque no es mortal, sí afecta nuestra autoestima."

CUÁNDO CONSULTAR AL MÉDICO

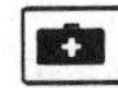

Aun cuando es normal que se caiga cierta cantidad de cabello, en ocasiones la pérdida abundante es indicio de que algo anda mal en alguna parte de su cuerpo, sobre todo si va acompañada de un aumento del vello facial, menstruaciones anormales o una voz más grave. Ante esto, consulte a una especialista.

Cuando el problema no es la caída en general, sino únicamente en la coronilla, es decir, le clarea notablemente (patrón femenino de la calvicie), entonces lo mejor es que le extiendan una receta para adquirir el minoxidil (Rogaine), propone la doctora Rebecca Caserio, profesora asociada de dermatología en la Universidad de Pittsburgh. Pregúntele a una experta si puede tomar alguna medicina.

CÓMO DETENER O REVERTIR LA PÉRDIDA DEL CABELLO

Cuando el especialista ha descartado todas las posibles causas médicas y físicas que llevan a una caída acelerada del cabello, las expertas afirman que se puede hacer mucho por conservar el que quede y propiciar que crezca saludablemente. Sus consejos resultan particularmente útiles para las mujeres a las que, después del parto, se les presenta este problema.

Trátelo con amor. Trate a su cabello como si fuera el de una criatura, expresa la doctora Bihova. Use champú infantil y no lo lave más de una vez al día. Enjabónese sólo una vez y, cuando lo haga, talle suavemente su cuero cabelludo. Después reavívelo con un acondicionador para desenredarlo.

Séquelo con aire. Evite secárselo vigorosamente con una toalla, señala la doctora Bihova. Además, si usa un secador, regúlelo en una temperatura baja.

Péinese cuando se haya secado. Peinar el cabello cuando está mojado provoca que se estire y reviente, advierte la doctora Bihova. Por tanto, hágalo únicamente cuando se haya secado.

Cambie de champú al inicio de cada estación. Cambie de marca de champú al inicio de cada estación –primavera, verano, otoño e invierno– sugiere la doctora Bihova. Según su experiencia, esto evita un poco la pérdida de cabello.

No juguetee con él. Aun a las que casi no se les cae el cabello se les exhorta a no jugar con éste o peinarlo hacia atrás, manifiesta la doctora Yohini Appa, directora de productos de Neutrogena Corporation, en Los Ángeles. "Es lo peor que le hará a su cabello. Al juguetear, lo quiebra y contribuye a dar la impresión de que se está cayendo."

Tenga cuidado con los permanentes y los tintes. Cuando se haga un permanente o aplique un tinte, siga las instrucciones del producto detalladamente, aconseja la doctora Elizabeth Whitmore, ayudante de profesor de dermatología en la Escuela de Medicina de la Universidad Johns Hopkins, en Baltimore. Ni los permanentes ni el tinte provocan la pérdida del cabello, agrega la doctora. Sin embargo, cuando se aplican incorrectamente, lo dañan. Además, si éste se revienta muy cerca del cuero cabelludo, da la impresión de haberse caído.

AYUDA NUTRICIONAL

Lo expuesto anteriormente es todo lo referente al tratamiento externo de su cabellera. Para evitar las causas internas posibles, ponga en práctica las siguientes estrategias.

Ingiera la cantidad correcta de proteínas. Coma al día una porción de entre 100 y 120 gramos de pescado, pollo y otras fuentes magras de proteínas, aunque esté a dieta, dice la doctora Whitmore. Todas las células de su organismo necesitan proteínas, inclusive las del cabello. Sin una ingestión suficiente, éstas no funcionan correctamente y no producen cabello nuevo que reemplace al que se cayó.

Conserve los niveles de hierro. Dado que la anemia por deficiencia de hierro también origina la pérdida del cabello, asegúrese de llevar una dieta bien balanceada, que incluya una o dos porciones diarias de alimentos con mucho hierro, expone la doctora Whitmore, como la carne roja magra, las almejas al vapor, el atole de trigo, los frutos secos, la soya, el tofú y el brócoli.

Tome vitamina B_6. "No tengo la más remota idea de para qué sirve, pero 100 miligramos diarios de esta vitamina al día al parecer detiene la calvicie en algunos casos", manifiesta la doctora Caserio. Sin embargo, no tome una cantidad más alta sin antes consultar al médico, advierte la doctora, ya que puede ser tóxica, sobre todo si es ingerida durante mucho tiempo.

Calambres musculares

Desaparezca las bolas y los nudos

Suponga que en este momento practica el tenis y lo hace bastante bien. Se siente estupendamente y, de repente, sin motivo aparente, en el músculo de la pantorrilla se le forma un nudo y ya no puede ni moverse.

Lo que ocurre es que su músculo se tensa y contrae. El dolor repentino que produce es muy agudo, explica la doctora Debra Zillmer, cirujana ortopédica y directora médica en la Clínica de Medicina del Deporte Luterana Gundersen, en La Crosse, Wisconsin. En el caso de mujeres sanas y activas, los calambres musculares suelen ser resultado del exceso de deporte y la deshidratación, por ejemplo, pasar cinco horas jugando tenis bajo el calor agobiante del verano y sin beber sorbitos de agua de su botella.

"Cuando no se cuenta con suficiente líquido en el cuerpo, entonces hay un desequilibrio en los electrólitos, lo que causa que los músculos se acalambren", explica la doctora Zillmer.

Los electrólitos son sustancias químicas del cuerpo –sodio, magnesio, calcio y potasio– esenciales para el buen funcionamiento de las células. Al haber un exceso o una falta de uno o varios de éstos en nuestro organismo, se presenta un desequilibrio. Los electrólitos básicos generadores de los calambres musculares son el potasio, el sodio y el calcio.

Por otro lado, hay calambres no relacionados con la ingestión de líquidos que se presentan por la falta de actividad; por ejemplo, estar sentada demasiado tiempo sin mover siquiera un músculo. En ocasiones, llegan a experimentarse mientras estamos acostados en la cama, pero nadie sabe a ciencia cierta el porqué.

QUÍTELE LO DESAGRADABLE A LOS CALAMBRES

Si bien las partes del cuerpo donde suelen presentarse, por lo general son las pantorrillas, los muslos o los pies, otras zonas no están exentas. Por ello, las doctoras coinciden en decir que no importa dónde se sienta el nudo ni cuál sea la causa, lo esencial es aliviarlo con algunas medidas muy simples.

Frote con suavidad. La doctora Zillmer sugiere que, para relajar una superficie tensa por un calambre, se dé un masaje suave en esa zona, ya sea en la pantorrilla por exceso de ejercicio o en los pies por usar zapatos de tacón alto todo el día.

Es-tí-re-se. "A continuación, estire el músculo lenta y suavemente, siempre y cuando no sienta dolor", indica la doctora Zillmer.

Si el calambre es en la pantorrilla, estírese contra la pared. Párese frente a una pared, como a un metro de distancia, con las piernas bien estiradas. Recárguese contra la pared, sosteniendo su peso con las manos. Sentirá cómo se estiran los músculos de las pantorrillas. Mantenga la posición 60 segundos y repita tres veces, explica la doctora Zillmer.

Beba muchos líquidos. "Si le dan calambres musculares después de jugar golf o de hacer otro tipo de ejercicio, tome agua, una bebida para deportistas o un jugo, con el propósito de rehidratarse y restaurar el equilibrio de sus electrólitos", manifiesta la doctora Zillmer. La mayoría de las veces, un poco de agua bastará para reponerse. No obstante, si hizo ejercicio durante varias horas, bajo un calor tremendo, lo mejor, agrega la doctora, es que elija una bebida para deportistas, pues contiene electrólitos.

CUÁNDO CONSULTAR AL MÉDICO

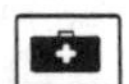

Los calambres musculares suelen desaparecer solos, aun sin hacer nada, expone la doctora Margot Putukian, médica del equipo deportivo en la Universidad Estatal de Pennsylvania, en University Park, y ayudante de profesor de cirugía ortopédica y medicina interna en el Centro Médico Milton S. Hershey, en Hershey. Sin embargo, si bebe muchos líquidos e ingiere una dieta balanceada (muchos cereales, gramíneas, leguminosas, fruta y vegetales y unas cuantas fuentes de grasas animales o azúcar) y le siguen dando, asista a revisión médica. Los calambres musculares fuertes y frecuentes son aviso de que existe un problema más grave —por ejemplo, un coágulo de sangre o fallas con los electrólitos.

Concéntrese en el calcio, el potasio y la hidratación, en general. El desequilibrio de los electrólitos que produce los calambres musculares también podría ser provocado por una deficiencia de calcio y potasio en la dieta, obseva la doctora Margot Putukian, médica del equipo deportivo de la Universidad Estatal de Pennsylvania, en University Park, y ayudante de profesor de cirugía ortopédica y medicina interna en el Centro Médico Milton S. Hershey, en Hershey. La especialista sugiere que para elevar sus niveles de calcio consuma productos lácteos desgrasados –por ejemplo, yogur y leche descremada–. Para asimilar el potasio, concéntrese en los camotes, el pavo, los plátanos y el jugo de naranja.

Trate el calambre con hielo. "El hielo sirve para aliviar el dolor, pero también es antiinflamatorio", apunta Judith C. Stern, fisioterapeuta con consultorio particular en Westchester, Nueva York. Stern recomienda que tenga siempre un vaso desechable con hielo en el congelador, justo para este tipo de emergencias: dé un masaje con éste en la superficie tensa, conforme lo necesite. "Rasgue la orilla del vaso y, sujetándolo por la parte del papel, frote el músculo acalambrado con el hielo. De esta manera, no estará tan frío que no pueda agarrarlo", enfatiza Stern.

No frote la zona con el hielo más de diez minutos o hasta que la piel empiece a ponerse roja, porque esto indica que los glóbulos rojos han regresado para calentar el músculo adolorido. También use una bolsa de hielo o, si no tiene nada a la mano, una de vegetales congelados.

El calor es otra opción. El calor mejora la circulación de la sangre y logra que los músculos se pongan más flexibles. Algunas personas consideran que este remedio les ayuda mejor que el del hielo, comenta Stern. Colóquese un cojín eléctrico durante 20 minutos cada vez, o dése un regaderazo o baño calientes. Dé masaje al músculo con las manos después de quitar el calor o el hielo.

Muévase. "La falta de actividad también provoca calambres", señala la doctora Valery Langi, fisiatra en el Instituto Rusk de Medicina de Rehabilitación del Centro Médico de la Universidad de Nueva York, en la ciudad del mismo nombre. Por tanto, si lleva una hora dentro de su coche, bájese y camine unos cinco minutos.

Cálculos biliares

Evite que se repitan los malestares

Si su vesícula biliar anda mal, usted lo sabrá. "Las mujeres que han tenido problemas de cálculos biliares manifiestan que duelen tanto como un parto", indica la doctora Grace Elta, gastroenteróloga y profesora asociada en la División de Gastroenterología de la Universidad de Michigan, en Ann Arbor. Los síntomas son muy dolorosos y llegan a durar horas.

La vesícula biliar, cuando no tiene problemas, funciona adecuadamente, es decir, guarda y concentra la bilis, un líquido entre amarillo y café, compuesto de colesterol, grasas y sales que descomponen a aquellas y de un pigmento que da a la bilis y las heces su color. La función principal de la bilis es ayudar a digerir las grasas. Por otro lado, los cálculos biliares se forman cuando hay una alteración en la bilis, esto es, demasiado colesterol o pigmento; y son tan pequeños como un grano de arena o tan grandes como una pelota de golf. La vesícula biliar puede formar uno solo, pero grande, o miles de pequeños, del tamaño de arenillas de río.

Cabe señalar que la mayoría de las personas tienen cálculos biliares "callados": seguramente jamás requerirán tratamiento.

Cuando estas piedrecillas producen molestias, probablemente usted pensará que está a punto de tener un infarto, en lugar de que padece una

CUÁNDO CONSULTAR AL MÉDICO

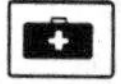

Es muy raro esforzarse para convencer a una mujer que experimenta un malestar de cálculos biliares de que acuda a revisión médica o al hospital. Cierto es que la intensidad del dolor varía de una persona a otra, mas, en ocasiones, es intolerable.

En caso de que lo tenga constante y agudo en la parte alta del abdomen y, a la vez, presente fiebre y vómitos constantes, llame a su médica o vaya al hospital inmediatamente.

sobredosis de bilis, porque el síntoma característico es dolor en la parte superior derecha del abdomen, que sube y baja del hombro y, con frecuencia, se refleja a la altura del pecho y va acompañado de náuseas y vómito, detalla la doctora Colleen Schmitt, gastroenteróloga del Grupo Médico Galeno, de Chattanooga, Tennessee.

DISMINUYA LOS RIESGOS

Cuando su vesícula biliar envía mensajes de malestar, la cirugía es la mejor opción, asegura la doctora Elta.

Como nadie sabe por qué se originan los cálculos biliares, consecuentemente se sabe muy poco acerca de cómo prevenirlos. No obstante, las doctoras ofrecen ciertos consejos fundamentales que disminuirán los riesgos.

Manténgase delgada. Si bien es cierto que algunas mujeres delgadas tienen cálculos biliares, la obesidad, con más frecuencia, está vinculada a éstos, explica la doctora Schmitt. Para prevenirlos, procure conservarse lo más cerca de su peso ideal, reitera la doctora.

Las profesionales de la salud ya no se limitan a la idea de que se debe tener un peso fijo en función de una estatura cualquiera, pues piensan que las mujeres que tienen una proporción más elevada de músculos y huesos que de grasa tienen más probabilidades de evitar problemas de salud. Por ello, propóngase quemar grasa caminando 30 minutos todos los días, a buen ritmo, en lugar de morirse de hambre y quedar en los puros huesos.

Adelgace gradualmente. Adelgazar rápidamente aumenta la posibilidad de que se formen cálculos, advierte la doctora Melissa Palmer, gastroenteróloga con consultorio particular en la ciudad de Nueva York.

Propóngase disminuir de peso entre 500 gramos y un kilo a la semana, sugiere la doctora Wanda Filer, médica familiar con consultorio en York, Pennsylvania.

"Si tiene que someterse a una dieta, procure hacerlo lentamente. Si por algún motivo tuviera que ayunar o bajar de peso rápidamente, realícelo exclusivamente bajo la supervisión de un médico", previene la doctora Palmer.

Coma sin grasas. Aun cuando no existen pruebas de que los alimentos grasosos produzcan cálculos biliares, algunas expertas señalan que las grasas sí contribuyen a formarlos. Por consiguiente, para jugársela a lo seguro y porque es más aconsejable para su salud en general, evite ese tipo de alimentos, como la mantequilla, las hamburguesas y las papas fritas, observa la doctora Palmer. En cambio, coma carnes magras, vegetales, fruta y ensaladas con aderezos sin grasa.

Prefiera los cereales y las leguminosas. "Hay investigaciones que demuestran que los vegetarianos corren menos riesgo de formar cálculos biliares debido a que las dietas con base en las plantas, sin carne, proveen de mucha fibra", asegura la doctora Palmer.

Callos y callosidades

Un toque suave para pies duros y agrietados

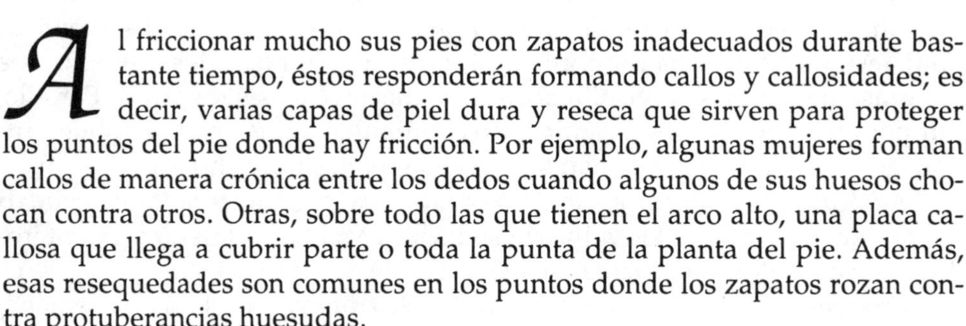

Al friccionar mucho sus pies con zapatos inadecuados durante bastante tiempo, éstos responderán formando callos y callosidades; es decir, varias capas de piel dura y reseca que sirven para proteger los puntos del pie donde hay fricción. Por ejemplo, algunas mujeres forman callos de manera crónica entre los dedos cuando algunos de sus huesos chocan contra otros. Otras, sobre todo las que tienen el arco alto, una placa callosa que llega a cubrir parte o toda la punta de la planta del pie. Además, esas resequedades son comunes en los puntos donde los zapatos rozan contra protuberancias huesudas.

Si un callo o una callosidad son lo bastante gruesos como para oprimir los nervios, entonces producirán dolor. "Un callo grande llega a ser tan irritante como una piedrita en el interior del zapato", asegura la doctora Kathleen Stone, podiatra con consultorio particular en Glendale, Arizona.

MENOS DOLOR EN CUESTIÓN DE MINUTOS

Esto es lo que aconsejan las doctoras para acabar con el dolor.

Remoje, después talle. Ablande los callos o las callosidades remojando sus pies en agua tibia simple, durante cinco o diez minutos. Después, use

CUÁNDO CONSULTAR AL MÉDICO

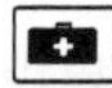

Cuando el dolor del callo o la callosidad persiste, a pesar de los cuidados que tiene, consulte a una podiatra. Ella lo recortará o recetará aparatos ortopédicos (plantillas) que le quiten presión a esa zona de su pie. También hágalo si es diabética o tiene poca sensibilidad o circulación en los pies.

una piedra pómez o una almohadilla sintética abrasiva –adquiérala en la farmacia– para tallar y quitar la piel muerta poco a poco. "Para la ducha, recomiendo las nuevas almohadillas sintéticas de pómez, tipo esponja, hechas de material abrasivo. Se empapan con agua y jabón líquido", explica la doctora Stone.

Nota: Si es diabética, tiene mucha sensibilidad o mala circulación, consulte a una podiatra antes de hacer lo anterior, advierte la doctora Cheryl Weiner, podiatra de Columbus, Ohio, y presidenta de la Asociación Americana de Mujeres Podiatras.

Huméctelos. Después de remojar y tallar, use una crema humectante para conservar los pies suaves, señala la doctora Stone. "Me gusta la crema o aceite (no vegetal) con vitamina E, porque penetra en la epidermis muy bien."

Amortigüe a los peores agresores. Para disminuir el dolor de los callos blandos entre los dedos de los pies, introduzca una mota de lana de borrego entre éstos, sugiere la doctora Stone. Ese material se adquiere en las farmacias.

Párchelos. Antes se usaba un fieltro adhesivo negro, llamado molesquina, en forma de parche de rosquilla, alrededor de los callos y las callosidades para quitarles presión. Las mujeres que atiende la doctora Stone, al parecer prefieren un material sintético nuevo, el Cushlin; cómprelo en las farmacias del Dr. Scholl. Este es delgado, suave, resistente y ahulado. No se aplana y adhiere bastante bien. Córtelo en parches para ponerlos alrededor de su callo o callosidad y no sobre ellos.

Compre calzado de su medida. Los zapatos estrechos contribuyen a la formación de callos y callosidades; los que dejan espacio para los dedos de los pies tienen menos probabilidad de causarlos. Para asegurarse de que sus futuros zapatos son los adecuados, dice Nancy Elftman, ortotista-pedortista titulada (profesional para adaptar zapatos) de La Verne, California, trace la silueta de su pie en una hoja de papel y llévela consigo cuando vaya a comprarlos. Después, coloque los que le gustan sobre el dibujo. Si se puede ver la línea de la silueta de su pie, el zapato es demasiado pequeño o estrecho para usted.

Áteselos bien para resguardar sus dedos. Si tiene callos en la parte superior de los dedos del pie, Elftman sugiere que se amarre los zapatos deportivos de tal manera que el cordón pase del primer orificio de abajo hasta el superior del lado contrario. La otra mitad del cordón se pasa alternando entre los demás ojales. Después, jalando de un solo cordón, levantará la lengüeta y dará a sus dedos más espacio. (Esto también ayuda si tiene el segundo dedo muy largo).

Cambios de humor

Ayuda para las altas y bajas de ánimo

El buen humor tiene una duración efímera si lo comparamos con la del plutonio que tardará 24,100 años en desintegrarse. El primero se disipa en cuestión de segundos. Después de trasladarse por la mañañana al trabajo silbando alegremente por el camino, al tener un percance, cae en la depresión o el mal humor mucho antes de lo que se imagina.

Algunas personas somos más susceptibles a los cambios de humor que otras, pero todas los tenemos. "Los cambios leves que llevan a la depresión o angustia son muy comunes", señala la doctora Susan Nolen-Hoeksema, profesora de psicología en la Universidad de Michigan, en Ann Arbor.

Las mujeres tal vez sean más susceptibles a los cambios de humor que los hombres, agrega la doctora Nolen-Hoeksema. "Nuestras investigaciones muestran que ellas tienden a concentrarse más en los estados de ánimo negativos –a preocuparse por ellos– y eso hace que tengan peor humor."

Asimismo, ciertos cambios hormonales provocan que sean más propensas a que decaiga su ánimo, enfatiza la doctora Bonnie Spring, profesora de psicología en la Escuela de Medicina de la Universidad de las Ciencias de la Salud de Chicago. Eso explica el porqué algunas caemos en esa situación de sensibilidad, especialmente una semana antes de nuestra menstruación, después del parto o durante la menopausia.

ESTABILICE EL PÉNDULO

Aun cuando se sienta muy susceptible o enojada, contrólelos o desvíelos cuando la ronden, expresan las doctoras, de la siguiente manera.

Actúe, no se lamente. Si siente que está cayendo en una depresión o un estado de angustia o enojo, levántese y realice una actividad: dé un paseo o limpie el desorden de su escritorio. "Un método estupendo para impedir que un estado de ánimo empeore consiste en llevar a cabo una tarea que le proporcione la sensación de control y realización", manifiesta la doctora Nolen-Hoeksema.

Haga ejercicio durante 20 minutos. "Sabemos que el ejercicio tiene un efecto antidepresivo", explica la doctora Spring. En un estudio realizado en la Escuela de Medicina de la Universidad A&M de Texas, en College Station, se reportó que las mujeres mejoraban significativamente su estado de ánimo después de caminar 20 minutos o más.

Distráigase. Casi cualquier actividad sirve para distraer su mente y olvidar su mal humor o depresión. Si deja de rumiar un rato, tendrá tiempo para investigar qué originó el cambio y pensar al respecto con más claridad.

"Vuelva a considerar el problema más adelante, cuando ya no esté enojada ni decaída, así sabrá por qué se altera tanto y qué hará al respecto", observa la doctora Nolen-Hoeksema

Piense racionalmente. En ocasiones, está demasiado deprimida o enojada respecto a alguna circunstancia como para distraer su mente de ese estado en el que se halla, incluso temporalmente, enfatiza la doctora Nolen-Hoeksema. Ante esa situación, adquiera cierta perspectiva (y alivio) planteándose tres preguntas clave: Una, ¿qué evidencia tiene de que lo que piensa pasará?; ¿de hecho, realmente sucederá? Si se encuentra angustiada porque cree que se va a quedar sin empleo debido a que no recibió un ascenso, analice objetivamente las evidencias –o la falta de éstas– que sustentan su idea. Si reconoce que su trabajo es bueno y puntual, entonces su angustia probablemente sea infundada.

Dos. ¿Hay otras formas de analizar la siguiente situación? Sí, veamos. Cuando su novio se queda callado de repente, quizás es porque tiene problemas en el trabajo, pero no porque esté pensando en terminar con usted. Hable con él al respecto.

Tres. Si ocurriera lo peor, en los casos antes señalados, ¿qué haría usted? En el primero, por ejemplo, tendrá que empezar a buscar otro empleo. En el segundo, si hubo un rompimiento definitivo, aunque no es nada fácil, decidirá si quiere empezar otra relación.

Pida otra opinión. Para pensar más racionalmente, plantee su problema a una amiga, recomienda la doctora Nolen-Hoeksema.

Dése un gusto. Al caer en un estado de depresión o enojo, consiéntase un poco, opina la doctora Spring. Por ejemplo, dése un baño con sales, cómprese unas flores y colóquelas sobre su escritorio o escuche un poco de música de su compositor preferido. Prepárese para los días de *mal* humor haciendo una lista de gustos que le levantan el ánimo.

Coma algo. Ciertos alimentos o combinaciones de éstos provocan una serie de reacciones químicas en su cerebro que determinan el sentirse contenta, por una parte, o angustiada y deprimida, por la otra, expone la doctora Elizabeth Somer, autora de *Food and Mood* (*Alimentos y humores*) y *Nutrition for Women (Nutrición para mujeres).*

Cuando empieza a entrar en una depresión, Somer sugiere comer un tentempié que combine proteínas y carbohidratos –por ejemplo, medio sandwich de pavo–. "Esto ayuda a activar los neurotransmisores, sustancias químicas naturales del cerebro que infunden vigor."

Cómase una rosquilla. También es excelente ingerir, cuando se presenta esa situación, un tentempié de puro carbohidrato –por ejemplo, una rosquilla de pasas y canela con un poco de mermelada– dice Somer. Esta combinación activa los neurotransmisores calmantes (aunque también suele producir sueño).

Olvídese del alcohol. En esencia, el alcohol es depresivo. Si ya está triste, la entristecerá más, señala Somer. Cuando su estado de ánimo se tambalee, no busque consuelo en la bebida.

Ojo con la cafeína. La cafeína –un estimulante– aumentará su angustia si sus nervios ya están alterados, enfatiza Somer. En caso de que esté nerviosa, disminuya la cantidad de café, té, refrescos de cola y chocolate que consuma.

Duerma bastante. Una es especialmente susceptible a los cambios de humor cuando no ha dormido bien, argumenta la doctora Spring. Duerma bastante, sobre todo, cuando sepa que se presentarán los cambios, por ejemplo, una semana antes de su menstruación. Pruebe diferentes remedios hasta encontrar el que le funcione si padece insomnio.

Canas

Estudie las opciones de diferentes colores

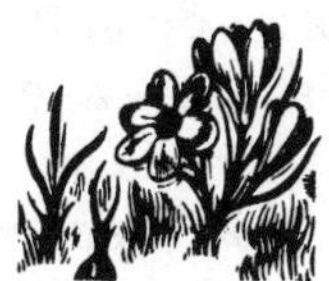

Si usted es como muchas otras mujeres que en el momento que advierten que les han salido unas cuantas canas se dirigen a la farmacia más cercana y recorren un pasillo, aparentemente interminable, lleno de productos para teñir el cabello, entonces también tomará una caja tras otra, estudiará la gráfica de colores y saldrá de la tienda más confundida que cuando entró.

Con el paso del tiempo, todo el mundo encanece. La edad en la que empiezan a aparecer las canas está determinada por los genes transmitidos por sus progenitores, explica la doctora Patricia Farris Walters, ayudante de profesor del área de dermatología en la Escuela de Medicina de la Universidad de Tulane, en Nueva Orleans, y vocera de la Academia Americana de Dermatología. Ese momento es diferente para cada persona.

"Empecé a encanecer a los veintiocho años", expresa la doctora Walters. "A pesar de que mis padres tenían bastantes canas a los sesenta años, nadie de nuestra familia lo había experimentado tan prematuramente como yo."

No es fácil dar estadísticas concretas, pero alrededor de las dos terceras partes de las mujeres, más o menos, se quedan con sus canas naturales, la otra, usa un tinte, enfatiza Ellie Steuer, vicepresidenta de Revlon, en la ciudad de Nueva York.

Muchas mujeres no toman medidas radicales respecto al color que utilizarán para teñir el pelo blanco, añade Steuer. Al parecer, prefieren el que difiere uno o dos tonos de su color natural, preparado exclusivamente para aminorar el problema. El resultado es un cabello natural de dos tonos donde las canas constituyen el más claro. Otras, ven esta situación como una buena oportunidad para averiguar cómo se verían con un color de cabello completamente diferente y pasan del castaño al rubio, al pelirrojo o al negro.

¿TEMPORAL O PERMANENTE?

Las expertas determinan que la elección del tinte depende, entre otros factores, de la cantidad de canas que tenga y de la frecuencia con la que esté dispuesta a reteñírselas.

Pruebe un producto que dure únicamente dos semanas. En caso de que apenas empiece a encanecer y no esté segura de si quiere o no quedarse así, pruebe un semipermanente, sugiere Clancey Callaway, jefa de tecnología para el cabello de Vidal Sassoon, América del Norte, con sede en Atlanta. La marca Loving Care, de Clairol, es uno de éstos, diseñado para aplicarse en casa.

Callaway afirma que estos productos semipermanentes son tintes que no perduran por largo tiempo, es decir, sólo tiñen la cutícula exterior del cabello. El color jamás penetra en la corteza del cañón del mismo, por lo que se va deslavando, gradualmente, después de aplicar champú entre seis y 12 veces. Si usted, al igual que la mayoría de las mujeres, se lava el cabello diariamente o cada dos días, este tipo de tinte le durará entre una y tres semanas.

Los tintes semipermanentes no aclaran el cabello, pero sí obscurecen su color natural o lo igualan. No obstante, tiñen lo suficiente como para ayudarla a decidir si se queda con o sin canas.

Analice las instrucciones. Los tintes normales están tan probados que prácticamente son a prueba de fallas: siempre y cuando siga las instrucciones, indica Steuer. Además, no olvide hacer la prueba en un área pequeña y sensible de piel, esto para asegurarse de que no le irritará. Aplique un poco de la mezcla preparada en la parte interior del brazo, deje así durante 48 horas, con el objetivo de que no haya ninguna reacción.

Cúbralas con un armonizante. Si su cabello presenta menos de un 50 por ciento de canas y usted ya está completamente segura de que quiere olvidarse de ellas, lo mejor es que compre un producto que, en la industria, se conoce como tinte semipermanente de mayor duración, sugiere Steuer. Este producto, también llamado tinte de tono sobre tono o armonizante, se presenta bajo las marcas Shadings de Revlon, Natural Instincts de Clairol y Casting de L'Oreal. Todos ellos no empiezan a deslavarse sino hasta después de cuatro o seis semanas y no dejan marcada una línea delatadora en la raíz.

Para obtener resultados más efectivos, Steuer le recomienda que elija un armonizador, un tono más claro que el color natural de su cabello.

Tíñaselo. En caso de que tenga más del 50 por ciento de canas y esté decidida a cubrirlas definitivamente, Steuer propone teñirse el cabello con un tinte permanente. Una ventaja de éste es que, si lo desea, puede hacerlo en un color más claro o más obscuro, o cambiarlo totalmente, al tiempo que tapa las canas al 100 por ciento. Mas recuerde que este producto no sale con las lavadas, que su cabello quedará con el nuevo color hasta que lo corte y que las raíces conforme crezcan resultarán más evidentes.

Vaya a la segura o alóquese. Cuando encuentre un color para su cabello que le agrade, lea las indicaciones para saber qué cambios tendrá partiendo del color original de su cabello. "Recuerde que todas las tonalidades están determinadas por el color natural del cabello", enfatiza Steuer.

Caspa

Luche contra esos copos como de nieve

La caspa, si se compara con terremotos, inundaciones y otros desastres naturales, representa un problema menor. No obstante, andar por ahí con copos blancos en la cabeza y sobre los hombros es bochornoso; mucho más si este problema se activa antes de una entrevista importante de empleo o de un encuentro amoroso.

Una breve lección de biología acerca de la caspa le servirá para elegir el remedio que le funcionará mejor a usted.

"La caspa tal vez se deba al cabello grasoso", dice la doctora Diana Bihova, dermatóloga de la ciudad de Nueva York y autora de *Beauty from the Inside Out (Belleza de adentro hacia afuera).*

Otra causa posiblemente es que sea una infección micótica del cuero cabelludo, agrega la doctora Yohini Appa, directora de eficacia de productos de Neutrogena Corporation, en Los Ángeles. Además, los cambios hormonales y estacionales, si bien no la producen, sí llegan a exacerbar el problema, expresa la doctora.

La caspa se origina por la generación acelerada de las células; es decir, las de la superficie del cuero cabelludo se acumulan con exageración.

"Normalmente se requieren 21 días para que las células nuevas lleguen hasta la superficie de su cabeza, donde son desechadas", explica la doctora Appa. "En una situación normal, el proceso es invisible. En una anormal como la de la caspa, no, pues las células llegan a la superficie de su cabeza en la mitad de tiempo." En consecuencia, las células se acumulan en su cuero cabelludo formando bolitas. Sin embargo, cuando se desechan, tienen el aspecto de pequeños copos blancos.

ESTRATEGIAS CONTRA LA CASPA

Por fortuna, es posible vencerla con los consejos que brindan las especialistas.

Use un champú contra la caspa. Elija un champú contra caspa que contenga alquitrán de carbón, ácido salicílico, zinc de piritiona, azufre o sulfuro de selenio, recomienda la doctora Patricia Farris Walters, ayudante de profesor del área de dermatología en la Escuela de Medicina de la Universidad de Tulane, en Nueva Orleans, y vocera de la Academia Americana de Dermatología.

Cada uno de estos ingredientes combate este problema de una manera diferente, explica la doctora Appa. Los champús con base en alquitrán disminuyen la producción de células, mientras que los que contienen ácido salicílico desechan las células muertas antes de que se aglutienen más. Además, ambos tipos de champú tienen propiedades antimicóticas, es decir, combaten los microbios invasores que son, de entre otros detonantes, uno de los más persistentes en el caso de la caspa. El zinc de piritiona y el sulfuro de selenio reducen la generación de las células, mientras que el azufre, además de originar una ligera irritación en la piel, provoca el desprendimiento de los copos.

Algunos de los champús que circulan en el mercado contienen más de uno de estos ingredientes, señala la doctora Walters. La prueba y el error representan el único camino para saber cuál le funciona mejor. (No importa el orden de elección, expone la doctora Walters.)

CUÁNDO CONSULTAR AL MÉDICO

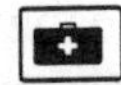

Al aparecer pequeños copos blancos sobre sus hombros, ayúdese con un espejo de mano y revise su cuero cabelludo detenidamente ante un espejo fijo, propone la doctora Patricia Farris Walters, ayudante de profesor de dermatología en la Escuela de Medicina de la Universidad de Tulane, en Nueva Orleans, y vocera de la Academia Americana de Dermatología. La escamación persistente, con enrojecimiento y comezón, es una dermatitis seborréica, es decir, una inflamación de las glándulas sebáceas.

Consulte a su especialista siempre que tenga mucha caspa y, sobre todo, cuando va acompañada de enrojecimiento o comezón, propone la doctora Walters. Ella, probablemente, le recetará un champú medicinal hecho con base en el agente antimicótico llamado ketoconazola de cortisona.

Frote con vigor. Sea cual fuere el champú contra la caspa que use, la persistencia mejorará su efectividad. Cuando se lave el cabello, enjabone una vez, y enjuague, enjabone nuevamente y frote bien su cuero cabelludo con el champú, dice la doctora Appa. Sus dedos desprenderán el exceso de células.

Déjelo reposar. Durante la segunda enjabonada, deje reposar el champú en su cabeza durante cinco minutos, recomienda la doctora Bihova. Así da tiempo para que trabajen los ingredientes contra este mal.

Enjuague bien. Ahora que ha aflojado todas esas celulitas, enjuague y vuelva a enjuagar, aclara la doctora Appa. Si no lo hace bien, terminarán sobre su ropa en forma de copos de nieve.

Láveselo todos los días. "Cuanto más frecuentemente se lave el cabello, es mejor", dice la doctora Walters. Con ello evitará la acumulación de células muertas en el cuero cabelludo, lo que propiciaría un problema grande.

Cambie de champú. "Si ha estado usando un champú durante algunos meses con éxito y, de repente, su caspa vuelve a aparecer, lo que necesita es cambiarlo", indica la doctora Walters. Nadie sabe por qué un champú contra la caspa, increíblemente bueno, de repente deja de funcionar, pero así es.

Alterne los champús contra la caspa con otros normales. "Lávese el cabello con un champú normal cada tercer día, uno que sea para su tipo de cabello: seco, grasoso o normal", señala la doctora Walters. Esto la protegerá contra las sustancias químicas de los que son contra la caspa y con el tiempo tienden a resecar su cabello.

Acondiciónelo con alquitrán. Si su cabello empieza a sentirse reseco después de usar un champú contra la caspa durante cierto tiempo, no recurra a un acondicionador. Mejor opte por uno hecho con base en alquitrán, como la marca T-Gel, sugiere la doctora Walters.

"El alquitrán suaviza y acondiciona", afirma la doctora Walters. "Por tanto, ocúpelo para que su cabello no se enrede y esté suave, sin tener que ponerle acondicionadores más pesados que exacerban la caspa."

Rocíese un protector solar. Como los rayos de sol llegan a producir caspa porque resecan el cuero cabelludo, resulta sensato aplicarse un filtro solar especialmente en éste y el cabello antes de irse a la playa o meterse en la piscina, señala la doctora Bihova. Un aerosol ligero los protegerá tanto de los rayos solares como de los terribles efectos resecantes del cloro. Tan sólo rocíelo, péinese y listo. Vuelva a aplicar siguiendo las instrucciones del empaque.

Catarros

Los viejos remedios caseros funcionan mejor

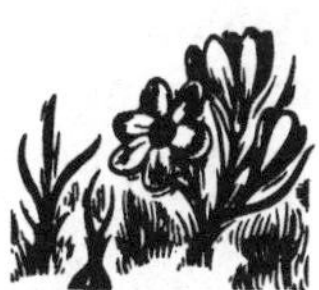

Tómese un par de éstas. Beba una cucharada de esto. Inhale un poco de aquéllo. ¡Listo! Sus dolores, mermazón, carraspera, tos y todos los demás síntomas insufriblemente desagradables pasarán a la historia.

Bueno, no del todo. Los comerciales de los productos de patente para el catarro no se lo dirán, pero no existe ninguna cura segura o efectiva para ese mal común y corriente.

"Como nadie puede darse el lujo de estar enfermo uno o dos días en la actualidad, los fabricantes de medicamentos para el catarro nos prometen alivio al instante", dice la doctora Naomi Grobstein, médica familiar con consultorio particular en Montcalir, Nueva Jersey. Más de 800 productos para el resfriado y de diferentes laboratorios compiten para obtener una tajada multimillonaria proveniente de la medicina para el alivio de aquél. "Sin embargo, tome lo que tome, los síntomas de ese malestar no se desvanecerán al instante."

"Un catarro es un conjunto de síntomas producidos por un virus cualquiera de entre los 200 que existen", afirma la doctora Carole Heilman, jefa de la división de enfermedades respiratorias del Instituto Nacional de Alergias y Enfermedades Infecciosas de los Institutos Nacionales para la Salud, en Bethesda, Maryland. "Para curar un resfriado, habría que encontrar un remedio capaz de matar a cualesquiera de los 200 virus que podrían estar ocasionándolo. Es verdaderamente difícil hallar una sustancia que no sólo destruya virus de diferente comportamiento, sino que tampoco produzca efectos secundarios. Hasta ahora, nadie ha encontrado la fórmula mágica para curar el catarro con eficacia."

MEJOR QUE DE TIENDA

Las mujeres activas esperan un alivio instantáneo de los síntomas del resfriado, señala la doctora Grobstein. Sin embargo, tomar medicinas para desaparecerlos podría prolongar su malestar. "No me gustan los productos patentados para combatir el catarro. Considero que las personas que duran más tiempo enfermas son las que los toman cada cuatro horas."

Entonces, ¿qué opinan las doctoras y otras profesionales de la salud que debe hacer una mujer que se encuentra dolorida, estornudando y moqueando para enfrentar un catarro común y corriente? Estos son sus mejores consejos.

Si le duele la garganta, haga gárgaras. "Una pizca de sal –la cuarta parte de una cucharadita– en una taza de agua tibia es estupendo para hacer gárgaras y aliviar el dolor de garganta", afirma la enfermera titulada Maureen C. Van Dinter, jefa de enfermeras y especialista en el Centro Médico Familiar Northeast de la Universidad de Wisconsin, en Madison. "Los líquidos calientes y la sal contribuyen a retractar y secar las membranas mucosas."

Vaporícese. "Abra a todo lo que dé la llave del agua caliente. Cierre la puerta del baño y siéntese sobre la tapa de la taza del inodoro durante 15 minutos", propone Van Dinter. "Respirar el vapor reducirá la inflamación de las membranas mucosas de las vías respiratorias y propiciará que éstas se descongestionen."

Frote un ungüento mentolado. "Frotarse el pecho con una preparación aromática como Vicks hará que se sienta mejor y menos constipada", manifiesta Van Dinter. "Las investigaciones arrojan que sí sirve."

Aumente la ingestión de vitamina C. "La vitamina C reduce el tiempo que dura un catarro", asegura la doctora Carol S. Johnston, ayudante de profesor de alimentos y nutrición en el Departamento de Recursos Familiares de la Universidad Estatal de Arizona, en Tempe. "Es un antihistamínico natural; además, contribuye a contrarrestar la congestión, el escurrimiento de la nariz y los ojos llorosos que producen las histaminas: sustancias que estimulan las secreciones debido a los virus del catarro."

La doctora Johnston recomienda tomar 500 miligramos de vitamina C al día –una mitad por la mañana y la otra por la noche– esté sana o enferma.

Uno tendría que comer muchas frutas y vegetales todos los días para obtener los 500 miligramos, enfatiza la doctora Johnston. De lo contrario, yo recomiendo tomar un complemento diario de esa vitamina.

Cuando ya se tiene el catarro, dice la doctora Johnston, he visto que los resultados de salud que da la vitamina son debido a la ingestión de dosis de

El caldo de pollo y la vitamina C

Recetas médicas

¿Qué hacen las doctoras, farmacobiólogas, nutriólogas e investigadoras médicas cuando las ataca un catarro? Esto es lo que expresan.

"Pongo un poco de pollo y un manojo de vegetales a hervir lentamente. Como el sentido del olfato está tan relacionado con las emociones, me siento mejor con sólo oler la sopa mientras se cuece."

Q.F.B. Janet Karlix, ayudante de profesor de farmacología en la Escuela de Farmacología de la Universidad de Florida, en Gainsville.

"Es raro que me acatarre y creo que se debe a que como mucha fruta. Cuando me sucede, me meto a la cama, tomo caldo de pollo, leo novelas rosas y veo películas antiguas."

Doctora Judith Hallfrisch, jefa de investigadores en el Laboratorio de Interacciones de Nutrientes y Metabolismo del Departamento de Agricultura de Estados Unidos, en Beltsville, Maryland.

"Bebo mucha agua y jugos. Procuro no tomar descongestionantes, porque prolongan el tiempo que duro mormada. Si estoy verdaderamente mal, ingiero una dosis diaria de acetaminofeno. Después trato de descansar."

Doctora Michelle Lyndberg, epidemióloga en los Centros para la Prevención y el Control de Enfermedades, en Atlanta.

"Tomo tabletas de glicina/gluconato de zinc ante el primer síntoma de catarro."

Doctora Nancy Godfrey, científica e investigadora en Ciencia y Diseño Godfrey, en Huntingdon Valley, Pennsylvania.

Continúa en la siguiente página

LO QUE HACEN LAS DOCTORAS

"Tomo un par de gramos de vitamina C al día y, si no puedo respirar, me aplico un *spray* nasal por la noche." (Un gramo equivale a 1,000 miligramos).

Doctora Carol S. Johnston, ayudante de profesor de alimentos y nutrición en el Departamento de Recursos Familiares de la Universidad Estatal de Arizona, en Tempe.

"Me presento a trabajar, evito que mi personal se me acerque y, cuando vuelvo a casa, me hago la mártir para que mis hijos se sientan culpables. Entonces, ellos reaccionan bien y me llevan sopa y pan tostado hasta que empiezo a sentirme mejor."

Doctora Carole Heilman, jefa de la división de enfermedades respiratorias en el Instituto Nacional para Alergias y Enfermedades Infecciosas, área de los Institutos Nacionales de la Salud, en Bethesda, Maryland.

entre 1,000 y 2,000 miligramos. "Pienso que las personas deberían tomar vitamina C en lugar de antihistamínicos, pues éstos tienen efectos secundarios como el adormecer, entre muchos otros. Al mismo tiempo, creo que no se deben tomar más de 1,200 miligramos de vitamina C al día", especifica.

Chupe una tableta de zinc. "El zinc es un cofactor importante –una especie de facilitador– en docenas de reacciones metabólicas del organismo", dice la doctora Katherine Sherif, instructora de medicina en la Universidad Allegheny de las Ciencias de la Salud y del personal de planta del Instituto para la Salud de la Mujer, ambos en Filadelfia. "Probablemente ayuda al sistema inmunológico." Las tabletas de zinc, usadas siguiendo las instrucciones del empaque, podrían ayudarle cuando tiene un catarro.

Agua sí, refrescos no. Beber muchos líquidos es sumamente importante cuando se está combatiendo un catarro, señala la doctora Sherif. Pero los refrescos que contienen mucha azúcar están totalmente prohibidos.

"Las mujeres necesitan ocho vasos de agua al día, y más si tienen catarro", explica la doctora Sherif. "Los refrescos y los jugos de fruta son diuréticos –es decir, extraen agua de su cuerpo– y la deshidratarán en lugar de restituir los líquidos que su cuerpo pierde en el proceso metabólico para combatir a los virus." En cambio, sugiere la doctora, beba infusiones de hierba (sin cafeína, pues es diurética), refrescos con edulcorantes o agua.

Elija la infusión de hierbas correcta. Las infusiones de hierbas tienen diferentes propiedades para aliviar, dice la doctora Sherif. "Tome una de menta si su catarro le produce malestar estomacal; la de anís es estupenda para los catarros."

CUÁNDO CONSULTAR AL MÉDICO 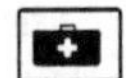

"Por regla general, los catarros no suelen producir fiebre", observa la doctora Anne L. Davis, profesora asociada de medicina clínica en la División de Medicina de Atención Crítica y Pulmonar del Centro Médico de la Universidad de Nueva York y médica asistente y asistente del director en el Servicio de Tórax, del Centro Médico Bellevue, ambos en la ciudad de Nueva York. "Mas, si se encuentra acatarrada y le sube la fiebre a más de 38°C, durante un par de días, consulte a su médica."

La doctora Davis sugiere que también lo haga si:

- Su catarro va acompañado de una tos profunda, que empeora o produce flemas verdosas, amarillentas o sanguinolentas. La bronquitis aguda, la neumonía, el asma y las infecciones de oídos o senos nasales lo complican; es decir, deja de ser un catarro común y corriente.

  Si le duele mucho el pecho cuando tose o respira profundamente; silba o le falta el aire; tiene dolor de oídos, o jaquecas muy fuertes, o dolor y mucha sensibilidad en el rostro, llame al médico.
- En caso de que sufra un mal crónico grave, del tipo que sea —por ejemplo, bronquitis o un padecimiento cardiovascular— y la ataca un catarro, evite extenuarse. Los síntomas de éste serán más serios de lo normal.

Asimismo, si tiene más de 37.5°C de fiebre y está embarazada, no deje su cita para después, exhorta la doctora Michelle Lyndberg, epidemióloga en los Centros para la Prevención y el Control de Enfermedades, en Atlanta.

Tome caldo de pollo de verdad. "El caldo de pollo es un representante digno de los nutrientes", apunta la doctora Heilman. "Además existen estudios donde se expone que los nutrientes propician la curación."

Existe uno, cuando menos, en el que se indica que el caldo de pollo reduce el proceso inflamatorio que se origina con los catarros. En ese estudio, el investigador enfrentó la acción del caldo de pollo de su abuela contra la de los neutrófilos, es decir, los glóbulos sanguíneos que llegan al punto de la infección a efecto de combatir los virus y las bacterias invasoras (los que producen la inflamación y el malestar en un catarro). Encontró que el caldo disminuía significativamente la acción de neutrófilos. Aunque también admitió que ciertas sopas comerciales producían el mismo efecto del elíxir de la abuela, éste ganó también debido a su sabor de hecho en casa.

Tome una bebida caliente. "Una tradicional bebida preparada con base en agua caliente, limón y miel alivia la tos y hará que se sienta mejor", comenta la doctora Anne L. Davis, profesora asociada de medicina clínica en la División de Medicina de Atención Crítica y Pulmonar del Centro Médico de la Universidad de Nueva York y médica asistente y ayudante del director del Servicio de Tórax en el Centro Médico Bellevue, ambos en la ciudad de Nueva York. Según la doctora Davis, los ingredientes se deben mezclar al gusto.

Métase en la cama. "Esa sensación de agotamiento total, de sentirse apaleada, se debe a que su cuerpo le está pidiendo reposo", señala Van Dinter. Tomarlo con calma ayuda al organismo a curarse. "Por tanto, si se queda en casa uno o dos días, tal vez disminuya el tiempo que duran los síntomas."

Deje de fumar. "Tener catarro es una magnífica oportunidad para dejar de fumar", afirma la doctora Grobstein. Fumar irrita más las membranas que de por sí ya lo están y exacerbará los síntomas del catarro, señala la doctora Grobstein. La doctora Sherif agrega: "Evite los cuartos llenos de humo cuando tenga resfriado y no permita que nadie fume cerca de usted." ¿Necesita mayor motivación? Un estudio con 350 personas arrojó que los fumadores se acatarran más que los que no lo son, porque los primeros, probablemente, contraen más infecciones. También en esa investigación se señala la gran probabilidad de que caigan enfermos después de los contagios.

Celos

Saque provecho de su resentimiento

Una noche, su marido llega de trabajar tarde a casa y le informa que tiene una ayudante nueva –una ex señorita Texas que comparte su gusto por las carnes rojas, su entusiasmo por el futbol, su convicción de que los Tres Chiflados fueron genios de la comicidad y prácticamente todos los demás que él le manifestó mientras comían.

Acéptelo: está celosa, atrapada por esa terrible mezcla de resentimiento e impotencia que le sube a uno por el cuello cuando teme perder algo valioso a manos de un tercero.

Los celos están muy relacionados con la envidia, una sensación de enojo y codicia que la atormenta cuando desea poseer algo que es propiedad de un tercero, manifiesta la doctora Shirley Glass, psicóloga clínica y terapeuta matrimonial de la zona de Baltimore.

Es más probable que sufra los golpes y los dardos de la envidia y los celos –y profundamente– si su amor propio está asentado sobre un terreno poco firme, explica la doctora June Price Tangney, psicóloga clínica y profesora asociada en la Universidad de George Mason, en Fairfax, Virginia, y coautora de *Self-Conscious Emotions (Emociones propias conscientes)*. Sin embargo, ante eso, nadie es inmune.

"Los celos son un sentimiento normal, al igual que la ira y el aburrimiento", aduce la doctora Harriet Lerner, psicóloga del personal de planta de la Clínica Menninger, en Topeka, Kansas, y autora de *The Dance Intimacy (La danza de la intimidad), The Dance of Anger (La danza de la ira)* y *The Dance of Deception (La danza de la decepción)*.

EL LADO FEMENINO DE LOS CELOS

¿Qué provoca los celos? Por regla general, las mujeres tienden más a sentirse celosas o envidiosas en lo referente a las relaciones interpersonales que los hombres, los cuales se atormentan más por las diferencias en la posición social, los ingresos y el poder.

CUÁNDO CONSULTAR AL MÉDICO

Los celos y la envidia que a veces son tan intensos o persistentes en usted, necesitan tratarse para controlarlos, explica la doctora Leah J. Dickstein, profesora y presidenta asociada de asuntos académicos en el Departamento de Psiquiatría y Ciencias de la Conducta, decana asociada de los grupos de defensa de docentes y estudiantes en la Escuela de Medicina de la Universidad de Louisville y ex presidenta de la Asociación Médica Americana de Mujeres. Llame a su clínica de salud mental o al servicio de asesoría para empleados o al terapeuta de su localidad, si:

- Los celos y la envidia están afectando relaciones importantes en su vida.
- Estos sentimientos la distraen tanto que no se concentra en las metas que quiere lograr.
- Los celos y la envidia la han carcomido la mayor parte de su existencia.
- Empieza a culpar y amenazar a las personas que despiertan su envidia o celos.
- Evita salir porque teme encontrar situaciones y personas que despierten su envidia o sus celos.

Una consecuencia de los celos y la envidia es que distraen su atención de un aspecto de suma importancia como lo es su propia vida. Al preocuparse de las posibles intenciones de un tercero, no presta la atención necesaria para mejorar sus circunstancias, previene la doctora Glass.

Por otro lado, los celos y la envidia llegan a ser benéficos si motivan un cambio; si la conducen a mejorar su aspecto, a aprender actividades nuevas o a trabajar en su amor propio, asegura la doctora JoAnn Magdoff, psicoterapeuta con consultorio particular en la ciudad de Nueva York.

Para poder controlar los celos, las expertas recomiendan lo siguiente.

Reconozca sus sentimientos. Negar sus sentimientos produce gran tensión, afirma la doctora Leah J. Dickstein, profesora y presidenta asociada de Asuntos Académicos en el Departamento de Psiquiatría y Ciencias de la Conducta, decana asociada de grupos para la defensa de docentes y estudiantes en la Escuela de Medicina de la Universidad de Louisville y ex presidenta de la Asociación Americana de Mujeres Médicas. Admita ante sí misma que tiene celos y aprenda de esta situación. (Es interesante señalar que, al parecer, las mujeres tienen menos dificultad para reconocer sus celos que los hombres, según arroja un estudio realizado en Australia.)

Pregúntese si está celosa. Por ejemplo, si su marido parece estar coqueteando con una compañera de trabajo, señala la doctora Magdoff, quizá sienta celos de esa relación, especialmente si nota que le da más satisfacción que la que tiene con usted.

Evidentemente, también se puede dar el caso de que coquetee con alguna mujer en una fiesta, expone la doctora Glass. Si así lo cree, dígale lo que siente, pero sin lanzar acusaciones.

Cuestione sus suposiciones. Cuando su amiga reciba un aumento de sueldo, no se comporte como si ello le impidiera también obtener uno. "Con frecuencia, cuando otra persona recibe un aumento, actuamos como si existiera menos posibilidad de lograr uno nosotras", explica la doctora Tangney. "Mas, es una suposición falsa. De hecho, son muy pocas las situaciones en las que sería cierto."

Convierta la envidia en admiración. "Si envidia a alguien porque tiene una cualidad, rasgo o habilidad de la que usted carece, tómela como guía", expresa la doctora Glass. Tenga la disposición para cultivar la cualidad que admira. Si le gustaría poder recitar poesía, inscríbase en un curso de poesía. Si quiere ser más delgada, cómprese una bicicleta fija. Si le interesa saber más de negocios, tome un curso de contabilidad.

"Aprenda de la persona que tiene aquello que usted quiere", señala la doctora Dickstein. "Podría preguntarle: '¿Qué dijiste en la entrevista para este empleo? ¿Cómo aprendiste a hacer esto?' Solicite sus consejos. Logre que la persona que es objeto de su envidia se convierta en su guía."

Celulitis

Tácticas prácticas contra la gordura

Aun cuando tenía ocho meses y medio de embarazo y caminaba como pato, Colleen O'Callaghan, una ex bailarina del Teatro Americano de Ballet de Nueva York, no tenía celulitis. Tampoco ninguna de las bailarinas que conoce. Todas ellas poseen una piel tensa y tersa, sin un solo rastro de ese aspecto de hoyuelos, o estrías, que la industria de los cosméticos ha llamado *celulitis.*

¿Por qué no? ¿Por qué las bailarinas se libran mientras que otras mujeres deben envolverse en toallas de playa cada vez que se ponen un traje de baño?

"La celulitis es grasa", contesta la doctora Diana Bihova, dermatóloga de la ciudad de Nueva York y autora de *Beauty from the Inside Out (Belleza de adentro hacia afuera).* "Las bailarinas de ballet clásico tienen poco o nada de grasa. Sea como fuere, sus muslos son duros, tanto, que su piel está tensa."

La diferencia entre la grasa de su cintura y la celulitis es la forma como se manifiesta, dice la doctora Bihova. Esta última la adquiere cuando sube de peso, cuando su piel se torna un poco laxa por la edad o la falta de ejercicio. Entonces, esa grasa que antes no molestaba brota como el relleno de poliéster de un cobertor y su piel adquiere el aspecto de algo que ha sido rellenado y pespunteado como si fuera una colcha.

TRABAJE PARA ELIMINARLA

Aunque es poco probable que llegue a tener los muslos y el trasero con tan poca celulitis como una bailarina, a no ser que esté dispuesta a pasarse días enteros saltando, girando y moviéndose *de puntitas,* esto es lo que las doctoras recomiendan para mejorar el aspecto de sus caderas, muslos y traseros plagados de celulitis.

Deshágase de la grasa que le sobra. Al bajar de peso disminuye la grasa responsable de los hoyuelos en los muslos y el trasero, dice la doctora Allison Vidimos, dermatóloga de planta en la Fundación Clínica Cleveland. Por ello, aconseja a las mujeres afectadas por la celulitis que se deshagan de los kilos sobrantes y hagan ejercicio para fortalecer los músculos.

"Las personas que bajan de peso con dieta y ejercicio podrán notar cierta mejoría en esas zonas", afirma la doctora. Cuando las células grasas se reducen, el aspecto muscular mejora, y el contorno de la piel adquiere uno más terso.

Tonifique la parte interna de su cuerpo. Los ejercicios para afirmar sus muslos, caderas y trasero darán un mejor aspecto a las superficies con hoyuelos, señala la doctora Bihova. Además de que son estupendos para ayudarla también a bajar de peso, los ejercicios son mejores que las dietas para mejorar sus muslos y trasero.

Trabaje la parte externa de los muslos. Uno de los mejores ejercicios para fortalecer el exterior de los muslos es elevar las piernas, indica la doctora Janet Wallace, profesora de cinesiología en la Universidad de Indiana, en Bloomington.

Empiece recostada de lado sobre el suelo, con las piernas bien estiradas, una sobre la otra. Después doble el codo del brazo de abajo y sujétese la cabeza con la mano. Coloque la otra mano de forma plana en el suelo, delante de su cintura. Ahora, con ambas piernas rectas, haciendo puntas, eleve la de arriba, tanto como pueda, y bájela a su posición inicial. Repita 11 veces más. Después recuéstese sobre el otro lado y haga el mismo movimiento 12 veces más.

Eleve así las piernas tres veces a la semana, sumando un par más de repeticiones cada que las ejercite, complete un máximo de 30 veces de cada lado, señala la doctora Wallace. "Olvídese de 'optar por sustancias que queman'", agrega la doctora Wallace. Sus muslos empezarán a tener un aspecto suave y terso sin utilizar ningún producto.

Emplee bandas en su rutina. Cuando llegue al punto de hacer 30 elevaciones al día, sin esfuerzo, adquiera una banda de resistencia en la tienda de artículos deportivos, expresa la doctora Wallace. Esta es como una goma elástica grande y viene en diversos colores.

Colóquese la banda alrededor de los tobillos y lleve a cabo su serie normal de levantamientos. Una mayor resistencia hará que sus piernas trabajen más y se tonifiquen sus músculos increíblemente.

Ejercite el interior de los muslos. Otro ejercicio muy bueno para tonificar ahora el interior de los muslos consiste en recostarse sobre el piso, igual que antes, dice la doctora Wallace. Sin embargo, en esta ocasión, en lugar de elevar la pierna que está arriba, déjela quieta, y mueva la de abajo hacia adelante unos cuantos centímetros, que no quede paralela a la de arriba, y así trate de elevarla por la punta, sobre la pierna de encima. Súbala lo más que pueda y después bájela al piso.

Repita el levantamiento 11 veces más. Luego, recuéstese sobre el otro lado y repita 12 veces más, indica la doctora Wallace. Repita este ejercicio como se indica en el anterior.

Le toca a su trasero. Recuéstese boca abajo sobre el piso, con los brazos extendidos a la altura de los hombros, los codos doblados y las palmas de las manos apoyadas en el suelo, explica la doctora Wallace. Ahora, trate de elevar la pierna derecha del piso a partir del talón. Levántela tanto como pueda, después bájela.

Repita la elevación 11 veces más. Después alterne la pierna izquierda. Trate de levantarlas tres veces por semana y siga las indicaciones de los anteriores ejercicios. Para entonces, su trasero se verá tan terso como la piel de un bebé.

Cerumen

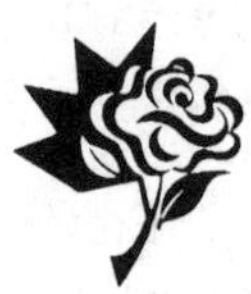

¿Demasiado de algo bueno?

Suponga que el cerumen es el portero que cuida la entrada de las estructuras más delicadas de su oído para que no entre ningún objeto extraño: con esta semejanza es probable que usted se vuelva mucho más cuidadosa al considerar los métodos para eliminar esa materia amarilla.

Antes de tomar uno de esos palitos con algodón en la punta, pasador o clip de papel, ponga atención a lo que expone la doctora Donna Jean Millay, ayudante de profesor de otolaringología en la Universidad de Vermont y médica de planta en el Centro Médico Fletcher Allen, ambos en Burlington: "¡Jamás se rasque el oído con *objeto alguno*, por el motivo que fuere! Hay el riesgo de perforar el tímpano."

Lo que usted tal vez no sabe es que ni siquiera tiene que quitarse el cerumen, manifiesta la doctora Evelyn Kluka, directora de otolaringología pediátrica del Hospital Infantil de Nueva Orleans. "Por lo general, el cerumen actúa como lubricante, además de que limpia y protege. Una determinada cantidad de cerumen permite que la suciedad se deslice de la parte interna del canal del oído a la externa, donde se debe limpiar con un trapo."

OÍDOS MÁS LIMPIOS, SIN RASCÁRSELOS

Esto es lo que proponen las doctoras respecto a cómo sacarse el cerumen.

Quite el cerumen de la oreja. "¿Recuerda cuando su mamá le decía que se lavara las orejas al bañarse?", pregunta Barbara Hopson, enfermera en la Unidad de Salud Ocupacional del Centro Médico de Administración de Veteranos, en Dallas. "Pues bien, ella tenía razón. Cuando usted no se limpia el exceso de cerumen, éste se acumulará, endurecerá y tapará sus oídos, con la consecuente pérdida de la capacidad auditiva." Para quitar el exceso de esa materia en forma fácil y segura, la enfermera recomienda usar una toallita ligeramente humedecida, no empapada, para tallar con suavidad la parte exterior del oído, sin introducirla en el canal auditivo.

Deshágase del exceso de cerumen con aceite. Si advierte cerumen en el trapo, observa la doctora Kluka, es que tiene demasiado. Para ablandarlo y derretirlo, la doctora recomienda calentar, a la temperatura del cuerpo, un poco de aceite para bebé o de oliva y después aplicar unas cuantas gotas en el oído. "Incline la cabeza hacia un lado, ponga las gotas y frote su oreja;

CUÁNDO CONSULTAR AL MÉDICO

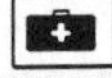

Al perder, de repente, su capacidad auditiva en un oído, tal vez se deba a cerumen solidificado. Para constatar la causa (y que, de ser necesario, se lo saquen de forma profesional), vea a su doctora. No olvide preguntar qué tan conveniente es que un profesional de la salud le limpie los oídos con regularidad.

después inclínela hacia adelante para que las gotas salgan. Éstas seguramente arrastrarán el exceso de cerumen."

Utilice una jeringa infantil. "Me gustan los productos de patente para quitar el cerumen -por ejemplo, marca Debrox o Cerunmex-", dice Hopson, quien recomienda quitarlo una vez al mes. Para extraerlo con facilidad, sugiere que use una jeringa infantil para oídos, en lugar de la perilla que viene con el equipo especializado para adultos: tiene demasiada presión para lavar el cerumen después de ponerse las gotas. En lugar de la jeringa, también puede pararse abajo de la ducha y dejar que el agua caliente fluya suavemente al interior de su oreja.

"Si tiene una reacción, por ejemplo, comezón o irritación, suspenda este método", agrega la doctora Millay.

Ciática

Calme el dolor de esas agujas quemantes

Si tiene dolor de ciática, la pierna le duele al estar parada y también sentada. Ni siquiera puede levantar un litro de leche sin sentir un dolor como de agujas que le queman y recorren esa extremidad de su cuerpo. Además de esto, usted se pregunta qué fue lo que disparó este malestar.

El padecimiento de la ciática, de hecho, empieza en su espina dorsal, observa la doctora Leena I. Kauppila, investigadora eventual en la Escuela de Medicina de Harvard. "La causa más común de la ciática es la opresión que sufre uno de los nervios de la columna vertebral", explica la doctora. El nervio, que normalmente transporta impulsos eléctricos de su médula espinal a su miembro inferior, está oprimido e irritado. Así, el dolor que siente es el llamado que éste hace para que alguien, en alguna parte, averigüe qué pasa y arregle el problema. (Rara vez afecta los dos glúteos o las dos piernas al mismo tiempo.)

En ocasiones, las sustancias químicas producidas por su cuerpo en forma natural, como resultado de una lesión en la parte baja de la espalda, irritan un nervio, observa la doctora Carol Hartigan, fisiatra especializada en rehabilitación de la columna en el Centro Boston para la Espalda del Hospital Bautista de Nueva Inglaterra, y del Centro para la Espina de Nueva Inglaterra, también en Boston. En otras, el contenido gelatinoso de uno de los discos circulares de su columna se sale –al igual, consecuencia de una lesión– y oprime un nervio.

En mujeres que tienen más de 50 años, el envejecimiento normal de la espina dorsal suele hacer que excrecencias del hueso lo pellizquen e irriten, manifiesta la doctora Hartigan.

La artritis de la espina llega a provocar el mismo efecto, enfatiza la doctora Mary Ann Keenan, presidenta del consejo del Departamento de Cirugía Ortopédica del Centro Médico Albert Einstein, en Filadelfia.

ESTÍRELO, AJÚSTELO, ENFRÍELO

Por fortuna, el problema de ciática suele desaparecer sólo en cuestión de un mes, afirma la doctora Hartigan. No obstante, un mes es mucho tiempo para soportar el dolor. Así pues, por lo pronto, esto es lo que las doctoras recomiendan que debe hacer para aliviar su malestar.

Dése un duchazo, después estírese. Si un músculo distendido, un espasmo muscular u otra lesión de la parte baja de la espalda es el responsable de la ciática, diríjase a la ducha, propone la doctora Keenan.

Sujétese de una manija o de otra estructura resistente para que no se vaya a caer, después deje que el agua caliente le caiga sobre el cuerpo durante cinco o diez minutos, con la espalda contra la regadera. Mientras cae el agua, inclínese lentamente hacia adelante, doble la cintura, hasta el punto donde empiece a dolerle. Aguante esa posición varios segundos, expone la doctora Keenan; luego, lentamente, enderécese. Manténgase derecha unos cuantos segundos y, ahora, poco a poco inclínese hacia atrás, doble la cintura hasta llegar al punto donde inicia el dolor. Aguante esa posición varios segundos y, muy despacio, vuelva a enderezarse.

Repita el mismo movimiento suave de estiramiento hacia los dos lados, señala la doctora Keenan. Para cuando termine, es muy probable que haya calmado el espasmo muscular que podría ser el responsable de su dolor.

CUÁNDO CONSULTAR AL MÉDICO

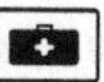

El dolor de ciática que dura más de cuatro semanas debe ser vigilado médicamente, señala la doctora Carol Hartigan, fisiatra especializada en la rehabilitación de la espina dorsal en el Centro Boston para la Espalda en el Hospital Bautista de Nueva Inglaterra y en el Centro para la Espina Dorsal de Nueva Inglaterra, en esa misma ciudad.

Es raro, pero si el problema fuera por un disco herniado, la especialista le recomendará una inyección de cortisona o la cirugía para aliviar la presión sobre el nervio. Cabe señalar que un quiropráctico y otro tipo de especialista jamás deben manipular la espina dorsal cuando se tiene dolor de ciática, advierte la doctora Hartigan. Esto empeorará el problema. También tenga mucho cuidado con los masajes, pues contribuirán a la inflamación: acentuarán los síntomas en lugar de aminorarlos.

Asimismo, consulte a su médica si el malestar de ciática se presenta con una baja inesperada de peso, dificultad para controlar su vejiga o sus intestinos o una sensación de adormecimiento en los glúteos, el recto o la vagina, o tiene más de 50 años, expresa la doctora.

No se quede mucho tiempo en la ducha, ni se sumerja en una bañera de agua caliente, ni use un cojín eléctrico más de 30 minutos, advierte la doctora Keenan. El exceso de calor exacerba el malestar porque aumenta la inflamación.

Pruebe una bolsa de hielo. Para disminuir el dolor y la inflamación, la doctora Hartigan recomienda poner una bolsa de hielo en un intervalo de una a dos horas en la zona dolorida –la espalda, el glúteo o la pierna– durante 10 o 15 minutos cada vez. Las farmacias venden unos paquetes de gel que se congelan. (En un apuro, sustitúyalo por una toalla fría, remojada en agua helada.)

Elabore un colchón natural. Compre en la farmacia o en una tienda de artículos médicos un soporte elástico para la espalda que se ciña a su cintura, señala la doctora Keenan. Éste empuja su abdomen hacia adentro, lo que produce un cojín interno de aire que calma y protege los nervios alrededor de su espina dorsal.

Estírese cada 30 minutos. El movimiento aumenta la circulación y reduce la inflamación ligada a algunas zonas dañadas, por ejemplo los discos, asegura la doctora Hartigan. Por ello, no se quede sentada ratos largos si tiene ciática.

Dé un paseo cada hora. Dar un paseo aproximadamente de tres y cinco minutos cada hora también acelerará la curación, enfatiza la doctora Keenan.

Cicatrices

Deshágase de las huellas del acné y de otros percances

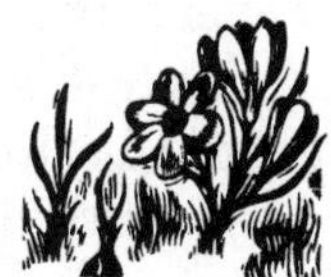

Las cicatrices, generalmente, representan recuerdos desagradables que preferiríamos olvidar: esa vez cuando se cayó de la bicicleta y se raspó la rodilla; la noche cuando se tropezó y se abrió la barbilla; el día cuando la puerta del auto le pegó en la mejilla mientras estaba descargando las bolsas de las compras, incluso la noche antes de su baile de graduación de bachillerato cuando decidió coger una lira y se lastimó.

"Una cicatriz es una señal prominente y dentada en un tejido fibroso que se forma gracias al proceso curativo del cuerpo, como respuesta a una lesión profunda padecida en la piel", explica la doctora Mary Stone, profesora asociada de dermatología en la Universidad de Iowa, en esta misma ciudad.

Si la lesión sólo daña la capa superficial de la piel –la epidermis–, el proceso curativo tal vez deje apenas una marca leve y temporal, agrega la doctora Deborah S. Sarnoff, ayudante de profesor de dermatología en la

Universidad de Nueva York, en la misma ciudad. Sin embargo, si lo hace de forma más profunda –en la dermis–, entonces el cuerpo forma una cicatriz.

Además de las cortadas, los raspones y las quemaduras, pellizcarse un grano o rascarse una ámpula de viruela, también dejan cicatrices (por no hablar de las de los cortes quirúrgicos).

CAMUFLAJE Y PREVENCIÓN

Las doctoras ofrecen algunos trucos para reducir al mínimo las cicatrices existentes, así como estrategias preventivas para evitar que se formen en el futuro.

Uniforme la cicatriz. Si ésta está notablemente más clara o roja que el resto de su piel, entonces cualquier base –por ejemplo, Dermablend o Covermark– servirá para uniformarla, dice la doctora Stone. Es aconsejable pedir a la vendedora de cosméticos que la ayude a elegir el tono correcto y le enseñe a aplicarla.

Úntese un antibiótico tópico. Cuando haya limpiado y dejado de sangrar la herida, úntese una pomada antibacteriana –por ejemplo, Bacitracin o Polysporin–, apunta la doctora Sarnoff. Evite el Neosporin, pues se sabe que produce reacciones alérgicas en un porcentaje considerablemente alto en las personas que lo emplean.

Proteja la herida. A diferencia de lo que ha oído siempre, dejar que las cortadas se sequen al aire no es el mejor camino, manifiesta la doctora Sarnoff. El aire destruye el resto del tejido. "Se dañará menos la piel si la conserva cubierta."

Por el contrario, consérvelas húmedas cubriéndolas con tela adhesiva u otro tipo de vendaje después de aplicarse la pomada antibiótica, señala la doctora Stone.

Deje el vendaje puesto hasta que la costra esté completamente formada. Cuando note que la venda está húmeda, cámbiela por una limpia y seca cada vez que sea necesario, previene la doctora Sarnoff. Si bien una herida húmeda contribuye a su curación, un vendaje así no, pues llega a propiciar la proliferación de bacterias.

Tome vitamina C. Como la vitamina C acelera la curación de las lesiones, tome un complemento de ésta mientras su herida cicatriza, aconseja la doctora Sarnoff. Si bien la cantidad diaria a ingerir es de 60 miligramos, la

CUÁNDO CONSULTAR AL MÉDICO

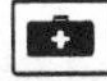

Si su cortada es muy profunda como para formar una cicatriz, consulte a una dermatóloga después de seis u ocho semanas de la lesión, dice la doctora D'Anne Kleinsmith, dermatóloga de planta en el Hospital William Beaumont, en Royal Oak, Michigan. En caso de que la herida la tenga en su rostro o en otra superficie en la que preferiría no tener una marca, un procedimiento médico llamado dermoabrasión impedirá que ésta sea tan profunda o notoria, según la doctora Kleinsmith.

doctora sugiere tomar 500 miligramos al día: una mitad por la mañana y la otra, por la noche.

No se toque la costra. Aunque es tentador inspeccionar una costra suelta, resístase a la tentación, advierte la doctora Sarnoff. Pellizcarla o arrancarla antes de tiempo ocasiona una cicatriz.

Clamidia

Que este ataque sea el último

"La clamidia es como el Bombardero Subrepticio" afirma la doctora Judith N. Wasserheit, directora de la División para la Prevención de Enfermedades de Transmisión Sexual del Centro Nacional para la Prevención de VIH/ETS y TB y de los Centros para el Control y la Prevención de Enfermedades, en Atlanta. "Ataca y, en la mayoría de las mujeres, no presenta síntomas. Muchas no saben que tienen la infección hasta que quieren embarazarse y no pueden, y entonces se les diagnostica que no son fértiles."

La clamidia es la enfermedad bacteriana de transmisión sexual más común en Estados Unidos, con cuatro millones de casos nuevos de contagio al año. Es causada por la *chlamydia trachomatis*, un género único de bacterias que ataca las células del endocérvix, el centro del cuello entre el útero y la vagina. No infecta las células de la vagina misma. Sin embargo, también puede hacerlo con las de la uretera (conductos que van de los riñones a la vejiga) o las del recto, dice la doctora Kimberly A. Workowski, ayudante de profesor de medicina en la División de Enfermedades Infecciosas de la Universidad de Emory, en Altanta.

Después de la infección de los conductos genitales inferiores, si no se ataca, la clamidia avanza hacia los conductos reproductivos superiores. Ahí provoca la infertilidad debido a que la infección produce cicatrices y bloquea las trompas de falopio, donde los óvulos y los espermas normalmente se reúnen. También se pueden dar los embarazos ectópicos o extrauterinos, principalmente en las trompas de falopio.

TÁCTICAS PERSONALES PARA ACELERAR LA CURACIÓN

"Por fortuna, las enfermedades de transmisión sexual como la clamidia se pueden erradicar", enfatiza la doctora Willa Brown, directora de Servicios Personales para la Salud en el Departamento para la Salud del Condado de Howard, en Columbia, Maryland. Los exámenes oportunos, el tratamiento inmediato y adecuado de la paciente y su compañero con antibióticos y las relaciones sexuales seguras, constituyen todo el asunto. Esto es lo que la doctora y otras expertas recomiendan para recuperarse de esa enfermedad.

Tómese toda su medicina. Su médico le recetará antibióticos, una dosis única de azitromicina (Zithromax), o una para siete días de doxiciclina (Vibramycin). Tome la doxiciclina justo después de comer, ya que antes puede irritarle el estómago, señala la doctora Brown, ingiéralo con el estómago lleno y un vaso grande de agua.

Se requieren varios días para que su organismo absorba cualquiera de estos dos fármacos que ponen en marcha su recuperación, mas no acaban con la infección de inmediato, explica la doctora Wasserheit. "La medicina sola no erradica, por regla general, la infección. Lo que sí hace es matar una gran cantidad de los bichos, o reduce su reproducción para que su respuesta inmunológica se encargue del resto del problema."

CUÁNDO CONSULTAR AL MÉDICO 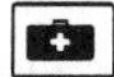

Más del 95 por ciento de las pacientes se curan con antibióticos, pero el diagnóstico oportuno de la clamidia es vital para su debido tratamiento. Usted, a lo mejor, manifieste algunos síntomas, con flujo vaginal anormal, orinar con frecuencia y ardor en la vagina, dolor en la zona pélvica, relaciones sexuales dolorosas, sangrado entre periodos menstruales o menstruaciones más abundantes. No obstante, aproximadamente 80 por ciento de las mujeres no tienen síntoma alguno.

Su médico podría detectar la clamidia durante su examen ginecológico anual, aunque los análisis al respecto no constituyen parte de la rutina normal.

"Usted debe sugerirle le haga análisis para detectarla", enfatiza la doctora Judith N. Wasserheit, directora de la División para la Prevención de las Enfermedades de Transmisión Sexual, en el Centro para la Prevención de VIH/ETS y TB de los Centros para el Control y la Prevención de Enfermedades, en Atlanta. No deje de solicitar un examen si ha tenido más de una pareja sexual en los tres últimos meses, o su compañero, también más de una.

Las doctoras expresan que hay mujeres que se sienten más tranquilas cuando acuden a la clínica de salud de su localidad o a un centro para la planificación familiar para realizarse estos análisis que cuando van con su médico acostumbrado.

Protéjase del sol. "La doxiciclina es un derivado de la tetraciclina que puede aumentar su sensibilidad al sol", advierte la doctora Barbara A. Majeroni, ayudante de profesor y directora de educación médica continua en el Departamento de Medicina Familiar de la Universidad Estatal de Nueva York, en Buffalo. Cuando vaya a salir aplique a su piel un protector solar de factor máximo (SPF por sus siglas en inglés), aconseja la doctora. También un SPF de 15 o más. Lleve sombrero y no se exponga directamente a los rayos del sol.

Absténgase de las relaciones sexuales hasta una semana después del tratamiento. "Por lo general, recomendamos a las personas que, para volver a tener relaciones, lo hagan cuando no tengan síntoma alguno y sus parejas sexuales hayan terminado su tratamiento", dice la doctora Wasserheit. Si su pareja lo inicia después que usted, espérese hasta que lo termine para estar segura de que ya no está infectado.

No use irrigadores. "No existe motivo alguno para usar irrigadores", advierte la doctora Workowski. La irrigación no da alivio alguno ni previene la clamidia, pero, añade la doctora, sí puede tener un efecto negativo al llevar el contagio hacia arriba, a las vías urogenitales, donde puede lesionar su sistema reproductivo.

Practique la monogamia. Cultivar una relación monógama de ambas partes y para toda la vida ofrece mucha protección contra la clamidia y otras ETS, expresa la doctora Majeroni, porque usted y su pareja no estarán propagando infecciones de terceros.

Claudicación intermitente

Alivio para la *angina de las piernas*

Con su ropa deportiva y sus zapatos tenis, usted sale de su casa para respirar el aire fresco del otoño. Se dirige hacia el parque más cercano para hacer su caminata diaria. Cuando llega al primer cruce de calles, imprime velocidad a su paso, columpia los brazos y pisa confiadamente.

Diez minutos después, un calambre en la pantorrilla la para en seco. Le da masaje a su pierna, espera unos minutos y vuelve a caminar, aunque en esta ocasión de manera más lenta.

Esta circunstancia le resulta muy familiar a todas las mujeres que padecen claudicación intermitente, es decir, cuando los depósitos de colesterol han estrechado tanto las arterias de las piernas, las que llevan la sangre del corazón a esas partes del cuerpo, que la sangre (con su energizante cargamento de oxígeno) tiene problemas para circular. Por ello siente dolor.

"Es como una angina de las piernas", considera la doctora Pamela Ouyang, profesora asociada de medicina en la Escuela de Medicina, de la Universidad Johns Hopkins y cardióloga en el Centro Médico Bayview de Johns Hopkins, ambos en Baltimore. El suministro de oxígeno a los músculos de la pantorrilla resulta difícil por un momento y produce la sensación de calambre. Los hombres y las mujeres mayores, que tienen alguna enfermedad cardiaca, son más susceptibles a padecerlo.

Lo que debe hacer es lo siguiente.

Descanse. "La claudicación intermitente se presenta al caminar y se alivia al descansar", enfatiza la doctora Deborah L. Keefe, profesora de medicina en el Centro Médico de Cornell y cardióloga en el Centro Oncológico Memorial Sloan-Kettering, ambos en la ciudad de Nueva York. En concreto, sus piernas se han esforzado tanto al caminar que quedaron sin oxígeno. Para ayudarlas, lo único que debe hacer es descansar un par de minutos, así el flujo sanguíneo se reanuda y oxigena sus músculos con lo que desaparecerá el dolor.

CUÁNDO CONSULTAR AL MÉDICO 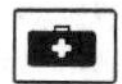

El dolor de pantorrillas que aparece al caminar debe ser evaluado por una especialista, pero en realidad no entraña una urgencia. Si le duelen cuando camina muy poco o cuando está descansando, entonces no pase por alto el punto de vista médico, señala la doctora Pamela Ouyang, profesora asociada de medicina en la Escuela de Medicina de la Universidad Johns Hopkins y cardióloga en el Centro Médico Bayview de Johns Hopkins, ambos en Baltimore.

Acuda con un especialista de la salud si sabe que tiene claudicación intermitente y:

- El dolor de la pierna la despierta por la noche.
- De repente siente los pies o las piernas fríos, adormecidos o doloridos.

Después, siga caminando. Aunque parezca contradictorio, el ejercicio genera una pequeña red de vasos sanguíneos colaterales que sustituyen a las arterias obstruidas de su pierna y ofrecen a los músculos un suministro alternativo de oxígeno, explica la doctora Ouyang. A pesar de que al caminar se pueden dar malestares ocasionales de claudicación intermitente, usted debe hacerlo para crear esa red natural.

El truco radica en caminar hasta que aparece el dolor y detenerse para que éste pase y, después, en reanudar el movimiento, explica la doctora Ouyang. Crear nuevos vasos sanguíneos lleva su tiempo, agrega la doctora, pero si camina todos los días, con la frecuencia que le sea posible, con el tiempo cosechará los frutos. Encontrará que puede caminar más lejos y hacer más actividades antes de presentarse el dolor.

Busque un ambiente sin humo. El humo de los cigarrillos disminuye la cantidad de oxígeno disponible para sus músculos y ocasiona la claudicación intermitente, asegura la doctora Keefe.

Colesterol alto

Cambios pequeños, beneficios grandes

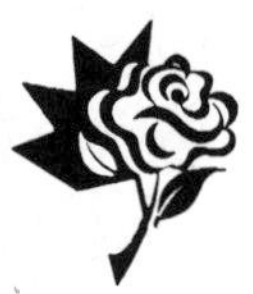

Usted no es muy comelona. Un pan con un poco de queso crema a la hora del desayuno, un sandwich de ensalada de huevo al medio día y una chuleta de cerdo con ensalada para la cena logran que se sienta satisfecha.

No obstante, su doctora está preocupada. Los análisis de sangre arrojan que su colesterol está un poco alto –sobre todo el correspondiente a las lipoproteínas de alta densidad (LDL por sus siglas en inglés), es decir, el considerado malo, pues obstruye las arterias con una sustancia cerúlea blanda que llega a endurecerse y convertirse en una especie de placa. Además, su doctora confirma que su dieta constante de alimentos preferidos, como son las carnes y los productos lácteos, está sentando las bases para desarrollar una enfermedad cardiovascular.

Dado el hecho de que sus arterias durante tres o cuatro decenios han acumulado colesterol, usted tal vez se pregunte: "¿Hay algo que pueda hacer en realidad?"

"Definitivamente sí", asegura la doctora Valery Miller, directora médica de la Clínica de Investigaciones sobre Lípidos en el Centro Médico de la Universidad George Washington, en Washington, D.C. "Cuando baje su colesterol (LDL) a menos de 100 miligramos por decilitro (mg/dl), la sustancia blanda se desprenderá de sus arterias."

Además de medir su colesterol (LDL), sus análisis de sangre también miden el colesterol de las lipoproteínas de alta densidad (HDL por sus siglas en inglés); es decir, la sustancia "buena" que propicia que el colesterol LDL salga del cuerpo.

Los dos registros son importantes, enfatiza la doctora Miller. Si logra disminuir su colesterol LDL a menos de 130 mg/dl y aumentar el HDL a unos 55 mg/dl, su riesgo de padecer una enfermedad cardiovascular aminorará significativamente.

Pero, ¿qué pasa con el colesterol total?

"La preocupación por el colesterol en general ha pasado de moda", manifiesta la doctora Linda L. Colle Gerrond, directora del Centro para la Salud de la Mujer en el Centro Médico de la Misión Shawnee, cerca de la ciudad de Kansas, Kansas. "Ahora se analiza, por separado, la cantidad de LDL, de HDL y de triglicéridos."

Las expertas manifiestan que se puede bajar el nivel alto de colesterol LDL de esta manera.

Declare su plato una zona libre de colesterol, con pocas grasas. El colesterol se encuentra, exclusivamente, en los productos animales. Evite los alimentos con muchas grasas saturadas y colesterol –por ejemplo, carnes rojas, hígado, mantequilla, quesos y huevos–, detalla la doctora Miller. Las grasas saturadas aumentan los niveles de éste en la sangre. Por otro lado, realmente no cabe duda de que su organismo usa el colesterol para producir hormonas y membranas celulares, pero también generará la cantidad que requiere sin la ayuda de ese tipo de dietas. Por consiguiente, cada vez que consuma un platillo con grasas saturadas y colesterol, sepa que está contribuyendo a elevar el colesterol LDL en el flujo sanguíneo.

Cambie la grasa por fibra. Poco a poco, deje los alimentos muy grasosos por los de mucha fibra, enfatiza la doctora Linda Van Horn, profesora de medicina preventiva en la Escuela de Medicina de la Universidad de Northwestern, en Chicago. Los alimentos que contienen mucha fibra soluble, por ejemplo, las ojuelas de salvado, el salvado en polvo, la cebada y las leguminosas, tienen la maravillosa capacidad de disminuir el colesterol LDL, sobre todo si forman parte de una dieta con pocas grasas. Es más, al comerlos desparecerá su antojo por los alimentos grasosos, es decir, con mucho colesterol –por ejemplo, los quesos y el tocino– y le darán la sensación de estar llena.

"Si sigue un régimen con pocas grasas y mucha fibra observará un cambio en el colesterol LDL en sólo tres semanas", asevera la doctora Van Horn. Su inclinación a las hamburguesas, las tortillas a los tres quesos y el pastel de queso, por lo general, desaparecerá también en este lapso, apunta la doctora.

Empiece por el desayuno. Lea las etiquetas de las cajas de cereales y elija la que tenga mucha fibra (cinco gramos por ración o más) y pocas grasas (tres gramos por ración o, de preferencia, menos), observa la doctora Van Horn.

Opte por los granos integrales. El pan de grano integral contiene más fibra que el blanco. Además, cuídese de otros como el de centeno y el negro, pues muchas veces están elaborados como el blanco: tienen un porcentaje mínimo de grano de centeno, previene la doctora Van Horn. Cuando compre pan o bizcochos, asegúrese de que la etiqueta registra la cantidad de grano integral –por ejemplo, trigo, avena, centeno o mijo integrales–, el ingrediente principal.

Jamás fría. Cocinar los alimentos a temperaturas elevadas con aceite, manteca, margarina o mantequilla aumenta los niveles del colesterol LDL, expone la doctora Van Horn. Mejor prepárelos al vapor, en microondas y asados.

Un chorrito o un chisguete bastan. Cuando tenga que emplear algo de grasa para evitar que los alimentos se peguen, use un *spray* de aceite vegetal –de preferencia de cártamo u oliva– para que deje apenas una pizca de grasa, propone la doctora Van Horn.

Consuma vegetales. Los cítricos, los vegetales de color amarillo-naranja y de hoja verde contienen mucha fibra y antioxidantes, como la vitamina C. Los antioxidantes son vitaminas, minerales y otros elementos naturales que, entre otros beneficios, previenen los daños a las paredes de las arterias. Asimismo, los alimentos de soya tienen flavonoides, saponinas y otras sustancias naturales llamadas fitoquímicas que, al igual, bajan el colesterol o desobstruyen las arterias (o ambos malestares a la vez), explica la doctora Van Horn. Por ese motivo, la doctora aconseja tomar ajo y cebolla en grandes cantidades.

Los científicos no han podido determinar la cantidad adecuada que deberíamos ingerir de esos alimentos para generar la sustancia orgánica que hace bajar el colesterol, manifiesta la doctora Van Horn. Siendo así, la mejor estrategia es asegurarse de que su dieta integre muchos de esos vegetales, cítricos y alimentos de soya.

Sude. El sólo hecho de cambiar su alimentación tiende a bajar el HDL y el LDL, expone la doctora Gerrond. Por fortuna, el ejercicio conserva el HDL: después de hablar con su médico acerca de su nutrición, no olvide hacer 30 minutos de rutina aeróbica, tres veces por semana, ya sea caminar, nadar, correr y saltar la cuerda. Elija la que más le agrade.

Cólicos estomacales

Medidas caseras para hallar consuelo

Le duele mucho. Está doblada de dolor, echa un nudo. Quiere aullar, o dormir, o hacer lo que sea para deshacerse de este terrible malestar.

Los cólicos estomacales suelen rebotar con frecuencia por todo su abdomen como si fueran una bola en una mesa de billar. Casi todas las mujeres los han padecido en alguna ocasión. Si tiene el síndrome de los intestinos irritables, o no tolera la lactosa, u ocasionalmente se le presenta el síndrome premenstrual (SMP), usted, entonces, reconoce un cólico cuando la ataca. El diagnóstico, o la causa de éste, podría ser o no evidente. Tal vez se deba a la tensión, un virus o a otro motivo.

TÉ Y CONSUELO

Los cólicos estomacales (o abdominales) desaparecen solos después de unas cuantas horas o días. Sin embargo, ¿por qué sufrir tanto tiempo? Las doctoras ofrecen estas medidas para hallar consuelo.

Pruebe ponerse una botella de agua caliente. En realidad, un cólico no es sino un músculo hecho nudo. "Cuando los músculos del estómago le producen cólicos, el recostarse sobre la cama, con una botella de agua caliente sobre éstos, quizá mitigue el dolor", opina la doctora Wanda Filer, especialista en medicina familiar de York, Pennsylvania. Una botella con agua caliente es mucho más segura que un cojín eléctrico, observa la doctora Filer, porque ésta se enfría, mientras que este último permanece caliente y puede quemarla si se queda dormida o lo deja encendido toda la noche.

Siga una dieta blanda. Es decir, coma plátanos, arroz, puré de manzana y pan tostado (PAMT), alimentos fáciles de digerir y que no le caerán de peso al estómago. "Los alimentos con mucha fibra –por ejemplo, las palomitas de maíz, las nueces o la col– son difíciles de procesar, por consiguiente, empeorarán los cólicos", apunta la doctora Filer.

Beba mucha agua. Si su malestar se debe al estreñimiento o la diarrea, la mejor manera de desaparecerlo es beber agua, agua y más agua, coinciden las doctoras. Ésta hace que los desechos transiten por sus intestinos, así combatirá su estreñimiento. En caso de que tenga diarrea, beber mucha agua impedirá que se deshidrate.

Prepare una sopa de pollo. "Claro que funciona", asegura la doctora Filer. Nadie sabe por qué, pero la sopa de pollo alivia los cólicos estomacales y abdominales y limpia el aparato digestivo.

Evite los lácteos. Cuando tenga diarrea o padezca intolerancia a la lactosa, encontrará que la leche y otros productos lácteos, como el queso y

CUÁNDO CONSULTAR AL MÉDICO

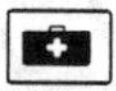

Cuando los cólicos estomacales ocasionan malestares colaterales como náuseas, vómitos, fiebre o sangre en las heces, consulte a su médica para descartar problemas más serios, como las úlceras, previene la doctora Wanda Filer, especialista en medicina familiar, de York, Pennsylvania.

la leche, son difíciles de digerir y, con frecuencia, producen cólicos. Por eso, mientras no cedan éstos, bórrelos de su dieta, enfatiza la doctora Filer.

Ingiera un poco de aceite de menta. Si tiene contracciones intestinales dolorosas o gases atorados, el aceite de menta le dará alivio, afirma Tori Hudson, médica naturópata y profesora en el Colegio Nacional de Medicina Naturópata, en Portland, Oregon. El aceite se puede adquirir en forma de cápsulas en las tiendas de productos naturistas. "Tome una cápsula dos o tres veces al día, entre comidas, hasta que desaparezca su malestar", indica la doctora Hudson.

Pruebe diferentes infusiones de hierbas. "Las infusiones de valeriana, hinojo, jengibre, manzanilla, romero, menta y limón también liberan los gases y detienen los espasmos estomacales ligeros", argumenta la doctora Hudson.

Cólicos menstruales

Acabe con ese malestar mensual

La noticia buena es que usted no está embarazada. La no tan buena es que su cuerpo se lo informa con síntomas como los cólicos menstruales, el dolor en la parte baja de la espalda y los gases. Ello porque el equipo de limpieza de su útero se ha puesto en gran actividad, el cual está encabezado por las prostaglandinas –sustancias químicas producidas por el recubrimiento del útero que inician las contracciones uterinas–, que al ponerse en acción –para expeler el tejido y los líquidos que retienen al óvulo fertilizado–, le producen cólicos. Algunas mujeres pierden tanta sangre en la menstruación que suelen quedar anémicas.

DEMASIADO DE ALGO BUENO

Las mujeres que padecen dolores, cólicos y tienen mucho sangrado quizá sueñen con deshacerse de la menstruación de alguna manera contundente.

Los abdominales me ayudaron

Doctora Mary Lang Carney

Para la doctora Mary Lang Carney, los recuerdos de su época de bachillerato son lo que ella llama de *reglas detestables.*

"Vomitaba y padecía unos cólicos terribles", recuerda esta experta en salud femenina. Ella, en la actualidad, es directora médica del Centro para la Salud de la Mujer en el Hospital St. Francis, de Evanston, Illinois, y comparte su secreto para dejar atrás las reglas dolorosas.

"Tomaba aspirina, me ponía un cojín eléctrico y me metía en la bañera (por supuesto que sin el cojín) para darme un baño caliente", recuerda la doctora. Otra cosa: hacía abdominales antes, durante y después de su regla. "En verdad, éstos hacían la gran diferencia en mi caso. Quizás únicamente era una cuestión psicológica, pero ejercitar los músculos de la pared abdominal me funcionó. Esos ejercicios no sólo me sirvieron para resolver el problema de la menstruación, sino también para desarrollar músculos fuertes, en general."

La doctora Carney expresa, con mucho gusto, que ya no tiene problemas durante la menstruación, "no los tengo desde que nacieron mis hijos." Otras expertas de la salud también aseguran que, después de tener a sus hijos, los cólicos menstruales desaparecieron o disminuyeron considerablemente.

Olvídelo: la regla es un proceso de su organismo enfocado a preparar el escenario para un posible embarazo, aun cuando éste no esté dentro de sus planes. Por un lado, la ausencia de ésta o los periodos irregulares podrían estar indicando un exceso de ejercicio, problemas de tiroides, cérvix o endometrio, infertilidad o el principio de la menopausia. (Si alguna de estas situaciones le preocupa, lea acerca de la infertilidad en la página 362 y de la menopausia en la 432, respectivamente.)

Por el otro, las doctoras ofrecen estos consejos para sortear esos momentos del mes.

Ingiera un analgésico. Si tiene cólicos o le duele la parte baja de la espalda, las doctoras recomiendan tomar ibuprofeno (el ingrediente principal de los analgésicos como Midol, Advil y Motrin) o aspirina.

"El ibuprofeno es magnífico, pues disminuye la cantidad de prostaglandinas que produce el cuerpo", indica la doctora Mary Lang Carney, directora médica del Centro de Salud para la Mujer en el Hospital St. Francis, en Evanston, Illinois. La aspirina produce el mismo efecto, asegura la doctora, pero el acetaminofeno (por ejemplo, el Tylenol) no.

Actúe pronto. Tome el medicamento cuando empiezan los cólicos, propone la doctora Yvonne S. Thornton, médica asociada visitante en el Hospital Universitario Rockefeller, en la ciudad de Nueva York, y directora del centro de pruebas diagnósticas perinatales en el Hospital Memorial Morristown, en Nueva Jersey. "No espere a tenerlos. Si lo hace, habrá más producción de prostaglandinas y estos serán más fuertes."

Los analgésicos antes mencionados ayudan a aliviar el dolor de la parte baja de la espalda, asegura la doctora Carney.

Caliéntese. El calor hace maravillas cuando se quieren quitar los dolorosos cólicos abdominales y los de la parte baja de la espalda, dice la doctora Carney. Recuéstese con una bolsa de agua caliente o un cojín eléctrico sobre el abdomen, sugiere la doctora, o tras la parte baja de la espalda, o dése un baño caliente y relajante.

CUÁNDO CONSULTAR AL MÉDICO

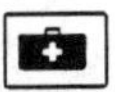

Según doctoras, los siguientes síntomas ameritan que vaya a consulta médica.

- Ciclos menstruales de menos de 21 días o más de 35.
- Sangrado abundante durante más de una semana.
- Toallas o tampones verdaderamente empapados, sobre todo cuando van acompañados por mareo y fatiga (indicio posible de anemia por deficiencia de hierro).
- Cólicos fuertes o dolor que no se quita con medicamentos de venta libre.

Cabe aclarar que arrojar coágulos pequeños (del tamaño de una moneda mediana o menos), simultáneamente con el sangrado mensual no es motivo de preocupación. Por el contrario, es señal de que el proceso de coagulación natural de su organismo funciona bien.

Baje la sal. "Muchas mujeres comen sal en la época de su menstruación, pero si usted tiene cuidado con la cantidad que ingiere, disminuirá la inflamación", señala la doctora Thornton. Cuando cocine, pruebe otros sazonadores y retire el salero de su mesa.

Intente tomar un poco más de vitamina B_6. Propóngase tomar entre 25 y 50 miligramos de vitamina B_6 al día durante su regla, ello contribuirá a reducir su inflamación, afirma la doctora Thornton. Al parecer, esta vitamina tiene un pequeño efecto diurético, indica la doctora. Es soluble en agua, por lo que la eliminamos al orinar, explica la doctora. Sin embargo, no rebase los 100 miligramos diarios.

Póngase en movimiento. Todas aquellas que llevan a cabo ejercicio con regularidad tienen menos problemas de cólicos, dice la doctora Charenjeet Ray, gineco-obstetra y profesora asociada en el Departamento de Ginecología y Obstetricia de la Escuela de Medicina Rush en la Universidad de Rush, y médica asistente en el Hospital Mason de Illinois, ambos en Chicago. Camine, nade, juegue tenis –haga lo que más le guste– cuando sienta que le va a dar un cólico.

Hacer ejercicio hasta empezar a sudar también contribuye a desinflamar, apunta la doctora Thornton.

Colitis

Esperanza y ayuda para los intestinos inflamados

Si usted padece colitis ulcerante, entenderá lo que digo. Los síntomas son diarrea, heces con sangre, retortijones y dolor en el abdomen. Todo esto ocasionado por la inflamación y las úlceras del intestino grueso.

En caso de que tenga este tipo de colitis, o el mal de Crohn (mal de la inflamación intestinal), su tratamiento fundamental será con base en medicamentos. No obstante, existen algunos remedios para tratar los malestares en casa.

QUÉ HACER DURANTE UN ATAQUE

Las molestias de la colitis ulcerante o mal de Crohn suelen presentarse y después desaparecer. Cuando le dan, es probable que sienta ganas de meterse en la cama. Sin embargo, si no puede hacerlo, estas son algunas sugerencias para sentir un mínimo de malestar.

Beba muchos líquidos. Si tiene diarrea (caso muy probable), podría deshidratarse. Durante la crisis y con el fin de reponer los líquidos perdidos, procure beber, cuando menos, diez vasos de agua o jugo al día, exhorta la doctora Sheila Crowe, gastroenteróloga y ayudante de profesor de medicina en el Departamento de Medicina Interna de la División de Gastroenterología de la Escuela de Medicina de la Universidad de Texas, en Galveston.

LO QUE HACEN LAS DOCTORAS

Si padece con regularidad diarrea, heces con sangre, retortijones y dolor en el abdomen, vaya al médico, para que la diagnostique e indique el tratamiento adecuado. Los síntomas de la colitis se parecen a otros males que producen inflamación intestinal —por ejemplo, una colitis infecciosa o el síndrome del intestino irritable—. Es importante que el diagnóstico inicial sea claro, señala la doctora Sheila Crow, gastroenteróloga y ayudante de profesor de medicina en el Departamento de Medicina Interna de la División de Gastroenterología del área de medicina de la Universidad de Texas, en Galveston.

Si ya le diagnosticaron que tiene el mal de Crohn, o colitis ulcerante y los primeros medicamentos y los cambios de alimentación no le funcionan durante un ataque, en el que tiene fiebre, deposiciones frecuentes o sangre en las heces, consulte a su doctora. Algunas veces, los malestares son ocasionados por infecciones; éstas requieren un tratamiento diferente.

Coma algo ligero. La diarrea y los retortijones dificultan la posibilidad de tolerar cualquier tipo de alimento mientras se padece el dolor, afirma la doctora Crowe. Para disminuirlo, ingiera alimentos muy ligeros –por ejemplo, puré de manzana, pollo hervido sin piel o zanahorias hervidas– y en cantidades muy pequeñas, sugiere la doctora Crowe.

Por el momento, bájele a la fibra. Mientras su colitis esté activa, limítese a comer alimentos blandos que contengan poca fibra y grasas –por ejemplo, pan tostado y gelatina–, de tal manera que éstos no irriten su colon, señala la doctora Barbara Frank, gastroenteróloga y profesora del área de medicina en la Escuela de Medicina MCP-Hahnemann de la Universidad Allegheny de Ciencias de la Salud, en Filadelfia.

Pare de comer palomitas. Las semillas, las nueces y las palomitas irritan los intestinos y, lo peor, impiden su funcionamiento durante un malestar, apunta la doctora Crowe.

Si afecta su estómago, evítelo. Es imposible determinar qué acentúa el dolor; en el caso de algunas personas, podrían ser los alimentos picantes, en el de otras, los muy ácidos, o una cucharada, aparentemente inofensiva, de cereal, o cualquier otro alimento común. "Si se siente muy mal después de comer cualquier alimento, no lo haga más durante su padecimiento", aconseja la doctora Crowe.

Comer compulsivamente

Contrólese

Acaba de pelearse con su marido porque usted gastó demasiado en ropa nueva. Se dirige al refrigerador para meter una cuchara en un litro de helado. Entonces, se da cuenta de que éste desapareció, al igual que el pastel que preparó para las visitas que recibirá el sábado por la noche.

También ha desaparecido todo lo que había en el refrigerador. Incluso, el frasco de mermelada de mango. De repente, descubre que se dirige al supermercado a comprar más. ¿Qué pasa?

Que está comiendo compulsivamente; sufre del llamado consumo incontrolable, motivado, cuando menos, por tres emociones: depresión, ira y angustia.

MÁS QUE UN SIMPLE MEGAANTOJO

"Comer compulsivamente es un problema psicológico que, por lo general, tiene raíces mucho más profundas que el de un simple antojo", explica la doctora Mary Ellen Sweeney, estudiosa de la obesidad en la Escuela de Medicina de la Universidad de Emory, endocrinóloga y directora del área de Metabolismo de Lípidos, del Centro Médico de Asuntos de Veteranos, las dos en Atlanta.

"Cuando se come en forma compulsiva se están tragando, literalmente, los sentimientos para desaparecerlos", expresa la doctora Mary Froning, psicóloga clínica con consultorio particular en Washington, D. C. Mientras comemos, no tenemos que enfrentar sentimientos como la ira, angustia o depresión, señalan las expertas.

"Cuando una lo hace de esa forma es que se ha perdido el control", afirma la doctora en psicología, Dori Winchell, con consultorio particular en Encinitas, California. "No se trata tanto de qué o cuánto se come, sino de la sensación obtenida. ¿Controla usted su forma de comer? Después del primer bocado, ¿es capaz de detenerse?"

Si contesta que no, entonces está haciéndolo vorazmente.

Es un círculo vicioso: usted se siente deprimida, angustiada y furiosa, así que lo mejor es comer, y mucho. Después, se siente deprimida, angustiada y furiosa por haberlo hecho así y se desespera porque piensa que jamás podrá detenerse. Por lo que vuelve a comer, expone la doctora Winchell.

Las dietas de hambre también llevan a comer de esa forma, afirma la doctora Jan McBarron, especialista en control de peso y directora de Bariátrica de Georgia, en Columbus, Georgia. Algunas mujeres, que viven de un poco de ensalada y agua durante el día, privadas física y psicológicamente de sustento, por la noche se vuelven locas en la cocina. Tratan de llenar la laguna de su nutrición comiendo todo lo que encuentran a la mano.

AYUDA PARA LAS COMELONAS QUE ESTÁN SOLAS EN CASA

Para interrumpir el círculo vicioso que representa el acto de comer desenfrenadamente y tomar las riendas de la alimentación, las especialistas sugieren estos métodos. (Para información acerca de cómo manejar los antojos que pueden y, de hecho, muchas veces, llevan a comer compulsivamente, véase la página 42).

Deténgase mientras pueda. No logró evitarlo. Se detuvo en la tienda y compró una caja con un kilo de chocolates. Ahora, usted y los chocolates están solos en casa.

"Échelos a la basura", recomienda la doctora Elizabeth Somer, autora de *Food and Mood (Comida y estado de ánimo)* y *Nutrition for Women (Nutrición para mujeres)*. Y, después de hacerlo, dé un paseo o llame a una amiga para platicar de otras cosas.

Deposite las golosinas en la basura. "¿Demasiado tarde? ¿Ya se comió media caja de golosinas? Tire el resto a la basura", propone Somer.

Lleve nota de sus tropiezos. No importa si se acaba de comer una caja entera de golosinas, todavía se encuentra a tiempo de hacer algo respecto a su deseo voraz de comer, indica Somer. Anote qué la impulsó a comer de esa manera para que ubique el detonante y haga otra cosa la próxima vez.

Huya de los antojos nocturnos. El morirse de hambre todo el día lleva a comer compulsivamente por la noche, asegura la doctora Susan Zelitch Yanovski, directora del Programa para la Obesidad y los Problemas con la Comida del Instituto Nacional de Diabetes y Enfermedades Digestivas y Re-

CUÁNDO CONSULTAR AL MÉDICO

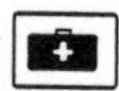

Si piensa que es comedora compulsiva y es incapaz de detenerse, consulte a una doctora o asesora especialista en problemas con la alimentación. Para encontrar a una profesional calificada, diríjase a la Sociedad Americana de Médicos Bariátricos, 5600 South Quebec Street, Suite 109A, Englewood, CO 80111; a la Asociación Nacional para la Anorexia Nerviosa y Problemas Derivados, Box 7, Highland Park, Illinois 60035, al Centro para el Estudio de la Anorexia y Bulimia en 1 West 91st Street, New York, NY 10024 o a la institución más cercana de su localidad.

nales, de los Institutos Nacionales de Bethesda, Maryland. "Desayune y coma en forma sensata y tendrá menos probabilidades de dejar limpio el refrigerador por la noche", opina la doctora Yanovski.

Coma algo de sabor fuerte. "Por mucho que quiera, no comerá chiles o salsa Tabasco desenfrenadamente", afirma la doctora Maria Simonson, directora de la Clínica de Salud, Peso y Tensión, de las instituciones médicas Johns Hopkins de Baltimore. Los alimentos fuertes le llenarán antes que los suaves o dulces, incluso le ayudarán a quemar calorías a mayor velocidad.

Hacer algo complicado y constructivo. "Desvíe la mente del alimento prohibido y concéntrese en actividades o pensamientos que requieran toda su atención, por ejemplo, el crucigrama del periódico del domingo", sugiere la doctora Winchell. "Cuando su mente esté ocupada en una tarea que le agrada y requiere toda su atención, es probable que tenga una menor fijación por la comida."

Espérese. Si siente el impulso por comer, marque un plazo de quince minutos en el reloj de la cocina y ocupe ese tiempo para investigar qué le está ocurriendo, propone la doctora Froning. "¿La ira, depresión o angustia provocan que quiera llenarse de tablillas de chocolate? En tal caso, averigüe el porqué se siente tan alterada."

Solicite ayuda. Las mujeres casi siempre comen compulsivamente cuando están solas. Cuando están con amigas no, ya que expresan sus sentimientos, en lugar de comérselos.

"Así pues, si se siente decaída y a punto de asaltar el refrigerador, primero llame a una amiga", sugiere la doctora Froning.

Perdónese. Usted no empezó con este problema de un día para otro, y tampoco lo dejará de un golpe, dice la doctora Froning. Cada paso que dé para solucionarlo la hará sentirse mejor respecto a sí misma, pero tal vez requiera unos cuantos años para cambiar su comportamiento del todo.

Perdónese de antemano por las metidas de pata que dio, sencillamente recuerde que el truco para triunfar radica en intentar y volver a intentar, manifiesta la doctora Froning.

Comerse las uñas

Una mala costumbre que debe quitarse

Las doctoras opinan que comerse las uñas es una reacción muy frecuente –aunque dañina– debido a la tensión. "Todas estamos tensionadas, todas tenemos cierta relación con la tensión", dice la doctora Loretta Davis, profesora asociada de dermatología en el Colegio Médico de la Escuela de Medicina de Georgia, en Augusta. "Algunas mujeres optan por correr para controlarla, otras, se comen las uñas."

Hay quienes quieren dejar de hacerlo definitivamente para que sus manos luzcan hermosas el día de su boda o en alguna otra ocasión especial, señala Lia Schorr, especialista en el cuidado de la piel y dueña del Salón Lia Schorr para el Cuidado de la Piel, en la ciudad de Nueva York. También hay otros motivos para hacerlo, pero sólo piense en éste: la gran cantidad de gérmenes que introduce en su boca.

TERAPIA DE AVERSIÓN

Tratar de dejar de comerse las uñas se parece mucho a tratar de dejar de fumar o comer demasiado: el éxito depende, por un lado, en lograr unos cuantos cambios de conducta y, por el otro, en analizar por qué usted persiste en ello.

Ahora bien, las mujeres que se comen las uñas deben empezar por los remedios más fáciles primero, señala la doctora Frances Willson, psicóloga clínica de Sherman Oaks, California, y presidenta del Comité para la Psicología de la Salud de la Asociación Psicológica del Condado de Los Ángeles.

Haga que le sepan mal. La doctora Willson sugiere usar esmalte de uñas, del tipo que hacen que sepan horribles. Para acabar con la costumbre, se requiere entre siete y diez días. Por tanto, déle algún tiempo más a su caso.

Cuando no esté en público, póngase guantes de algodón. De esta manera, no tendrá acceso a sus uñas, señala la doctora Willson.

También compre una caja de tiritas adhesivas. Póngase una tirita adhesiva alrededor de la punta de cada uno de los dedos, así evitará comerse las uñas, expresa la doctora Willson.

Cuélguese unas cuentas para la preocupación. Trisha Webster, modelo de manos de la conocida Agencia de Modelos Wilhelmina, de la ciudad de Nueva York, sugiere se cuelgue un collar de cuentas y juegue con ellas cada vez que le entren ganas de morder. "Lo importante es encontrar algo en qué ocupar las manos", comenta la modelo.

Prémiese. "Cuando se quiere acabar con esta costumbre, soy de la opinión que el premio funciona mejor que el castigo", asegura la doctora Willson. En el caso de muchas mujeres, la idea de una manicura es muy alentadora.

Cuanto más cortas, mejor. Unas uñas bien manicuradas no dan la oportunidad de morderlas. Si fuera necesario, límeselas entre una manicura y otra, para que no tenga que recortarlas con la boca, dice la doctora Willson.

Comezón en el recto

Versión adulta de la irritación infantil

En esta época en la cual las mujeres no tienen empacho alguno de hablar en televisión nacional de sus secretos más íntimos –por ejemplo de cómo sedujeron al prometido de su hija cuando estaban bajo la influencia de un chicle sin azúcar–, sólo unas cuantas que son muy valientes revelan el siguiente secreto: la comezón en el recto.

El término médico para la comezón crónica del recto es *pruritus ani,* que en latín quiere decir picor del ano. Este padecimiento, posiblemente, tiene muchas causas y, con mucha frecuencia, es crónico. La mayoría de las veces, está ligado a las hemorroides, que afectan aproximadamente a la mitad de la población de más de 50 años y que son tan frecuentes en las mujeres embarazadas. Otros factores probables incluyen reacciones alérgicas a jabones con esencias, beber café, té o bebidas alcohólicas o comer cítricos y chocolate: todas las sustancias irritantes de los intestinos.

CALME LA COMEZÓN PARA SIEMPRE

Esto es lo que le aconsejan las doctoras en caso de que tenga la molesta comezón crónica del recto.

Basta con un poco de petrolato puro. Al despertarse, siente que le pica el recto, y le pica mucho. Si quiere alivio rápido, aplique un poco de petrolato puro cuidadosamente en el punto de la comezón, la calmará mientras tiene el tiempo suficiente para seguir, paso a paso, remedios más duraderos como los que se presentan a continuación, enfatiza la doctora Robyn Karlstadt, gastroenteróloga del Hospital de Postgrado, en Filadelfia.

Límpiese bien. Si normalmente sólo se limpia una vez después de defecar e inmediatamente se sube los calzones, su zona rectal podría no estar bien limpia. El resultado es una irritación que pica. "Es necesario que lo haga varias veces, pero asegúrese de no dejar rastro de heces en el papel higiénico", detalla la doctora Karlstadt.

Humedezca el papel higiénico. En algunos casos, cuesta trabajo limpiar heces pegajosas. "Si ya lo hizo varias veces y la zona del ano sigue sin quedar limpia, el papel higiénico mojado le funcionará mejor", propone la doctora Karlstadt. Después, séquese con golpecitos con papel seco.

Asegúrese de que su trasero quede bien seco. Un trasero mojado irrita la piel alrededor del ano. ¿Cuál es la mejor manera de dejarlo seco? "Consintiéndose con un poco de talco para bebé", expresa la doctora Barbara Frank,

CUÁNDO CONSULTAR AL MÉDICO

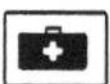

¿Lleva entre dos y cuatro semanas intentando remedios caseros y el recto todavía le molesta? Vaya a revisión médica.

La comezón del recto, muchas veces está ligada a la diabetes o la incontinencia. ¿Tiene hijos? Éstos, por lo regular, contagian las lombrices, es decir, provocan una infección alrededor del ano, que se irrita.

gastroenteróloga y profesora de medicina en la Escuela de Medicina MCP-Hahnemann de la Universidad Allegheny de las Ciencias de la Salud, en Filadelfia. Aplíquelo con una mota de algodón.

Enjabónese con jabón neutro. Los jabones desodorantes o perfumados suelen irritarle el recto. Para evitarlo, elija jabones sin aroma, dice la doctora Frank.

Congestión

Destape esa nariz

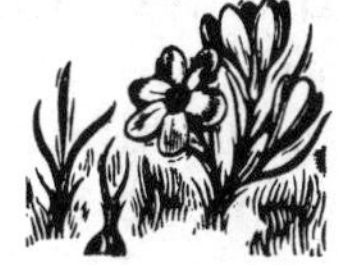

Una nariz congestionada, sea a causa de un catarro, una alergía o la contaminación, no tiene nada de agradable. No se puede respirar. Ni oler: pierde el gusto por la comida. Y, al hablar, suena como si el que lo estuviera haciendo fuera una criatura de tres años.

NO SUFRA MÁS

Si usted esté recluida en casa o tratando de sobrellevar su jornada laboral, con la nariz tapada y congestionada, las doctoras ofrecen estos consejos para aliviar esa obstrucción. Lleve a cabo sus recomendaciones y constatará que no tarda en volver a respirar con facilidad.

Sólo use un descongestionante. En realidad, el camino más rápido para destapar su nariz es mediante un descongestionante. Sin embargo, ¿cuál comprar? Usted podría pasar horas y horas recorriendo calles y viendo la enorme cantidad de productos existentes para la tos-catarro-gripe-y-alergias que se exhiben en los anaqueles de las farmacias, tratando de decidir entre diversas combinaciones de descongestionante/antihistamínico, descongestionante/expectorante, así como entre innumerables medicamentos.

La alternativa que sugiere una doctora es comprar un descongestionante (por ejemplo, *spray* nasal Afrin) y no un producto combinado.

"Si es indispensable que usted se descongestione rápido, entonces use las gotas nasales Afrin, siguiendo las instrucciones del empaque", recomienda la doctora Karin Pacheco, médica de planta en la División de Alergias e Inmunología, del Centro Nacional Judío para Medicina Respiratoria e Inmunológica, en Denver. "Mas no las aplique después de tres días, para evitar el efecto de rebote y tener una nariz permanentemente constipada." En otras palabras, su organismo se acostumbra a usarlas y, cuando las deje, la congestión será peor que antes.

Además, hay muchas alternativas sin tomar medicinas.

Prepárese un* spray *nasal en casa. "Si se enjuaga la nariz con agua podría resecarla, porque esta no es compatible con el líquido que el cuerpo produce normalmente", señala la doctora Barbara P. Yawn, profesora asociada de la especialidad de medicina familiar y salud comunitaria de la Universidad de Minnesota, en Minneapolis, y directora de investigaciones del Centro Médico Olmsted, en Rochester, Minnesota. "Al rociarla con una solución salina compatible, eliminará irritantes como el humo de la contaminación, el polvo o el polen, los que hacen que se inflame y sienta tapada", expone la doctora Yawn. Lo siguiente es lo que debe hacer.

CUÁNDO CONSULTAR AL MÉDICO

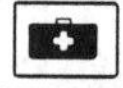

"En caso de que padezca congestión crónica o ésta le suceda con frecuencia", apunta la doctora Karin Pacheco, médica de planta en la División de Alergias e Inmunología del Centro Judío Nacional para Medicina Respiratoria e Inmunológica, en Denver, "no deje de ir al especialista, sobre todo cuando vaya acompañada de comezón o estornudos. Es probable que sea una alergia."

Otras señales que requieren de supervisión médica son:

- Flemas verdosas, amarillentas o de olor desagradable.
- Jaquecas graves o dolores fáciles.
- Fiebre.
- Tos persistente.

"Por cada taza de agua tibia, añada media cucharadita de sal y una pizca de bicarbonato", sugiere la doctora Pacheco. "Use una jeringa de tamaño infantil e inyecte la solución en su nariz varias veces, después suénese."

Adquiera una solución salina en la farmacia. "Otra opción, naturalmente, es un simple *spray* nasal salino –por ejemplo, marca Ocean–, de los que se venden en las farmacias", comenta la doctora Yawn. Siga las instrucciones del empaque.

Métase a la ducha. "Si es muy remilgosa para las gotas nasales", apunta la doctora Yawn, "dése un agradable duchazo con abundante vapor para aliviar la congestión."

Ponga sazón a su existencia. El remedio más rápido para su nariz mormada, sin remilgos ni pendencias, está al alcance de su mano, en las especias de su cocina. "Siempre y cuando su estómago lo tolere, el chile acabará al instante con su congestión", manifiesta la doctora Carol Fleischman, médica de planta de la Universidad Allegheny de Ciencias de la Salud de la Escuela de Medicina MCP-Hahnemann y del Centro de Salud de la Mujer, los dos en Filadelfia. "Yo le aconsejo que se dirija a un restaurante de comida india y pida un platillo de curry bien picante. También revuelva un poco de chile picado en cualquier guiso que vaya a comer."

Conjuntivitis aguda

Sus ojos están *acatarrados*

La Conjuntivitis es el término usado, generalmente, para hablar de una infección de los ojos. En ocasiones, también se emplea el de *ojos rojos,* porque el globo del ojo se pone color de rosa o rojo. Si usted tiene conjuntivitis, sentirá los párpados irritados y con comezón, y sus ojos segregarán una sustancia acuosa, justo como su nariz cuando está acatarrada.

La causa de este padecimiento puede ser un virus, o catarro de pecho, o dolor de garganta; así como también bacterias, o irritaciones por resequedad, la contaminación o las alergias, detalla la doctora Dickie McMullan, oftalmóloga con consultorio particular en Atlanta.

Lo más seguro es que si padece este problema en un ojo, se le contagie al otro, a pesar de que tenga mucho cuidado, advierte la doctora Jody Piltz, ayudante de profesor de oftalmología en la Escuela de Medicina de la Universidad de Pennsylvania, en Filadelfia.

GRAN ALIVIO

Una noticia buena es que, aunque no se aplique un tratamiento, la conjuntivitis viral casi siempre desaparece sola en cuestión de pocas semanas, declara la doctora McMullan. No obstante, hay una serie de pasos para combatirla y controlar el contagio: sus ojos volverán a la normalidad.

No ponga las manos en los ojos. "Si se frota los ojos, se pondrán el doble de rojos y los sentirá más irritados", indica la doctora Silvia Orengo-Nania, ayudante de profesor del área de oftalmología en la Escuela de Medicina Baylor, en Houston. Al tallar el enfermo, se contagiará el otro.

Póngase una compresa fría. Coloque un trapo frío o una toalla de papel mojada sobre sus ojos para disminuir la irritación, propone la doctora Orengo-Nania. Repita este paso durante diez minutos cada vez que lo lleve a cabo, la frecuencia depende de qué tanto lo considere necesario.

Use lentes, pero no pupilentes. "En caso de que tenga conjuntivitis y se ponga lentes de contacto, sentirá como una astilla en el ojo", previene la doctora Charlotte Saxby, oftalmóloga en la Cooperativa del Grupo Salud de Puget Sound, en Seattle. "El pupilente coloca al germen justo en el globo ocular." Usar anteojos, mientras tiene la infección, en lugar de los de contacto, curará sus ojos mucho antes.

Póngase lentes para sol cuando salga. La luz solar refuerza la conjuntivitis, asegura la doctora Orengo-Nania. Por ello, los lentes de sol, con protección ultravioleta, le ayudarán a evitar el reflejo y a no sentir vergüenza del color que exhiben sus ojos.

Póngase lágrimas artificiales. Las gotas que semejan lágrimas artificiales, adquiéralas sin receta, lubricarán su ojo, señala la doctora Saxby. Úselas con la frecuencia que las requiera.

CUÁNDO CONSULTAR AL MÉDICO 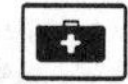

Una conjuntivitis que dura más de una semana indica un problema más grave, manifiesta la doctora Silvia Orengo-Nania, ayudante de profesor de oftalmología en la Escuela de Medicina Baylor en Houston. Consulte a su oftalmóloga si manifiesta:

- Purulencia en uno o los dos ojos.
- Pierde capacidad visual.
- Un dolor fuerte o agudo en uno o ambos ojos.

Pruebe unas gotas especiales. Otras gotas especiales para ojos –por ejemplo, marca Naphcon-A– combinan un descongestionante y un antihistamínico (para quitar la comezón), asevera la doctora Kathleen Lamping, profesora asociada de la especialidad de oftalmología en la Universidad Case Western Reserve, en Cleveland.

Sin embargo, no se las ponga más de dos semanas sin hacer un receso, advierte la doctora Orengo-Nania. Los ojos se acostumbran muy fácilmente a los vasoconstrictores –sustancias que contraen los vasos sanguíneos. Al abusar de estas gotas, sus ojos se verán rojos incluso después de que haya erradicado la conjuntivitis.

Tire sus pinturas de ojos a la basura. Si se pinta los ojos cuando tiene la infección, contaminará el cepillo del rímel o el delineador, y tal vez se contagie con éstos el otro ojo y a futuro, previene la doctora Orengo-Nania.

Quite la supuración dos veces al día. Póngase una toallita, o un trapo, húmeda y tibia sobre los párpados durante un par de minutos y después limpie suavemente con movimientos hacia el rabillo del ojo, indica la doctora Saxby. Para asegurarse de que el contagio no se propague a otros miembros de la familia, lo más recomendable es lavar la toallita luego de usarla cada vez.

Cortadas con papel

Qué hacer cuando una hoja corta como una navaja

Todas lo hemos experimentado; por abrir un sobre o un paquete de papel rápidamente, una desliza el dedo por abajo del doblez y, en ese instante, sentimos cómo el papel rebana nuestro dedo. Esta herida es muy engañosa, porque es pequeña pero profunda. Palpita y arde tanto que una siente como si todas las puntas de los nervios del cuerpo terminaran en la yema de ese dedo.

Este tipo de cortadas, como son superficiales, se curan rápidamente, señala la doctora Wilma Bergfeld, jefa de investigaciones clínicas en el Departamento de Dermatología, en la Fundación Clínica Cleveland. Mas son muy molestas durante varios días, sobre todo cuando se emplean las puntas de los dedos para mecanografiar, marcar el teléfono y otras tareas. "Cada vez que una mueve la punta del dedo, la lesión se vuelve a abrir", apunta la doctora Bergfeld.

Las mujeres, por lo regular, se cortan más con papel en invierno, cuando el aire seco y el calor absorben la humedad natural de la piel. "Sobre todo la de las manos que se reseca y acartona, lo que significa que sean más susceptibles a la orilla del papel", manifiesta la doctora Bergfeld.

AYUDA PARA LA CORTADA Y LA TAJADA

Por fortuna, el alivio para éstas está al alcance de su mano, coinciden las doctoras. Esto es lo que recomiendan para disminuir el dolor y lograr la curación.

Límpiela. "Deje correr el chorro de agua tibia sobre la punta del dedo, más o menos un minuto, hasta que quede completamente limpia: no se vaya a infectar", previene la doctora Karen E. Burke, dermatóloga y médica asistente en el Centro Médico Cabrini, en la ciudad de Nueva York y en el Centro Greensboro de Especialidades Quirúrgicas en Carolina del Norte.

CUÁNDO CONSULTAR AL MÉDICO 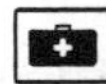

Las doctoras coinciden en que la mayoría de las cortadas de papel se curan bien con tratamientos caseros.

No obstante, debe sacar una cita médica si la lesión se pone roja, hinchada, purulenta y duele.

Alivie con pomada. Después de lavarla, úntese un ungüento antibacteriano –por ejemplo, Bacitracin–, recomienda la doctora Burke. La pomada matará los gérmenes y, al mismo tiempo, humectará la zona dañada.

Póngale una cinta en cruz. Para cerrar la abertura de la piel, junte suavemente las dos orillas y póngase un pedacito de cinta quirúrgica –adhiere mejor que las adhesivas–, según la doctora Burke. "Colóquelo en sentido perpendicular a la cortada, de tal manera que se forme una X. Después, apriételа sobre la herida, así la piel quedará junta y cerrará."

Péguela. Suena absurdo, pero también se puede pegar la cortada con Kolaloca. "Al principio, después de aplicarlo, arde un poco. No es perjudicial", manifiesta la doctora Sheryl Clark, ayudante de profesor de la especialidad de dermatología en el Centro Médico Cornell, y ayudante de médico asistente en el Hospital de Nueva York, ambos en la ciudad de Nueva York. "Un poquito será suficiente: este pegamento la sella para que no entre aire, y no duele mientras se alivia."

No obstante, una advertencia: "Es muy raro, pero sí hay quienes son alérgicos a la Kolaloca", advierte la doctora Bergfeld. "Por tanto, si la zona afectada se pone roja, hinchada o adolorida, deje de usarlo y consulte a su médico."

Recúbrala con óxido de zinc. Sí, así es, esa sustancia blanca que los salvavidas se untan a los lados de la nariz para protegerse del sol, al igual funciona en las cortadas hechas con papel. Adquiérala en las farmacias. "El óxido de zinc es una pasta gruesa que la sella para que no le entre aire y le moleste menos, además de que la ayuda a sanar mucho antes", asegura la doctora Clark.

Elija el turno nocturno para sus tratamientos. "Aplicar el tratamiento que necesita una cortada de este tipo en la noche es lo más adecuado, porque "no ocupa sus manos mientras duerme", opina la doctora Bergfeld. "Por la noche, embárrele una cantidad enorme de pomada antibacteriana –por ejemplo, Bacitracin–, y después cúbrala con una tirita."

Abra la correspondencia con inteligencia. Y, la próxima vez, enfatiza la doctora Bergfeld, use un abrecartas.

Cortadas y raspones

Cómo tratar la piel dañada

Las mujeres tienen la misma probabilidad de padecer cortadas y raspaduras que sus hijos. Es fácil rebanarse el pulgar mientras se parte un pan, o rebanarse la mano con un pedazo de vidrio al lavar los platos o resbalar en un piso con grava suelta y rasparse las rodillas o los codos.

Su piel tiene la capacidad para sanar sola ante esos percances, siempre y cuando tome medidas adecuadas para evitar las infecciones y así propiciar la curación, manifiestan las especialistas.

"Los investigadores han realizado videocintas microscópicas de las células en acción y han encontrado que las células de las capas superiores de la piel forman pequeñas ruedas de carro, unas sobre otras, mientras encuentran las áreas que deben rellenar para curar una herida", expone la doctora Sheryl Clark, ayudante de profesor del área de dermatología en el Centro Médico Cornell y ayudante de médico en el Hospital de Nueva York, ambos en esta ciudad.

ACELERE EL PROCESO DE REPARACIÓN

Si su lesión no amerita unos cuantos puntos ni atención médica de otro tipo, esto es lo que las doctoras indican que usted puede y debe hacer para contribuir a que sane.

Presione. Oprima la cortada o la raspadura suavemente con una toalla limpia y húmeda, aproximadamente 20 minutos o hasta que el sangrado se detenga, señala la doctora Clark.

Lave la herida. Es vital que limpie las lesiones con el fin de sacar la suciedad y para que no se produzca una infección, previene la doctora Karen E. Burke, dermatóloga y ayudante de médico en el Centro Médico Cabrini en la ciudad de Nueva York y en el Centro Greensboro de Especialidades Quirúrgicas de Carolina del Norte. "Enjuague abundantemente la raspadura o cortada bajo el chorro de agua hasta que quede completamente limpia."

"En el caso de que sean pequeñas, lo único que necesita es simple jabón y agua", enfatiza la doctora Wilma Bergfeld, jefa de investigaciones clínicas del Departamento de Dermatología de la Fundación Clínica de Cleveland. "Pruebe la marca Hib-clens, un jabón que se adquiere en farmacias. Es magnífico para limpiar y no irrita la piel sensible."

No use agua oxigenada, algunas doctoras opinan que es demasiado fuerte. "Además de matar las bacterias de la cortada o la raspadura, también arrasa con las células de la piel sanas que están tratando de curar la herida", advierte la doctora Clark.

Lave tres veces al día. Las cortadas o raspaduras grandes se deben limpiar tres veces al día, observa la doctora Bergfeld.

Remate con una pomada. Durante años las doctoras pensaban que ese tipo de lesiones se curaban mejor si estaban secas. No obstante, algunas investigaciones arrojan que es justo lo contrario: "si usted conserva las heridas húmedas, sanan mucho antes y con mejores resultados estéticos", indica la doctora Clark. "Necesitan un entorno húmedo para poder regenerarse y formar capas planas, sanas y bellas de piel."

Por ello, después de limpiar, aplique una pomada antimicrobiana –por ejemplo, Bacitracin o Polysporin– para mantener la herida húmeda y sin bacterias y así acelerar la curación, sugiere la doctora Bergfeld.

Séllela para curarla. Las expertas recomiendan un producto nuevo, de patente, que se llama apósito coloidal. "Se trata de un material con aspecto gelatinoso y poroso que se pega a la piel como si fuera papel adherente", expresa la doctora Bergfeld. Éste también contiene un medicamento antimicrobiano.

Ese producto forma una membrana "con ventilación" sobre las heridas, como si fuera una segunda piel. "Permite que el oxígeno entre y salga, pero no el paso del agua al exterior, es decir, mantiene la herida húmeda, pues

CUÁNDO CONSULTAR AL MÉDICO

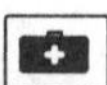

Cuando la cortada es profunda o grande (más de un centímetro de largo), definitivamente necesitará unos cuantos puntos, indica la doctora Karen E. Burke, dermatóloga y médica asistente en el Centro Médico Cabrini de la ciudad de Nueva York y en el Centro Greensboro de Especialidades Quirúrgicas en Carolina del Norte.

"Los puntos servirán para que la herida se cure antes y disminuya la posibilidad de una mala cicatrización e infección", explica la doctora Burke.

Pero, ¿cómo saber si se necesitan puntos?

Una cortada al dejar ver un color blanquecino o rosado, no es lo bastante profunda como para necesitarlos. Sin embargo, en las que son profundas se ve un color amarillo fuerte, han llegado hasta la capa de grasa que se encuentra debajo de la piel y, para que sanen debidamente, deben ser cosidas. Consulte a su doctora en caso de duda, opinan las especialistas de la salud. Para controlar la inflamación, presione y aplique hielo (envuelto en un trapo o una bolsa de hielo), después saque una cita médica en un plazo de 24 horas.

Otras ocasiones en las que requerirá atención médica son:

- Cuando la zona de la cortada está roja, sensible e inflamada y supura o produce pus.
- Hay fiebre y ganglios linfáticos inflamados.
- Tiene muchas cortadas y raspaduras.

Ante esto, posiblemente necesite un antibiótico, observa la doctora Wilma Bergfeld, jefa de investigaciones clínicas en el Departamento de Dermatología de la Fundación Clínica Cleveland.

También debe acudir a consulta cuando:

- La cortada tiene incrustada ceniza, grava o cualquier material extraño. "Probablemente se la anestesien (adormezcan) para extraerlos", explica la doctora Bergfeld.
- La cortada es en su rostro u otra superficie muy visible.
- Padece prolapso de la válvula mitral, tiene una válvula artificial en el corazón o una cadera postiza y se corta profundamente. Ante esto, tal vez necesite tomar un antibiótico oral, argumenta la doctora Burke.

los líquidos no pueden salir", explica la doctora Clark y, al mismo tiempo, recomienda las marcas Tegasorb (de 3M) y Spenco Second Skin.

"Estos apósitos reducen el tiempo normal de curación a la mitad", enfatiza la doctora Bergfeld. "Son especialmente buenos para las raspaduras o las cortadas en las piernas, pues éstas requieren mucho tiempo para sanarse."

Déjelo en paz. Deje el apósito entre dos y cinco días. "Éste se irá desprendiendo en forma natural, solo, o se le caerá mientras se ducha. Después, póngase otro si es necesario", aclara la doctora Bergfeld.

Póngase cinta adhesiva. Si no tiene apósitos coloidales a la mano, los vendajes tradicionales le servirán. Para unir las orillas de una cortada pequeña y ayudar a que se cure, cierre bien la cortada y péguelas con una tirita de cinta adhesiva quirúrgica. "También puede colocar una de las pequeñas y estrechas que vienen en las cajas de la marca Band-Aid", apunta la doctora Bergfeld.

Cúbrala. Proteja la herida con un apósito de gasa y un poco de cinta si fuera necesario, o sólo con una tirita adhesiva si la cortada o raspadura es pequeña, dice la doctora Clark.

No apriete la tirita para que la herida se ventile y no quede constreñida, indica la doctora Burke.

Cubra y descubra. Cambie la gasa o cinta dos o tres veces al día, cada vez que se lave la herida, observa la doctora Clark.

Déle un poco de soporte. Si tiene una cortada o una raspadura grande en una extremidad inferior, véndela con una venda elástica, una media elástica hasta la rodilla o una media de soporte y disminuya así la inflamación, enfatiza la doctora Bergfeld. "No necesita estar muy apretada, sino sólo sujeta", agrega la doctora.

Crisis a la mitad de la vida

Supere el trauma de la transición

En las películas de Hollywood, las mujeres llegan a la mitad de su vida y se sueltan el pelo. Se someten a la liposucción de todo el cuerpo, cambian toda su ropa por otra nueva, se tiñen el pelo de amarillo, se hacen cargo de sociedades anónimas y tienen romances con los traviesos vecinos de junto, papel que desempeña un miembro de la familia Bridges.

En la vida real, la transición de la mitad de su vida suele ser un poco más sensata, pero no deja de ser angustiante y significativa.

"Este momento –que empieza más o menos a los 40 años– es significativo porque representa muchos cambios físicos y sociales en la vida de una mujer", expone la doctora Carol Goldberg, psicóloga clínica especializada en el manejo de la tensión, en la ciudad de Nueva York.

Las metas que una se fijó a los veinte años ya no encajan en la lista, dice la doctora Renana Brooks, psicóloga clínica y familiar y directora del Instituto Sommet en Washington, D.C. Si usted llega a la mitad de su existencia y ha alcanzado las metas trazadas en su vida, tal vez se pregunte: "¿Esto es todo?" En el caso contrario, posiblemente se cuestione si alguna vez las logrará.

Si no tuvo hijos, tal vez añore la experiencia de la maternidad, dice la doctora Goldberg, y si los tuvo seguramente habrán crecido y se habrán ido de casa a estas alturas de la vida. Probablemente suspendió su carrera mientras los criaba y ahora quiera volver a trabajar. Además, su relación con su pareja puede haber cambiado considerablemente. Y, actualmente, sea la responsable, por primera vez, de sus progenitores enfermos, lo que la hace reflexionar acerca de lo que le espera en el futuro en cuestión de salud.

MIRE HACIA ADELANTE Y RESPONSABILÍCESE

En pocas palabras, cuando las mujeres llegan a la mitad de su existencia se encuentran, frente a frente, con la pregunta: "¿Qué haré con el resto de mi vida?"

Esta transición llega a ser incluso más abrumadora si va acompañada de un suceso doloroso –por ejemplo, la muerte de un ser querido, la pérdida de un empleo o una enfermedad peligrosa– aclara la doctora Goldberg. Para algunas mujeres el cambio es verdaderamente traumático, pues origina una crisis en todos los aspectos.

No obstante, son relativamente pocas las personas que a la mitad de su existencia experimentan una auténtica crisis, según resultados de un estudio realizado en la Universidad de Columbia Británica, en Vancouver. La doctora Goldberg estima que las mujeres que verdaderamente pasan por ese momento crítico no rebasan un 10 por ciento. Sin embargo, si está pasando por ese trance las estadísticas salen sobrando. Los cambios producen mucha tensión, tanta, que en el caso de muchas mujeres un guardarropa nuevo y un romance no les satisfacen en absoluto. Analice estos consejos de las expertas.

Recuerde: usted es fuerte. Recuerde otras transiciones difíciles que ha superado antes, dice la doctora Goldberg. "Para cuando llegan a su mediana edad, la mayoría de las personas ha adquirido conciencia de su Yo y de qué puede hacer bien. Tiene madurez, es decir, capacidad para tomar decisiones y manejar cambios. Se sienten más confiadas y seguras de sí mismas. Los ajustes resultan sumamente positivos."

Consiga apoyo. El trance es doloroso, pero recuerde que el dolor muchas veces va de la mano del crecimiento, asegura la doctora Brooks. "Piense que ese momento crítico es una oportunidad para crecer."

No olvide que la vida se integra de una serie de etapas. Cada fase de la existencia, dice la doctora Brooks, representa una oportunidad para concentrarse en cada uno de los aspectos (potencialmente gratificantes) que constituyen la vida de una misma.

Si pasó los primeros años de su edad adulta en casa, con los niños, recuerde con satisfacción ese rol. Pero ahora tiene que decidir a qué se dedicará (¿música?, ¿literatura?) Hágalo.

Conciba un plan y anótelo. Siéntese en un lugar tranquilo y anote lo que más desea hacer en la siguiente fase de su vida, sugiere la doctora Brooks.

CUÁNDO CONSULTAR AL MÉDICO

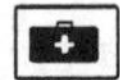

En la medida en que sea capaz de sortear los cambios inminentes a la mitad de su vida dependerá, en parte, de cómo maneje otros cambios físicos o emocionales que están ocurriendo al mismo tiempo, dice la doctora Carol Goldberg, psicóloga especializada en el manejo de la tensión, en la ciudad de Nueva York. Ella recomienda la intervención de una profesional si:

- Se siente abrumada por la angustia, la tensión o el sentimiento de pérdida.
- Tiene problemas para tomar decisiones, sobre todo aquellas que afectarán la siguiente fase de su vida.
- Sus amigas están preocupadas porque ya no es como era antes, tiene problemas en el trabajo, nunca quiere salir a pasear o no hace una vida normal, en general.

Tal vez cambiar el enfoque de su carrera hacia la vida familiar, o convertirse en madre, madre adoptiva o madrastra, o aprender otro idioma y viajar, o realizar obras de caridad, o entrar a la política.

No haga cambios revolucionarios, sino evolutivos. No eche a la borda una larga relación antes de tiempo. Cuestiónese si en verdad está insatisfecha con su matrimonio o si sólo cree estarlo debido a que otros aspectos de su existencia no la satisfacen. Cuando el problema en sí es la relación, busque asesoría para encontrar una solución satisfactoria, aconseja la doctora Goldberg.

Siga los mismos pasos con respecto a su empleo. Cuando éste ya no la satisfaga, pida nuevos proyectos para desarrollarlos, sugiere la doctora. En caso de que no funcione esto, un cambio de trabajo podría ser lo más apropiado: tal vez simplemente tener más intereses gratificantes en el exterior le ayudará. De cualquier manera, evite los cambios apresurados y riesgosos, porque podría lamentarse después; desde su lugar, prográmelos poco a poco.

"Antes de dar las gracias en su trabajo actual, hable con personas que laboren en el campo al cual quiere entrar, conozca las actividades que desempeñan durante algunos días, de ser posible trabaje con ellas como voluntaria en su tiempo libre", propone la doctora.

Pida información. Llame a la universidad de su localidad y pida información respecto a las materias por impartirse en el área que le interesa, enfatiza la doctora Goldberg. No piense que para qué a estas alturas. "Hay personas que han destacado aun con una edad avanzada; piense en la abuela Moses."

Cutis grasoso

Control inmediato

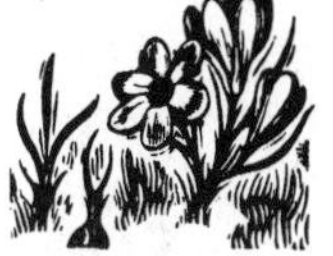

El cutis grasoso no es algo tan terrible. Evidentemente, este exceso de grasa hace que le brille la nariz o se forme uno como charquito en medio de su frente. Sin embargo, también le da a su piel una apariencia suave y tersa.

La clave para dar solución a este leve problema es lograr el equilibrio, es decir, regular la grasa, de alguna manera, para tener un cutis presentable pero con un mínimo de esfuerzo.

UN PLAN PARA DISMINUIR LA GRASA

"El cutis grasoso también suele ser cuestión de herencia. Se debe a que las glándulas sebáceas producen demasiado sebo (grasa)", dice la doctora Karen S. Harkaway, instructora de la especialidad de dermatología en la Escuela de Medicina de la Universidad de Pennsylvania y dermatóloga del Hospital con el mismo nombre, ambos en Filadelfia.

Si le parece que sus glándulas sebáceas trabajan horas extra, pruebe los siguientes consejos.

¡Limpie la cubierta, marino! Las compañías del ramo del cuidado de la piel han patentado curiosos paquetes envueltos en aluminio: contienen toallitas saturadas en alcohol, especialmente para el cutis grasoso. Se parecen a

las de tamaño un poco más grande, que se emplean para la limpieza de los niños pequeños. Las toallitas faciales, más pequeñas, caben sin problema en su bolsa de mano o portafolios. Así, cuando advierta que su nariz está muy brillante abra un paquete en el baño o cualquier otro lugar y límpiese el área grasosa. El alcohol traspasa la grasa y seca su piel. "Huelen bien y son refrescantes, además son cómodas", afirma la doctora Harkaway. Busque de preferencia las de marca Tyrosum en las farmacias grandes o pida a su farmacéutico que se las consiga.

Lávese con mesura. Si tiene el cutis grasoso, tal vez sienta la tentación de lavarlo cada vez que pueda para quitarse lo brilloso. No obstante, al hacerlo demasiado –más de tres veces al día– estimulará a su piel y ésta producirá *más* grasa. "Cada uno de los poros de la piel es como una pequeña fábrica de grasa", expone la doctora Mary Lupo, profesora asociada del área de dermatología en la Escuela de Medicina de la Universidad de Tulane, en Nueva Orleans. "Y sabe cuánta produce, como si tuviera una pequeña sonda medidora. Por ello, cuando quita la grasa constantemente, la piel dice: '¡Caramba, no hay suficiente grasa! Más vale que produzca mayor cantidad'."

Además, al tallar con fuerza se activan las glándulas sebáceas, por eso hágalo con moderación. Asimismo, evite los jabones con muchos aceites (cuyo propósito es humectar y limpiar) –por ejemplo, marca Dove o Tone–. "Los antibacterianos (por ejemplo, marca Dial y el Lever 2000) son muy recomendables", asegura la doctora Susan C. Taylor, ayudante de profesor del área de medicina en el Departamento de Dermatología de la Escuela de Medicina de la Universidad de Filadelfia, en esta misma ciudad. Ello porque el cutis grasoso tiende a obstruir los poros y a propiciar la multiplicación de bacterias.

Confíe en el hamamelis. Entre las dermatólogas, el hamamelis goza de gran popularidad. No se deje llevar por el nombre. "El hamamelis es suave y no lleva muchos ingredientes", señala la doctora Mary Ruth Buchness, jefa de dermatología en el Hospital St. Vincent's y el Centro Médico de la ciudad de Nueva York. Siempre es más aconsejable que los productos para el cuidado de la piel sean lo más simple que se pueda, es decir, más naturales. Tenga cuidado con los elaborados con base en esencias (extractos de hierbas usados en la aromaterapia y los masajes), pues algunas personas son alérgicas a éstas.

Polvéese la nariz. El talco, sea que haya sido formulado para el cuerpo o para el rostro, no tiene grasa. Es más, la absorbe de su cutis. "Las mujeres con cutis grasoso necesitan un poco de polvo después de bañarse y cuando se aplican su maquillaje", expone la doctora Lupo.

Póngase polvo facial después de su base, indica la doctora Buchness. No es aconsejable usar el llamado compacto, porque contiene un poco de grasa, y a las pieles susceptibles les empeora el acné.

Dependencia a la nicotina

Deje de fumar de una vez por todas

Si se trata de estrategias para dejar de fumar, la de meter miedo no funciona. Las mujeres saben bien que fumar provoca cáncer en los pulmones; que aumenta el riesgo de sufrir una apoplejía o un infarto hasta 10 veces más cuando al mismo tiempo se ingieren píldoras anticonceptivas.

Las fumadoras y las que no lo son también tienen conocimiento, ahora, que el fumar contribuye a la osteoporosis y al cáncer de boca, laringe, esófago, cérvix y páncreas. Es más, que produce una menopausia temprana, problemas de infertilidad y abortos.

Si usted fuma, es probable que haya tratado de dejar –varias veces–, este hábito, pero sencillamente no ha podido. En una encuesta realizada por los Centros para el Control y la Prevención de Enfermedades, en Atlanta, el 73 por ciento de las 22 millones de mujeres estadounidenses fumadoras dijeron que durante un año intentarían dejar de serlo. Sin embargo, el 80 por ciento de éstas manifestaron que ni siquiera habían podido reducir la cantidad de cigarrillos. Más de la tercera parte señaló haber tenido diferentes síntomas por la abstinencia: irritabilidad, angustia, hambre, fatiga, boca reseca, dolor de cabeza, insomnio, estreñimiento y, naturalmente, ansia por un cigarrillo.

TRATE Y VUELVA A TRATAR

La verdad es que los cigarrillos causan una adicción tan difícil de dejar como la cocaína o incluso la heroína.

"Hay investigaciones en las que se asienta que las personas tienen mucha dificultad para deshabituarse de los productos que contienen nicotina", mani-

LO QUE HACEN LAS DOCTORAS

Prémiese a lo largo del camino

Doctora Anne Geller

No cabe la menor duda de que dejar de fumar es muy difícil. Tan sólo pregúntele a la doctora Anne Geller, neuróloga y jefa del Centro Smithers para el Tratamiento y la Rehabilitación del Alcoholismo en el Centro Hospitalario St. Luke's-Roosevelt, en la ciudad de Nueva York, y ex presidenta de la Sociedad Americana de Medicina para las Adicciones. En 1980, ella experimentó la abstinencia de la nicotina, después de 17 años de fumar (y aprendió algunas estrategias durante ese proceso).

La doctora Geller, en el lapso de tiempo en que dejaba el cigarrillo, mitigaba la irritabilidad y la angustia con un baño caliente todas las noches. "También descubrí que el ejercicio era un magnífico antídoto para controlar esas alteraciones."

"Cuando dejé de fumar, me incliné por los postres más que nunca", agrega. "Mientras lo hice, el cigarrillo fumado después de comer siempre había sido mi postre." Para no caer en la tentación, dejó de preparar postres.

A la vez, manifiesta que, una vez por semana, tomaba el dinero ahorrado de no comprar cigarrillos y se lo gastaba en un disco u otro gusto pequeño. "Al tratar de dejar de fumar, procure realizar algunas actividades agradables —compras pequeñas, ir al cine— dentro del periodo de transición, de tal manera que no sienta privación alguna."

fiesta la doctora Anne Geller, neuróloga y jefa del Centro Smithers para el Tratamiento y la Rehabilitación del Alcoholismo, en el Centro Hospitalario St. Luke's-Roosevelt, en la ciudad de Nueva York, y ex presidenta de la Sociedad Americana de Medicina para las Adicciones. Asimismo, uno de los factores que influyen para no lograrlo es el temor a subir de peso –un caso frecuente entre las ex fumadoras: esto evita que muchas mujeres dejen el cigarrillo.

Para reducir al mínimo los síntomas de abstinencia y no subir de peso, ponga en práctica los siguientes pasos.

Primero cambie de marca. Pocas semanas antes de que proyecte quitarse el cigarrillo, cambie a una marca que contenga menos nicotina que la que fuma ahora, sugiere la doctora Nancy Rigotti, ayudante de profesor de medicina en la Escuela de Medicina de Harvard y directora de Servicios para Dejar de Fumar, en el Hospital General de Masachusetts, en Boston. También trate de no fumar más cigarrillos de lo acostumbrado y de no inhalar profundamente, pues ello anula su propósito.

Fume medio cigarrillo. Si usted es de las que puede dejar de fumar de tajo, considérese afortunada. No obstante, lo más indicado es ir quitando el hábito gradualmente para aminorar los síntomas de abstinencia, explica la doctora Rigotti. Ésta también sugiere fumarse la mitad de cada cigarrillo; o hacerlo sólo durante ciertos momentos del día; o establecer un límite cada vez más bajo en la cantidad diaria que fuma. Cuando haya bajado a cinco o seis cigarrillos, deje de hacerlo totalmente.

Chupe un poco de hielo. Si acaba de dejar de fumar y siente la boca reseca y pastosa, o le duele la garganta, las encías o la lengua, tome agua o jugo de fruta helados, sugiere el Instituto Nacional de Cancerología, de Estados Unidos.

Coma sensatamente entre horas. Asegúrese de tener muchos tentempiés de pocas calorías a la mano –fruta, vegetales crudos cortados, paquetes pequeños de pan sin levadura, leche descremada o chicle sin azúcar. Si elije la ruta de las pocas calorías, comerá más sin subir de peso. Sin embargo, no estire la mano automáticamente en busca de comida cada vez que piensa que tiene hambre. Primero pruebe beber un refresco sin calorías, o, mejor aún, agua. Beba con un popote si ello le agrada. Quizá nuevamente piense que tiene hambre, pero lo que sucede en realidad es que necesita beber algo o, sencillamente, tener algo en la boca o la mano, expone la doctora Geller.

Haga más ejercicio, fume menos. Las especialistas opinan que el ejercicio desaparece la irritabilidad y angustia, y evita subir de peso cuando deja de fumar.

"Aumentar la cantidad de ejercicio aeróbico realizado por una es la mejor de las alternativas para controlar el peso", expone la doctora Rigotti. Si camina 20 minutos tres veces por semana, aumente a 30, o siga con los 20, pero ahora cuatro veces por semana.

Cúrese la jaqueca. La aspirina y otros analgésicos quitan una jaqueca provocada por la abstinencia de nicotina, dice la doctora Geller. Un baño o duchazo caliente también ayudará.

Prepare una bañera con agua caliente. Relajarse dentro de la tina llena de agua caliente, igualmente contribuye para calmar la angustia e irritabilidad, apunta la doctora Geller. En caso de que no tenga bañera, imagínese en un lugar tranquilo y agradable. Asimismo, relájese respirando de la siguiente forma: inhale profunda y lentamente, cuente hasta diez y exhale. Repita cinco veces.

Aguante. La mayoría de las recaídas ocurren en la primera semana que dejó de fumar cuando los síntomas de la abstinencia son más fuertes, enfatiza la doctora Rigotti. Para facilitar las cosas, evite situaciones que se asocien con los cigarrillos –por ejemplo, el alcohol y otros fumadores.

"La mayoría de las personas intenta dejar de fumar cuatro o cinco veces antes de tener éxito", advierte la doctora Geller. "Pero tan sólo recuerde: un cigarrillo no es igual que una cajetilla y una recaída no significa que jamás logrará dejarlo."

Depilación del vello púbico

Deshágase del vello de esa parte del cuerpo

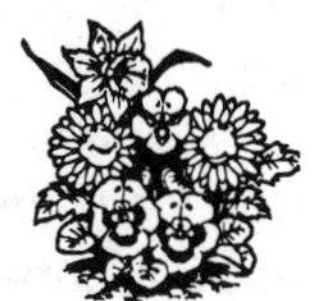

Aunque usted tenga la figura y seguridad en sí misma como para usar un traje de baño con la pernera muy alta, sigue enfrentándose a un problema: el vello púbico que se asoma por abajo del delantero breve de su bikini.

Un depilatorio (producto químico para quitar el vello) no es la única solución. La piel que cubre la superficie inferior del abdomen, junto a la parte superior del muslo, es sumamente sensible. "Algunos depilatorios producen irritación", previene la doctora Allison Vidimos, dermatóloga de planta en la Fundación Clínica de Cleveland. Se puede decir lo mismo de la cera (que se usa con frecuencia para quitar los vellos de las piernas) y de la electrólisis (en cuyo caso pequeñas agujas destruyen frecuentemente las raíces del vello del labio superior).

UNA RUTA MÁS TRANQUILA

En resumidas cuentas, las doctoras aseguran que afeitarse es la mejor forma de deshacerse del vello no deseado de la línea del bikini. Usted tal vez haya tratado de hacerlo y termine con una erupción tremenda de granitos y un salpullido rojizo: signos de la infección clásica de esa área del cuerpo.

"La piel de la zona del bikini alberga muchísimas bacterias que la rasuradora suele levantar y arrastrar a los folículos pilosos (las bolsitas o membranas de donde sale la raíz del vello)", explica la doctora Vidimos. Los folículos infectados se convierten en granitos, cuadro médico que las doctoras llaman foliculitis.

SE ACABARON LOS GRANITOS

Esta es la forma de remover el vello púbico de manera segura:

Tállese. Antes de afeitarse, talle la zona de la línea del bikini con un jabón antibacteriano –por ejemplo, los de marca Zest, Coast, Dial, Lever 2000 o Safeguard–, especifica la doctora Vidimos. Esto disminuirá la cantidad de microorganismos en su piel.

Tállese otra vez. Cuando termine de afeitarse, cambie la espuma o el gel que haya usado para ello, después ocupe una toallita para volver a tallar toda la zona del bikini con un jabón antibacteriano, explica la doctora Vidimos. Al hacerlo, eliminará las bacterias restantes que quedaron. Séquese la zona con golpecitos y una toalla limpia y seca.

Lávese dos veces al día. Si a pesar de usar la técnica correcta se le presenta una erupción de granitos, la doctora Vidimos aconseja utilizar un jabón antibacteriano para lavar la zona a fondo, dos veces al día.

Aplíquese un astringente. Después de lavarse, aplíquese un astringente de patente –por ejemplo, marca Phisoderm– en el área afectada, sugiere la doctora Vidimos.

Póngase un poco de cortisona. Adquiera un producto de hidrocortisona –por ejemplo, marca Cortaid– y úntesela en la zona afectada. Siga las instrucciones del empaque, señala la doctora Vidimos. Esto aliviará la irritación y servirá para curarla.

Depresión

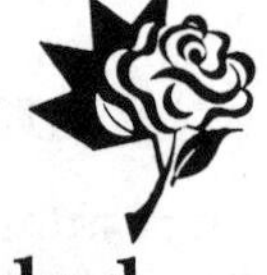

Trate una enfermedad, no una debilidad

Si usted está deprimida al grado que no puede dormir, concentrarse ni quiere levantarse de la cama, no es la única. Más del doble de mujeres que de hombres padecen depresiones graves que llegan a durar varios meses, incluso años, de no recibir tratamiento. En ocasiones, la depresión desaparece, pero después los síntomas vuelven a presentarse, expone la doctora Ellen McGrath, psicóloga clínica, de Laguna Beach, California, y de la ciudad de Nueva York, presidenta del Equipo Nacional Especial para Mujeres y Depresión de la Asociación Americana de Psicología y autora de *When Feeling Bad is Good (Cuando es bueno sentirse mal)*.

Asimismo, las mujeres tienen más probabilidades de padecer una depresión leve que los hombres; de sentirse abrumadas, impotentes, desanimadas, ineficaces o tristes y, quizá, furiosas o culpables. Estos sentimientos duran más tiempo que la melancolía, pero normalmente desaparecen después de varias horas o días, enfatiza la doctora McGrath.

¿POR QUÉ TAN TRISTE?

Las investigaciones arrojan que nuestros genes y bioquímica, nuestras circunstancias e historia personal contribuyen –en forma independiente o combinada– a la depresión. Es una enfermedad, no un defecto de carácter, y las especialistas manifiestan que se presenta en familias enteras. Las personas con depresión grave, al parecer, tienen una química cerebral que las predispone al padecimiento. Los cambios hormonales que anteceden a la menstruación y siguen al embarazo, aparentemente, también influyen. Las pérdidas, las decepciones, las relaciones difíciles, la tensión y los traumas del pasado influyen también. Lo mismo ocurre con las enfermedades o ciertas medicinas que requieren receta médica, inclusive los anticonceptivos orales.

"No conocemos el motivo por el cual la depresión es más común en las mujeres, aunque sí existen una serie de teorías", enfatiza la doctora Leah J. Dickstein, profesora y presidenta asociada de asuntos académicos del Departamento de Psiquiatría y Ciencias de la Conducta, decana asociada para la defensa del personal docente y los estudiantes de la Escuela de Medicina de la Universidad de Louisville, y ex presidenta de la Asociación Americana de Mujeres Médicas. "Además de las causas hormonales y bioquímicas, la depresión podría ser originada porque las mujeres están sujetas a una tensión extra, en una sociedad donde no merecen las mismas oportunidades ni respeto que los hombres. Esta desigualdad en las relaciones sociales, que se enseña a niños y niñas, también podría provocar que las mujeres resulten más vulnerables."

Además influye otro tipo de relación: las mujeres que llevan un mal matrimonio tienen un 25 por ciento más de probabilidades de padecer una depresión que las felizmente casadas, expone la doctora Carol Landau, profesora de la especialidad de psiquiatría y conducta humana en la Escuela de Medicina de la Universidad de Brown, en Providence, Rhode Island. No es extraño, sin embargo, que las situaciones no terminen ahí: la insatisfacción de roles –como madre o como empleada– es otro factor determinante. Un estudio comparativo de las madres dedicadas al hogar y las que trabajan arrojó que las más deprimidas eran las insatisfechas con su rol, fuera cual fuere.

QUÉ HACER PARA UNA DEPRESIÓN LEVE

Algunos estudios señalan que la depresión cobra su cuota al sistema inmunológico, haciéndonos más susceptibles a las enfermedades, al mismo tiempo que aumenta la probabilidad de padecer una del corazón. Si es grave la depresión, puede llevar a pensamientos suicidas, por tanto, amerita un tratamiento profesional. En el caso de ser leve, responderá al hecho de que usted se consienta un poco, informa la doctora McGrath. Lo que recomiendan la doctora y otras expertas para contrarrestarla, es esto.

Haga un poco de ejercicio. Hay investigaciones donde se demuestra que el ejercicio alivia la depresión, porque reduce la tensión y aumenta los niveles de las sustancias del cerebro que nos hacen sentir bien, señala la doctora June Pimm, psicóloga clínica y profesora asociada de pediatría y psicología en la Escuela de Medicina de la Universidad de Miami.

Por tanto, levántese y camine, a pesar de que sea lo último en el mundo que se le antoja, dice la doctora McGrath. "Recuérdese: 'Puedo hacerlo. Vale la pena. Sólo tengo que dar unos cuantos pasos'", propone la doctora. Póngase la meta de realizar ejercicio 20 minutos al día tres veces por semana.

Plasme sus sentimientos sobre una hoja de papel. "Si siente que ha perdido el entusiasmo, tal vez no baste con sentarse y preguntarse: '¿Por qué me siento diferente? ¿Estoy deprimida?'" (Aunque es un principio, sugiere la doctora Pimm.)

Quizá le ayude escribir o ilustrar sus sentimientos en un diario, indica la doctora McGrath. Fíjese en la hora, el lugar y las situaciones donde se siente desanimada. Con el tiempo, podrá descubrir patrones, es decir, las circunstancias o hechos específicos que hacen que se deprima. "Escribir impide que

CUÁNDO CONSULTAR AL MÉDICO 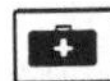

Al manifestar cinco o más de los siguientes síntomas, pasadas dos semanas, las expertas recomiendan acudir a una especialista de la salud.

- Sentimiento persistente de tristeza, angustia o vacío.
- Falta de interés o agrado por cualquier actividad.
- Sentimientos de falta de interés y pesimismo, culpa, poco valor o impotencia.
- Insomnio o exceso de sueño.
- Falta de apetito o comer demasiado.
- Fatiga.
- Inquietud.
- Irritabilidad.
- Dificultad para concentrarse o recordar.
- Jaquecas persistentes, problemas digestivos o dolor crónico que no aminora con tratamiento.

Aunque no padezca ninguna de las alteraciones anteriores, si tiene pensamientos relativos a la muerte o el suicidio, busque ayuda, subraya la doctora Leah J. Dickstein, profesora y presidenta asociada de asuntos académicos en el Departamento de Psiquiatría y Ciencias de la Conducta, decana asociada para la defensa del personal docente y los estudiantes en la Escuela de Medicina de la Universidad de Louisville, y ex presidenta de la Asociación Médica Americana de Mujeres.

Usted debe pedir ayuda si:

- La depresión afecta su trabajo o sus diferentes tipos de relaciones.
- Pasa por periodos de depresión, alternados con etapas de euforia o manías extremas.

La experta primero identificará, o descartará, las enfermedades físicas —por ejemplo, un problema de tiroides—, que llegan a producir síntomas parecidos a los de la depresión, afirma la doctora Dickstein. Cuando desde el punto de vista médico le diagnostican depresión, le recetarán antidepresivos para corregir los desequilibrios químicos del cerebro que desencadenan el problema, así como una terapia de grupo, cognoscitiva o conductual.

se obsesione o rumie tanto, así los asuntos adquieren mayor claridad", enfatiza la doctora McGrath.

Confíe en sus amigas. Cuando se siente deprimida, la cama puede parecer el lugar más seguro. No lo es. El aislamiento agudiza la depresión, previene la doctora Landau. En caso de sentirse decaída, interésese en buscar y charlar con amistades que le brinden apoyo, aunque sólo sea por teléfono.

Aun cuando es importante salir a la calle y estar con otros, evite aceptar demasiados compromisos, pues la tensión alimenta a la depresión, advierte la doctora Pimm. "La idea popular de integrarse a un grupo social es una buena alternativa para contrarrestar la depresión, pero no siempre lo es en el caso de las mujeres", explica la doctora. "Muchas de éstas piensan que una amplia agrupación social representa gran responsabilidad, pues los niños son motivo de angustia, los padres pueden exigir que se les preste atención y así sucesivamente."

Aléjese de personas plañideras y quejumbrosas. Evite relaciones que sólo le representan problemas, pero nada de provecho. Definitivamente, no permita que un sentimiento de culpa u obligación la ate a una relación que no disfruta, opina la doctora Landau. Ésta la hará sentirse peor, en lugar de mejor.

Dermatitis por el anillo matrimonial

Cuide el anillo y también su piel

Si su anillo de desposada le produce comezón y molestia en la piel, no significa que sea alérgica a su matrimonio. Cuando una usa un anillo las veinticuatro horas del día, toda la semana, la piel de abajo del mismo está húmeda y no se orea, así queda más expuesta a irritaciones y alergias (dermatitis por contacto).

CUÁNDO CONSULTAR AL MÉDICO

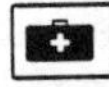

Si experimenta un caso crónico de dermatitis por su anillo de matrimonio y éste parece durar tanto como su relación (o más), acuda de preferencia a una dermatóloga, aconseja la doctora Kristin Leiferman, profesora de dermatología en la Escuela de Medicina Mayo, en Rochester, Minnesota. Ella le recetará algún medicamento para quitarla. Pero lo más importante, le hará un análisis de piel para determinar qué ocasiona el problema, y al mismo tiempo, una prueba a su anillo para averiguar si es verdaderamente alérgica a éste.

"La mayoría de las personas usan argollas lo bastante apretadas para no perderlas, esto presiona la piel y propicia el problema", explica la doctora Kristin Leiferman, profesora de dermatología en la Escuela de Medicina Mayo, en Rochester, Minnesota, que las dermatólogas llaman dermatitis del anillo de matrimonio, pues la piel cubierta por el anillo, temporalmente, se enrojece, irrita y padece picazón.

Con seguridad ha desarrollado la irritación de la piel a causa del jabón o suciedad que quedan debajo de su anillo y penetran en su piel, sobre todo si es ancho, manifiesta la doctora Leiferman.

Este problema es muy común en las mujeres que meten mucho las manos al agua, señala la doctora Amy Newburger, ayudante de profesor de dermatología en el Colegio de Médicos y Cirujanos de la Universidad de Columbia, en la ciudad de Nueva York, y dermatóloga de Scarsdale, Nueva York. "Los jabones líquidos son particularmente irritantes si no se quitan de la piel", explica Leiferman.

En casos raros, las doctoras opinan que también podría deberse a que es alérgica al anillo mismo, a pesar de que sea uno de oro costoso.

ALTERNATIVAS PARA EL SALVAMENTO

Antes de que lo guarde en un alhajero, las especialistas recomiendan que intente estas tácticas.

Remoje la piel. Quítese el o los anillos y déjelos en un lugar seguro para que no se le vayan a ir por el caño. Después, enjuague a conciencia la piel que cubren éstos: preste especial atención a las superficies entre los dedos, donde la suciedad y el jabón quedan adheridos, expone la doctora Leiferman. "Por lo general, una buena enjuagada con suficiente agua es todo lo que necesita."

Enjuague su anillo. Coloque el tapón del desagüe y enjuague la argolla, cerciórese de limpiar bien el interior que está en contacto con su piel. Lave bien todos los residuos de jabón o suciedad, apunta la doctora Leiferman.

"Si lo remoja en un líquido para limpiar alhajas, tenga mucho cuidado de enjuagarlos bien después con agua", enfatiza la doctora Leiferman. Esos limpiadores normalmente contienen amoniaco, sustancia química que reseca e irrita la piel, advierte la doctora.

Que descanse su anillo. Quíteselo por la noche para que su piel se oree y cure, sugiere la doctora Leiferman.

"Si padece un caso grave de dermatitis por el contacto con éste, deje de usarlo durante una o dos semanas hasta que desaparezca la molestia", propone la doctora Mary Ruth Buchness, jefa de dermatología en el Centro Médico y Hospital St. Vicent's, en la ciudad de Nueva York.

Cúrese con hidrocortisona. Póngase un poco de crema de hidrocortisona en el área afectada, unas cuantas noches, para disminuir la inflamación y el enrojecimiento, recomienda la doctora Buchness.

Humecte sus manos. Mantenga la piel de sus manos –particularmente la que queda debajo del anillo– suave: aplique un humectante, sin fragancia, varias veces al día, sobre todo después de lavárselas. Ese producto no sólo la protegerá contra la suciedad, sino que mejorará su piel. "Si ésta está en buenas condiciones, no se maltratará con facilidad y, en caso de que se irrite, sanará pronto", explica la doctora Leiferman.

Pruebe medicinas contra la comezón. Para calmar la picazón y comezón de la piel, aplique medicamentos elaborados con base en alcanfor y mentol (o los dos), sugiere la doctora Buchness. "Estos ingredientes son anestésicos tópicos que los alivian."

Póngase guantes de goma. Para prevenir problemas futuros, póngase guantes al lavar los platos, manejar detergentes o hacer el quehacer doméstico, así protegerá sus manos contra la humedad e irritación, sugiere la doctora Patricia Farris Walters, ayudante de profesor de dermatología en la Escuela de Medicina de la Universidad de Tulane, en Nueva Orleans, y vocera de la Academia Americana de Dermatología.

Desajuste por cambios de horario

Cruce los husos horarios sin alteraciones

Las alteraciones de horario que se sufren al viajar, aun las que padecen las personas que lo hacen con frecuencia, pueden arruinar los primeros días del viaje, interferir en la concentración requerida en las juntas de trabajo o provocar que se sienta demasiado mal como para realizar recorridos turísticos.

¿Qué ocurre? Lo que pasa es que al cruzar los husos horarios (horas que determinan y dividen a la tierra en horarios) a demasiada velocidad, su reloj biológico no alcanza a adecuarse al lugar que llega. Es decir, podrá encontrarse en Europa (o Los Ángeles, o dondequiera), pero su reloj orgánico sigue estando en casa. Esto significa que se halla completamente desincronizada respecto al curso normal del día y la noche de esa región, y se siente fatal.

"La alteración de los horarios afecta a cada persona de manera diferente, aunque los síntomas más comunes son fatiga, problemas de sueño e insomnio, ligera depresión o irritación, malestares gastrointestinales y jaquecas", detalla la doctora Maria Simonson, directora de la Clínica de Salud, Peso y Tensión de las instituciones médicas Johns Hopkins, en Baltimore, y asesora médica de la Asociación Internacional del Personal de Cabina y Cabina de Piloto.

Por regla general, es más sencillo adaptarse en un viaje del este al oeste, que en uno del oeste al este. Ello se debe a que se adelanta el reloj del cuerpo en lugar de atrasarlo. "Es mucho más fácil divertirse y desvelarse, que dormirse y levantarse más temprano", explica la doctora Suzan E. Jaffe, especialista en problemas de sueño y asesora del Centro de Problemas del Sueño, en el Centro Médico de la Oficina de Veteranos, de la Universidad de Miami, en Coral Gables. Desde un punto de vista objetivo, hay una noticia mala: Si deja que su cuerpo actúe solo, podría tardar alrededor de un día

LO QUE HACEN LAS DOCTORAS

La luz de la mañana es la clave

Doctora Suzan E. Jaffe

La doctora Suzan E. Jaffe, especialista en problemas de sueño, no quería que el cambio de horario estropeara momentos preciosos de su luna de miel en París. La asesora del Centro de Problemas del Sueño, en el Centro Médico de la Administración de Veteranos, de la Universidad de Miami, en Coral Gables, practicó lo que dice a muchas de sus pacientes.

"Esa mañana que llegamos mi marido y yo, en lugar de meternos en la cama y dormir por la diferencia de horario, nos sentamos bajo la luz del sol en la entrada del hotel: tomamos café y *croissants* y leímos el periódico", expresa la doctora Jaffe. "Al principio, mi marido pensó que estaba loca, pero me siguió el juego."

Sin duda, la brillante luz de la mañana ayudó a sus relojes biológicos a adaptarse a la hora de París. Los recién casados pasearon y turistearon toda la tarde por la ciudad en lugar de dormir. Además, pasaron la semana sin los síntomas típicos del desajuste de horarios por el viaje, es decir, sin fatiga ni cambios de humor.

por cada uno de los husos horarios que cruce para adaptarse al nuevo horario. Y, para entonces, tal vez ya haya regresado a casa. La buena es que existen algunos trucos que dan solución a este problema originado por viajar: aprovéchelos para poner su reloj biológico en hora, mucho más pronto.

CAMBIE CON LOS TIEMPOS

Fotocopie estos consejos y métalos en su maleta para que le ayuden después de aterrizar.

Póngase en movimiento con los oriundos del lugar. Dice un viejo refrán: "A la tierra que fueres, haz lo que vieres", y realmente tiene algo de cierto.

"Adopte el horario local lo antes posible –el primer día–, así ayudará a su reloj biológico para que se adapte al nuevo horario", exhorta la doctora Jaffe.

Coma a la misma hora que los pobladores, levántese y váyase a la cama cuando ellos lo hagan. Oblíguese a estar despierta, cuando menos, hasta las 10:00 p.m., hora local. Esto le ayudará a levantarse, de acuerdo al nuevo horario, a la mañana siguiente, indica la doctora Simonson.

Descanse y tómese un café. Si ha viajado de oeste a este, una sola dosis de cafeína (por ejemplo, una taza de café) a la hora del desayuno la ayudará a estar alerta, pues, en concreto, se ha despertado seis horas antes de lo que lo hace normalmente. Esto originó un estudio, a pequeña escala, encabezado por la doctora Margaret L. Moline, directora del Centro de Desórdenes de Sueño-Vigilia en el Centro Médico Cornell-Hospital de Nueva York, en White Plains, Nueva York.

"La cafeína, cuando se ingiere moderada y correctamente, contribuye a pasar al nuevo huso horario en un día", explica la doctora Jaffe. Pero no exagere. "Únicamente beba café después de comer, de lo contrario, acabará excesivamente estimulada, temblorosa y totalmente despierta a media noche."

Deje que el sol entre. La exposición a la luz en su nuevo destino ayuda a convencer al reloj biológico que verdaderamente usted está siguiendo un nuevo horario, argumenta la doctora Moline.

Las investigaciones han determinado que las horas son importantes: por eso, si viaja de oeste a este, reciba mucho sol temprano por la mañana y, posteriormente, restrínjalo como a eso de las 4:00 p.m., sugiere la doctora Jaffe. Si vuela de este a oeste, haga lo contrario. Limite la luz de la mañana y expóngase al sol lo más que pueda bien entrada la tarde. Esto no significa que se la pase tomando baños de sol; sencillamente, vaya de compras o relájese en una terraza o en la calle bebiendo café.

Coma algo para el bienestar de su estómago. En el aspecto gastrointestinal, también estará sensible mientras se acostumbra al nuevo horario de comidas. "Su estómago tal vez no aguante comidas pesadas o exquisiteces exóticas locales durante uno o dos días. Ante esta circunstancia, coma ligero y limítese a los alimentos que consume", previene la doctora Jaffe.

Haga ejercicio. Si aterriza de día, realice un poco de ejercicio en el exterior, poco después de su llegada –por ejemplo, camine o corra alrededor de la manzana–, sugiere la doctora Simonson. "La actividad física le ayudará a que sus ritmos circadianos –ciclos de 24 horas– se adapten biológicamente al horario del día del nuevo lugar."

Échese una siesta. En caso de que tenga que sentirse dinámica y fresca para una actividad más adelante en el día, tome una siestecita. "No necesita una pastilla para dormir, sino sólo una habitación tranquila", señala la doctora Moline.

Las siestas diurnas deben abarcar un máximo de hora y media, y no las tome después de las 5:00 p.m., para poder dormir por la noche, aconseja la doctora Simonson.

Deje tranquilo el alcohol. Tal vez piense que un trago la relajará, pero en realidad le causará más daño que provecho. "El alcohol deprime el sistema nervioso central e interfiere con los patrones del sueño. Quizá la ayude a conciliar el sueño, mas se despertará sintiéndose muy mal, porque el efecto perdura", expone la doctora Jaffe. "No beba durante el vuelo ni el primer día después de su llegada."

Deseo sexual inhibido

Tenga relaciones sexuales frecuentes y más divertidas

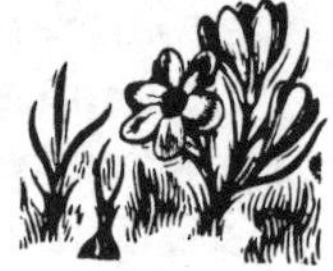

Robin era feliz. Había conocido a un tipo estupendo. Se habían enamorado y, por supuesto, casado.

Después, en la noche de bodas...

"Cuando empezaron a hacer el amor, ella la pasó fatal", comenta la doctora Kathleen Gill, psicóloga clínica y terapeuta sexual en Wellesley, Massachusetts, y conferencista en la Escuela de Medicina de Harvard.

Robin (que no es su verdadero nombre) confiesa que sencillamente no le gustó.

Su falta de deseo sexual y los problemas que esto le ocasionó en su matrimonio, con el tiempo, la hicieron acudir a la doctora Gill en busca de ayuda profesional. Con la terapia, la esencia del problema salió a la luz. Como su padre la había golpeado cuando era niña, ella creció teniéndole miedo a los hombres y, en la intimidad, se sentía vulnerable. En consecuencia, su deseo sexual era de cero.

Robin padecía un caso típico de lo que los psiquiatras llaman deseo sexual inhibido (o desorden del deseo sexual hipoactivo). Cabe señalar que no es nada raro que, en las mujeres, exista cierto grado de inhibición del deseo sexual, expone la doctora Gill.

Si el problema tiene su origen en una situación profundamente arraigada, es de primordial importancia consultar a una psicóloga o terapeuta sexual, aconseja la doctora Barbara Bartlik, psiquiatra y terapeuta sexual del Programa para la Sexualidad Humana en el Centro Médico Cornell del Hospital de Nueva York, en esa misma ciudad.

En casos que no son muy extremos, las mujeres llevan vidas sexuales activas, pero realmente han perdido su interés por las mismas, aduce la doctora Gill. Cuando el deseo se ha desinflado, lo más probable es que ello tenga su origen en una cuestión más temporal, por ejemplo, la tensión, la fatiga, un conflicto con la pareja o la insatisfacción por la técnica empleada de su compañero.

Los cambios hormonales generados por las píldoras anticonceptivas, el síndrome premenstrual, el embarazo, la lactancia, la menopausia, la histerectomía o el tratamiento de sustitución hormonal también suelen convertir el deseo en algo sin importancia, manifiesta la doctora Bartlik. De la misma manera influyen los periodos de depresión o angustia.

Por fortuna, existen infinidad de formas para cultivar el deseo.

PÓNGALE AIRE A SU VIDA AMOROSA

Esto es lo que las doctoras señalan que debe hacer cuando su impulso sexual ha llegado a un punto tan bajo que no tiene precedente.

Pregúntese qué es lo que ha cambiado. Si el interés ha decaído, pregúntese: "¿Qué es lo que ha cambiado de cuando sí tenía interés?" Tal vez esté furiosa contra su compañero porque cada vez trabaja más y, al parecer, ya no la toma en cuenta. En tal circunstancia, dígale lo que siente, aconseja la doctora Gill.

Compare lo que les agrada y desagrada. Tal vez sus necesidades sexuales no son idénticas a las de su compañero.

"Supongamos que él quiere tener relaciones con más frecuencia que usted", señala la doctora Gill. "Si es así, podrían convenir en dedicar cierto tiempo a otras conductas íntimas –sexo oral, besos, caricias en la espalda o abrazos–. Lo importante es que lleguen a un compromiso satisfactorio para ambos. Quizá, al sentirse presionada para hacer el amor, se inhibe incluso más."

Póngase en contacto –con su propio cuerpo y el de él–. "Un motivo por el cual algunas mujeres casi no tienen deseo es que jamás llegan a excitarse", afirma la doctora Barbara Keesling, terapeuta sexual de Orange, California, y autora de *Sexual Pleasure (Placer sexual)* y *How to Make Love All Night (Cómo hacer el amor toda la noche).*

Como la excitación abre la puerta del deseo, las terapeutas recomiendan una forma de masaje sensual que la estimule.

Usted y su pareja deben hacer citas para practicarlo. Reserve entre media hora y una hora en la que no deberán tener prisas ni distracciones. Para empezar, ambos se deben acariciar sus propios cuerpos, por todas partes, perciba y disfrute lo que siente al tocarse. Si se le presentan otros pensamientos (por ejemplo, "Mañana tengo que recoger la ropa de la tintorería") vuelva a concentrarse en lo que está experimentando. Haga todo lo que le agrade. La idea es aprender aquello que produce más placer.

Cuando ya estén familiarizados con sus propios cuerpos, por turno acarícíense uno al otro. Cuando lo haga con su compañero, preste atención en lo que siente en la punta de los dedos al recorrer su piel. No trate de complacerlo a él, pues ello puede angustiarla e interferir en su proceso de excitación. Pídale que le diga si hace algo que lo moleste. Cuando le toque su turno, concéntrese en la sensación de ser acariciada. Si él hace algo que no le gusta, dígaselo. Hágale saber cómo quiere que la trate.

"Use el 'Yo' cuando hable", aconseja la doctora Gill. "Por ejemplo, 'Esto es lo que me gusta'." De esta manera, evitará decir algo que su pareja podría malinterpretar, tomándolo como una crítica contra su técnica.

Si después de tocarse llegan a hacer el amor, disfrútelo. "Sin embargo, recuerde que hacer el amor no es su meta inmediata", argumenta la doctora Gill. "Su meta es conocerse el uno al otro y descubrir lo que les agrada."

Dése un tiempo para la intimidad. "Casi todo el mundo cree en el mito de que el sexo espontáneo es el mejor", apunta la doctora Keesling. "No obstante, si usted está esperando la espontaneidad y ésta no llega, entonces las relaciones planeadas son mejor que el no tenerlas en absoluto."

Así pues, establezca fechas para practicarlas.

"Si determinan que sea el sábado a las 10:00 de la noche, no es preciso que hagan el amor a las 10:00 en punto", explica la doctora Keesling. "Lo conveniente es que empiece a las 10:00 a preparar el ambiente que propicie

CUÁNDO CONSULTAR AL MÉDICO

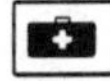

Tratándose de deseo sexual, no existe parámetro de lo normal, observa la doctora Merle S. Kroop, psiquiatra y terapeuta sexual de la ciudad de Nueva York. No importa si tiene relaciones tres veces a la semana, tres veces al mes, o tres veces al año, si usted y su compañero quedan satisfechos y gozan de buena salud. Realmente no hay motivo de preocupación.

Más si queda insatisfecha y los esfuerzos que hace por remediar esta situación fracasan, entonces busque asesoría médica con la finalidad de descartar causas fisiológicas. Por otro lado, hay diversos males, como la depresión, las enfermedades renales, la epilepsia, el padecimiento de Lyme, el síndrome de la fatiga crónica y los problemas de tiroides, que llegan a inhibir el deseo sexual, expone la doctora Kroop.

Si los cambios hormonales de la menopausia o los de después del embarazo le producen una resequedad vaginal que inhibe su deseo, una experta de la salud le recetará ungüentos que restituyen la lubricación vaginal. Cabe señalar que si los conflictos profundamente arraigados respecto al sexo son los culpables, visitar a una terapeuta sexual o psicoterapeuta le será de gran ayuda.

el deseo sexual. Asegúrese de tener la intimidad necesaria: descuelgue el teléfono. Además, no deje de lado su limpieza y arreglo personal. Es importante que también se sienta relajada."

Prepare el escenario. Si las velas, el incienso, las luces tenues, las sábanas bonitas y la música romántica la ayudan a ponerse a tono, úselas sin lugar a dudas, manifiesta la doctora Gill.

Haga el amor con Puccini o Streisand. La música, sea clásica o moderna, resulta un potente afrodisiaco. "La influencia de la música para excitar dependerá de dos aspectos: su similitud de frecuencia con su palpitar cardiaco –se dará más probablemente con la clásica– o los recuerdos ligados a la canción", señala la doctora Keesling.

Desorganización

Restaure el orden a la par que su salud mental

El asiento trasero de su auto parece un basurero. La ropa del armario de su habitación está como si hubiera pasado la noche revolcándose. El cajón superior del mueble del baño es un revoltijo de prendedores, cepillos, pinzas, tijeras, cortauñas, botellas medio vacías de humectante y de 2,000 moneditas perdidas.

Toma dirigida a la sala: revistas de hace dos años se desparraman de la mesilla lateral cubriendo el piso. Zapatos y medias, arrojados la noche anterior, están por todas partes. El gato duerme profundamente sobre una sudadera arrojada después de una sesión en la bicicleta fija.

Esto es desorden y, según las terapeutas, es una de las causas que más inciden en la tensión sufrida por las mujeres durante su existencia presente.

¿Cómo es que el desorden provoca tensión?

"Las mujeres sienten que el desorden las refleja en forma negativa", señala Susan M. Satya, psicoterapeuta y profesora de planta en la Escuela Nueva de Investigaciones Sociales, en la ciudad de Nueva York, y directora de Catalizadores para el Cambio, en Southampton, Nueva York. La tensión es una reacción automática. "Después de innumerables mensajes de nuestra cultura, sentimos que atender, agradar y consolar a otros –lo que, sin duda, incluye crear un espacio agradable– es responsabilidad de la mujer", dice Satya. Cuando entramos en una habitación llena de zapatos, libros, bolsas y papeles producto de nuestra ocupada existencia, con frecuencia nos sentimos inconscientemente inquietas y abrumadas. Nuestro nivel de tensión aumenta, nuestra autoestima baja y nuestro estado general de salud y bienestar se hace añicos. "La única alternativa para evitar esta reacción consiste en aceptar nuestra responsabilidad respecto al quehacer que nos toca realizar y esperar a que otros cumplan con su parte sin alterarnos. También es bueno recordar que la personalidad tiene muchas facetas y que el desorden es reflejo de una vida activa e interesante", manifiesta Satya.

No obstante, es innegable que el desorden dificulta realizar diligentemente la abrumadora cantidad de actividades que hacemos día tras día. "La vida resulta más fácil si una sabe dónde está colocado lo que no necesitamos", dice Marjorie Hansen Shaevitz, directora del Instituto para la Familia y las Relaciones Laborales, de La Jolla, California, y autora de *The Superwoman Syndrome (El síndrome de la súper mujer)*. Así pues, el desorden significa que las cosas no están en su lugar y que por ello tendrá que pasar bastante tiempo, por cierto, muy valioso, buscándolas.

CONSEJOS GRATIS

Las expertas en cómo controlar el desorden normalmente cobran una cantidad enorme por hora de ayuda para organizar lo desordenado. Estos son algunos consejos gratis que debe aprovechar.

Ataque sólo un área problemática. "Deshacerse del desorden es como bajar de peso", señala Stephanie Schur, fundadora de Organizadores de Espacio, de White Plains, Nueva York, productora del video *How to Organize Your Home (Cómo organizar su casa)*, y miembro fundador de la sección Nueva York de la Asociación Nacional de Organizadores Profesionales. "Los 5 o 10 kilos que tiene que bajar parecen algo imposible, pero cuando divide el total en metas más pequeñas, por ejemplo, bajar 1 kilo a la semana ya no lo es tanto."

Para conquistar el desorden, recorra la casa entera, decida qué área le molesta más y empiece ahí, sugiere Schur. Cuando haya terminado con ese lugar, vaya abarcando, poco a poco, el resto de su hogar.

Programe un día para arreglar el desorden. Anote una cita en su agenda personal, o en el calendario de la cocina, para ordenar el reguero, como si programara una con el médico, indica Schur. Así le resultará más difícil demorar esa actividad.

Elija su mejor hora para trabajar. ¿En qué momento tiene más energía en el día? ¿A las 8:30 de la mañana? ¿A media noche? Trabaje cuando esté fresca, indica Schur. Es más probable que termine lo que empiece.

Respete la regla de las cuatro horas. No intente acabar con un desorden enorme de un solo golpe, expresa Schur. Trabaje un máximo de cuatro horas. Además, asegúrese de que deja los últimos 30 minutos de ese plazo para llevarse los objetos a reciclar, regalar, tirar o guardar en otra parte.

Llénese de enseres para organizar. Para auto, armarios, CD, videos, escritorios, anaqueles, cosméticos, baños, cajones. También adquiera cajas para guardar objetos debajo de la cama –dése una vuelta por una tienda de enseres, o revise un catálogo enfocado a organizar, y encontrará una amplia variedad de accesorios diseñados específicamente para arreglar cualquier tipo de desorden, sugiere Schur.

Emplee canastas en las áreas de más desorden. Las canastas son magníficas para acabar con el desorden, además de que son decorativas, afirma Schur. Coloque una junto al televisor para guardar las guías de TV y los controles remotos; otra junto a la silla donde generalmente se sienta a leer, de tal manera que ahí guarde las revistas y los periódicos, y así sucesivamente. Otros puntos estratégicos donde puede ubicarlas son al pie de la escalera, las entradas de las recámaras de los niños o el cuarto de juegos y la mesa de la cocina.

Clasifique y tire la correspondencia inservible. Al revisar la correspondencia, párese junto a un basurero o un cesto de reciclaje, con el abrecartas en mano, y vaya clasificando sobre la marcha, sugiere Schur. Guarde las facturas, los estados del banco y las cartas y ponga los catálogos y las revistas que quiere leer después en el lugar que tiene destinado para éstos.

Coloque ganchos atrás de las puertas. Cuelgue las corbatas, bufandas, cinturones y bolsas para zapatos en la parte interior de las puertas del armario de su habitación, propone Schur. Por otro lado, haga lo mismo con las cucharas medidoras, los especieros, las tapas, las agarraderas o incluso las tiras para cuchillos, cuélguelos en la parte interior de las puertas de las alacenas de la cocina.

Diabetes

Formas fáciles de controlar el azúcar de la sangre

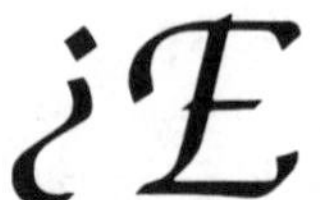

n qué se parecen Mary Tyler Moore y Park Overall, la actriz del programa de televisión *Empty Nest*? En que las dos son diabéticas y llevan una vida rica y plena.

La diabetes es un problema metabólico que afecta la capacidad del organismo para producir insulina –una hormona– o responder a ella. La insulina regula la glucosa (azúcar) en la sangre que la transporta a los órganos y tejidos de su cuerpo, los que la usan como energía. La diabetes tipo I, o insulinodependiente, es una enfermedad hereditaria que afecta el páncreas y destruye su capacidad para producir insulina. Este tipo de diabetes suele presentarse en la infancia o la adolescencia.

Por otro lado, nueve de cada diez personas diabéticas padecen la del tipo II, es decir, no son insulinodependientes. En este caso, el cuerpo no puede procesar la insulina que produce. La diabetes tipo II normalmente se presenta después de los 30 años.

CUÍDESE CON INTELIGENCIA

Las doctoras expresan que si le han dignosticado un caso de cualesquiera de los dos tipos, usted se debe someter a supervisión médica general (normalmente con un médico, un dietista titulado, una enfermera y un oftalmólogo, todos trabajando en equipo). Esto con la finalidad de que los subsiguientes cambios en la dieta, el ejercicio y otras estrategias para cuidarse estén controlados por su médico, sobre todo si piensa tener hijos. Cuando se maneja correctamente el azúcar en la sangre, las diabéticas se pueden embarazar y tener hijos sanos, asegura la doctora Kathleen Wishner, directora médica de la Unidad Global de Actividades Endócrinas de Eli Lilly and Company, en Indianapolis, y ex presidenta de la Asociación Americana para la Diabetes.

"Asegúrese de que su azúcar en la sangre haya sido controlada completamente antes de embarazarse", sugiere la doctora Marie Gelato, profesora asociada de medicina en el Centro Stony Brook para las Ciencias de la Salud, de la Escuela de Medicina, de la Universidad Estatal de Nueva York.

Esto es lo que dicen las doctoras que usted puede hacer para controlar la diabetes.

Pierda grasa, baje de peso. Cuatro de cada cinco mujeres que tienen diabetes del tipo II están pasadas de peso. Si logran bajar podrán controlar su enfermedad, o disminuir la cantidad de medicamentos que ingieren, manifiesta la doctora Wishner. En términos de calorías, la grasa es más densa que las proteínas o los carbohidratos, por consiguiente, si consume una menor cantidad de grasa, automáticamente se reducen las calorías. "Para bajar de peso, propóngase una dieta con una determinada cantidad de grasa que represente entre 20 y 30 por ciento del total de calorías."

CUÁNDO CONSULTAR AL MÉDICO 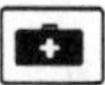

Según la Asociación Diabética Americana, en Estados Unidos casi 8.4 millones de mujeres padecen diabetes, pero sólo la mitad lo sabe. Acuda a su médica si padece cualesquiera de los síntomas siguientes durante más de una semana.

- Aumento de sed, ganas de orinar o falta de apetito.
- Boca reseca.
- Vómitos.
- Diarrea.
- Vista borrosa.
- Frecuencia cardiaca veloz o irregular.
- Mareos.
- Pérdida de peso no intencional.
- Infecciones recurrentes en vías urinarias o vaginales.

También hágalo si es diabética y está encinta, o planea formar una familia. Cuando la diabetes no está debidamente controlada en una mujer, ésta tiene más probabilidades de un embarazo complicado: afectará a la madre y al infante.

Las diabéticas también suelen sufrir problemas de circulación o pérdida de sensibilidad en los pies. Así pues, fíjese si los suyos están enrojecidos, resecos, muy agrietados, con infecciones, callos o ampollas. Consulte a su doctora si encuentra señales de infección. Las cortadas o infecciones menores, que no reciben tratamiento, desembocan en problemas graves de salud.

Empiece por los cereales. "Los alimentos que contienen mucha fibra ayudan a las personas diabéticas a controlar el azúcar en sangre", señala la doctora Wishner. "La fibra desacelera la absorción de los carbohidratos ingeridos. Además, después de hacer una comida con mucha fibra, se sentirá llena. Esto también le ayudará a bajar de peso."

Comer un plato grande de cereal (por ejemplo, All-Bran) a la hora del desayuno y uno abundante de carne en salpicón a la hora de comer, por ejemplo, mantiene estables sus niveles de azúcar en la sangre. Según un estudio, las personas con diabetes del tipo II que ingirieron comidas con 20 gramos de fibra registraron un porcentaje significativamente menor de azúcar en la sangre que otras que consumieron sólo 10 gramos de ésta.

Coma un poco de harina de maíz. "Usamos el harina de maíz cruda, la adquirida en la tienda de abarrotes, para los pacientes que están recibiendo tratamiento para la diabetes y que, en algunas ocasiones, experimentan ataques de hipoglucemia o que tienen baja el azúcar de la sangre", manifiesta la doctora Francine Ratner Kaufman, profesora de pediatría en la Escuela de Medicina de la Universidad del Sur de California, en Los Ángeles, directora del Programa Global para la Diabetes del Hospital Infantil de Los Ángeles, y miembro del Consejo de Administración de la Asociación Americana para la Diabetes. "El harina de maíz cruda es un tipo de azúcar que se libera muy lentamente, se necesitan hasta seis horas para que su organismo la descomponga y absorba. Añada una o dos cucharaditas de harina de maíz cruda a un vaso de leche o rocíela sobre un postre", recomienda la doctora Kaufman. Sugiere consumir harina de maíz como un tentempié a media tarde (para evitar la baja del azúcar durante la noche) o antes de hacer ejercicio, el que también afecta los niveles.

Considere la posibilidad de un complemento de cromo. Algunas pruebas han demostrado que los enfermos de diabetes tienen niveles más bajos de cromo en la sangre que las personas que no la padecen. "El cromo es indispensable para las personas con diabetes del tipo II, porque el cuerpo lo necesita para poder responder a la insulina", explica la doctora Kaufman. "En ocasiones es difícil obtener cantidades adecuadas de cromo a través de los alimentos, por ende, mejor busque un complejo vitamínico que contenga la cantidad recomendada de cromo: 50 a 200 microgramos al día."

"Coma sólo una". Antes así se les decía a las personas diabéticas que no podían comer ciertos alimentos –como carbohidratos refinados, por ejemplo galletas o caramelos–, indica la enfermera titulada Davida F. Kruger, enfermera del Hospital Henry Ford, en Detroit, y vicepresidenta general de la Asociación Americana para la Diabetes. "No obstante, en las investigaciones se ha descubierto que todos los carbohidratos elevan el azúcar de la sangre de la misma manera: una galleta es igual a un trozo de pan que es semejante a una pieza de fruta."

"Si hay un alimento que verdaderamente le encanta, asegúrese de incluirlo en su dieta", propone Kruger. "En caso de que su tentempié preferido sean las galletas, pero jamás las consume, no es difícil que se sienta privada y frustrada, y ello la puede llevar a comer desaforadamente. Engúllase una galleta y disfrútela. En este caso, la clave es hacerlo con moderación; no se coma la bolsa entera."

Camine, nade, ande en bicicleta, baile. El ejercicio quema grasas y calorías y le ayuda a bajar los kilos de más. En el caso de las diabéticas, tiene ventajas extraordinarias: los músculos ejercitados son más sensibles a la insulina, mejoran la forma en que su cuerpo metaboliza el azúcar. Además, hay estudios que demuestran que el ejercicio regular disminuye la probabilidad de padecer enfermedades del corazón, una preocupación más para las personas diabéticas.

"La recomendación, en la actualidad, es hacer ejercicio, cuando menos tres veces a la semana, durante 30 o 40 minutos", asegura la doctora Gelato. "Empiece lentamente y vaya aumentando. Camine, nade, ande en bicicleta, baile, lo que sea que le guste. Sólo que lo debe llevar a cabo bajo supervisión del médico", agrega la doctora, pues su medicina y dieta requerirán de un ajuste por el aumento de actividad.

Diarrea

Detenga de tajo *las carreras*

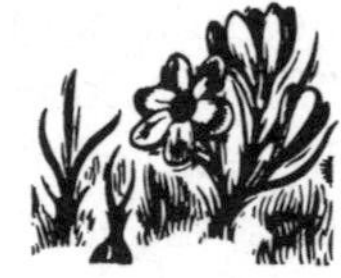

Todo el mundo ha tenido diarrea, cuando menos, una vez en su vida; el tipo de defecación suelta y acuosa que la mantiene a una sentada en la taza del baño ocho, diez o más veces al día. La diarrea es la forma como el cuerpo dice: "Saquemos lo podrido"; es un malestar rápido que volverá a equilibrar su digestión.

Una indisposición repentina que puede tener su origen en infinidad de fuentes, las más comunes serían las bacterias que se encuentran en los alimentos o el agua, un virus o, menos frecuentemente, un parásito adquirido durante un viaje.

CÓMO DOMINAR LOS INTESTINOS SUELTOS

Si padece repentinamente una fuerte diarrea, lo más probable es que no le dure más de tres días, a pesar de que no haga nada. Sin embargo, mientras usted corre-corre-corre, la diarrea la agotará. Además, si la tiene crónica, por lo regular va ligada al síndrome de los intestinos irritables (SII), como es el caso de muchas mujeres, debe estar consciente lo molesto que resultará durante el transcurso de su vida cotidiana. Sea como fuere, este problema hará que se sienta fatal y agotada.

Sin embargo, no se preocupe. Aliviar el dolor y lograr que sus intestinos vuelvan a funcionar normalmente es muy sencillo.

Evite tomar leche. Cuando hay diarrea, se pierde temporalmente la capacidad para digerir la lactosa, un azúcar de la leche, señala la doctora Sheila Crowe, gastroenteróloga y ayudante de profesor de medicina en el Departamento de Medicina Interna, de la División de Gastroenterología, de la Universidad de Texas, en Galveston. Por tanto, mientras la tenga, su organismo no absorberá los productos lácteos. De hecho, éstos incluso agravarán la situación.

Coma ligeramente. "Cuantos menos alimentos procese su sistema digestivo menores serán los síntomas de diarrea y retortijones que sufrirá usted", explica la doctora Crowe. En caso de tener hambre, consuma alimentos blandos y ligeros, por ejemplo, pan tostado, arroz hervido o plátanos.

Pruebe esa sustancia rosada. Si no puede quedarse en casa mientras supera la crisis, algunos remedios antidiarreicos de patente –por ejemplo, las marcas Imodium A-D, Kaopectate y Pepto-Bismol–, le ayudarán a detener las carreras, afirma la doctora Crowe.

El Pepto-Bismol controla las toxinas que producen las bacterias en los intestinos, señala la doctora Barbara Frank, gastroenteróloga y profesora de la especialidad de medicina en la Escuela de Medicina MCP-Hahnemann, de la Universidad Allegheny de las Ciencias de la Salud, en Filadelfia.

"Por regla general, no tomo medicamentos", expresa la doctora Frank. "Sin embargo, cuando fui con mi marido a América del Sur, ambos tomamos Pepto-Bismol desde el momento en que nos subimos al avión." El resultado: no tuvimos diarrea.

Beba agua lo más que pueda. Con la diarrea, su cuerpo pierde agua cada vez que acude al baño, por consiguiente, es muy fácil deshidratarse en muy poco tiempo. "Trate de beber, cuando menos, diez vasos de agua al día", aconseja la doctora Crowe.

LO QUE HACEN LAS DOCTORAS

El té bien caliente hace maravillas

Doctora Elaine Feldman

La doctora Elaine Feldman, profesora emérita de medicina del Colegio Médico de la Escuela de Medicina de Georgia, en Augusta, ha tenido, como la mayoría de las mujeres, diarrea.

Sus remedios caseros son:

"Un té cargado y bien caliente, sin demasiada azúcar, es de gran ayuda. No sé si la temperatura es lo que la detiene o se debe a algo que contiene la infusión."

El arroz hervido, mucho líquido y, en ocasiones, una galleta María caliente, al igual, hacen maravillas, asegura la doctora.

Cuando todo lo demás ha fallado, coma fresas si es su temporada. Es un remedio de una de sus antiguas profesoras. "Las fresas son magníficas para controlar la diarrea", enfatiza la doctora Feldman.

Tome caldo de pollo. Los líquidos que contienen sal y pequeñas cantidades de azúcar –por ejemplo el caldo de pollo o las bebidas para deportistas, como el Gatorade–, también son efectivos para que el cuerpo reponga no sólo los líquidos, sino también los minerales y nutrientes perdidos durante ese problema estomacal, expresa la doctora Crowe.

CÓMO ATACAR LA DIARREA CRÓNICA

Usted no le dirá adiós para siempre a la diarrea si la tiene crónica, por ejemplo un caso de SII, mas si sigue estos pasos, quizá tenga que correr con menor frecuencia.

Coma mucha fibra. Para disminuir la diarrea debido a un SII, una dieta con mucha fibra es la mejor alternativa para tener un colon más tranquilo y feliz.

Si sus heces normalmente son aguadas y avanzan por su intestino con demasiada rapidez, la fibra les dará densidad y las desacelerará.

Para el funcionamiento óptimo de los intestinos, necesitamos, cuando menos, entre 20 y 35 gramos de fibra al día, señala la doctora Ann Ouyang,

CUÁNDO CONSULTAR AL MÉDICO

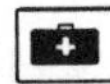

Una diarrea no grave, generalmente desaparece en un plazo de 72 horas; al presentarse con otros síntomas, éstos indicarían la existencia de un problema más serio. Busque ayuda profesional de inmediato al encontrar sangre en sus heces, aumentar el dolor o tener fiebre, vómitos o retortijones agudos. Asimismo, debe hacerlo si la diarrea es lo bastante grave como para provocar una deshidratación (se marea o se le va de lado la cabeza cuando se levanta) o por los siguientes motivos.

- Se despierta por la noche a causa de la diarrea.
- La tiene muy abundante.
- Su problema del estómago ya pasa de tres días.
- Si hace poco tiempo acampó en el exterior o viajó, quizás adquirió el parásito llamado *giardia*; éste se ataca con antibióticos.
- Empezó a tomar un medicamento nuevo o lo cambió por otro. (Estos llegan a producir diarrea.)

(titulada en Gran Bretaña), profesora de medicina y jefa de la División de Gastroenterología, del Centro Médico Milton S. Hershey, de la Escuela de Medicina de la Universidad Estatal de Pennsylvania, en Hershey.

Coma cereal todas las mañanas. Los alimentos que contienen mucha fibra son las frutas, los vegetales, las leguminosas, el pan integral y los cereales con base en salvado, especifica la doctora Ouyang. Por ejemplo: una porción de All-Bran con Fibra Extra de la marca Kellogg's contiene 15 gramos de fibra por cada media taza; el cereal Fibra Uno, 13 gramos, y el Bran Buds, 11. Media taza de frijoles hervidos –otra estupenda fuente de fibra–, siete gramos.

Pruebe un coctel de fibra. Al no estar acostumbrada a comer alimentos con mucha fibra, como vegetales y salvado, su diarrea se podría agravar al principio. Para enfrentar esta situación, los cocteles de fibra –complementos que se mezclan con agua o jugo– resultan muy útiles.

"Se requieren meses para que el sistema gastrointestinal se adapte a la ingestión de una cantidad mayor de fibra", observa la doctora Crowe.

Así pues, mientras va aumentando lentamente la cantidad de ésta –tal vez un vegetal o fruta a la semana–, pruebe tomarla en pequeños porcentajes, por ejemplo, un cuarto de dosis de Citrucel, o de cualquier otro complemento natural, indica la doctora Crowe. Cómprelos en los supermercados y farmacias. La presentación granulada se mezcla con agua o jugo. En caso de que quedara demasiado grumosa, pruebe la de obleas, tragándoselas también con agua o jugo.

Baje la cantidad de carne. "Los alimentos grasosos son difíciles de digerir y, con frecuencia, sueltan el estómago", advierte la doctora Frank. Así que evite los tentempiés con mucha grasa, mejor coma carnes magras y productos lácteos descremados, no las versiones con todas sus grasas.

Olvídese de los edulcorantes. El sorbitol, componente de los chicles y los caramelos sin azúcar, así como de muchos refrescos de dieta, con frecuencia origina carreras, porque cuesta mucho trabajo digerirlo, indica la doctora Ouyang.

(Para recomendaciones prácticas acerca de cómo manejar la intolerancia a la lactosa, que llega a producir diarrea, véase la página 372.)

Dientes manchados

Blanquéelos

Si usted ya se cuenta entre la mayoría de las mujeres adultas, entonces los años ya le habrán impuesto su cuota dándole un tono amarillento a sus dientes antes blancos como perlas. "Las mujeres empiezan a notar el cambio del color de sus dientes a los treinta y tantos años", afirma la doctora Fay Goldstep, odontóloga con consultorio particular en Markham, Ontario.

Parte de este problema radica en los hábitos personales: el fumar contribuye a amarillar los dientes, el tomar diariamente café, té y refrescos de cola, deja manchas cafés. También existen otro tipo de fuentes, muchas veces, inadvertidas: la tetraciclina y otros medicamentos, los padecimientos virulentos de ciertas enfermedades infantiles –por ejemplo, el sarampión y la tosferina–, el agua potable con demasiado flúor; así como el nadar, con frecuencia, en una piscina con agua tratada.

USTED PUEDE TENER DIENTES MÁS BRILLANTES

Si desea tener una dentadura más blanca y brillante, no es la única. La doctora Goldstep estima que tres de cada cuatro mujeres que acuden a su consultorio, manifiestan preocupación por el color que tiene y le piden consejos para darle blancura y mayor brillo.

Las dentistas y otras profesionales de la odontología coinciden en que haya ciertas alternativas para embellecer su sonrisa, sobre todo si las manchas son superficiales.

Después del café, un chicle. Luego de beber café o té, mastique un poco de chicle sin azúcar. Al hacerlo generará más saliva, la que limpiará los residuos antes de que manchen sus dientes, señala la doctora Carole Palmer, profesora y codirectora de la División de Nutrición y Odontología Preventiva, en el Departamento de Odontología General, en la Escuela de Medicina Odontológica de la Universidad de Tufts, en Boston. Posteriormente, cepíllese y pásese el hilo dental para prevenir cualquier problema, agrega la doctora.

Beba y sonría. La doctora Palmer también sugiere que, al terminar de comer o beber, algo que produce manchas –por ejemplo, moras o café–, se detenga junto al garrafón de agua de la oficina. El sólo hecho de enjuagarse la boca limpiará su dentadura y evitará que se manche, expone la doctora.

Olvide las prisas cuando se lava la boca. Le asombrará ver qué limpios quedan sus dientes si los lava correctamente con un cepillo de cerdas suaves y la técnica adecuada, expresa la doctora Palmer. "Las personas se concentran más en el número de veces que se cepillan en lugar de en la técnica del cepillado", observa la doctora.

Empiece por los dientes de abajo. La doctora Debbie Zehnder, higienista dental de los suburbios de Filadelfia, recomienda a todas aquellas que no quieren tener manchas superficiales que pongan un poco de dentífrico (del tamaño de un chícharo) en su cepillo y que empiecen a limpiar las superficies tendientes a acumular más sarro: éstas suelen ser los dientes delanteros de la parte inferior. "La mayoría de las personas siempre empiezan por las muelas de la parte trasera (el sarro tiende a acumularse en los dientes delanteros), este no es el mejor de los métodos, porque la mayor parte del dentífrico se acaba o diluye ahí", detalla la doctora.

Olvídese de los paquetes destinados a proteger su dentadura. Los paquetes para blanquear los dientes en casa, por lo regular consisten en moldes de plástico rígidos, parecidos un poco a los protectores de dientes de los deportistas. A diferencia de las fundas que su dentista le hace a su medida, éstos se venden en las farmacias y le irritarán las encías, advierte la doctora Goldstep.

Tire las colillas. El sentido común también dicta que si fuma, sus tácticas para blanquear su dentadura serán en vano. Por ello, si deja de hacerlo, lo más probable es que luzca dientes más bonitos, enfatiza la doctora Goldstep.

Dificultad para levantarse de la cama

Un buen *arranque* matutino para la mente y el cuerpo

Es probable que se haya escrito 50 veces más sobre algún virus exótico, que muy probablemente jamás atacará a ninguna de nosotras, que respecto al problema que seguramente afecta a toda mujer, cuando menos, una vez en su existencia: extraoficialmente llamado "dificultad para levantarse de la cama".

¿POR QUÉ SE LE PEGAN LAS SÁBANAS?

No existe ningún grupo de autoayuda, ningún programa de 12 pasos, ninguna organización no lucrativa ni ningún boletín para ayudar a aquellas mujeres que necesitan de un empujoncito por las mañanas para poderse levantar. Sin embargo, afortunadamente, existen algunas doctoras expertas familiarizadas con el problema, y esto es lo que aconsejan.

Razone a la Scarlett O'Hara. "En ocasiones, las mujeres tienen dificultad para levantarse por la mañana porque se agotan rumiando sus problemas a media noche", asegura la doctora Margaret Jensvold, directora del Instituto de Investigaciones respecto a la Salud de la Mujer, en Rockville, Maryland. "A la mañana siguiente, se sienten demasiado cansadas para moverse. Así que cuando se acuesten por la noche, les recomiendo que dejen a un lado sus problemas para el día siguiente."

LO QUE HACEN LAS DOCTORAS

El despertador de romero

Jeanne Rose

Jeanne Rose, presidenta de la Asociación Nacional de Aromaterapia Holística y autora de *The Aromatherapy Book* (El libro de la aromaterapia), conoce muy bien la relación existente entre los aromas agradables y el bienestar personal, y usa algunos de los primeros para iniciar sus días bien fresca.

"En mi habitación tengo dos aromatizadores, como relojes de alarma. En la mañana, me despierto con el fresco y tonificante aroma del romero; por la noche, me duermo con el del ylang-ylang. Siempre me despierto fresca y lista para arrancar."

Usted también adquiera aceites esenciales de romero y ylang, entre otros aromas refrescantes y relajantes, en las tiendas de aromaterapia. Prefiera los auténticos en lugar de los sintéticos.

Los difusores de aroma o aromatizadores se expenden también en esos comercios, o por correo, solicítelos a Amrita Aromatherapy (teléfono 1-800-410-9651) o busque algún distribuidor en su localidad. Éstos cuestan más o menos lo mismo que un buen tostador.

Haga planes. "La dificultad para levantarse por la mañana puede estar ligada a la depresión", expone la doctora Jensvold. "A pesar de que sienta ganas de desconectarse de la realidad, haga un plan de acción para aprovechar el día. Proyecte en éste la actividad a realizar cada hora para así sentirse menos angustiada."

Piense en lo que verdaderamente quiere hacer. "Planee su día mientras aún está en la cama. No olvide incluir lo que verdaderamente quiere hacer", sugiere la doctora Jensvold. "Tal vez sea comer con una amiga muy querida, hacerse manicure, o darse un baño de espuma sin interrupciones. Anote también las actividades de esparcimiento en el plan de cada día."

Dése un baño para despertarse, no un duchazo. "Los baños de regadera son para limpiar; los de tina, para la mente", señala Jeanne Rose, presidenta de la Asociación Nacional de Aromaterapia Holística y autora de *The Aromatherapy Book (El Libro de la Aromaterapia).* Rose recomienda aromatizar el baño de la mañana con aceites esenciales estimulantes como la menta, el romero o la toronja. Según ella, el aceite de nardo sirve mucho para producir euforia.

Vaya paso a pasito. Partiendo de una técnica que emplee cuando trata a mujeres afectadas por depresión, la doctora Gillian Kaplin Adams, médica familiar con consultorio particular en Bel Air, Maryland, recomienda avanzar paso a paso, literalmente. "Fíjese metas a muy corto plazo para levantarse de la cama". Dígase que primero debe poner los pies sobre el piso. Proyecte su trayectoria al baño. Concéntrese en cómo va dando, literalmente, cada paso; después realícelos de verdad.

Construya su existencia. "En ocasiones, las mujeres que tienen más problema para levantarse de la cama por las mañanas son aquellas que casi no tienen nada que hacer", señala la doctora Carol North, ayudante de profesor de psiquiatría en la Escuela de Medicina de la Universidad de Washington, en St. Louis. "No tener nada que hacer agota la energía. Si nadie la necesita ni la requiere, quizá piense que no tiene caso levantarse cada mañana. Ofrézcase de voluntaria, brinde su ayuda a una amiga con exceso de trabajo, inscríbase a un club o tome clases de algo."

Displasia cervical

Alivio después del tratamiento

Al explorar el cérvix –el cuello del útero– de una mujer, la doctora puede saber si las células son anormales. Sin embargo, en el caso de la displasia cervical, no se presentan síntomas. Ésta puede desaparecer sola o no.

El *puede que no* es lo que pone más nerviosas a las doctoras. La displasia cervical llega a ser el primer paso del desarrollo del cáncer cervical. También puede no serlo. Por tanto, es importante contar con una evaluación y un tratamiento oportunos, advierte la doctora Diane Solomon, jefa de la sección de citopatología en el Instituto Nacional de Oncología de Bethesda, Maryland.

ALIVIO PARA EL MALESTAR

Si le han diagnosticado displasia cervical, usted y su médico tendrán que determinar el tipo de tratamiento a seguir: esperar para ver qué pasa, o la cirugía con láser, u otro procedimiento para extraer las células anormales.

Repose y pruebe una bolsa de hielo. Si ya está en tratamiento para ese problema, el camino más seguro es seguir las instrucciones de su médico y dejar que la naturaleza la cure, dice la doctora Lila A. Wallis, profesora del área de medicina y directora de "Actualice su medicina", una serie de programas de educación continua de medicina para doctores en la Escuela de Medicina de la Universidad de Cornell, en la ciudad de Nueva York. Los remedios caseros equivocados producen mayor sangrado. "En ocasiones, el reposo y una bolsa de hielo para desinflamar el abdomen ayudarán", agrega la doctora.

Tome un analgésico. Al presentarse el dolor o malestar después de extraerle las células anormales, el acetaminofeno servirá para aliviarlos, señala la doctora Wallis. Siga las instrucciones del empaque. Evite tomar aspirina o ibuprofeno, porque éstos afectarían el mecanismo de coagulación de la sangre.

No tenga relaciones sexuales en dos semanas. Necesitará un par de semanas para recuperarse totalmente del tratamiento, manifiesta la doctora Wallis. No se puede hablar de un tiempo determinado, porque cada mujer responde de manera diferente. "El tejido cervical se podría comparar, en parte, con una cortada en su rodilla. Sangrará mientras se cura y forma una cicatriz", explica. Abstenerse de las relaciones sexuales, cuando menos, durante dos semanas, ayudará a su tejido lacerado para dejar de sangrar y curarse totalmente.

CUÁNDO CONSULTAR AL MÉDICO

La displasia cervical no manifiesta síntomas, así que, para su detección, todo depende de la doctora. "Es importante someterse, regularmente, a un Papanicolau, aun cuando no tenga problema alguno", señala la doctora Diane Solomon, jefa de la sección de citopatología en el Instituto Nacional de Oncología de Bethesda, Maryland.

El Instituto Nacional de Oncología de Estados Unidos recomienda efectuarse el Papanicolau una vez al año y durante tres consecutivos. Cuando las tres pruebas arrojan resultados negativos, entonces el intervalo entre una y otra se puede extender a tres años. No obstante, la doctora Solomon señala que muchas asociaciones de profesionales de la medicina recomiendan el examen anual. Es más, "es importante no dejar de hacérselo únicamente porque ha llegado a la menopausia o tiene más de 60 años. Cabe señalar que alrededor de la cuarta parte de los cánceres cervicales se manifiestan en mujeres que pasan de 60 años."

No use irrigadores, ni cremas o lubricantes vaginales (salvo los recomendados por su doctora), cuando menos, dos días antes del Papanicolau, advierte la doctora Solomon. Éstos obstaculizan la detección de la displasia. Programe su cita, más o menos, dos semanas después del inicio de su menstruación. Una muestra tomada durante el flujo menstrual no sirve para el análisis de laboratorio, explica la doctora.

CONSEJOS PARA LA PREVENCIÓN

La displasia cervical es un problema de salud que, de entrada, usted preferiría no enfrentar. Para ello las doctoras sugieren.

Protéjase. Algunos estudios han arrojado que ciertas cepas del papilomavirus humano (HPV por sus siglas en inglés), también conocido como verrugas genitales, aumentan la probabilidad de que la mujer desarrolle una displasia cervical, explica la doctora Solomon. Dos de las proteínas del HPV reprimen el gen P53 supresor de tumores, así como la proteína retinoblastoma (PRV por sus siglas en inglés) que combate el cáncer. Otras enfermedades de transmisión sexual (ETS), como por ejemplo el SIDA, y factores inmunológicos también pueden estar ligados a la displasia cervical.

Para protegerse contra las ETS, si usted no tiene una relación fija y, por ende, no hay monogamia, siempre use condón durante las relaciones sexuales, expone la doctora Wallis. También recomienda el condón femenino: un dispositivo que consta de dos anillos de plástico conectados por una bolsa de poliuretano. "Siempre se sale algo de sustancia alrededor del condón masculino", señala la doctora. "El condón femenino cubre la vulva entera, de tal manera que no queda expuesta."

Tome sus vitaminas. Las mujeres que ingieren en su dieta diaria una cantidad insuficiente de vitaminas A, riboflavina y folato (vitaminas B) y ascorbato (vitamina C), corren mayor riesgo de padecer displasia cervical, según un estudio realizado por el Centro Oncológico General de la Universidad de Alabama, en Birmingham. Las investigaciones han destacado la posible relación que hay entre ciertas deficiencias nutricionales con el cáncer cervical, aunque la incidencia de la alimentación aún no se conoce a fondo. El estudio arrojó que alrededor del 75 por ciento de las 257 mujeres estudiadas tomaban cantidades de vitamina A, riboflavina, folato y vitamina C inferiores al porcentaje diario requerido de cada una de éstas. Es decir, 5,000 unidades internacionales de vitamina A, 1.7 miligramos de riboflavina, 400 microgramos de folato y 60 miligramos de vitamina C.

Distensiones

Vaya con calma

Las distensiones se presentan cuando usted estira demasiado y rasga un ligamento, que es como tira resistente de tejido fibroso que une a un hueso con otro en una articulación, por ejemplo el tobillo o la rodilla. Al sufrir una, sentirá un dolor agudo, sobre todo si trata de mover la articulación: se hinchará y se pondrá entre negra y azul.

ACELERE LA CURACIÓN

Una distensión suele tardar en curarse, del todo, entre dos y ocho semanas. La doctora Rosemary Agostini, ayudante de profesor de ortopedia en la Escuela de Medicina de la Universidad de Washington y médica especializada en medicina del deporte y práctica familiar en el Centro Médico Virginia Mason, ambos en Seattle, indica que si después de padecer una distensión da más de tres pasos, entonces podrá atenderse sola.

Primero repose. "Si le duele, no cargue peso sobre la articulación lesionada", enfatiza la doctora Agostini.

CUÁNDO CONSULTAR AL MÉDICO

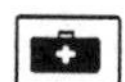

Cuando se lastima la rodilla, el tobillo u otra articulación, tanto que el dolor es intenso y ni siquiera puede dar tres pasos apoyándola, o la articulación lesionada parece desfigurada, acuda a una sala de urgencias del hospital más cercano, o a un centro de atención urgente, señala la doctora Rosemary Agostini, ayudante de profesor de ortopedia en la Escuela de Medicina de la Universidad de Washington y médica especializada en medicina del deporte y familiar en el Centro Médico Virginia Mason, ambos en Seattle. Podría tratarse de una fractura.

Hielo, hielo y más hielo. "De inmediato, ponga hielo en la zona afectada para calmar el dolor y disminuir la inflamación", aconseja la doctora Agostini. Mantenga el hielo 20 minutos y vuelva a colocarlo tres o cuatro veces al día hasta que la hinchazón y el dolor hayan cedido.

No olvide envolver el hielo en un trapo, así no estará en contacto directo con su piel y, por lo consiguiente, no le quemará.

Eleve la articulación distendida. Para aminorar el dolor y la inflamación suba la articulación distendida sobre el nivel del corazón, dice la doctora Agostini.

Véndela. Vende la articulación lesionada con una venda tipo Ace, ésta al presionar el área afectada, disminuye la hinchazón, indica la doctora Agostini. El vendaje debe estar ligeramente apretado, pero no tanto que impida la circulación de la sangre.

Tome un analgésico. Los antiinflamatorios –por ejemplo, la aspirina y el ibuprofeno– también sirven para quitar el dolor, manifiesta la doctora Stacie Grossfeld, cirujana ortopedista de la Universidad de Minnesota, en Minneapolis. Ingiera la dosis recomendada en el empaque o consulte a su médico. En caso de que tenga antecedentes de úlceras pépticas, el acetaminofeno es una opción más recomendable, enfatiza la doctora.

Diverticulosis

Los mejores consejos para las molestias de colon

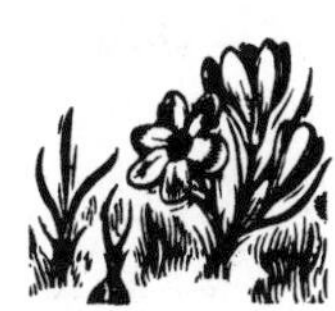

Hace unos cuantos años, los guionistas cómicos del programa *Saturday Night Live*, presentaron un anuncio satírico de un supuesto cereal con mucha fibra llamado Puñetazo al Colon, recomendado como lo mejor para mantenerlo sin ninguna molesta obstrucción.

Al crear el anuncio, los responsables seguramente realizaron algunas investigaciones médicas y se enteraron de que, al tratar de mover heces duras y secas, se ejerce muchísima presión en el colon y, por consiguiente, aparecen bolsitas del tamaño de un chícharo, conocidas como divertículos, que se forman en las paredes del colon. El problema se llama diverticulosis.

Muchísimas personas tienen estas bolsitas –alrededor del 10 por ciento de las que cuentan con más de 40 años y cerca de la mitad de la población que excede los 60.

Posiblemente usted ni siquiera sepa que tiene este problema, pues no hay síntomas. Ocasionalmente, puede sentir retortijones sordos y el estreñimiento que, muchas veces, origina este mal.

Aproximadamente, el 20 por ciento de las veces que se presentan, las bolsitas se infectan o inflaman –eso es *diverticulitis*–, acentuando más seriamente el problema que, en muy pocos casos, se debe atacar con cirugía.

EL CAMINO HACIA LA MEJORÍA

Si tiene problemas de diverticulosis, la clave para una vida más sana es efectuar algunos cambios en su alimentación.

Que sus comidas lleven mucha fibra. El estreñimiento –caracterizado por sedimento seco y duro, difícil de expulsar– muchas veces conduce a la diverticulosis. ¿La mejor manera de ablandar, aligerar y acelerar el proceso de las heces? "Una dieta con mucha fibra y agua", asegura la doctora Robyn Karlstadt, gastroenteróloga del Hospital de Posgrado en Filadelfia.

Los médicos recomiendan entre 20 y 35 gramos de fibra al día, pero la mayor parte de los estadounidenses ingieren mucha menos. Para aumentar la cantidad de fibra en su alimentación, "consuma cuando menos una ra-

CUÁNDO CONSULTAR AL MÉDICO

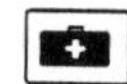

Un dolor agudo en la parte inferior izquierda del abdomen, con o sin fiebre, amerita una consulta médica. Podría tener un saco diverticular reventado o una infección (o ambos padecimientos) y, por lo tanto, deba tomar antibióticos o seguir otro tipo de tratamiento.

ción de fruta, vegetales o cereales en cada comida", indica la doctora Elaine Feldman, profesora emérita de medicina del Colegio Médico, de la Escuela de Medicina de Georgia, en Augusta.

Pruebe un complemento. En ocasiones, las mujeres que presentan diverticulosis manifiestan que los alimentos con mucha fibra les producen retortijones. Si la fruta, las leguminosas y los vegetales le provocan problemas, pruebe un complemento de fibra –por ejemplo, la marca Metamucil o Fibercon–, aconseja la doctora Linda Lee, ayudante de profesor de medicina en la División de Gastroenterología, de la Escuela de Medicina, de la Universidad Johns Hopkins, en Baltimore.

Los complementos se expenden en supermercados y farmacias, y se toman en forma granulada (mezclados con agua o jugo) o de obleas (tragados, cuando menos, con un cuarto de litro de agua). Éstos ablandan y aligeran el sedimento intestinal, lo que evitará la formación de esas bolsitas.

Rocíe salvado. El salvado de trigo o el salvado de avena –se adquieren en las tiendas de productos naturales–, también son estupendas fuentes de fibra. Pero si piensa que el salvado sabe a aserrín, "para quitarse esa idea rocíelo encima de una ensalada mixta o agréguelo a un rollo de carne o un guisado", propone la doctora Karlstadt.

Llénese de agua. Beba entre seis y ocho vasos de 250 mililitros de agua u otras bebidas con pocas calorías, señala la doctora Karlstadt. Esto también ayuda a ablandar y aligerar las heces, con lo que se disminuye la presión que producen las bolsitas en el colon.

Recorte el café. Hay mujeres que beben mucho café con la intención de ayudar a que su sedimento intestinal se mueva. Esto es una idea equivocada, afirma la doctora Karlstadt.

Las dosis elevadas de café lo único que harán es acentuar su diverticulosis: no la ayudarán en absoluto. La cafeína es diurética y el sedimento intestinal sin agua se endurece, lo que provoca el malestar. Una cantidad excesiva de cafeína también llega a provocar que los músculos del colon se contraigan más, lo que impide evacuar. Empiece a tomar café descafeínado, o cuando menos disminuya la cantidad del café completo, si padece diverticulosis.

Dolor de caballo

Acabe con ese dolor agudo

Un dolor de caballo no es cuestión de vida o muerte; tan sólo es un malestar agudo en la caja torácica. Este problema generalmente se presenta cuando una está en movimiento: al correr para alcanzar el autobús, trotar alrededor del parque o tratar de seguir el ritmo de la nueva instructora de ejercicios aeróbicos.

Pero, ¿qué lo produce?

"La causa más común son gases atrapados en los intestinos (en el abdomen) o un espasmo del diafragma (del músculo que separa el abdomen del pecho)", expone la doctora Mona Shangold, coautora de *The Complete Sports Medicine Book for Women (El libro completo de medicina del deporte para mujeres),* y directora del Centro de Ginecología del Deporte y la Salud de la Mujer, en Filadelfia.

Cuando corre o esfuerza mucho su cuerpo de alguna manera, la mayor parte de la sangre se concentra en los miembros más involucrados en esa actividad –los brazos y las piernas– y una cantidad menor llega al diafragma, explica la doctora Shangold. El dolor experimentado es la forma como el diafragma avisa que hay un problema.

TÁCTICAS PARA ANTES Y DESPUÉS

Realmente no hay manera de saber si el dolor de caballo es producido por gases o un espasmo del diafragma, observa la doctora Shangold. Por ello, esto es lo que las especialistas indican se debe hacer.

Respire. Inhale profundamente, frunciendo los labios, apriete el abdomen y sáquelo todo de los pulmones, señala la doctora Shangold. Inhale y exhale nueve veces o más de esta manera. Si son gases lo que producen su malestar, al respirar así provocará que circulen.

Desacelérese. Cuando la respiración forzada no quita el dolor, el problema, probablemente, es la falta de sangre en el diafragma, aclara la doctora Shangold. Tan sólo desacelérese y su cuerpo automáticamente enviará a esa área más sangre. Así el dolor desaparecerá en cuestión de minutos.

Camine. En caso de que siga con el dolor en un costado a pesar de que ya no está en movimiento, camine muy lentamente durante un minuto, sugiere la doctora Shangold. Esto es eficaz.

Coma ligero antes de hacer ejercicio. Para evitar el famoso dolor de caballo, de entrada, coma ligero antes de hacer ejercicio, propone Angie Ahlemeyer, fisióloga del ejercicio en Medicina Familiar y Deportiva de Washington, en Kirkland, Washington. Como comer mucho también disminuye el flujo de sangre al diafragma y esto ocurre porque se concentra en el estómago; proyecte sus comidas, cuando menos, dos horas antes de entrenarse. Un poco de fruta o un pan con algo son tentempiés ligeros que le dan energía rápidamente antes de ejercitarse.

Dolor de cuello

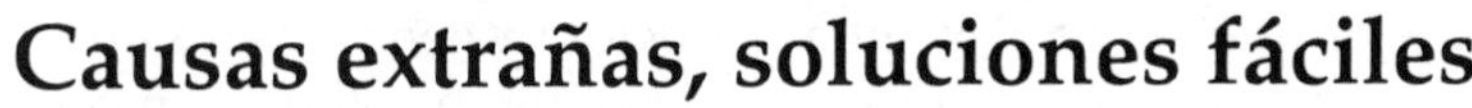

Causas extrañas, soluciones fáciles

Si su cuello tuviera la misma flexibilidad que el de una garza o un cisne, ponerlo en posición paralela al piso no sería problema en absoluto. Tampoco lo sería sentarse ante un teclado muchísimas horas, meter datos en una computadora, leer el correo electrónico o redactar informes. Además, resultaría muy cómodo para contemplar los fuegos artificiales o ver una obra de teatro o un musical desde las filas de atrás.

Pero volviendo a la realidad, nuestros cuellos no son tan flexibles. Así, si lo mantiene en una posición no adecuada durante mucho tiempo –inclinado hacia adelante, por ejemplo, o al quedarse dormido en una posición incómoda– corre el riesgo de un molesto cuadro de tortícolis.

"El cuello es como un poste que sostiene una bola de boliche de 7 kilos", expone Annie Pivarski, supervisora del programa de ergonomía y prevención de lesiones en el Hospital Memorial Saint Francis, en San Francisco. "Está sometido a muchísimas presiones."

Si bien es cierto que los hombres y las mujeres padecen dolor de cuello, también lo es el que este problema prevalece particularmente entre las mujeres que están atadas a trabajos de escritorio.

"El dolor de cuello se presenta mucho en las que ocupan puestos de oficina, porque se agachan en sus escritorios o computadoras durante horas y horas, tensionando la parte alta de la espalda o el cuello", expone la doctora Mary Ann Keenan, presidenta del consejo del Departamento de Cirugía Ortopédica, en el Centro Médico Albert Einstein, en Filadelfia.

PASOS FÁCILES PARA EL ALIVIO

Está bien, no importa el motivo, lo que sí es que a usted le duele el cuello. Despreocúpese. Las especialistas opinan que puede deshacerse del dolor clavado en la parte posterior del mismo si prueba estos sencillos remedios caseros.

Vaya al congelador. Póngase una bolsa llena de hielo o un poco de éste envuelto en un trapo para aliviar ese dolor agudo y la rigidez, señala Pivarski. Déjelo entre 15 y 20 minutos.

También pruebe un poco de calor. Algunas mujeres opinan que el calor funciona mejor que el hielo, apunta la doctora Keenan. Dése un duchazo de agua caliente, deje que el agua caiga en el cuello o coloque un cojín eléctrico a una temperatura agradable –entre baja y mediana, nunca caliente–, no más de 20 minutos cada vez, advierte la doctora.

Estire esos músculos. "Estos estiramientos no requieren mucho tiempo, pero sí acaban con la rigidez del cuello. Además, los puede realizar en casa o en la oficina", dice la fisioterapeuta Sheila Reid, coordinadora de servicios de rehabilitación en el Instituto de la Espina Dorsal de Nueva Inglaterra, en Williston, Vermont.

Su cabeza debe estar en posición normal. Ahora gírela totalmente hacia un lado, después vuelva al centro, mire completamente de frente; después hágalo en sentido contrario y vuelva a la posición inicial. A continuación mire hacia el piso y levante la cabeza; debe quedar en la posición normal. Ahora mire hacia el techo y de ahí vuelva a su posición inicial. Repítalo unas cuantas veces al día conforme lo necesite.

¿SON SUS ZAPATOS O SU SILLA?

Cuando se quiere prevenir la repetición de los dolores de cuello, las doctoras proponen llevar a cabo unas cuantas tácticas como las siguientes.

Deje los tacones altos para las ocasiones especiales. Pocas mujeres relacionan el tipo de calzado con el dolor de cuello. "Los tacones altos desalínean su espina dorsal y ello provoca que impulse el cuello hacia adelante", expone Pivarski. Procure usar zapatos con tacones altos para las ocasiones especiales, y póngase los de tacón bajo, o sin tacón, la mayor parte del tiempo.

Retire la carga de su hombro. "Una bolsa pesada colgando del hombro tensiona su cuello y también su espalda y hombros", advierte la doctora Keenan. Cámbiela por una mochila o una bolsa plegadiza, o cárguela cruzándola por el pecho. Meta sus objetos pesados en una maleta con ruedas, al igual que lo hacen muchos ayudantes de vuelo y viajeros. Si no cuenta con una, compre las ruedas y un par de cuerdas elásticas para transportar sus pertenencias de esa misma manera.

Recárguese hacia atrás. Con frecuencia, el dolor de cuello se debe a que la cabeza siempre se inclina hacia adelante. ¿La solución? Acérquese el material que vaya a leer. Cuando lea o vea televisión, incline su silla de tal manera que su cabeza se sostenga en el respaldo de ésta o en la pared, señala la doctora Keenan.

"Siéntese en un sillón todo el tiempo que quiera, siempre y cuando cambie de posición con frecuencia (por decir, cada hora), para que el cuello no se le ponga rígido", advierte la doctora Margot Putukian, médica del equipo de-

CUÁNDO CONSULTAR AL MÉDICO

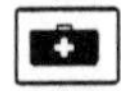

¿Ha intentado varios remedios caseros pero le sigue doliendo el cuello después de varios días? Consulte a su médico, propone la doctora Mary Ann Keenan, presidenta del consejo del Departamento de Cirugía Ortopédica en el Centro Médico Albert Einstein, en Filadelfia.

Hágalo sin tardanza si el dolor se irradia hacia el hombro, brazo o la muñeca, explica la doctora Keenan. Podría ser el aviso de que existe un problema de corazón y más vale jugar a lo seguro que ignorar el síntoma.

portivo de la Universidad Estatal de Pennsylvania, en University Park, y ayudante de profesor de cirugía ortopédica y medicina interna en el Centro Médico Milton S. Hershey, en Hershey.

Adapte el monitor de su PC. "Si trabaja en computadora, no debe estirar el cuello para ver el monitor", apunta la doctora Keenan. Ajústelo al nivel de sus ojos.

Consígase un atril. "El cuello también se tensiona fácilmente si tiene que cambiar la vista constantemente de un lado para otro de la computadora a los documentos colocados a un lado y a un nivel más bajo que la pantalla", previene Pivarski. Un atril adecuado al monitor, al nivel de la vista, le permitirá leer los documentos sin dañar el cuello.

Póngase audífonos. ¿Coloca el auricular del teléfono entre la oreja y el hombro mientras toma notas o escribe en la computadora? "Considere la posibilidad de ponerse audífonos y así evitarle a su cuello la rigidez y el dolor", propone Pivarski.

Cambie por una almohada de plumas. Si quiere evitar despertarse con un cuello que no puede mover, opte por una almohada de plumas o de otro material blando, o por una ortopédica, en lugar de espuma sólida, aconseja Reid. "Una buena almohada se adapta al contorno de su cuello, en lugar de dejarlo sin apoyo", señala Reid. Además, siempre duerma de lado o boca arriba, pero no boca abajo.

Dolor de espalda

Consejos para mujeres que trabajan detrás de un escritorio, mamás y otras que realizan diversas actividades

Las mujeres sufren de dolor de espalda, aproximadamente, tanto como los hombres, pero éstos casi siempre lo padecen como resultado de cargar exceso de peso, y las mujeres, por estar demasiado tiempo sentadas. "El segundo lugar de la incidencia de dolor de espalda corresponde a los trabajadores sedentarios, de los cuales la mayoría son mujeres que trabajan detrás de un escritorio, muchas veces frente a una computadora todo el día", indica la fisioterapeuta Sheila Reid, coordinadora de servicios de rehabilitación del Instituto para la Espina Dorsal de Nueva Inglaterra, en Williston, Vermont.

Lo más común es que les duela la parte baja de la espalda, generalmente como consecuencia de torceduras o tirones de los músculos y tejidos que conectan los huesos y los cartílagos. Un movimiento brusco en el que se ponen en uso músculos cansados, o que no están en buena condición, ocasionará un dolor repentino.

Los embarazos y la crianza de los hijos también representan una carga enorme para la espalda de las mujeres, coinciden las doctoras. En los últimos seis meses del embarazo, el feto suele cambiar el centro de gravedad de su espalda, literalmente, porque aumenta la curvatura de la espina dorsal, por lo que experimentará un fuerte dolor en esa parte del cuerpo, dice la fisioterapeuta Deborah Caplan, profesora de postura y dolor de espalda en Alexander Technique, en Nueva York. Conforme avance la gestación, el malestar empeora.

"Tiempo después del parto, cuando los niños empiezan a gatear, las mujeres padecen de la espalda porque se tienen que agachar para levantarlos y cargarlos", observa Caplan. Cabe señalar que éstas tienen únicamente dos terceras partes de la masa muscular que poseen los hombres, aunque por lo regular ambos tienen el mismo tamaño, expone la doctora Rose Hayes, ergonomista (especialista en el estudio de diseños tecnológicos para las necesidades de las personas) en el Servicio Postal de Estados Unidos. "Por ello necesitan mayor fuerza muscular para efectuar el mismo trabajo."

Todas las mujeres, antes de levantar una pesa de 25 kilos en un gimnasio, lo pensarían dos veces, mas no lo hacen cuando tienen que levantar al niño que gatea, o una bolsa de 5 kilos de abarrotes, al mismo tiempo que llevan un portafolios lleno de libros y documentos, explica la doctora Hayes. Esto es lo que les produce la distensión de los músculos de esa parte de su cuerpo.

YA NO SUFRA

Si el médico confirma que su afección se debe a espasmos musculares o al dolor crónico de la parte baja de la espalda, pero no a un disco herniado, es un gran alivio el saber que hay mucho por hacer al respecto.

La yoga sí sirve

Doctora Judith Lasater, fisioterapeuta

Judith Lasater, doctora en fisioterapia, instructora de yoga y terapeuta de San Francisco, expresa que flexiona su cuerpo para adoptar todo tipo de posiciones extrañas y que siempre se siente bien. Esto es lo que dice la autora de *Relax and Renew: Restful Yoga for Stressful Times (Relájese y renuévese: Yoga para descansar en momentos de tensión).*

"La yoga no sirve solamente para estirar y fortalecer los músculos, sino para que las mujeres adquieran conciencia de sus cuerpos y emociones. Contribuye a disminuir el dolor de espalda, pues la hará detectar cuál es la causa", manifiesta la doctora.

Otros remedios para el dolor de espalda son las botellas con agua caliente, el hielo o los cojines eléctricos: colóquelos sobre el punto adolorido. Pruebe también los estiramientos suaves y sentarse con una almohada para recargar la parte baja de la espalda. Para evitar este malestar en el trabajo, muévase un poco cada media hora.

Tenga calma. Casi todos los padecimientos de espalda desaparecen en cuestión de días o, tal vez, una semana, aun cuando no haga nada, indica la doctora Mary Ann Keenan, presidenta del consejo de administración del Departamento de Cirugía Ortopédica del Centro Médico Albert Einstein de Filadelfia. Respire profundamente y tranquilícese. Esto contribuirá a aliviar el malestar y acelerar su recuperación.

Tómese el día. Con molestias en la espalda, no tendrá ganas de hacer mucho. Así que ni lo intente. Métase en la cama y tómese ese descanso que tanto necesita, propone la doctora Carol Walker, médica cirujana ortopedista, con consultorio particular en Atlanta.

Descanse un par de días, no más. No obstante, el exceso de reposo es más perjudicial que benéfico, expresan las especialistas en espalda. "Aun cuando no se sienta en condición óptima, reanude sus actividades en uno o dos días", afirma la doctora Walker. "Si se queda en la cama más de dos días, su circulación se desacelerará, sus músculos y articulaciones se pondrán rígidas y, por consiguiente, aumentará la probabilidad de padecer otra lesión de espalda."

Aplíquese calor. Para erradicar el dolor, ponga una botella con agua caliente o un cojín eléctrico en el lugar de la molestia, dice Reid.

Póngase hielo. "Hay quienes consideran que el hielo es el mejor recurso para aliviar la inflamación", apunta la doctora Walker. Póngase una bolsa con hielo en el área dolorida unos cinco o diez minutos cada vez –por decir, cada hora– durante todo un día, o más o menos.

Compre una medicina. Cualquier analgésico de patente que contenga aspirina, ibuprofeno, acetaminofeno o ketoprofeno, aminorará el dolor de espalda, asegura la doctora Walker.

Haga estiramientos suaves. "Los estiramientos suaves le ayudarán a curarse más rápidamente", enfatiza la doctora Walker.

Acostada sobre la espalda, lleve sus rodillas hasta el pecho, sugiere Reid. Después, ejerza un poco de presión en las mismas. Estírelas y relájese. Repita unas cuantas veces si no siente dolor. En caso que sí, suspenda el ejercicio de inmediato.

Deje de fumar. Hay estudios donde se expone que los no fumadores tienen más probabilidad de lograr un alivio duradero para su molestia de la espalda que los fumadores, inclusive también en otros aspectos generales de salud, expresa la doctora Carol Hartigan, fisiatra especializada en rehabilitación de la espina dorsal en el Centro Boston para la Espalda del Hospital Bautista de Nueva Inglaterra y el Centro para la Espina Dorsal de Nueva Inglaterra, también de esa ciudad. Es más, fumar lesiona más rápidamente los discos de su columna vertebral, volviéndolos rígidos, pues impide que el oxígeno y la sangre les lleguen, previene la doctora Walker.

PARA MUJERES EMBARAZADAS O QUE AMAMANTAN

Las mujeres embarazadas y las que acaban de ser madres se quejan, con frecuencia, de dolor de la espalda. Esto es lo que deben hacer.

Pídale a su obstetra que le recomiende un ejercicio. El ejercicio es fundamental para sostener su espalda, señala la doctora Walker. "Cuanto más fuertes sus músculos, tanto mayor la probabilidad de que aguanten el peso del feto", explica la doctora Walker. Camine, corra, nade; realice cualquier ejercicio aeróbico siempre y cuando lo pueda hacer cómodamente: le será muy benéfico.

LO QUE HACEN LAS DOCTORAS

Ropa cómoda = menos dolor

Doctora Barbara A. Stuart

La doctora Barbara A. Stuart, directora médica de la Clínica de Planificación familiar y Enfermedades de Transmisión Sexual en Bremerton, Washington, advirtió que, después de pasar todo el día agachándose para examinar a las pacientes, sentía cierta distensión en la parte baja de la espalda. Resolvió el problema de la siguiente manera:

"Compré un montón de pantalones flojos y vestidos cómodos abajo de la rodilla para usarlos en el trabajo", enfatiza la doctora. Así, cuando examino a una paciente, no me preocupo por mantener las rodillas juntas y puedo colocar mi banquito justo al lado de ella. Cuanto más cerca me siente, menos me inclino hacia adelante, así evito la tensión de mi espalda.

La exhortación para todas las que se dedican a otras profesiones es que se acerquen a su trabajo, su espalda se los agradecerá. Además, use zapatos de tacón bajo: todos los que pasen de cuatro centímetros repercutirán en su espalda.

Recargue su espalda. Cuando amamante, coloque almohadas detrás de su espalda, de manera que quede cómoda, y levante al bebé hasta su seno, en lugar de tensionar la espalda doblándose hacia el infante, recomienda Caplan. "Si lo hace sentada en una silla, asegúrese de que ésta tenga un respaldo adecuado."

Use una mecedora. Para ayudar a su espalda mientras amamanta, use una mecedora con buen soporte para los brazos; adquiérala en la misma tienda en la que compró la cuna del bebé. "Ésta le restará tensión a su espalda y le permitirá descansar los brazos mientras da de comer a su hijo", sugiere la doctora Hartigan.

Use un taburete. Cuando vaya de compras, adquiera un pequeño taburete para poner los pies en alto: los descansa y además conserva su espalda en una posición cómoda y sostenida, recomienda la doctora Hartigan.

CÓMO CUIDARSE LA ESPALDA EN LA CASA Y EN EL TRABAJO

Cuando sabe lo que es sufrir un ataque de dolor de espalda, es muy probable que no quiera repetir esa experiencia. Esto es lo que las doctoras afirman que debe hacer para cuidar su espalda contra ataques futuros.

Párese junto a lo que vaya a cargar. Piénselo: cuanto más cerca se pare de aquello que va a cargar –trátese de un niño, una bolsa de abarrotes o una caja de artículos de oficina–, menor será la tensión sufrida por sus músculos, propone la doctora Hayes. La técnica correcta es la siguiente:

Póngase de pie y agáchese: doble las rodillas en lugar de la cintura, para levantar la carga. Coloque los pies firmemente hacia el frente, con uno ligeramente delante del otro.

Cuando haya sujetado la carga, manténgala lo más cerca posible de su abdomen mientras la levanta y la baje. Emplee las dos manos para levantarla y sostenerla simétricamente.

Primero levante y después gire. Parece natural: usted levanta una bolsa de abarrotes y gira para colocarla en el auto –o levanta a un infante para sacarlo de su cuna– con un solo movimiento rápido. No lo haga, recomienda la doctora Hayes. Con el tiempo, los giros producen hernias en los discos. En cambio, levante su carga, sosténgala cerca de su abdomen y después gire; use los pies para llegar hasta donde quiera en lugar de girar sus caderas.

Póngase ropa holgada. "Si tiene que levantar objetos pesados, las faldas largas, con vuelo, o los pantalones holgados, le permitirán mucha mayor libertad de movimiento que la ropa ajustada que le aprieta las rodillas y piernas", detalla Caplan.

CUÁNDO CONSULTAR AL MÉDICO

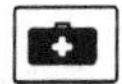

Si el dolor de espalda dura una semana o más, o estalla intermitentemente todos los días, consulte a su médica, aconseja la doctora Carol Walker, cirujana ortopedista con consultorio particular en Atlanta. Asimismo cuando sienta que se irradia hacia abajo, recorriéndole la pierna, o siente ésta débil o adormecida; vaya con su médico de inmediato.

Ruede sus pertenencias. Los portafolios son pesados como las bolsas grandes que se cuelgan de los hombros. "Éstas producen una tensión asimétrica en su espina dorsal y lastiman la espalda", observa la doctora Hayes.

Cargue el mínimo de cosas en su bolsa, señala. Para llevar el resto de sus pertenencias, emplee una mochila de espalda o cintura, o transpórtelas en una maleta con ruedas, como muchos viajeros y ayudantes de vuelo, comenta la doctora Keenan. También adquiera un carrito para cargar equipaje (un marco de metal ligero con ruedas).

Adapte su lugar de trabajo. "La silla adecuada debe ser completamente adaptable a las necesidades de la persona que la ocupe, es decir, para las tareas que desempeña", dice Annie Pivarski, supervisora del programa de ergonomía y prevención de lesiones del Hospital Memorial Saint Francis, de San Francisco.

Para un mejor descanso de su espalda, sus pies deben estar completamente planos sobre el piso y la parte baja de su espalda recargada en el respaldo de la silla. Sus rodillas deben estar un poco más abajo que su cadera, o al mismo nivel que ésta, y usted no debe inclinarse para ver su computadora, enfatiza Reid.

Muévase un poco. Cada media hora muévase un poco para evitar que sus músculos y su espina dorsal se pongan rígidos, recomienda Reid.

Colóquese una almohada lumbar. Adquiérala en una tienda de materiales médicos, o simplemente enrolle una toalla y colóquela detrás de su cintura, con el fin de que la parte baja de su espalda tenga más soporte mientras se halla sentada detrás de su escritorio, agrega Caplan.

Use zapatos de tacón bajo. Los zapatos de tacón bajo en ocasiones sirven para sostener el arco del pie, pero si pasan de cuatro centímetros de alto, éstos desalinearán la curvatura de su espalda y le producirán dolor, afirma la doctora Walker. Calce zapatos de tacones altos sólo en ocasiones especiales.

(Para algunas formas prácticas acerca de cómo prevenir la osteoporosis, otra causa probable del dolor de espalda, véase la página 498.)

Dolor de estómago

Cálmelo

Usted no encontrará el término *dolor de estómago* en un diccionario médico, pues es una frase que sirve para representar toda una serie de molestias bien conocidas por todas nosotras: nudos, un dolor sordo, una sensación de acidez. Tal vez cólicos y un poco de diarrea o estreñimiento para hacer que los malestares sean más interesantes. Tampoco hay que olvidarnos de las náuseas.

Un dolor de estómago suele incluir todo lo que antecede o, simplemente, un malestar horrible en medio del cuerpo. Cabe señalar que las causas posibles también son muy diversas y misteriosas: cálculos biliares, intolerancia a la lactosa, úlceras, acidez, síndrome del intestino irritable, tensión, empacho, posiblemente a que no se ha comido lo suficiente o se han ingerido alimentos mal preparados en un restaurante no muy limpio. (Para más detalles, lea acerca del síndrome del intestino irritable en la página 634.)

AYUDA PARA EL SIMPLE MALESTAR DE ESTÓMAGO

Si tiene malestar en el estómago, sirve de mucho saber cuál es el motivo y, de ser necesario, acuda al médico. Por otro lado, también hay una serie de remedios que debe poner en práctica para aliviarlo inmediatamente.

Beba sorbitos de líquidos calmantes. Cuando sienta su estómago un poco alterado, beba sorbitos de líquidos descafeinados –por ejemplo, agua, infusión de menta o manzanilla, refresco de *ginger-ale* o caldo de pollo–, propone la doctora Wanda Filer, especialista en medicina familiar de York, Pennsylvania. "Dé unos cuantos sorbitos cada cinco minutos." (Todo lo que contiene cafeína –por ejemplo, café, té y refrescos de cola, irrita el aparato digestivo, previene la doctora.)

Coma ligero. Cuando su estómago se halla irritado, no tolera la comida. Sea que el origen del malestar derive de la tensión o indigestión, está demasiado cargado y necesita aligerarse. "Cuando se sienta un poco mejor, coma un poco, limítese a alimentos fáciles de digerir, consúmalos en pequeñas cantidades y con frecuencia –por ejemplo, arroz hervido, o galletas saladas, o pan tostado–", expone la doctora Filer. Su estómago tendría que trabajar mucho para procesar una comida pesada y no es aconsejable cuando ya se ha rebelado por los alimentos que le suministra mediante el dolor.

Olvídese de la lactosa. Elimine los productos alimenticios que contienen lactosa, otra posible culpable cuando se es sensible a éstos, sugiere la doctora Marie L. Borum, ayudante de profesor de medicina en la División de Nutrición y Gastroenterología en el Centro Médico de la Universidad George Washington, en Washington, D.C.

Coma PAMT. Conforme se sienta mejor, tendrá más apetito, pero la mejor manera de que los síntomas desaparezcan para siempre es ceñirse al régimen PAMT (plátanos, arroz, puré de manzana y pan tostado), indica la doctora Filer. Aun en este régimen deberá comer raciones pequeñas y aumentar cada alimento gradualmente: su estómago dolorido no trabajará demasiado para digerirlos, enfatiza la doctora.

Mastique un antiácido. En caso de que la molestia se deba a una cantidad excesiva de ácido en el estómago –caso posible cuando lo tiene vacío y le duele–, los antiácidos –por ejemplo, Tums o Rolaids– la desaparecerán, porque neutralizan los jugos gástricos, explica la doctora Sheila Crowe, gastroenteróloga y ayudante de profesor de medicina en el Departamento de Medicina Interna, en la División de Gastroenterología, en la Rama Médica de la Universidad de Texas, en Galveston.

Pruebe un supresor de ácidos. Las medicinas modernas llamadas bloqueadores de H_2 (histamina 2) –por ejemplo, Tagamet y Pepcid AC–, que suprimen el ácido estomacal desde su origen y evitan que irrite el recubrimiento estomacal, se adquieren sin receta médica. "Los supresores de ácidos, más potentes que los antiácidos, son especialmente efectivos para los malestares por agruras", observa la doctora Crowe. El Pepto-Bismol quita algunos padecimientos del estómago, aunque su efectividad no está comprobada del todo.

Aflójese el cinturón. Si tiene el estómago inflamado a causa del síndrome del intestino irritable, aflójese el cinturón. Cuando los botones de la ropa y el cinturón le aprieten, sustitúyalos por otros más sueltos y cómodos, que no ejerzan presión sobre esa área dolorida, apunta la doctora Borum. (Esto resulta evidente cuando ya se vivió una situación así.)

CUÁNDO CONSULTAR AL MÉDICO

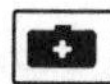

Por regla general, el dolor de estómago desaparece sin necesidad de medicamentos. Cuando persista y no responda a éstos, acuda a su médica, aconseja la doctora Sheila Crowe, gastroenteróloga y ayudante de profesor de medicina en el Departamento de Medicina Interna en la División de Gastroenterología en el área médica de la Universidad de Texas, en Galveston.

Asimismo, si los fármacos únicamente le proporcionan alivio temporal, tal vez necesite que le receten unos más fuertes para atacar problemas colaterales, por ejemplo reflujo gastroesofágico o úlceras pépticas. Cuando ya hay antecedentes de estas últimas, deben efectuarle un análisis para detectar la presencia de una infección por *Helicobacter Pylori:* bacteria relacionada con los problemas de úlcera, observa la doctora.

Consulte a una especialista de la salud lo más pronto posible si su malestar estomacal es particularmente agudo o se presenta con fiebre o sangre en las heces. "Es señal de un mal más serio, por ejemplo una úlcera, la inflamación de la vesícula o una pancreatitis", expresa la doctora Crowe.

En caso de que su padecimiento digestivo conlleve náuseas y vómitos que no ceden después de varios días, pida asesoría médica para descartar otras causas (por ejemplo, un embarazo o un virus), aduce la doctora Wanda Filer, especialista en medicina familiar de York, Pennsylvania.

Deténgase. Lo más efectivo para erradicar un malestar de estómago es, probablemente, sólo descansar y relajarse, opina la doctora Crowe. Si lo hace, contribuirá a que su aparato digestivo también se tranquilice.

Golpee el pavimento. ¿Tiene el estómago hecho un nudo a causa de un conflicto o problemilla? Algunas mujeres encuentran que el ejercicio es la mejor medicina para calmarlo, dice la doctora Filer. "Levántese y camine", enfatiza la doctora. Asimismo, el ejercicio regular –es decir, cuando menos 30 minutos del aeróbico, como caminar a buen paso o andar en bicicleta, tres días a la semana– desaparece la tensión y, tal vez, también se deshaga del malestar estomacal provocado por ésta para siempre, expresa la doctora Filer.

Abandone el café y el alcohol. Es bien sabido que el café y el alcohol irritan el estómago, afirma la doctora Filer. "Les aconsejo a las que les duele seguido que se limiten a bebidas sin cafeína ni alcohol", manifiesta la doctora.

Abandone el hábito del humo, ¡por favor! Todo el mundo sabe que fumar es malo para los pulmones, pero, ¿sabía que es fatal para el estómago? "Los cigarillos y otros productos de tabaco reducen la capacidad del recubrimiento estomacal cuya función es proteger el aparato digestivo contra los potentes ácidos que produce cuando está mal", argumenta la doctora Filer. Por eso, si fuma, deje de hacerlo. Además, para defenderse del dolor crónico, no vuelva a empezar este hábito una vez que se sienta mejor, observa la doctora.

Dolor de garganta

Trague sin sentir molestias

A veces, usted detecta el momento exacto en el que empieza. Al despertarse temprano para correr en el frío o al ir apresuradamente para llegar a una junta bien entrada la tarde, de repente traga saliva y ¡ay!, qué molestia. Lo que había sido un reflejo natural, de pronto se convierte en una necesidad para calmar ese malestar seco y silencioso. La garganta le arde terriblemente. La desafía a que vuelva a tragar.

El calor seco, el humo del tabaco, las alergias, las infecciones nasales, los ácidos estomacales errantes y los gritos entusiastas inflaman y resecan las membranas mucosas, normalmente húmedas y suaves, de sus vías respiratorias. El escenario para el dolor de garganta y otros males respiratorios está en plena preparación.

Las infecciones también propician el malestar en esa área del cuerpo. Por ello, en ocasiones, los médicos tienen problemas para determinar cuál fue la causa de que su garganta, antes sana, se convirtiera en un túnel apergaminado de ardor: un virus del catarro o la gripe, que sencillamente debe cumplir su misión, o una bacteria, como el conocido guerrero invernal llamado estreptococo.

LOS CUIDADOS PERSONALES SÍ SIRVEN

No se ha demostrado contundentemente que los antibióticos sirvan para curar más rápido un dolor de garganta común y corriente, y los análisis de los cultivos de la misma tampoco son demasiado exactos. Sin embargo, si su médica ha descartado que tenga un estreptococo o algún otro diagnóstico serio detrás de su malestar, algunas doctoras coinciden en que es más aconsejable bajar su actividad, ponerse calientita y cómoda y consentir su garganta adolorida, igual que lo hacen ellas. Esto es lo que sugieren.

LO QUE HACEN LAS DOCTORAS

Receta para aliviar el dolor de garganta

Doctora Penelope Shar

Bangor, Maine, es el destino favorito en invierno para algunos integrantes menos queridos del reino animal; los virus y las bacterias causantes del dolor de garganta. Cuando la doctora Penelope Shar, internista con consultorio particular en Bangor, hospeda contra su voluntad uno de esos bichos en su garganta, se dirige a la cocina en lugar de ir al botiquín de medicinas.

"Me preparo una bebida caliente con partes iguales de té y jugo de limón y miel suficiente para que sea agradable al paladar. Si no se añade bastante miel sabe horrible" expresa la doctora. "Después la caliento en el microondas. (Alrededor de 2½ minutos por taza es lo adecuado.) Es un remedio verdaderamente eficaz."

Las pastillas para la garganta son muy útiles, pero realmente no tienen propiedades curativas, indica la doctora Shar. Si sirven de algo es porque estimulan la producción de saliva y humectan la garganta mientras una las chupa. Ella prefiere los dulces sin azúcar, marca Ricola.

Llene su tarro favorito. Los líquidos calientes no sólo producen una sensación agradable en su garganta que se encuentra al rojo vivo, sino que rehidratarán sus membranas mucosas inflamadas y resecas. Procure beber, cuando menos, dos litros de líquido –de preferencia, sin cafeína–, al día, hasta sentirse mejor. Tal vez sea el momento ideal para ingerir algunas infusiones de hierbas, limonada caliente o cafés descafeinados de sabores, propone la doctora Penelope Shar, internista con consultorio particular en Bangor, Maine.

Por su parte, la doctora Karen Rhew, del Instituto Nacional para la Sordera y otros Problemas de Comunicación, en Bethesda, Maryland, reco-

CUÁNDO CONSULTAR AL MÉDICO

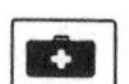

Un dolor de garganta intenso indica algo más que una leve infección viral. "En el caso de mujeres jóvenes, me preocupa la mononucleosis", manifiesta la doctora Penelope Shar, internista con consultorio particular en Bangor, Maine.

"En el de las de cualquier edad, los estreptococos". Una infección bacteriana seria por éstos desemboca, raramente, en fiebre reumática, problemas renales o neumonía.

Pida ayuda médica si su dolor de garganta no se ha aliviado significativamente en un plazo de entre cinco y siete días, o manifiesta alguno de los siguientes síntomas:

- Dolor de garganta intenso y prolongado.
- Ganglios del cuello inflamados.
- Dificultad para tragar o abrir la boca.
- Un bulto persistente en la garganta o el cuello.
- Ronquera que dura más de dos semanas.
- Dolor de oídos.
- Sangre en las flemas o la saliva.
- Fiebre alta (más de 38°C).
- Dolor de articulaciones.
- Urticaria.

Cuando no pueda tragar o tenga dificultad para respirar debido a la inflamación de las vías respiratorias, acuda a revisión médica de inmediato, subraya la doctora Shar.

mienda a las mujeres no tomar pastillas antisépticas ni de las que adormecen la garganta. Éstas contienen ingredientes que, de hecho, la irritan más.

En un apuro, los caramelos le servirán. Si no tiene pastillas para la garganta a la mano, no enfrente el frío ni la humedad para llegar a la tienda, chupe caramelos sin azúcar, propone la doctora Shar.

Piense en el zinc. Hay personas que al chupar tabletas y pastillas de gluconato de zinc dejan que se disuelvan en la lengua para aliviar las molestias de su garganta. Además, según un estudio realizado en el Instituto Bioquímico de la Fundación Clayton de la Universidad de Texas, en Austin, este medicamento es muy efectivo para quitar el malestar de ésta. Adquiéralo en las tiendas de productos naturistas. Siga las instrucciones del empaque.

Trague un poco de hielo molido. A veces el hielo suele apagar el fuego de esa área de su organismo, según la doctora Rhew.

Agregue una pizca de sal. Si su madre, o su abuela, le preparaba un gargarismo de agua con sal cuando era niña y le dolía la garganta, estaba en el camino correcto. La doctora Shar comenta que este tipo de lavado con agua tibia y sal desaparece el dolor y restituye la humedad de los tejidos irritados de la garganta. Mezcle una pizca de sal en una taza de agua tibia. Repita cuatro o cinco veces al día.

Caliéntese el cuello. Colocarse una bolsa de agua caliente o un cojín eléctrico con temperatura tibia (no caliente) sobre el cuello aminora el dolor de la garganta, según dice la doctora Rhew.

El vapor es obligado. Así como sus plantas se revitalizan con una buena regada, su garganta seca le agradecerá que ponga un humidificador de vapor frío para humedecer el aire caliente y seco de su casa u oficina, señala la doctora Shar.

Tome acetaminofeno. El Tylenol y otros analgésicos elaborados con base en acetaminofeno son más recomendables para las infecciones de las vías respiratorias agudas, manifiesta la doctora Shar.

(Para formas prácticas acerca de cómo aliviar la tos y la laringitis, véanse las páginas 660 y 385, respectivamente).

Dolor de hombros

Ayuda para hombros entumidos o tiesos

El dolor de hombro es uno de esos malestares misteriosos que padece después de llevar a cabo una actividad que desde hace muchos meses no realiza (o no ha hecho jamás), por ejemplo, lavar y encerar el auto, o cortar el césped con una podadora manual por primera vez.

En las mujeres, este padecimiento suele ser un síntoma de tendonitis, tensión muscular o algo llamado capsulitis adhesiva, generalmente conocida como hombro congelado, en cuyo caso éste se pone tan rígido que no lo moverá con facilidad, explica la doctora Stacie Grossfeld, cirujana ortopédica en la Universidad de Minnesota, en Minneapolis.

Por desgracia, cuando no lo pone en actividad, éste pierde flexibilidad y se pone rígido. "Un día, después de no mover los músculos de los hombros en muchos meses, encuentra que, literalmente, no puede estirarse hacia atrás para tomar su cinturón de seguridad o desabrocharse el *brassière*", expresa la doctora Grossfeld.

Cabe señalar que los músculos del hombro también llegan a quedar aprisionados entre los huesos y los ligamentos de su espalda, un mal llamado impactación, resultado de actividad intensa realizada en lo alto –por ejemplo, arrojar una pelota de softbol o mover una raqueta de tenis–, señala la doctora Grossfeld.

CONDUZCA USTED MISMA EL REMEDIO

Las doctoras y fisioterapeutas dicen que, por fortuna, la mayoría de los dolores de hombro pueden ser mitigados fácilmente siguiendo las siguientes sugerencias.

Déle un descanso. "Cuando le duele el hombro, lo primero que debe hacer es suspender la actividad que ocasiona el malestar", aconseja la doctora Grossfeld.

Coloque un poco de hielo. "El hielo es la medicina más barata para el dolor y casi no tiene efectos colaterales", argumenta la doctora Grossfeld. Además, disminuye la inflamación. Envuelva una bolsa de hielo o un poco de

CUÁNDO CONSULTAR AL MÉDICO 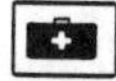

Si ha probado todos los remedios caseros, pero su dolor no mejora y ya lleva entre siete y diez días, mejor consulte a una experta de la salud, expresa la doctora Stacie Grossfeld, cirujana ortopédica en la Universidad de Minnesota, en Minneapolis.

El dolor de hombro se debe a muchas causas, mas si es por una caída o un accidente de auto, vaya de inmediato a que le saquen una radiografía para descartar la posibilidad de una fractura, exhorta la doctora.

éste en una toalla y colóquelo sobre el área adolorida durante un máximo de 15 a 20 minutos cada hora.

Tómese un analgésico. No tiene por qué ser una mártir: un antiinflamatorio –por ejemplo, aspirina, ibuprofeno o ketoprofeno (Orudis)–, tomado varias veces al día, siguiendo las instrucciones del empaque, aliviará el dolor y la inflamación, asegura la doctora Grossfeld.

Muévalo con suavidad. Las expertas opinan que el dolor de hombro es una clásica trampa sin salida. Al dolerle, no quiere moverlo, pero si no lo mueve, probablemente se le quedará tan rígido que terminará congelado y, entonces, *en verdad no podrá moverlo.*

¿La solución? "Cuando el dolor se calme, pruebe una serie de ejercicios suaves", apunta la doctora Grossfeld.

La fisioterapeuta Lynn Van Ost, especialista clínica del Centro de Medicina del Deporte, en Filadelfia, sugiere esta rutina de ejercicios. Empiece cada uno de éstos con el brazo colgado al lado del cuerpo. Primero, elévelo en forma recta al frente, hasta por arriba de la cabeza (o tan lejos como pueda sin sentir dolor) y bájelo a la posición inicial. Después elévelo hacia el lado y bájelo. Para el tercer ejercicio, déjelo pegado al cuerpo, pero doble el codo de tal manera que el antebrazo quede al frente y gírelo hacia adentro, en dirección a su estómago, y vuelva a la posición inicial. Repita el ejercicio otra vez, mas ahora gire el brazo en sentido contrario. Repita cada movimiento diez veces antes de pasar al siguiente, y practique la rutina entera una o dos veces al día, siempre y cuando no sienta dolor.

(Para formas prácticas acerca de cómo manejar la tendonitis o los rasgones musculares, véanse las páginas 647 y 239, respectivamente).

Dolor de muelas

Domine esas pulsaciones

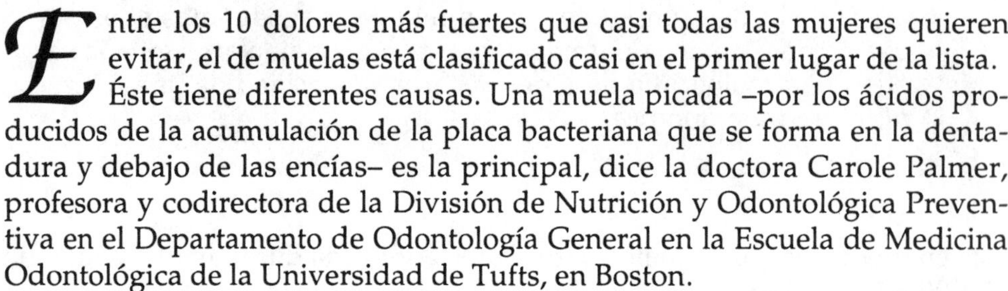

Entre los 10 dolores más fuertes que casi todas las mujeres quieren evitar, el de muelas está clasificado casi en el primer lugar de la lista. Éste tiene diferentes causas. Una muela picada –por los ácidos producidos de la acumulación de la placa bacteriana que se forma en la dentadura y debajo de las encías– es la principal, dice la doctora Carole Palmer, profesora y codirectora de la División de Nutrición y Odontológica Preventiva en el Departamento de Odontología General en la Escuela de Medicina Odontológica de la Universidad de Tufts, en Boston.

Al parecer, las mujeres tienen ciertos hábitos alimenticios que propician la formación de la placa. "Éstas propenden a comer de todo entre horas", afirma la doctora Palmer. Cada vez que el azúcar y los carbohidratos refinados se establecen en sus dientes (por ejemplo, dulces, jugos, leche, refrescos de cola con azúcar, mentas para el aliento y fruta), representan un sabroso banquete para las bacterias de su boca. A lo largo de los siguientes 20 minutos o más se forman ácidos, los que desarrollan en sus dientes y encías, si son susceptibles, las caries, o una enfermedad de encías, o abscesos. Todo esto suele provocar el dolor de muelas o dientes.

CÓMO CUIDAR SU MUELA DOLORIDA

Todas las doctoras están de acuerdo en que si tiene dolor de muelas no lo ignore pensando que pasará. Levante el teléfono, llame a su dentista y pida una cita urgente. Los consejos que se exponen aquí son únicamente para que aguante el malestar toda la noche mientras llega el día siguiente y, por último, no pretenda realizar una actividad, precisamente, durante el tiempo de su atención médica.

Use su hilo dental. A veces, un trocito de comida –por ejemplo, la cáscara de una palomita de maíz– se queda atorado debajo de la encía y produce el dolor y, con el tiempo, un abceso, advierte la doctora Heidi K. Hausauer, instructora de odontología operativa en la Escuela de Odontología de la Universidad del Pacífico, en San Francisco, y vocera de la Academia de Odontología General.

CUÁNDO CONSULTAR AL MÉDICO

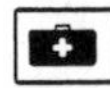

No cabe duda: "Siempre que le duela un diente o una muela, acuda con la odontóloga", exhorta la doctora Caren Barnes, profesora de odontología clínica en la Escuela de Odontología de la Universidad de Alabama, en Birmingham.

Aun cuando su dolor ceda, no cometa el error de cancelar su cita. La pulpa de la muela o el diente pueden estar muertos, mas esto no descarta la posibilidad de que las bacterias sigan multiplicándose hacia otras ramificaciones de su dentadura.

Déle una bienvenida congelada. Una bolsa de hielo colocada en la parte exterior del cachete adormecerá la zona lo suficiente como para aminorar el malestar, expresa la doctora Caren Barnes, profesora de odontología clínica en la Escuela de Odontología de la Universidad de Alabama, en Birmingham. "Sin embargo, en ocasiones las personas que experimentan un dolor de muelas son demasiado sensibles a la temperatura. Ante esto, lo mejor es dejar la muela tranquila."

El calor, al igual, puede empeorar el malestar, sobre todo si se trata de un dolor que late o pulsa, causado por la inflamación, previene la doctora Carol Bibb, profesora asociada adjunta en la Escuela de Odontología de la Universidad de California, en Los Ángeles.

Camine para quitarse el dolor. La doctora Bibb, después de que le habían hecho endodoncia a su marido, notó que éste daba vueltas, caminaba como loco, en espera de que el analgésico le hiciera efecto. De hecho, aclara la doctora, él se estaba medicando solo, sin saberlo. "Realice ejercicio o cualquier otra actividad que le distraiga la mente", propone esta doctora.

Más o menos, con 25 minutos que camine rápido, ande en bicicleta o haga cualquier ejercicio aeróbico (que active el corazón) provocará que su cerebro libere endorfinas, las sustancias naturales que nos hacen sentir bien y, a la vez, desaparecen el dolor, argumenta la doctora Marian R. Stuart, psicóloga practicante y profesora de medicina familiar en la Universidad de Medicina y Odontología en la Escuela de Medicina Robert Wood Johnson de Nueva Jersey, en Nueva Brunswick.

(Para consejos prácticos acerca de cómo evitar el dolor de muelas y la gingivitis, véase la página 297.)

Dolor de pie y talón

Estrategias de bienestar para este malestar

La mujer promedio, en cada paso que da para realizar sus quehaceres cotidianos, imprime 500 libras de presión a sus pies. Multiplique esa cantidad por 10,000 pasos al día –más o menos–, ahora, ¿con esto cree que es raro que en ocasiones le duelan los pies? Lo realmente extraño es que no sea un dolor permanente.

Las podiatras afirman que las mujeres padecen más de los pies que los hombres, o cuando menos propenden a consultar al médico a causa de esto, señala la doctora Kathleen Stone, podiatra con consultorio particular en Glendale, Arizona. "Ello se debe a que, normalmente, el calzado ha sido di-

LO QUE HACEN LAS DOCTORAS

El calzado para correr protege sus pies

Doctora Kathleen Stone

Las peluqueras, meseras, enfermeras e incluso las podiatras han sido beneficiadas con el relajamiento de las normas del buen vestir que han permitido que el calzado para correr, acojinado, sea aceptado en muchos centros de trabajo, expone la doctora Kathleen Stone, podiatra con consultorio particular en Glendale, Arizona.

"En los días que voy a estar mucho tiempo de pie, siempre uso zapatos cómodos como para correr, en lugar de los de vestir", apunta la doctora. El consejo de las doctoras es que siempre piense en su comodidad y deje las zapatillas para las juntas en las que estará sentada todo el día.

Cuando vaya a comprar zapatos, diríjase a una zapatería donde haya calzado deportivo. Un vendedor experimentado le medirá los pies y ayudará a elegir los adecuados. Los que tengan una contra fija en el talón y sean flexibles en la punta.

señado en función de la moda y no de la comodidad", manifiesta la doctora. "Cuando las mujeres usan zapatos mejor diseñados –cosa que han hecho muchas–, empiezan a tener menos problemas con sus pies."

TERAPIA CASERA PARA LOS PIES

Esto es lo que las podiatras y otras terapeutas de pies le aconsejan a todas aquellas que padecen molestias debido a talones y arcos doloridos, dedos acalambrados y otras incomodidades cotidianas relacionadas con los pies y los talones.

Realice estos simples ejercicios y disminuirá o evitará que la rigidez avance progresivamente, indica la doctora Phyllis Ragley, vicepresidenta de la Academia Americana de Medicina Podiátrica Deportiva y que ejerce en Lawrence, Kansas.

Juegue con sus pies una lata de jugo de naranja. Si le duele el arco, usted tal vez tenga una ligera fascitis plantar, es decir, una inflamación de las fascias de la planta –la capa de tejido conectivo, gruesa y cartilaginosa, extendida del talón a los dedos–. Para aliviarlo, siéntese y –descalza– ruede su arco sobre una lata de concentrado de jugo congelado durante cinco o diez minutos, sugiere la terapeuta física Marika Molnar, directora de West Side, Terapia Física para Bailarinas, en la ciudad de Nueva York. "El frío ayuda a reducir la inflamación, al mismo tiempo que el masaje sirve para aflojar los tejidos tensos." Ponga una marca en la lata y guárdela separada de las demás que piensa beber. Posteriormente, vuelva a usarla las veces que sea necesario.

Estírese como una bailarina. Para un estiramiento de primerísima, pruebe esta técnica de las bailarinas, sugiere Helen Drusine, terapeuta masajista que trabaja con bailarines de ballet profesionales y de Broadway, en la ciudad de Nueva York. Siéntese sobre el piso o encima de un tapete, la parte trasera (el talón) de la planta de los pies debe quedar sobre el suelo. Extienda o encoja los dedos hacia abajo para estirar los arcos. Ahora, siéntese, de tal manera que la mayor parte del peso de su cuerpo oprima los dedos contra el piso. Hágalo unos cuantos segundos; aumente lentamente el tiempo conforme se vaya sintiendo.

"El mover los dedos de esta manera ayuda mucho a todas aquellas personas que utilizan mucho los pies, como bailarines y deportistas, porque mantiene estirados los tendones y las fascias de las plantas", dice Drusine.

Sin embargo, no realice este estiramiento si le duelen los tendones, dice la doctora Ragley. Mejor dé un masaje suave a sus dedos y pies.

Haga el siguiente estiramiento. A continuación, dice Drusine, lleve a cabo el mismo ejercicio, pero ahora con el empeine plano sobre el piso. No lo practique si le duelen los tendones.

Afloje los músculos de las pantorrillas. Los músculos rígidos de las pantorrillas llegan a trabar sus pies, lo que influye en su elasticidad para pisar correctamente el piso y moverse hacia cualquier lado, expone la doctora Ragley. Ello, a su vez, produce dolor en los talones o los arcos, porque los tejidos de los pies se estiran indebidamente para aminorar ese malestar.

Para erradicar este problema, párese descalza cara a la pared, con los brazos extendidos al frente y las palmas de la mano apoyadas en ésta. (*Consejo:* Para hacer un estiramiento adecuado, apunta la doctora Ragley, coloque las puntas de los pies un poco hacia adentro.) Mantenga los talones sobre el piso, levante la pelvis: el cuerpo debe permanecer recto (no se doble por la cintura hacia adelante), flexione los codos e inclínese hacia la pared hasta tocarla con la mejilla.

"Debe sentir el estiramiento en las pantorrilas", enfatiza la doctora. "Si no lo percibe, posiblemente esté parada demasiado lejos de la pared y también doblando la cintura para alcanzarla, o está muy cerca." La distancia

CUÁNDO CONSULTAR AL MÉDICO

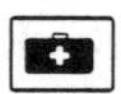

Si cambia de calzado y prueba los remedios caseros durante una o dos semanas, pero le siguen doliendo los pies, consulte a una podiatra para que la diagnostique. Al haber hinchazón, supuración, decoloración o una serie de los padecimientos anteriores, acuda cuanto antes. Ciertos problemas —por ejemplo, fracturas de huesos, tendones inflamados, nervios pellizcados o problemas de pisada— únicamente se corrigen con atención médica.

Consejo: Cuando consulte a la especialista, lleve sus zapatos viejos, orienta la doctora Phyllis Ragley, vicepresidenta de la Academia Americana de Medicina Deportiva Podiátrica, con consultorio particular en Lawrence, Kansas. Ella, con sólo ver el tipo de desgaste que tienen, posiblemente determine qué provoca el dolor de pies o talones.

que debe guardar con respecto al muro depende de su estatura y de la flexibilidad que tengan los músculos de sus pantorrillas. "Yo mido alrededor de 1.68 metros. Y para un buen estiramiento, me paro a unos 50 centímetros de la pared para hacer el ejercicio."

Mantenga el estiramiento durante el tiempo que pueda. Después repita (cinco veces para empezar), pero ahora con las rodillas ligeramente dobladas. "Esto sirve para estirar el sóleo: pequeño músculo que llega directamente al tendón de Aquiles", explica la doctora Ragley.

Lo más aconsejable es llevar a cabo los ejercicios después de un poco de calentamiento, como caminar, o luego de ducharse o bañarse con agua caliente.

EJERCITE LOS "DEDOS DE LOS PIES"

"Caminar normalmente no sirve de mucho para fortalecer o estirar los músculos pequeños de los pies", explica la doctora Carol Frey, del Hospital Ortopédico de Los Ángeles.

Para mantener sus dedos relajados y flexibles y fortalecer los músculos pequeños de sus pies, la doctora Frey sugiere los siguientes ejercicios.

Juegue a levantar objetos. Ejercite los dedos de los pies levantando canicas del suelo y depositándolas en un recipiente. También coloque corchos o lápices pequeños entre ellos y apriételos durante cinco segundos.

Estire y relaje. Ponga una liga gruesa y tensa alrededor de todos los dedos de un pie, después sepárelos y manténgalos así durante cinco segundos. Repita diez veces.

Pruebe darse masaje con una pelota de golf. Ruede una pelota de golf debajo del arco y la punta de la planta durante dos minutos.

MÁS AYUDA PARA LAS DOLORIDAS

No debe extrañarle que al cambiar el modelo de zapatos que se pone –o la forma en que los usa–, repercuta de manera importante en la comodidad de sus pies. A continuación se exponen algunos consejos más de las expertas que asesoran a las mujeres que padecen de los pies.

Cómprese zapatos de carreras, aun cuando no corra. Si le duelen los pies, éstos necesitan todo el apoyo de parte de usted, expresa la doctora Ragley. Por consiguiente, olvídese de los tenis de lona, los zuecos, los mocasines y las zapatillas. Lo mejor es que se ponga unos zapatos de carreras siempre que sea posible, es decir, en todo momento menos en la cama ni el baño. "Éstos le proporcionan acojinamiento, soporte para el arco y un tacón correcto, lo que reduce el estiramiento de las fascias de las plantas."

Protéjase los talones. Cuando las fascias de las plantas de sus pies están apretadas, suelen desarrollarse espolones en los talones: depósitos de calcio conectados con los huesos del talón. "Esta zona al inflamarse produce gran dolor en la parte media y trasera interior del talón por la mañana y después de estar mucho tiempo sentada", explica la doctora Pamela Colman, podiatra con consultorio particular en Bethesda, Maryland. Un protector de talón, de los que venden casi todas las farmacias, lo estabilizará y, a la vez, controlará ligeramente la tendencia a meter los pies (pronación) cuando se camina; estos dos padecimientos contribuyen al dolor de pies.

Dolor de rodillas

Hielo y otras terapias

Exigimos mucho a nuestras rodillas. Las usamos al subir y bajar por las escaleras, al doblarnos cuando levantamos paquetes o niños, cuando corremos para tener buena condición física o caminamos normalmente. A pesar de todo esto, no dejamos de usar calzado atractivo-pero-muy-contraproducente, por ejemplo, el de tacones altos.

La rodilla se forma en el punto donde se junta el fémur, el peroné y la rótula, es una articulación muy compleja: sus huesos están unidos por ligamentos y la rótula a los huesos por medio de tendones.

Dos cojinetes o colchones (llamados meniscos) ofrecen cierta protección, así como algunas bolsas (sacos de líquido que disminuyen la fricción y se ubican en puntos estratégicos).

La rodilla debe soportar muchísima presión en un espacio pequeño, "por lo que no fue creada para las exigencias que le imponemos", argumen-

CUÁNDO CONSULTAR AL MÉDICO

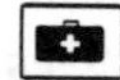

La dolencia de la rodilla, a pesar de los remedios caseros, si no mejora después de una semana, requiere de medicamentos, propone la doctora Margot Putukian, médica del equipo deportivo de la Universidad Estatal de Pennsylvania, en University Park, y ayudante de profesor de cirugía ortopédica y medicina interna en el Centro Médico Milton S. Hershey, en Hershey.

Si el dolor es tanto que le impide caminar, o ésta le molesta al caminar e inflama, acuda a su médica inmediatamente.

ta la doctora Margot Putukian, médica del equipo deportivo de la Universidad Estatal de Pennsylvania, en University Park, y ayudante de profesor de cirugía ortopédica y medicina interna en el Centro Médico Milton S. Hershey, en Hershey. No es raro, pues, que la pequeña coyuntura se rebele.

PÓRTESE BIEN CON SUS RODILLAS

A las mujeres les duelen las rodillas, muchas veces, porque se arrodillan al hablarles o cargar a los niños, al ocuparse de las actividades del jardín o del archivo, o porque corren o caminan mucho, observa la doctora Elizabeth Arendt, profesora asociada de cirugía ortopédica en la Universidad de Minnesota, en Minneapolis. "La rodilla de la criada" se refiere específicamente a la bursitis de la rodilla y no al dolor general de la misma.

Esto es lo que las doctoras indican que haga para reducir la presión sobre las rodillas y disminuir el dolor. (Para formas prácticas acerca de cómo controlar el dolor de rodillas producido por la artritis o bursitis, véanse las páginas 51 y 647, respectivamente).

Descanse. Cuando el dolor de rodilla se presenta a causa de la jardinería o alguna otra actividad que le guste, es muy tentador seguir con lo que hace, a pesar del malestar, pero no es buena idea.

Para aliviar la presión y disminuir la inflamación y el dolor, "no siga arrodillada", dice la doctora Letha Griffin, cirujana ortopédica en la Clínica Ortopédica Peachtree, en Atlanta.

Después, póngale hielo. Póngase una bolsa de hielo durante un máximo de 20 minutos cada vez, ya que el frío puede quemar su piel, previene la doctora Griffin. Repítalo varias veces al día, cuando le duelan o se inflamen. El hielo debe estar dentro de una bolsa o envuelto con una toalla: no debe tener contacto directo con su piel.

Véndela y elévela. Apriete su rodilla con una venda, de forma firme pero que no corte la circulación, por ejemplo, una venda Ace o una rodillera elástica. Se expenden en las farmacias, apunta la doctora Griffin. Ahora acomódela sobre almohadones para elevarla arriba del nivel del corazón.

Quite el dolor. Un medicamento que contenga aspirina, ibuprofeno, ketoprofeno (por ejemplo, Orudis) o acetaminofeno aliviará su dolor, afirma la doctora Griffin.

Baje de peso. "En caso de que esté pasada de peso, bájelo, deshágase de esos kilos de más", exhorta la doctora Arendt. "Esto ayudará a quitarle presión a sus rótulas."

Póngase zapatos bajos y cómodos. Los tacones altos aumentan la presión en sus rodillas, expresa la doctora Griffin. "Trate de usar calzado de tacón bajo o sin tacón, o para correr o caminar."

Cambie de posición. "Estar un buen rato sentada también ejerce mucha presión en sus rótulas", indica la doctora Arendt. Constate si la altura de su silla es la correcta: sus pies deben estar apoyados firmemente sobre el piso. De lo contrario, consígase una silla más baja o un banquito para subir los pies.

Estire las rodillas. De vez en cuando, a lo largo del día, agáchese hacia el frente, relájese y estire las rodillas para que éstas no estén tiesas, aconseja la doctora Arendt.

Descanse en los viajes largos. Llámela rodilla de viajero. "Sus rodillas se pueden poner verdaderamente rígidas después de estar en la misma posición durante un viaje muy largo", previene la doctora Arendt. Si tiene aún el control del mando, tómelo y estírelas. Si no, trate de cambiar de posición a intervalos; deje de manejar un rato después de cada hora.

Dolor durante el trabajo de parto

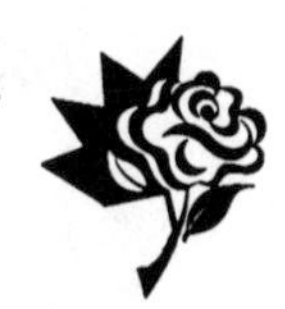

Algo más que la respiración profunda

Busque en un diccionario médico las palabras *trabajo de parto* y dirá seguramente: "la función mediante la cual el producto de la concepción es expelido del útero, por la vagina, al mundo exterior." En lenguaje cotidiano, el trabajo de parto se explica mejor como el esfuerzo requerido para expulsar a un infante por una abertura que, normalmente, es del tamaño de un tampón.

Literalmente es trabajo de parto y requiere no sólo un gran empujón, sino pasar por cuatro etapas. En la primera, el útero (o el seno donde se engendra el feto) empieza a contraerse y el cérvix (la abertura que da al útero en la parte superior de la vagina) se expande. En la segunda, el útero sigue con contracciones más frecuentes mientras la madre puja con fuerza para que salga la criatura por la vagina. La tercera fase consiste en la expulsión de la placenta (retiene al feto en el útero). Horas después del parto –la cuarta y última etapa–, el útero vuelve a su tamaño casi normal.

No tiene vuelta de hoja: tener un hijo duele, dice la doctora Eileen Murphy, instructora clínica de ginecología y obstetricia en la Escuela de Medicina de la Universidad Northwestern, en Chicago. Lógicamente, el dolor produce angustia, la que la *acelera* más a una y, por tanto, hace que el cuerpo aumente la liberación de adrenalina. Ésta interviene en la capacidad del útero para contraerse adecuadamente y llega a prolongar el trabajo de parto y el dolor, expone la doctora Murphy.

Por consiguiente, los esfuerzos canalizados para disminuir el dolor del trabajo de parto se pueden dirigir a favor del mismo. Para ello, existen algunas formas de acelerar el parto y disfrutar antes de lo previsto el producto de sus esfuerzos.

Medicarse es bueno (y en ocasiones necesario)

El decidirse a tener un hijo por parto natural es lo mejor, apunta la doctora Eileen Murphy, instructora de ginecología y obstetricia en la Escuela de Medicina de la Universidad de Northwestern, en Chicago. No obstante, si a pesar de todos sus deseos y esfuerzos siente que el dolor del trabajo de parto es intolerable, hay la opción de tomar un medicamento para que lo disminuya.

El dolor intenso interfiere en las contracciones del útero y demora el alumbramiento. Es más, tomar un medicamento en las primeras fases le ayudará después, cuando necesite energía para la fase de los empujones. En ésta no debe estar tan agotada y extenuada que para cuando tenga una dilatación de diez centímetros (unas cuatro pulgadas) vea estrellas de dolor.

Si experimenta un grado intenso de dolor durante un buen tiempo, el parto no resultará la experiencia de realización que esperaba. Esto tampoco es benéfico para el bebé, explica la doctora Murphy. Por tanto, no descarte la alternativa de tomar un medicamento.

NO ES DIVERTIDO, PERO VALE LA PENA

Esto es lo que las doctoras y otras profesionales de la salud, especializadas en ayudar a las mujeres durante el trabajo de parto y el parto, aconsejan para reducir el dolor y sacar la máxima experiencia al parir.

Coma algo. ¿Los primeros dolores de parto? No deje de comer, dice la enfermera titulada Martha Barry, profesora adjunta en la Escuela de Enfermería de la Universidad de Illinois y partera titulada del Hospital Mason de ese mismo lugar, ambos en Chicago. Necesitará mucha energía. En casa, coma algo fácil de digerir, por ejemplo, un poco de sopa o un sandwich. Luego, durante la fase más activa del trabajo de parto, tal vez no tenga ganas de hacerlo, o el hospital o área de maternidad lo prohíban.

Beba muchos líquidos. El trabajo de parto es una actividad deportiva única en su género: se resuella, resopla y suda mucho. Al igual que en otras actividades deportivas, su cuerpo requiere líquidos. Si se deshidrata, podría tener contracciones más dolorosas o éstas hacerse irregulares, expone la doctora Murphy. Beber una cantidad adecuada de líquidos mejora la actividad de los músculos lisos del útero, esto ayuda a aumentar al máximo las contracciones. Beba agua, jugo de manzana u otros líquidos naturales en cantidades normales cada hora, o tome un traguito después de cada contracción.

Orine. Una vejiga llena se suma al dolor del parto, comenta Barry. Trate de orinar, mínimamente, cada hora.

Pruebe diferentes posiciones. "Recomiendo que cambie de posición con frecuencia durante el trabajo de parto para que se mueva al unísono con las contracciones", expresa la doctora Mindy Smith, profesora asociada de práctica familiar en la Universidad de Michigan, en Ann Arbor. Esto quita el dolor fijo a lo largo del proceso. Incluso podría acelerar el parto.

Por ejemplo, al cambiar de posición alterará la del feto, lo que, con frecuencia, desaparece el dolor y propicia el descenso de la criatura, preparándose para el parto, detalla Barry.

Caliéntese. "Las compresas calientes son muy útiles", indica Amy Durbin, establecida en Chicago, instructora titulada de partos Bradley ante la Academia Americana de Partos con la Ayuda de Maridos. Un trapo caliente colocado en la parte baja del abdomen, justo sobre el pubis, entre o durante las contracciones, es magnífico.

Dése un duchazo caliente. Cuando el dolor se acentúa, dése un duchazo caliente, sugiere Barry. "Muchas mujeres tienen problemas con el trabajo de parto cuando presentan, más o menos, una dilatación de cinco centímetros, o alrededor de dos pulgadas. " El calor del agua proporciona consuelo y relaja. Esto hace que el trabajo de parto sea más tolerable.

Respire. "Las técnicas de respiración no quitan el dolor, pero sí evitan la tensión", señala Barry, "la que muchas veces hace que todo resulte más doloroso: impide el parto, pues sus músculos al no estar relajados no permiten que la criatura baje."

Respire profundamente, con el diafragma, en lugar de sólo con el pecho, los hombros y el cuello, sugiere Durbin. Asimismo, la instructora indica que se haga una inhalación profunda al principio de una contracción y otra al final. "En mi segundo parto, me di cuenta que las contracciones no me dejaban en paz. En ocasiones era realmente una lucha, pero descubrí que una inhalación profunda me llevaba, a tiempo, de una contracción a la siguiente."

Vocalice. "Quéjese si tiene ganas", dice Durbin, con tonos bajos, lentos y profundos, yo los llamo "ruido de vaca". Éstos ayudan a conservar el control sobre su grado de angustia.

Visualice. Recurra a las imágenes y la respiración profunda como ayuda para relajarse durante el trabajo de parto. "Imagine que el aire que inhala es una luz blanca radiante, que llena su seno con energía sanadora", propone la enfermera titulada Julie Tupler, educadora titulada en partos y fundadora y directora de Condición Maternal, un programa de la ciudad de Nueva York que prepara a las mujeres para el parto. "Vea a su criatura flotando en esa luz y empujando para salir." Asimismo, sugiere llevar una cinta grabada con música relajante para escucharla mientras visualiza.

Nada mejor que en equipo. El tener un compañero que le preste atención y la anime para seguir –sea su marido u otra persona– "resulta excepcionalmente útil", enfatiza la doctora Smith. Un estudio concluyó que la presencia de una ayudante especializada en partos disminuía la solicitud de las mujeres de que se les aplicara un anestésico durante el parto. Una instructora también ayuda en el aspecto práctico.

Pida que le den un masaje en la espalda. Aunque algunas mujeres prefieren no ser tocadas durante el trabajo de parto, a otras les encanta, afirma Elaine Stillerman, terapeuta con licencia para dar masajes e integrante del personal de planta del Instituto de Masaje Sueco, en la ciudad de Nueva York, y autora de *Mother-Massage (Madre-Masaje).*

El masaje en la parte baja de la espalda, siguiendo la espina dorsal, suele ser de gran ayuda. También uno de piernas es agradable, porque con frecuencia éstas se ponen muy tensas durante la fase que antecede al alumbramiento.

Dolor por una episiotomía

Sane los tejidos sensibles

En ocasiones, al hacer fuerza para expulsar a un bebé en trabajo de parto, los tejidos entre la vulva y el ano se rasgan, o los músculos de la pelvis se debilitan y conducen a una protuberancia en la vejiga o el recto. Para evitar dañar esta sensible zona (llamada el perineo), los médicos y las comadronas, por lo regular, toman medidas preventivas y efectúan un corte adecuado (la episiotomía), ello con el objetivo de ampliar la abertura y así tener un alumbramiento sin complicaciones. Después del parto, la cosen.

PACIENCIA Y CONSENTIMIENTO

Si le han practicado una episiotomía o se ha rasgado, tardará un buen tiempo en curarse, señala la doctora Mindy Smith, profesora asociada de práctica familiar en la Universidad de Michigan, en Ann Arbor. Posiblemente sentirá molestias durante tres o seis meses.

Estas son algunas de las sugerencias que usted podrá llevar a cabo para ayudarse desde el primer día.

Enfríela. Para disminuir la inflamación, ponga bolsas de hielo, envueltas en una toalla, sobre la incisión durante las primeras 12 horas después del parto, recomienda la enfermera titulada Martha Barry, miembro docente adjunto en la Escuela de Enfermería de la Universidad de Illinois y enfermera comadrona titulada del Hospital Mason del mismo lugar, ambos en Chicago. "Busque bolsas frías que son, más o menos, del mismo tamaño que las toallas sanitarias y que contienen hielo seco, del tipo que venden en las farmacias y las tiendas de material médico. Al romper el empaque se colocan inmediatamente."

Dése un baño de asiento. Relajarse en una bañera, sea mediante un baño de asiento o uno normal, produce alivio, señala Barry. Asegúrese de que su bañera esté limpia, pues no querrá extender una invitación a las bacterias para que ingresen a la zona afectada.

"En un estudio se comparan los baños de asiento fríos y los calientes", comenta Barry. "En éste se expone que las mujeres después de tomar baños fríos sentían menos dolor. El frío actúa como analgésico. Sin embargo, si usted siente que el agua caliente le hace bien, ésta no tiene nada de malo. El calor aumenta la circulación que fluye a la zona dañada y contribuye a la curación."

Utilice una infusión de hierbas. Para aliviar la sensibilidad, disminuir la inflamación, contribuir a la restauración celular, protegerse contra las bacterias y mejorar la circulación, pruebe esta combinación de hierbas, recomendada por Mary Bove, médica naturópata en la Clínica Naturópata Brattleboro, en Vermont, y partera titulada. En medio litro de agua en ebullición agregue un puñado de cada uno de los siguientes ingredientes: flores de caléndula, raíz de consuelda, flores de milhojas y hojas de romero. Retire del calor el recipiente, cúbralos y deje reposar la infusión varios minutos. Después cuele el líquido y transfiéralo a una botella de plástico con rociador. Posteriormente, úsela para lavar la zona vaginal luego de orinar. También es aconsejable preparar una cantidad mayor para un baño de asiento. La solución puede guardarse en el refrigerador durante dos o tres días. Debe calentarse a una temperatura agradable antes de usarla.

CUÁNDO CONSULTAR AL MÉDICO

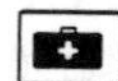

Si le han practicado una episiotomía —incisión quirúrgica para ampliar la abertura y lograr un mejor alumbramiento—, el dolor cederá gradualmente después de los primeros días, sin embargo, llame a su doctora si:

- El dolor no cede después de dos semanas.
- El malestar aumenta.
- Se presenta un sangrado de repente.

Estos síntomas, posiblemente, indican la existencia de una infección que requiere tratamiento.

Aplíquese vitamina E. La vitamina E tiene propiedades curativas para la piel y, con frecuencia, se le receta a pacientes que han sido sometidas a cirugía, indica Barry. Si le han practicado una episiotomía, deje pasar un par de semanas para que la laceración cicatrice un poco. Después abra una cápsula de vitamina E líquida y extiéndala en la zona operada.

Dolores y molestias musculares

Alivie el dolor del día siguiente

Cada año, el 2 de enero, los gimnasios están abarrotados de mujeres resueltas a recuperar su antigua figura, de una vez por todas, o a bajar los kilos subidos durante las fiestas. Al igual, cada año, el 3 de enero, millones de mujeres despiertan con dolores musculares.

Las nuevas reclutas del ejercicio tampoco son las únicas que los padecen. Los dolores musculares llegan a presentarse cuando deshierba su jardín en primavera o, por fin, decide ponerse a lavar las ventanas. Según las doctoras, la exageración –hacer demasiado y muy rápido– es la causa más frecuente de esas molestias.

Después de no ejercitar músculos durante meses o años, forzarlos repentinamente para tener una magnífica condición física provocará la formación de pequeñas agujas dentro de los tejidos musculares. No las puede ver, pero las percibe con toda claridad.

"Se siente molesta y dolorida", asevera la doctora Debra Zillmer, cirujana ortopédica y directora médica de la Clínica de Medicina del Deporte Luterana Gundersen, en La Crosse, Wisconsin.

AYUDE A SANAR SUS MÚSCULOS

Así sea la primera vez que le duelen los músculos, o un dolor ya experimentado antes, tranquilícese: el malestar no es permanente y no durará mucho tiempo. Mientras tanto, las doctoras le ofrecen las siguientes sugerencias que sirven para encontrar alivio más rápidamente.

Tómese un descanso de 24 horas. "El primer paso para reponerse después de haber trabajado exageradamente los músculos consiste en dejarlos descansar", dice la doctora Margot Putukian, médica del equipo deportivo de la Universidad Estatal de Pennsylvania, en University Park, y ayudante de profesor de cirugía ortopédica y medicina interna en el Centro Médico Milton S. Hershey, en Hershey. Deje descansar sus músculos 24 horas a partir de que le empiezan a doler, indica la doctora.

Póngase hielo. La doctora Zillmer aconseja colocar hielo para acelerar el proceso de curación: disminuir la inflamación y el dolor detiene la formación de las agujitas y calma las lesiones.

Coloque un bulto de hielo envuelto, o una bolsa de vegetales congelados, sobre los músculos doloridos durante 20 minutos cada hora, así el dolor cederá, expresa la doctora Putukian. (No vaya a comerse los vegetales después.)

Distráigase. Quejarse de lo mucho que le duelen, sólo empeorará el malestar. Haga algo que distraiga a su mente del dolor. "Observe cómo escarba su perro para encontrar un hueso, escuche una cinta de relajación o de música suave o lleve a cabo algo que mejore su estado de ánimo", propone la enfermera titulada Kathleen Lewis, enfermera de Decatur, Georgia, y autora de *Successful Living with Chronic Illness (Cómo vivir bien con enfermedades crónicas)*. "Algunos estudios muestran que cuando una se concentra en el dolor, los músculos se tensan más", afirma la enfermera Lewis.

Mueva las piernas. No salga a correr ni realice ejercicio cuando le duelan los músculos, pero al aminorar el malestar, ejercítese en la medida que lo permita su condición física. Su cuerpo le indicará hasta dónde llegar, señala Lewis.

"Si usted ejercita sus músculos todos los días, es probable que sean más ágiles y mucho menos propensos a las molestias y los dolores producto del ejercicio exagerado", indica la enfermera. Pruebe hacer ejercicio aeróbico de bajo impacto –pone a trabajar el corazón–, por ejemplo, caminar o nadar durante media o una hora, mínimamente tres veces por semana.

Si el dolor se repite, ponga un poco de calor. "Las mujeres con dolor muscular crónico muchas veces prefieren el calor al frío, porque éste activa la circulación y aumenta la flexibilidad de los músculos", manifiesta la doctora Zillmer. Póngase un cojín eléctrico, o dése un baño con agua caliente, o colóquese una toalla caliente sobre la zona afectada, un máximo de 20 minutos cada vez.

Eczema

Una ayuda para piel exageradamente sensible

Cuando padece alergias, fiebre del heno, urticaria o piel reseca y excesivamente sensible, tal vez también tenga brotes de eczema: erupción que se da con enrojecimiento y resequedad, además de que pica con locura.

Existen alrededor de diez tipos de eczema, pero la dermatitis atípica –inflamación de la epidermis por alergia– se cuenta entre una de las más comunes.

"El brote de eczema normalmente se presenta en forma de manchas o parches rojos e inflamados en el rosto y el cuello, así como en los pliegues de los codos y las rodillas; también afecta manos y pies o el cuerpo entero", señala la doctora Kristin Leiferman, profesora de dermatología en la Escuela de Medicina de Rochester, Minnesota. Además de que no se sabe qué lo produce, no es contagioso.

¿UN FENÓMENO CÍCLICO?

Los síntomas del eczema llegan a presentarse y a desaparecer sin motivo alguno. Un día su piel está muy bien y, al siguiente, tiene una mancha que es-

LO QUE HACEN LAS DOCTORAS

Menos lana, más humedad

Doctora Karen K. Deasey

Las dermatólogas no son inmunes a la piel reseca ni a la comezón típica del eczema, apunta la doctora Karen K. Deasey, jefa de dermatología en el Hospital Bryn Mawr, de Pennsylvania. Ella hace lo siguiente para aliviar el picor de su piel.

"Humecto mi piel, mínimamente, una vez al día y, en ocasiones, dos", expresa la doctora. "Además, como sé que la tensión tiene su parte en este problema, trato de controlarla."

"Además, actualmente estoy empezando a creer en las virtudes de la aromaterapia. Adquirí una bonita vela aromática, 'para aliviar la tensión', en un centro comercial cercano. La enciendo mientras ceno, o en mi habitación mientras leo o me preparo para acostarme."

La doctora Deasey, al igual, se empeña en usar ropa de algodón o de fibras naturales, suaves, y evita la lana y los materiales pesados y rasposos que empeorarían su malestar en la piel.

tá roja y pica mucho. Los agentes que influyen para ello pueden ser la exposición a jabones duros o productos para la limpieza del hogar, un entorno que reseque la piel –por ejemplo, el momento cuando se encienden las estufas de calefacción en otoño o principios de invierno–, la ropa rasposa o burda y, quizá, hasta la tensión nerviosa.

Muchas mujeres afirman que tienen brotes de eczema todos los meses, ya que aparecen antes o durante su ciclo menstrual, indica la doctora Leiferman.

SUGERENCIAS CONTRA LA COMEZÓN

Las doctoras coinciden en que el eczema no se cura, pero que sí hay una serie de alternativas que sirven para conservar la piel suave y limpia, y así controlar este problema. Esto es lo que recomiendan. (Para otras formas prácticas de cómo tratar la piel reseca de las manos y todo el cuerpo, véanse las páginas 420 y 523.)

Los baños ayudan. Antes, las especialistas sugerían a sus pacientes que no se bañaran con frecuencia. Ahora muchas piensan que uno o dos baños o duchas al día son muy benéficos, expresa la doctora Leiferman.

Baje la temperatura. "Báñese con agua tibia, reseca menos que la caliente", afirma la doctora D'Anne Kleinsmith, dermatóloga de planta en el hospital William Beaumont, de Royal Oak, Michigan.

Permanezca entre 10 y 20 minutos. "Es importante permanecer dentro del agua, cuando menos, entre 10 y 20 minutos; lo suficiente para que su piel se empape", dice la doctora Leiferman. "Usted sabrá que lleva el tiempo suficiente cuando ésta empiece a arrugarse e inflarse", indica la doctora. "Las células de su dermis absorben el agua a través de sus membranas y se hidratan."

Cuidado con el jabón. "Para no resecar su piel, sólo enjabone las partes del cuerpo donde piensa que resulta necesario", recomienda la doctora Karen K. Deasey, jefa de dermatología del hospital Bryn Mawr, en Pensylvania. Ocupe jabones suaves que no irriten la piel. La experta sugiere las marcas Dove o la pastilla Oil of Olay Beauty.

Otras opciones son los jabones muy grasosos –por ejemplo, Basis o Aveeno, según la doctora Kleinsmith–. Los de glicerina (transparentes) también son buenos, manifiesta la doctora Leiferman. Sin embargo, evite los jabones desodorantes, suelen ser duros e irritantes.

Selle el agua con un humectante. El mejor momento para untarse un humectante es justo después de salir del baño o la ducha. "Tan sólo séquese el exceso de agua con una toalla y aplíquese el humectante abundantemente mientras su piel sigue húmeda", propone la doctora Kleinsmith. Este tratamiento impide que salga la humedad retenida por su piel durante el baño.

Evite las fragancias. "Por lo regular, aconsejo a mis pacientes que compren humectantes suaves, que casi no tengan fragancia, color ni aditivos, porque éstos podrían irritarles la piel", expone la doctora Leiferman.

"Lea las etiquetas y elija la crema que más le conviene", agrega la doctora Deasey, y recomienda los productos humectantes de las marcas Cetaphil, Aveeno y Lubriderm. En ocasiones, la doctora propone que se use una loción de marca, como la Lac-Hydrin Five, para piel extremadamente reseca.

Tenga humectantes a la mano. "Adquiera muchos tubos de humectante, tamaño miniatura, y cárguelos en su bolsillo o bolsa", dice la doctora Kleinsmith. "Así, cada vez que se lave las manos, aplicará una nueva capa."

CUÁNDO CONSULTAR AL MÉDICO 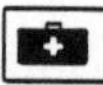

Si sufre de eczema, seguramente controlará la mayoría de los brotes sola. Sin embargo, acuda con un profesional de la salud si:

- La comezón es tan intensa que le impide dormir, o los productos médicos —como las cremas de hidrocortisona— no le proporcionan alivio. "La especialista le recetará uno que verdaderamente alivie el picor —por ejemplo, un antihistamínico o hidroxicina (Atarax) o doxepina (Crema Zonalon)", observa la doctora Karen K. Deasey, jefa de dermatología en el Hospital Bryn Mawr, en Pennsylvania.
- El eczema se abre y supura. Su piel podría estar infectada y, por lo tanto, deben recetarle un antibiótico, el que también servirá para disminuir la comezón y el enrojecimiento.

Lave bien su ropa para que no le pique. Emplee un detergente suave para ropa –por ejemplo, Tide o Ivory–, y después de lavarla enjuáguela dos veces, esto con el objetivo de sacar todo rastro del detergente, aconseja la doctora Deasey. "No use ninguno de esos jabones nuevos líquidos azules, porque dejan residuos en la ropa que producen picor. También evite los suavizantes de tela, pues las fragancias que contienen llegan a provocar comezón en la piel."

Protéjase las manos. Póngase guantes siempre que lave los platos o limpie la casa, ya que el jabón y el agua, los productos de limpieza o, incluso, el polvo le irritan la piel, aconseja la doctora Kleinsmith. "Sin embargo, los guantes de hule, al calentarse, provocan el sudor de las manos, por consiguiente use guantes de algodón, sirven de forro, abajo de los de hule, con la finalidad de que éstos absorban el sudor", propone la doctora. "Adquiera los guantes de algodón en farmacias o tiendas de material para médicos."

Cúrese con crema de hidrocortisona. Si su epidermis está verdaderamente inflamada y le pica, las cremas de hidrocortisona, de patente, le aliviarán la comezón. Posiblemente también reducirán parte del enrojecimiento, manifiesta la doctora Kleinsmith.

Endometriosis

Quite el dolor de pelvis

En cuanto a males se refiere, la endometriosis es tan extraña como su propio nombre. Normalmente, el tejido del endometrio -tejido fino que recubre el útero- se engrosa y extiende cada mes con su menstruación. Sin embargo, en el caso de algunas mujeres, este tejido llega a salirse del útero y empieza a cubrir otros órganos de la pelvis o alrededor de los mismos -por ejemplo, los ovarios, el colon y la vejiga o las trompas de falopio, encargadas de transportar los óvulos al útero.

Al igual que los tejidos del útero, el endometrio se engrosa todos los meses como respuesta al estrógeno -la hormona femenina- producido, lo que puede provocar cólicos y sangrado menstrual más abundante que el normal. En el peor de los casos, cuando ejerce presión en los órganos, origina un fuerte dolor. La endometriosis también suele desembocar en relaciones sexuales dolorosas e infertilidad, o en ambos problemas.

UN ENFOQUE PARA HACERSE CARGO

Nadie sabe por qué los tejidos del útero, siempre normales, repentinamente se expanden de sus límites y ocasionan problemas. Si le han diagnosticado endometriosis, su médico trabajará con usted para encontrar el tratamiento médico más adecuado. "Mientras tanto, los pasos para manejar el malestar crónico representan un reto permanente, día tras día", expone Mary Lou Ballweg, presidenta de la Asociación de Endometriosis. "Las mujeres que toman el toro por los cuernos y hacen todo lo posible por mejorar su estado general de salud sufren menos."

Las doctoras ofrecen estos consejos para enfrentar la endometriosis, consecutivamente y a largo plazo.

Siga una dieta con pocas grasas animales. La carne, el pescado grasoso y las aves, los productos lácteos y los huevos contienten dioxinas -residuos químicos que podrían estar ligados tanto al padecimiento como a la gravedad que representa el mismo–, enfatiza la doctora Linda Birnbaum, directora de la División Experimental de Toxicología, de la Oficina de Estados Unidos para la Protección del Ambiente. Los procesos industriales –por ejemplo, la incineración–, liberan al ambiente una gran cantidad de sustancias como las dioxinas, estas son consumidas por los animales y acumuladas en sus tejidos grasos. Así, cuando nos alimentamos con productos animales, también lo hacemos con dioxinas, las que son acumuladas por nuestros cuerpos durante mucho tiempo.

Ciertos estudios han demostrado que animales de laboratorio alimentados con dioxinas arrojan un aumento en la incidencia y la severidad del padecimiento de la endometriosis, asegura la doctora Birnbaum. En el laboratorio, las investigadoras han encontrado que los ratones y las ratas tratadas con dioxinas registran altos niveles endometrióticos. Al parecer, estas sustancias químicas producen un corto circuito en el complejo sistema hormonal del organismo, además de problemas en el sistema inmunológico: afectan los anticuerpos y los linfocitos, que son células importantes para combatir enfermedades.

"El Servicio para la Salud Pública de Estados Unidos recomienda una dieta con pocas grasas animales, más vegetales y carbohidratos como las pastas italianas. Esto influirá para que su cuerpo tenga un nivel ligeramente menor de esas sustancias, lo que también será bueno para su corazón", dice la doctora Birnbaum.

Ataque el estreñimiento. "Si está estreñida e inflamada, se sentirá muchísimo peor", dice la doctora Deborah A. Metzger, directora del Instituto de Medicina Reproductiva de Connecticut, en Hartford, sobre todo si el tejido del endometrio se ha extendido a la zona intestinal. Asegúrese de comer muchos vegetales y otros alimentos con bastante fibra, así como de beber mucha agua para que sus intestinos estén en movimiento.

Cambie de posiciones. Las relaciones sexuales dolorosas se remedian optando por una posición en la que la mujer tenga mayor control de la penetración, manifiesta la doctora Metzger. "La posición misionera no es la mejor para el control. Es más aconsejable que la mujer se coloque arriba. Aunque lo recomendable es experimentar hasta encontrar la más cómoda."

Haga ejercicio, de ser posible. Un programa regular de ejercicio, cuando menos durante 30 minutos, tres veces a la semana, ayudará aliviar el dolor y los cólicos menstruales, indica la doctora Sue Ellen Carpenter, ginecóloga y obstetra de la Clínica Emory, en Atlanta.

El ejercicio disminuye la cantidad del sangrado menstrual y, por consiguiente, la irritación e inflamación del endometrio. Al mismo tiempo, aumenta la cantidad de endorfinas –sustancias naturales que libera el cerebro para mitigar el dolor– producidas por su cuerpo, señala la doctora Metzger.

Las caminatas son un ejercicio básico, asegura la doctora Metzger, pero algunas mujeres que padecen endometriosis las encuentran demasiado dolorosas. Si es así, la natación o una rutina de estiramientos es una alternativa recomendable para que los líquidos fluyan.

Tome un analgésico. El dolor de la endometriosis puede ser muy intenso, sobre todo durante la menstruación, manifiesta la doctora Carpenter. Las pequeñas excrescencias del endometrio, llamadas petequias, son muy activas y producen prostaglandinas, sustancias que propician los síntomas. Los fármacos de patente, antiinflamatorios, sin esteroides –por ejemplo, el ibuprofeno– ayudan, porque interfieren en la producción de prostaglandinas. Tan sólo siga las instrucciones del empaque.

Relájese poco a poco. El dolor crónico provocará la liberación de las hormonas de la tensión, y éstas a su vez aumentan la sensibilidad, porque dis-

CUÁNDO CONSULTAR AL MÉDICO

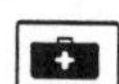

Estos síntomas son indicio de la existencia de una endometriosis y, por lo tanto, ameritarían atención médica.

- Menstruaciones dolorosas, con sangrado abundante e irregular.
- Dolor, con frecuencia, antes y después de la menstruación, acompañado con malestar en la parte baja de la espalda.
- Dolor en la pelvis.
- Diarrea.
- Movimientos intestinales dolorosos durante la menstruación.
- Relaciones sexuales dolorosas.
- Problemas para concebir.

También podría sentir fatiga, agotamiento y poca energía.

El tratamiento médico para la endometriosis va desde una terapia con hormonas hasta la realización de una cirugía.

minuye la producción de endorfinas, explica la doctora Alison Milburn, psicóloga de la salud, especializada en dolor crónico, y ex codirectora de la clínica del Dolor Pélvico Crónico de los hospitales y clínicas de la Universidad de Iowa, en la ciudad del mismo nombre. "Por otro lado, existe el problema de que las personas con dolores crónicos tienden a colocar sus cuerpos en diferentes posiciones para tratar de contrarrestarlos." Se sientan o caminan de manera diferente: así es como se originan los patrones de tensión muscular crónica que producen espasmos musculares y otros padecimientos.

La técnica llamada relajación muscular progresiva servirá de mucho porque con ésta se tensan y relajan sistemáticamente los músculos, ya sea en grupo o de forma individual, enfatiza la doctora Milburn. Cierre los ojos, respire profundamente unas cuantas veces y tense los músculos de su rostro. Manténgalos así durante unos cuantos segundos, después nuevamente inhale de la misma manera y exhale. Repita esto mismo con el cuello, los hombros, los brazos y vaya recorriendo todo su cuerpo hacia abajo. El proceso entero le tomará unos diez minutos. "Trate de hacerlo con regularidad, diariamente, y si puede tres o cuatro veces al día", propone la doctora Milburn. "No debe realizarlo exclusivamente cuando sienta un dolor intenso. Se trata de una rutina de ejercicio que debe practicar siempre."

Enfisema

Aumente su capacidad pulmonar

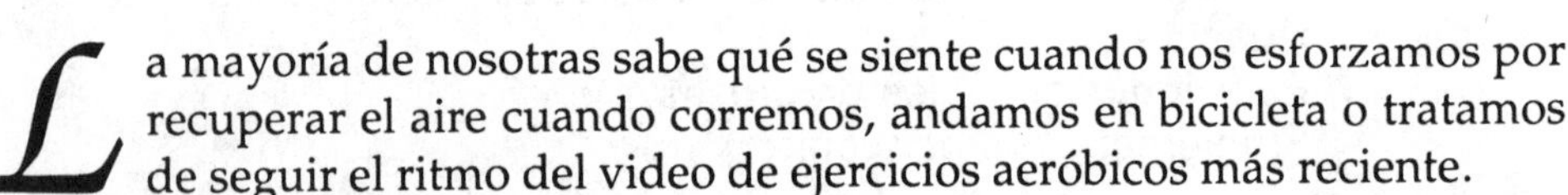

La mayoría de nosotras sabe qué se siente cuando nos esforzamos por recuperar el aire cuando corremos, andamos en bicicleta o tratamos de seguir el ritmo del video de ejercicios aeróbicos más reciente.

"Las personas con enfisema padecen falta de aire cuando realizan actividades diarias muy sencillas, por ejemplo, al cepillarse los dientes, al darse un duchazo o, incluso, al comer", explica Lisa Schulz, terapeuta de respiración en el Centro Nacional Judío de Medicina Respiratoria e Inmunológica.

Conforme este mal avanza, un paseo por un jardín o el solo hecho de caminar desde la casa hasta el auto la puede dejar boqueando, es decir, jalando aire como si fuera un pescado.

El enfisema representa un gran riesgo, ya que los sacos de aire localizados adentro de los pulmones, donde ocurre el intercambio de oxígeno y bióxido de carbono, han sufrido daños irreversibles como la pérdida de su elasticidad, dificultando la exhalación completa del bióxido de carbono. Por tanto, los pulmones quedan llenos, faltos de oxígeno, es decir, de aire fresco que no logra entrar.

Estos daños pulmonares no se presentan de un día para otro, expone la doctora Sally Wenzel, profesora asociada en la Escuela de Medicina de la Universidad de Colorado y especialista pulmonar en el Centro Nacional Judío de Medicina Respiratoria e Inmunología, ambos en Denver. "La mayoría de las mujeres que padecen enfisema son fumadoras asiduas o ex fumadoras que manifiestan el mal a los cincuenta y sesenta años", detalla la doctora Wenzel. "Además, en nuestros días es casi igual el número de mujeres y de hombres que padecen esta enfermedad, pues cada vez hay más fumadoras que llegan a la mediana edad o pasan de ésta."

AYÚDESE A RESPIRAR MEJOR

Las personas que sufren un enfisema grave usan oxígeno comprimido para arreglárselas. También existe un nuevo procedimiento quirúrgico, llamado cirugía de reducción pulmonar, que tiene como objetivo el aprovechar mejor las partes de los pulmones todavía sanas.

Las siguientes tácticas pueden servirle para que los pulmones dañados funcionen mejor.

Pliegue los labios y sople. Un ejercicio llamado respiración de labios plegados le ayudará a sacar mayor cantidad de aire viciado de sus pulmones con cada exhalación, afirma la doctora Wenzel.

Para hacer este ejercicio, inhale plenamente por su nariz, frunza los labios como si fuera a apagar una vela y, después, tras aguantar la respiración durante uno o dos segundos, exhale lenta y plenamente mientras cuenta, cuando menos, hasta seis. "Le digo a las personas que coloquen el revés de su mano a una distancia de entre 10 y 15 centímetros delante de su boca", dice Betty Booker, terapeuta de respiración y coordinadora de rehabilitación pulmonar en el Hospital Universitario de Denver. "Si sienten su aliento en el revés de la mano, están exhalando muy bien."

CUÁNDO CONSULTAR AL MÉDICO

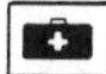

Si padece enfisema, no deje de visitar a su médica regularmente para las revisiones de control. Esto debe hacerlo, pues la dificultad que presenta al respirar esfuerza mucho su corazón. También acuda si su mal, aparentemente, empeora: al presentar los congestionamientos en los pulmones o hinchazón en las piernas, advierte la doctora Sally Wenzel, profesora asociada en la Escuela de Medicina de la Universidad de Colorado, y especialista de los pulmones en el Centro Judío Nacional de Medicina Respiratoria e Inmunología, ambos en Denver.

Asimismo, no olvide ponerse sus vacunas contra la gripe. Al sumarse una infección aguda a una enfermedad crónica, el resultado obtenido será un problema de salud fatal. "Exhorto a mis pacientes a que lo hagan todos los años, tan pronto como los antibióticos estén disponibles, generalmente esto es en octubre", argumenta la doctora Wenzel.

Cuando sienta que se está acatarrando o le va a dar gripe o tiene fiebre, escalofríos o tos grave, pida una consulta médica rápidamente para que le suministren antibióticos u otros tratamientos. La doctora Wenzel enfatiza: *No espere.*

Los labios fruncidos ofrecen un poco de resistencia al aire, con lo cual se conserva su presión en los conductos pulmonares. "Esto impide que los conductos se contraigan antes de que el aire haya salido de los pulmones, que es lo que le ocurre a las personas que sufren de enfisema", indica la doctora Wenzel. "Al contraerse los conductos antes de tiempo, el aire viciado queda atrapado en los pulmones y dificulta la respiración aún más."

Casi todas las personas respiran con los labios fruncidos cuando hacen un esfuerzo al sentir que les falta el aire, indica Schulz. "Quizá requiera un poco de práctica al principio, sobre todo para exhalar lenta y completamente, pero después resulta muy relajante. También le recomendamos que lo haga siempre que sienta que está angustiada."

Respire con el abdomen. Para respirar profundamente, llenando sus pulmones de aire de abajo hacia arriba, use correctamente el diafragma, es decir, el músculo que produce el vacío que hace que sus pulmones se llenen.

"Aprenda a hacerlo recostada, sentada bien recta en una silla rígida o de pie", señala Schulz.

Coloque una mano sobre su abdomen y, después, relájelo inhalando lentamente por la nariz; concéntrese en esa parte de su cuerpo, de tal manera que el diafragma baje y su abdomen se expanda. Cuando exhale, contraiga éste y eleve el diafragma, así impulsa lentamente el aire que saldrá de sus pulmones y sus labios fruncidos. "Las personas así aprenden a concentrar su energía en ciertos músculos o zonas de los pulmones, con la finalidad de respirar mejor", manifiesta Schulz. "Se requiere mucha concentración y práctica, hágalo, porque sí funciona."

Colóquese en posición para respirar mejor. "Algunas personas con enfisema introducen más aire si se inclinan hacia adelante, colocando los antebrazos sobre una mesa o un carrito de compras", señala Karen Conyers, terapeuta de respiración en el Centro Médico de la Universidad de Kansas, en la ciudad del mismo nombre. En casi todos los demás casos, siempre debe estar sentada o de pie, bien recta y con el abdomen relajado. Posición que permitirá que su diafragma tenga mucho de movimiento, indica la terapeuta.

Mueva las piernas. Es un círculo vicioso. La mayoría de la gente que sufre este problema tiende a ser cada vez más sedentaria; de esta palabra un sinónimo no muy bonito es no hacer nada. "Las personas casi no perciben la reducción gradual de su actividad, pero cuanto menos realizan, tanto menos podrán hacer", afirma Conyers.

Aun cuando el ejercicio no mejorará el funcionamiento de sus pulmones, sí elevará su resistencia, expresa la doctora Wenzel. "Ayuda al corazón y a otros órganos y músculos a aprovechar al máximo el oxígeno inhalado: aumenta la capacidad para llevar a cabo más actividades."

Los afectados por enfisma pueden ejercitarse en una caminadora mecánica o en un parque, o emplear una bicicleta fija. Si usted no ha estado activa, primero debe consultar a su médico, sugiere la doctora Wenzel. Éste le hará una serie de pruebas para determinar si es conveniente tener a la mano un tanque de oxígeno mientras realiza su ejercicio.

Algunas personas podrían empezar apenas con dos minutos de caminata antes de sentir la necesidad de descansar. "Sin embargo, pasadas un par de semanas, más o menos, observarán que su resistencia empieza a mejorar y estarán dispuestas a ejercitarse por más tiempo", asegura Booker. Algunas otras verdaderamente se entregan a la actividad física. Su meta no son las maratones, sino efectuar actividades sencillas, sin tener que arrastrar un tanque de oxígeno.

No sea fumadora pasiva. En primera instancia, el humo inhalado de los cigarrillos de otras personas lesionará sus pulmones. Por ello, usted debe evitarlo, aun cuando sea de segunda mano. "Esto verdaderamente resulta ser difícil para todos aquellos que tienen amigos fumadores", acepta Schulz. (Si usted padece enfisema y sigue fumando, vea el capítulo acerca de la dependencia a la nicotina en la página 163.)

Si vuela, pida más oxígeno. Las cabinas de las naves aéreas reducen los niveles de oxígeno en la sangre, tanto como para ocasionar un problema a las personas que padecen enfermedades de los pulmones, expone la doctora Wenzel. No obstante, está prohibido subir su propio tanque de oxígeno, mas si pide autorización anticipadamente, muchas líneas aéreas hacen arreglos para proporcionarle el oxígeno necesario durante un vuelo.

Beba mucha agua. Propóngase beber, cuando menos, ocho vasos de agua, jugo o un equivalente al día, sugiere la doctora Wenzel. "La buena hidratación adelgaza la mucosidad de los pulmones y facilita su expulsión."

Póngase ropa suelta. La ropa que le aprieta la cintura dificulta mucho la respiración correcta, advierte la doctora Wenzel.

Coma como pajarito, no como una boa. En otras palabras, no coma tanto que después se sienta muy pesada y llena, expresa la doctora Wenzel. "La cantidad de alimentos que consume es muy importante. Si usted ingiere demasiados, su estómago aumenta y choca contra el diafragma, impidiéndole respirar correctamente."

Cuide su circunferencia. Así como un estómago lleno puede oprimir su diafragma, ocurre lo mismo con el peso acumulado alrededor del cuerpo, señala la doctora Wenzel. "Al mantener un peso normal, tendrá menos problemas."

Eructos

Acabe con esas burbujas

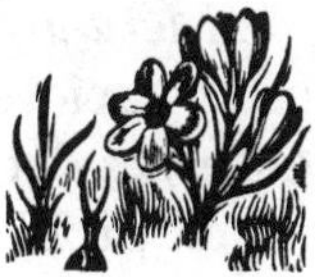

Un eructo es aire que ha tragado la persona y que sale, casi siempre, de manera sonora y bochornosa.

De hecho, 70 por ciento del que se encuentra en las vías gastrointestinales lo hemos tragado, afirma la doctora Ernestine Hambrick, cirujana de colon y recto en el Hospital Michael Reese de Chicago.

Una se llena de aire porque come demasiado rápido, bebe refrescos con gas, mastica chicle o, en ocasiones, por nervios. Lo más común es que suceda cuando una camina y come al mismo tiempo. "El aire entra con los chícharos", comenta la doctora Robyn Karlstadt, gastroenteróloga del Hospital Graduate de Filadelfia.

UNA DIGESTIÓN SILENCIOSA

Unos cuantos trucos reducen los gases, declaran las expertas.

Pruebe un poco de simeticona. Ésta se adquiere sin receta, bajo las marcas Gas-X o Phazyme. Le ayudará a eructar, aminorando sus gases, indica la doctora Karlstadt.

Olvídese de las burbujas y el chicle. Ciertos alimentos y bebidas generan muchos gases. Olvídese de los refrescos con gas y el chicle de mascar, propone la misma doctora.

Beba con popote. Al beber con un popote se llenará de menos aire, señala la doctora Ann Ouyang (titulada en Gran Bretaña), profesora de medicina y jefa de la División de Gastroenterología del Centro Médico Milton S. Hershey, de la Escuela de Medicina de la Universidad Estatal de Pennsylvania, en Hershey.

Mastique bien los alimentos. Cuanto más rápido coma, tanto mayor será la probabilidad de acumular aire, expresa la doctora Hambrick. Si mastica sus alimentos a conciencia, antes de tragarlos, es más poco el que entrará a su sistema digestivo.

Meta algo a su estómago. ¿No ha comido en todo el día? Su estómago al estar vacío durante mucho tiempo, dice la doctora Karlstadt, se inflará de gases, es decir, de aire.

El problema es que éste no se queda quieto, sino que, antes o después, sale y no se controla al momento.

Use pantalones vaqueros holgados. En ocasiones, usar fajas, cinturones, pantalones y faldas muy ajustadas hace que el aire suba y salga en forma de eructo, señala la doctora Linda Lee, ayudante de profesor de medicina en la División de Gastroenterología, de la Escuela de Medicina de la Universidad Johns Hopkins, en Baltimore. Para controlar al mínimo los eructos, vístase con ropa suelta y cómoda.

Erupciones en la piel

Quite esos puntitos rojos que pican tanto

Le pica y se rasca; y después descubre que su piel tiene una erupción de puntitos rojos en fila. ¿De dónde salió esta misteriosa molestia y cómo debe actuar al respecto?

Las erupciones se presentan de muchas maneras, inclusive como parches rojos que pican, urticaria o ampollas. Dependiendo de la causa, llegan a tardar una semana o más en curarse. Lo terrible de éstas es que son provocadas por millones de motivos. Ante esto, sería conveniente que realizara un poco de trabajo detectivesco para determinar de dónde provienen y la elimine de su existencia.

Una manera de deducir qué produjo la erupción consiste en considerar el área de su cuerpo donde se presenta. Si fue provocada por una causa interna (por ejemplo, un alimento, una medicina o un virus), por regla general, estará más extendida y será más simétrica. Si, por un factor externo (por ejemplo, los detergentes o la hiedra venenosa), entonces aparece en las zonas de la piel expuestas a ese elemento agresivo, explica la doctora Patricia Farris Walters, ayudante de profesor de la especialidad de dermatología, en la Escuela de Medicina de la Universidad de Tulane, en Nueva Orleans, y vocera de la Academia Americana de Dermatología. Asimismo, algunos irritantes típicos que ocasionan erupciones en la piel de las mujeres son los cosméticos, las fragancias, los tintes para el cabello, los detergentes fuertes, las joyas, la hiedra venenosa y el hule.

"También puede ser algo tan simple como un caso de piel reseca, o tan complicado como una reacción a la medicina que ingiere, en cuyo caso tendrá que llamar al médico", explica la doctora Mary Ruth Buchness, jefa de dermatología del Centro Médico y Hospital St. Vincent's, en la ciudad de Nueva York.

UN ARSENAL DE REMEDIOS PARA LAS ERUPCIONES

En caso de que se le presente una erupción por cualquier causa, combátala inmediatamente. Esto es lo que aconsejan las doctoras.

CUÁNDO CONSULTAR AL MÉDICO

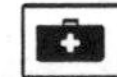

Si le brota una erupción cuando toma algún medicamento no lo pase por alto. En algunas personas, las medicinas, entre éstas los antibióticos, producen una reacción alérgica, que se manifiesta en forma de salpullidos graves. Llame a su doctora para que le aconseje si suspende la medicina o toma otra.

También hágalo cuando una erupción:

- No desaparece en una semana, más o menos.
- Le duele y pica tanto que no la deja dormir por la noche.
- Cubre la mayor parte de su cuerpo, aun con ampollas.
- Supura o echa líquido.
- Está inflamada o tiene pus (o las dos).
- Va acompañada de fiebre.

Al rascarse mucho, la puede infectar. Las señales de una infección son un líquido amarillento o blancuzco, inflamación y calor en la zona.

Asimismo, saque consulta médica si este malestar va acompañado de dolor de articulaciones, síntomas parecidos a los de la gripe, irritación en las vías urinarias y estómago revuelto.

Pruebe una compresa fría. Remoje un trapo o un trozo de gasa en agua fría con una preparación de avena en polvo –marca Aveeno–, preparada de acuerdo a las instrucciones del empaque, indica la doctora Walters. Ahora colóquelo sobre la erupción durante 15 minutos, más o menos. Le calmará la comezón y el ardor.

Cúrese con leche. "Prepare una compresa remojada en una solución de leche y agua (por partes iguales) y póngala en la zona afectada", sugiere la doctora Amy Newburger, ayudante de profesor del área de dermatología en el Colegio de Médicos y Cirujanos de la Universidad de Columbia, en la ciudad de Nueva York, y dermatóloga de Scarsdale, Nueva York. Al parecer, la proteína de la leche contiene una sustancia antiinflamatoria, agrega la doctora. No olvide enjuagarse muy bien después para que la leche no se eche a perder: no querrá oler a crema agria, ¿verdad?

Báñese con bicarbonato. Vierta media taza de bicarbonato en una tina llena de agua y sumérjase para aliviar su malestar. "También prepare una pasta con una cucharada de bicarbonato mezclada con un poco de agua y úntesela sobre los granos para calmar la molestia en la piel", apunta la doctora Walters.

Use hamamelis. Si la zona afectada no está abierta ni despellejada, el hamamelis es magnífico para refrescarla y calmar la irritación, observa la doctora Newburger. No requiere receta médica para comprarlo. Cuando ya lo tenga, humedezca bolitas de algodón y póngalas sobre el salpullido.

Úntese alquitrán. Las preparaciones para la piel compuestas con el alquitrán de carbón –medicamento contra la comezón– son un gran remedio para la erupción, según la doctora Buchness. Hay preparaciones con ese ingrediente que no requieren receta médica. "Vierta un poco de este tipo de emulsión en una bañera de agua fría y métase, o aplíquese un aceite o gel, hecho con esa sustancia, sobre la piel", señala la doctora. "El problema de estos productos es que como son color café pueden manchar la ropa. Aplíquelos de noche y póngase pijamas viejos. También extienda sábanas viejas en su cama."

Use una mota de algodón junto a sus ojos. Cuando la erupción ha brotado alrededor de los ojos (tal vez como reacción alérgica a un cosmético o una loción limpiadora), una forma segura de refrescar y aliviar esa zona es remojando una mota de algodón en leche descremada o agua fría donde previamente se haya disuelto harina de avena marca Aveeno; después sujete el algodón suavemente contra los párpados, recomienda la doctora

Walters. "La piel de los párpados es muy sensible, por lo que sólo se le debe aplicar sustancias suaves."

Aplique Rhuligel. Si no desea cubrir una erupción desagradable a simple vista con una loción rosada de calamina, lo mejor es aplicar Rhuligel, un gel transparente contra la comezón que no requiere receta médica. Éste no únicamente es transparente, sino que también contiene mentol y alcanfor, dos ingredientes que ayudan a sanar a su piel, expone la doctora Walters.

Déjelo respirar. Por lo general, es mejor dejar el salpullido descubierto, propone la doctora Walters. No obstante, si éste está húmedo, supurando y tiene ampollas, debe cubrirlo con un apósito para evitar la infección o que ensucie su ropa, aconseja la doctora.

Consienta la piel adolorida con pramoxina. Extienda sobre su piel un anestésico tópico para disminuir el dolor y la comezón, busque lociones elaboradas con base en pramoxina, propone la doctora Newburger. Detecte el ingrediente en las etiquetas de los productos –por ejemplo, la loción Aveeno contra Comezón o la de Caladril–, sugiere la doctora.

Ingiera una pastilla antihistamínica. Tómese una pastilla antihistamínica a la hora de dormir para calmar la inflamación y la comezón, aconseja la doctora Walters. El Benadryl suele producir somnolencia, esto es una ventaja más si las molestias le han impedido que duerma bien por la noche.

Aléjese de todo lo irritante. "Evitar ciertas cosas, como el alcohol, es fundamental para prevenir erupciones futuras", señala la doctora Walters.

(Para formas prácticas acerca de cómo manejar el trasero de bikini –ligado a los trajes de baño–, el salpullido por calor y la hiedra venenosa, véanse las páginas 258, 618 y 324, respectivamente.)

Erupciones en la zona de los glúteos

Destierre las molestas ronchitas de su trasero

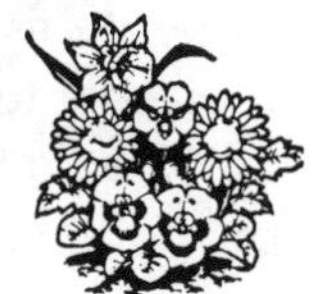

Sea que prefiera un traje de baño serio, un modelito sensato de falda o una reveladora tanga, si usted se queda sentada junto a la piscina mucho tiempo, con el traje de baño mojado, le pueden salir pequeños granos rojizos y molestos en el trasero. Cuando eso ocurre, está pasando por un caso clásico de foliculitis; es decir, *trasero de bikini.*

"Cuando se queda sentada con un traje de baño mojado, las bacterias se meten en los folículos pilosos de la piel y éstos se inflaman y originan los granitos rojos", explica la doctora Toby Shaw, profesora de dermatología en la Escuela de Medicina de la Universidad Allegheny de las Ciencias de la Salud MCP–Hahnemann, en Filadelfia. (Quizá piense que la piel de su trasero es demasiado tersa como para tener vello. Sin embargo, la mayor parte de la epidermis de su cuerpo está cubierta de vellos muy pequeños, o invisibles, que crecen en los folículos de las células de la piel.)

El *trasero de bikini* no se presenta sólo por los trajes de baño, manifiestan las doctoras. "Las mujeres que usan pantimedias lo llegan a padecer cuando sudan, pues el sudor no se seca y su piel no puede respirar", expone la doctora Diane L. Kallgren, dermatóloga con consultorio particular en Boulder, Colorado.

Los pantalones vaqueros muy apretados originan las mismas condiciones de humedad que propicia el *trasero de bikini,* aclara la doctora Jane M. Grant-Kels, profesora y jefa de la División de Dermatología del Centro de Salud de la Universidad de Connecticut, en Farmington. Pedalear en una bicicleta fija durante dos horas, con pantaloncillos de *spandex* ajustados, produce fricción y mayor humedad, lo que desembocará en el trasero de bikini.

NO SE QUEDE SENTADA

Las doctoras muy versadas en el *trasero de bikini* ofrecen esta sencilla estrategia para el alivio.

Use jabón antibacteriano. Siempre que regrese de pasar la tarde en el club nadando o chapoteando en una alberca, con un trasero lleno de granitos y bolitas, quítese el traje de baño, dése un duchazo y lávese el trasero con un jabón antibacteriano, por ejemplo, el marca Dial, recomienda la doctora Shaw. Ello evitará que los microorganismos se extiendan en la húmeda área de su trasero mojado y ayudará a secar la erupción.

Use este jabón cada vez que se bañe, hasta que su piel vuelva a la normalidad, en uno o dos días.

Frote y talle. Cuando se lave con el jabón, emplee una esponja, señala la doctora Kallgren, y frótese la zona entre 15 y 30 segundos. Esto exfoliará –eliminará– las células muertas de la piel que se acumulan en, y agravan, el *trasero de bikini.* (Un traje de baño húmedo, o los pantaloncillos ajustados, retienen firmemente esas células.) Para desecharlas, sólo necesitará una exfoliación.

Póngase una compresa de vinagre. "Tal vez huela a ensalada, pero un buen remedio para aliviar su *trasero de bikini,* sobre todo si está supurando e infectado, es aplicar una compresa de ácido acético –vinagre–", indica la doctora Karen S. Harkaway, instructora de dermatología en la Escuela de Medicina de la Universidad de Pennsylvania y dermatóloga del Hospital de Pennsylvania, ambos en Filadelfia.

Para preparar su compresa, mezcle una parte de vinagre blanco por cuatro de agua tibia en un recipiente o tazón de un litro. Meta una toalla limpia de mano en la mezcla, remójela bien y después exprímala. Recuéstese boca abajo en su cama y colóquela en el área dañada. Deje que ésta empape su piel durante 20 minutos. Una o dos aplicaciones lograrán el efecto.

Utilice una crema de cortisona. La doctora Harkaway sugiere que, antes de volver a vestirse, unte crema de hidrocortisona (por ejemplo, marca Bactine o Cortaid) en su trasero.

Estreñimiento

Estrategias para que los adultos vayan al baño

En la actualidad, no existen reglas para determinar la frecuencia con la que usted debe evacuar sus intestinos y por ello ser considerada *normal.*

Si la mayoría de las personas lo hacen, en promedio, entre una vez al día y tres por semana, entonces usted no necesariamente calificaría de estreñida si desecha sus heces con menor frecuencia. El estreñimiento se define como la disminución alarmante de idas al baño para evacuar los intestinos.

Supongamos que usted normalmente va al baño una vez al día y, de repente, sólo defeca una vez a la semana. Eso es estreñimiento.

Las doctoras achacan el mal a las dietas que incluyen muchos alimentos procesados y poca fruta, vegetales, leguminosas, gramíneas y otras fuentes de fibra. Ésta hace que trabajen los intestinos. No obstante, la mayoría de los estadounidenses ingieren una cantidad considerablemente baja de la requerida para tener un colon saludable. Deberíamos comer entre 20 y 35 gramos de fibra al día. En cambio, apenas alcanzamos los 5 gramos diariamente.

Si bien existen opiniones encontradas respecto a si las mujeres son más estreñidas que los hombres, sin duda alguna ellas sí acuden al médico con mayor frecuencia. Asimismo, se sabe que los cambios hormonales registrados durante el embarazo y la presión en el abdomen producida por el alumbramiento con frecuencia lo originan.

Además, las mujeres con frecuencia se estriñen, más o menos, durante la semana antes de la menstruación. Ello se debe a que los líquidos que normalmente fluyen al colon para mover el sedimento son retenidos en otras partes del cuerpo, observa la doctora Nicolette Francey, profesora de medicina en la Escuela de Medicina de Nueva York, en Valhalla, y asesora médica de atención primaria en Asesores Médicos, una organización de doctores de la ciudad de Nueva York.

Si es estreñida, no se desanime. Las especialistas manifiestan que al volver a tener los hábitos de ir al baño, aumentar la cantidad de fibra de su dieta y hacer ejercicio en forma regular, usted pondrá en movimiento esos intestinos perezosos.

PÓNGASE EN MOVIMIENTO YA

"Sólo en casos muy difíciles debe tomar un laxante químico –por ejemplo Ex-lax o Correctol–", señala la doctora Francey. Al hacerlo continuamente y con exceso, seguramente provocará que sus intestinos se vuelvan perezosos y, por consiguiente, no podrá ir al baño sin ayuda. Y peor, los laxantes, muchas veces, forman un círculo vicioso: usted pasará alternativamente del estreñimiento a la diarrea, sin jamás normalizarse de los intestinos.

Sin embargo, en ciertas ocasiones, simplemente necesita tomar algo, pero ya, para dar solución a su problema.

Pruebe con consomé caliente (u otros laxantes naturales). "En caso de que padezca estreñimiento leve porque está viajando y no puede acudir al gimnasio ni comer sus frutas y vegetales, pruebe un supositorio de glicerina, un poco de leche de magnesia o de jugo de ciruela pasa", recomienda la doctora Joanne A. P. Wilson, gastroenteróloga y profesora de medicina en el Centro Médico de la Universidad de Duke, en Durham, Carolina del Norte. "También una taza de consomé caliente le ayudará para que sus intestinos trabajen con más rapidez."

Recárguese en un banquito. "Si está estreñida, subir los pies sobre un banquito, con las rodillas dobladas mientras se halla sentada en la taza de baño, servirá para corregir el ángulo que deben tener sus intestinos y ayudará al sedimento a moverse con más rapidez", señala la doctora Jacqueline Wolf, gastroenteróloga, ayudante de profesor de medicina en la Escuela de Medicina de Harvard y codirectora del Centro de Enfermedades Inflamatorias Intestinales, del Hospital de la Mujer y Brigham, en Boston.

EL FACTOR DE LA DIETA

Qué come usted y cuándo lo hace repercute enormemente en la regularidad para evacuar. Esto es lo que aconsejan las doctoras.

No se salte comidas. Las mujeres –sobre todo las que llevan dieta– muchas veces se estriñen porque sólo hacen una comida fuerte al día, explica la doctora Wilson. "Comer estimula el proceso que hace que los desechos avancen por las entrañas. Las mujeres que están a dieta, con frecuencia, hacen menos comidas para reducir la cantidad de calorías. Esto disminuye el movimiento de los intestinos."

El desayuno es particularmente importante, porque es el que inicia el flujo de las sustancias digestivas cada día.

Llene sus comidas de fruta. La fibra produce heces blandas y movibles, indica la doctora Elaine Feldman, profesora emérita de medicina del Colegio Médico de la Escuela de Medicina de Georgia, en Augusta. "No es necesario que coma medio kilo de salvado al día; simplemente sírvase tres porciones de vegetales y dos de fruta al día y coma un poco de pan integral."

Coma fibra lentamente. "Consumir mucha fibra de un día para otro tal vez resuelva su problema de falta de evacuación, pero también se presentarán gases, eructos y diarrea", previene la doctora Feldman.

LO QUE HACEN LAS DOCTORAS

Las manzanas logran hacer el truco

Doctora Joanne A. P. Wilson

La doctora Joanne A. P. Wilson, gastroenteróloga y profesora de medicina en el Centro Médico de la Universidad de Duke, en Durham, Carolina del Norte, al igual que muchas de sus pacientes, ha experimentado la angustia y las molestias del estreñimiento.

Sin embargo, ella recomienda las manzanas.

"Les digo en broma lo de la manzana al día", enfatiza la doctora. "También que la frase hace alusión al estreñimiento."

Realmente no es raro. Desde el punto de vista médico, es sensato comer manzanas, son una magnífica fuente de fibra.

Éstas, así como otras frutas y vegetales, contienen mucha fibra, son lo mejor para el estreñimiento. Al entrar al cuerpo, actúan como un limpiador. Así, lo que no es aprovechado por el organismo, lo echan fuera. Por ello, las manzanas son un laxante natural.

Mas no exagere, "coma sólo una al día. No cuatro ni cinco", previene la doctora Wilson, si no, le dará diarrea.

CUÁNDO CONSULTAR AL MÉDICO

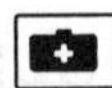

En el caso de algunas mujeres, el solo hecho de tomar medicinas, como antidepresivos y otros fármacos que requieren receta médica, les produce estreñimiento. Si empezó a tomar un medicamento y de repente se estriñe, vea a su médica para combatir el problema. Cuando los movimientos de su intestino son irregulares, quizá sea porque es alérgica a algún alimento. Solicite que le hagan un análisis de sangre para determinar el que podría estarla alterando en forma crónica.

Asimismo, cualesquiera de los siguientes síntomas ameritan atención profesional.

- Sangrado al evacuar los intestinos.
- Un cambio sustancial al desalojar los intestinos, por ejemplo, un estreñimiento que se agrava a pesar de los remedios caseros o mezclado con diarrea.
- Fiebre.
- Dolor en el abdomen.

Mientras tanto, pruebe un complemento. Hay mujeres que se quejan de que no pueden digerir la fibra. Si usted se halla en ese caso –o apenas está introduciéndola en su dieta– pruebe tomar un complemento de ésta –por ejemplo, Metamucil, Citrucel o Fibercon–, recomienda la doctora Linda Lee, ayudante de profesor de medicina en la División de Gastroenterología de la Escuela de Medicina de la Universidad Johns Hopkins, en Baltimore.

Los complementos se adquieren en supermercados y farmacias y, por lo regular, son de forma granulada (revueltos con 250 decilitros de agua o jugo) o de obleas. Éstos ablandan y aglutinan las heces para defecarlas, así se acaba con el estreñimiento.

Beba muchos líquidos. Beba entre seis y ocho vasos de un cuarto de litro de agua al día para remover el sedimento, señala la doctora Robyn Karlstadt, gastroenteróloga del Hospital de Posgrado de Filadelfia. Llene con agua una botella de refresco vacía, de las de 2 litros, colóquela junto a su escritorio y vaya bebiéndola a sorbitos hasta agotarla.

ADQUIERA HÁBITOS NUEVOS PARA IR AL BAÑO

Tendrá que cambiar algunos hábitos de su existencia si quiere acabar con el estreñimiento para siempre, entre otros se encuentran la forma en que se sienta en la taza del baño, dice la doctora Wilson.

Cuando se padece de estreñimiento crónico, es porque los intestinos se olvidaron de trabajar, situación que ignoramos a pesar de sus necesidades. Para resolver este problema, usted deberá retomar de nueva cuenta algunos hábitos para ir al baño.

Establezca un horario para ir al baño y respételo. Sabemos que usted nunca saldría de casa sin peinarse; ni en sueños. Entonces, ¿por qué no presta el mismo cuidado a su colon?

Comer, sobre todo por la mañana, es la llamada que despierta al intestino, declara la doctora Wilson. No obstante, las personas al levantarse, empiezan a correr por toda la casa, se detienen a desayunar y salen disparadas a la oficina. Esto no brinda ninguna oportunidad a su intestino para que evacúe. Además, los baños públicos no son adecuados para pasar un momento tranquilo. Todo ello ocasiona más y más demoras, asegura la doctora Francey.

¿La respuesta?

"Programe estar una hora más en casa por la mañana", propone la doctora Francey. "El intestino está listo para evacuar alrededor de media hora después de la primera comida."

Siéntese pero no se esfuerce. Tratar de expulsar heces duras, secas y recalcitrantes no aliviará su estreñimiento, sino le producirá hemorroides y una protuberancia de tejido conocida como prolapso del recto, advierte la doctora Wilson.

Cuando verdaderamente no se puede defecar después de intentarlo durante 15 minutos, lo mejor es levantarse e intentarlo más tarde.

Comprométase a hacer ejercicio. "Aunque sólo sea un rato, muévase un poco por ahí", expresa la doctora Francey. Nadie sabe muy bien el porqué, pero el ejercicio estimula la función intestinal. No obstante, una rutina pesada puede producir deshidratación, por ello no olvide restituir el líquido perdido bebiendo mucha agua, expresa la doctora Francey.

No se requiere mucho. Nadar, caminar o realizar otro ejercicio aeróbico cualquiera durante media hora tres veces a la semana, será suficiente para acabar con su estreñimiento, enfatiza la doctora Francey.

Estrías

Una fórmula secreta

El embarazo es una de las dos causas de las estrías. La otra, es el aumento de peso.

"Las estrías se presentan en los senos, las caderas y el estómago durante el embarazo, así como en otras partes del cuerpo –por ejemplo, los muslos– cuando se sube de peso", señala la doctora Margaret A. Weiss, ayudante de profesor de dermatología en las instituciones médicas Johns Hopkins, en Baltimore.

Éstas aparecen cuando la piel se estira al máximo: a veces es tan rápido que las fibras elásticas de la piel se revientan. Cabe señalar que, aunque con menor frecuencia, también se deben a problemas hormonales específicos, ciertas enfermedades y medicamentos, observa la doctora Weiss.

QUÉ FUNCIONA

"Las cremas humectantes, antiarrugas y el masaje no las quitan", indica la doctora Weiss. (Para una posible excepción, véase *La crema de vitaminas hace milagros,* en la página 266.) Tampoco el maquillaje las cubre bien.

Lo mejor para reducirlas, enfatiza la doctora Weiss, es afirmar las superficies donde aparecen –generalmente, los muslos, las caderas y el abdomen–, esto hace que resulten menos evidentes, argumenta la doctora. Las especialistas sugieren estos ejercicios. (Notará los resultados en aproximadamente dos meses.)

Empiece levantando las piernas 20 veces. Uno de los mejores ejercicios para trabajar las zonas de la cadera y las piernas es elevar las piernas estiradas, indica la doctora Carol Garber, directora del Laboratorio de Actuación Humana en la Universidad de Brown, en Providence, Rhode Island.

Para empezar, recuéstese de lado sobre el suelo, con las piernas estiradas, una arriba de la otra. Después introduzca el brazo que está en el suelo debajo de su cabeza y descanse la cabeza sobre éste. Coloque la palma de la otra mano contra el suelo, a la altura de la cintura. Mantenga las dos piernas estiradas, con los pies haciendo puntas, y eleve la pierna de arriba, desde la cadera hasta la punta del pie, tanto como pueda; después vuelva a bajarla.

"No la aviente al aire y después la deje caer, previene la doctora Garber. Podría lastimarse si lo hace. En cambio, suba y bajela con un movimiento lento y controlado."

La crema de vitaminas hace milagros

Doctora Lisa Giannetto

La doctora Lisa Giannetto no tiene ni una sola estría en el cuerpo. Sin embargo, a sus 35 años, la diminuta profesora asociada en el Departamento de Medicina y Medicina Familiar y Comunitaria de la Universidad de Duke, en Durham, Carolina del Norte, tuvo dos embarazos normales hace cinco años.

¿Ni una estría?

"Ni una sola", expresa alegremente. "A pesar de que sólo peso 45 kilos y verdaderamente me estiré: las dos veces tuve una panza impresionante."

Su secreto es un producto que no requiere receta médica, que contiene vitamina C y se llama Cellex-C Serum, y fue formulado a partir de investigaciones realizadas en el Centro Médico de la Universidad de Duke.

Los estudios confirman que el producto propicia la producción de colágeno, sustancia que da elasticidad a la piel, expone la doctora Giannetto. El resultado, como ella atestigua, es una piel suave, sin marcas.

Su consejo para las mujeres embarazadas que quieren evitar las estrías: "Desde el mismo momento que se empiece a notar su estado, alrededor de las 6 o 12 semanas, póngaselo todos los días después del baño: séquese bien y ponga suficiente cantidad en su mano, la que frotará contra la otra, para aplicarla en sus caderas, abdomen y estómago."

Realmente no requiere receta médica para conseguir el Cellex-C Serum, pídale a su médica o dermatóloga que se lo proporcione o solicítelo directamente a Cellex-C Distribution Company, al 1-800-423-5539.

"Empiece repitiendo el movimiento entre 8 y 10 veces, de cada lado, cuando menos tres veces por semana", aconseja la doctora Garber. Después, conforme el ejercicio le resulte fácil, aumente uno o dos levantamientos hasta llegar a 20 repeticiones por cada pierna, tres veces a la semana.

Haga 20 repeticiones para la parte interna del muslo. Para afirmar esta área de su pierna, recuéstese sobre el suelo igual que en el ejercicio anterior, explica la doctora Garber. Sin embargo, en esta ocasión, en lugar de levantar la pierna de arriba, doble esa rodilla y coloque el pie adelante de la pierna que queda abajo: trate de levantar ésta, la de abajo, unos 15 centímetros. Después vuelva a bajarla al piso.

Empiece a ejercitar las piernas de esta forma entre 8 y 10 veces, mínimamente tres veces por semana, indica la doctora Garber. Posteriormente, cuando haga el ejercicio con facilidad, sume un par de elevaciones más hasta que llegue a 20 repeticiones, tres veces por semana.

Columpie las piernas. Un ejercicio increíblemente sencillo que fortalece el muslo entero consiste en sentarse en una silla, con los pies descansando sobre el suelo y las manos a los lados o en el regazo, y columpiar las dos piernas hacia arriba, deben quedar extendidas al frente, de forma horizontal, manifiesta la doctora Garber. Luego, colúmpielas de bajada.

Podrá realizar este movimiento siempre que lo desee –por ejemplo, cuando hable por teléfono o vea la televisión–, o inclúyalo en su rutina. Ya sea lo que elija, su meta debe ser 20 columpiadas tres veces por semana.

Levántelas. Si se aburre de columpiarlas, coloque las manos en los lados de la silla para sujetarse bien y eleve sus piernas hasta que queden completamente estiradas. Después, levante una pierna, desde la punta del pie a la cadera, entre 10 y 15 centímetros, explica la doctora Garber. Por último, bájela hasta que quede en la misma posición que la otra: las dos deben quedar estiradas al frente. Ahora, eleve la que sigue.

Fortalezca su trasero. Para reafirmar su trasero, acuéstese boca abajo sobre el suelo, los brazos extendidos a la altura de los hombros, los codos doblados y las palmas de las manos sobre el piso, explica la doctora Garber. Ahora levante una pierna, empiece por el talón, entre 10 y 15 centímetros, después bájela y repita el levantamiento con la otra.

Ejercite cada pierna entre 8 y 10 veces, tres días a la semana. Aumente un par de levantamientos a cada rutina conforme le sea más fácil. El objetivo es llegar a 20, tres veces por semana.

Conserve la báscula sin cambios. Como los kilos de más producen estrías, conserve siempre el mismo peso, aconseja la doctora Weiss. Para controlar las calorías, evite los alimentos con muchas grasas, cuide sus raciones diarias y actívese. Camine en lugar de viajar en auto; suba por la escaleras, no use el ascensor; arregle su jardín, no contrate al hijo de sus vecinos.

Falta de sueño

Descanse profundamente y vuelva a sentirse bien

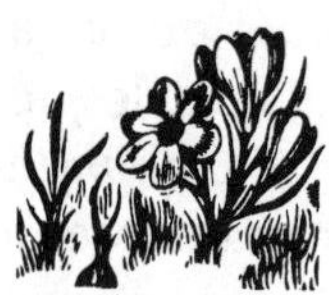

Tener sueño durante el día es síntoma de una falta de sueño crónico. Sin embargo, algunas estamos tan acostumbradas a arreglárnoslas aun sin dormir bien, que ni siquiera nos damos cuenta de ello.

"Muchas personas no saben lo que pasa hasta que salen de vacaciones y duermen todo lo que necesitan", comenta la doctora Margaret L. Moline, directora del Centro de Desórdenes del Sueño-Vela en el Centro Médico de Cornell en el Hospital de Nueva York, en White Plains, Nueva York. "Vuelven sintiéndose de maravilla, muy relajadas. Les preguntamos cuántas horas durmieron y contestaron que ocho. Resulta que normalmente sólo lo hacían durante seis horas."

RESARCIR EL SUEÑO FALTANTE

El sueño es como el dinero: cuánto más tiempo pasa una sin dormir lo suficiente, tanto más se agravará la situación.

"Conforme pasan los días, la falta de sueño se acumula, igual que los intereses sobre el saldo no pagado de una tarjeta de crédito", opina la doctora Mary A. Carskadon, profesora de psiquiatría y conducta humana en la Escuela de Medicina de la Universidad de Brown, y jefa del laboratorio de investigaciones del sueño en el Hospital E.P. Bradley, ambos en Providence, Rhode Island. "Suponga que no durmió bien el domingo por la noche. El lunes tal vez no sienta las consecuencias, pero si sigue sin descansar bien, el viernes se sentirá fatal."

El insomnio de una noche no hace daño, aclara la doctora Moline. Pero acumularlo le hará pagar una cuota muy alta. No podrá concentrarse. Su

CUÁNDO CONSULTAR AL MÉDICO

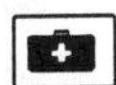

En caso de que no pueda dormir, necesita la ayuda de una experta de la salud para resolver el problema, dependiendo de cuál sea la causa.

Sobre todo acuda a ella si:

- Los sudores nocturnos de la menopausia la despiertan y hacen sentir agotada a la mañana siguiente. La terapia de sustitución hormonal le ayudará, asegura la doctora Margaret L. Moline, directora del Centro para los Desórdenes del Sueño-Vela en el Centro Médico Cornell del Hospital de Nueva York, en White Plains, Nueva York.
- Los síntomas de la alergia o el asma no la dejan dormir, y despierta muy agotada la mañana siguiente.
- Trabaja de noche o cambia de turno continuamente y lucha contra el sueño durante el día. La terapia de luz —la exposición completa a luz brillante— ayudará a que su cuerpo se adapte.
- A pesar de que ronca, se siente cansada: duerme ocho horas aproximadamente. Ante esta situación, posiblemente tenga un problema de sueño llamado apnea del sueño. De ser así, quizá la canalicen a una clínica para problemas del sueño.
- Siente que los brazos y las piernas le brincan toda la noche. Este padecimiento, llamado movimiento periódico de los miembros, tal vez no la despierte del todo, pero alterará su sueño lo bastante como para sentirse un guiñapo al otro día, explica la doctora Moline.
- Tiene sueño durante el día, pero no sabe el porqué.

memoria se borrará. Sentirá los nervios de punta. Su coordinación motriz padecerá las consecuencias. Además, correrá peligro de quedarse dormida en el trabajo o mientras maneja y con esto ocasionar un accidente. Tendrá menos defensas para luchar contra las enfermedades.

En caso de que esté perdiendo una hora de sueño cada noche, durante una semana, no tendrá que dormir siete horas extras para reponerlas, afirma la doctora Moline. No obstante, sí necesitará un par de éstas durante dos días seguidos, explica la doctora.

Pruebe los remedios para el insomnio que se presentan en la página 369. Sin embargo, si sigue con el problema, esto es lo que debe hacer.

Hágale caso a su reloj interno. Quizá duerme muy poco si se acuesta demasiado temprano o tarde, expresa la doctora Sonia Ancoli-Israel, profesora de psiquiatría en la Escuela de Medicina de la Universidad de California, en San Diego, y directora de la clínica de problemas del sueño en el Centro Médico de Administración de Veteranos en San Diego. Acuéstese cuando se sienta cansada, ni más temprano ni más tarde.

En la adolescencia, el reloj del cuerpo funciona de tal manera que una se siente cansada alrededor de la media noche y se despierta entre 8:00 y 9:00 a.m. Cuando una llega a los treinta, cuarenta o cincuenta años, siente sueño aproximadamente a las 10:00 u 11:00 p.m., y despierta, a la mañana siguiente, como a las 6:00 o 7:00. Cuando se tienen sesenta o setenta años, el horario de las 8 de la noche resulta muy atractivo, pero se despierta, a la mañana siguiente, entre 4:00 y 5:00. (A diferencia de lo que se cree popularmente, una no necesita menos sueño conforme se envejece, asegura la doctora Ancoli-Israel. Únicamente tiende a dormirse y despertar más temprano.)

Cambie a la par que su turno. Si trabaja por las noches o cambia regularmente de turno, duerma durante el día, cuando su reloj biológico marca que debe estar alerta, aunque es más difícil conciliar un buen sueño. Las investigadoras concluyen que una persona suele tardar hasta tres años para adaptarse a horarios diurnos y que otras jamás lo logran. Así, quienes tienen turnos rotativos son las que más problemas enfrentan.

En caso de que trabaje por las noches, pida que su turno sea permanente, en lugar de rotativo, de ser posible, propone la doctora Moline. También puede solicitar uno que cambie de día a tarde o noche: es más fácil adaptarse que a uno que pasa de noche a tarde o día.

¿Embarazada? Duerma de lado. Nueve meses es mucho tiempo para no dormir bien. Realmente, muchas mujeres tienen este problema, no pueden acomodarse en la cama cuando están embarazadas, sobre todo durante los últimos meses. Las obstetras sugieren dormir de lado, con una pierna doblada en alto, colocada sobre una almohada.

Fatiga

Aumente su energía, hoy mismo

Si siente que está a punto de quedarse dormida de pie en este mismísimo instante, no es la única, pues ocho de cada diez personas que acuden a especialistas del sueño realmente no tienen problemas para dormir, los tienen para mantenerse despiertas. Las doctoras suponen que una de cada diez personas (muchas de ellas mujeres) pueden tener problemas debido a la fatiga diurna.

¿La razón? En ocasiones, la fatiga se debe a causas difíciles de determinar, por ejemplo, el insomnio, una serie muy variada de afecciones físicas, los efectos secundarios de medicamentos o algo tan sencillo (y tan poco reconocido) como no beber suficiente agua. Cada vez son más evidentes las causas probables: falta de ejercicio, una dieta mal balanceada, la tensión, el fumar, las bebidas alcohólicas y, por supuesto, el no dormir lo suficiente.

AYUDA PARA LA MUJER CANSADA

En el caso de las mujeres, el tener demasiadas actividades representa un factor más que ocupa un lugar preponderante en la lista de causas posibles. Muchas mujeres tienen, sencillamente, muchas responsabilidades y esto provoca que la mayoría se sienta cansada, explica la doctora Susan Schenkel, psicóloga clínica de Cambridge Massachusetts, y autora de *Giving Away*

Success: Why Women Get Stuck and What to Do about It (Regalar el éxito: por qué se detienen las mujeres y qué hacer al respecto).

Si usted sospecha que tiene una simple fatiga del tipo demasiado-quehacer-y-falta-de-tiempo-suficiente-para-hacerlo, las expertas ofrecen estas estrategias.

Cuente las horas de su jornada. Quizá usted es como muchas mujeres que tienen una idea falsa del tiempo que tardan en realizar sus quehaceres diarios, tal vez podría estar trabajando más de lo humanamente posible y ello agota sus fuerzas.

"Para llevar la cuenta de ello, anote todo lo que lleve a cabo cada día", propone la doctora Schenkel. "Junto a cada tarea, anote aproximadamente el tiempo que tardará, en realidad, en efectuar cada actividad. No omita nada, empiece a partir del momento en que se levanta y termine cuando se acuesta. Después sume las horas. Con éstas se dará cuenta si está tratando de realizar una cantidad de quehacer que quedará concluido en 23 horas y no en 16 como quisiera; ajuste apropiadamente sus actividades."

Vaya de uno en uno. La doctora Schenkel resume: Muchas mujeres llevan a cabo varias tareas a la vez: separan la ropa para lavar mientras cocinan. Piensan que están aprovechando al máximo el tiempo, sin embargo, lo que no saben es que están trabajando demasiado y, en consecuencia, se fatigarán.

Despiértese a la misma hora todos los días. "No ceda al deseo de dormir un poco más tarde los fines de semana", advierte la doctora Anstella Robinson, becaria de la Clínica y Centro de Investigaciones para Proble-

CUÁNDO CONSULTAR AL MÉDICO 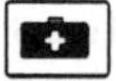

En caso de que ya haya hecho todo lo posible por trabajar menos y dormir más y sigue cansada, saque una cita con su médica. "La fatiga inexplicable es síntoma de muchas enfermedades", señala la doctora Anstella Robinson, miembro de la Clínica de Desórdenes del Sueño y Centro de Investigaciones de Stanford, en Palo Alto, California. "Aunque también es señal de algunos problemas de sueño que llegan a corregirse fácilmente."

mas del Sueño, de Stanford, en Palo Alto California. "Ello alterará su reloj biológico."

Fíjese una meta de ocho horas. "Establezca un plazo de dos semanas para llegar a dormir ocho horas completas", sugiere la doctora Robinson. Apague la luz a las 10:00 o las 11:00 todas las noches y enciéndala a las 6:00 o 7:00 todas las mañanas.

Ojo con la cafeína. "El café y otras bebidas con cafeína ocultan su verdadero grado de cansancio", señala la doctora Robinson. "Vaya dejando la cafeína gradualmente para determinar objetivamente su nivel de fatiga."

Otro motivo para dejar el café es que suele causar problemas estomacales a algunas mujeres y ello altera la calidad del sueño.

Sustituya el trabajo por ejercicio. Si su programa de ejercicios ha quedado relegado debido a la carga de trabajo y las exigencias de su casa, entonces está dejando de lado una forma cien por ciento comprobada para adquirir mayor vigor. Ejercitarse para alcanzar una buena condición física representa el mejor camino para combatir los problemas de la fatiga, expone Peggy Norwood-Keating, directora de condición física del Centro de Dieta y Condición Física de la Universidad de Duke, en Durham, Carolina del Norte. Cuanto antes, diríjase al gimnasio, la pista de patinaje, la ruta ciclista o la piscina, y convierta al ejercicio en su prioridad, cuando menos tres veces por semana.

Haga que la sangre circule. ¿Cansada en este mismo momento? "Si lleva muchas horas sentada, levántese y camine alrededor de su silla. Mejor aún, camine alrededor de su silla varias veces azotando los pies con energía", expresa Norwood-Keating. "Estar sentada durante horas y horas tiene su precio: la disminución de energía."

Fibromialgia

Ayuda para un doloroso mal

¿Se siente como si hubiera peleado diez rounds con un campeón de peso completo –y para colmo quedó derrotada– cada uno de los días de los meses pasados? Le duele todo, tanto que no puede realizar las actividades cotidianas mínimas. De hecho, tiene identificadas áreas concretas que están sumamente sensibles al tacto y no puede dormir por las noches. Si no lo sabe, estas son las señales de la fibromialgia.

En términos médicos, la fibromialgia se describe como un síndrome de dolor. Los libros la describen como una condición dolorosa, no relacionada con las articulaciones, que afecta primordialmente los músculos y los tejidos conectivos llamados fascios. Este padecimiento intrigó a los especialistas durante muchos años. No obstante, la doctora Susan Ward, ayudante de profesor del área de medicina y directora asociada del Centro Jefferson para la Osteoporosis, en el Hospital Universitario Thomas Jefferson, en Filadelfia, piensa que la fibromialgia tiene relación con el hecho de no dormir bien.

"Normalmente, las personas que duermen bien entran en la cuarta etapa del sueño, ésta produce una relajación profunda y que los músculos se desconecten de *manera natural*", expone la doctora Ward. "En cambio, las que padecen fibromialgia no entran en esa cuarta etapa del sueño. En consecuencia, sus músculos no descansan correctamente y les duelen."

Los médicos tratan este mal con medicamentos antidepresivos para normalizar los patrones del sueño, expresa la doctora Ward. Si con lo expuesto anteriormente usted piensa que podría tener fibromialgia, lo mejor es que consulte a su médico.

CÓMO ALIVIAR EL DOLOR

En caso de que tenga realmente este problema y no otro cuadro similar –por ejemplo, el síndrome de la fatiga crónica–, estas estrategias caseras mejorarán su malestar.

CUÁNDO CONSULTAR AL MÉDICO

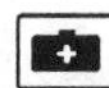

"Las mujeres que controlan mejor la fibromialgia son aquellas que llevan menos de seis meses manifestando los síntomas y ya están en tratamiento", explica la doctora Elizabeth Tindall, profesora asociada de medicina en la División de Reumatología de la Universidad de Ciencias de la Salud de Oregon, en Portland. Ella recomienda que ante la manifestación de los primeros síntomas vaya con su doctora a la brevedad posible.

Según la doctora Tindall, las señales clásicas de este padecimiento son:

- Dolor crónico.
- Fatiga profunda.
- Debilidad general.

Muévase, aunque le duela. "Es difícil decirle a una paciente, a quien le duele todo, que el tratamiento más efectivo es el ejercicio, pero así es", señala la doctora Elizabeth Tindall, profesora asociada de la especialidad de medicina en la División de Reumatología de la Universidad de Ciencias de la Salud de Oregon, en Portland. "La noticia buena respecto al dolor causado por la fibromialgia es que éste no tendrá una consecuencia definida. Esto significa que aunque realice ejercicio, éste no le perjudicará. Al contrario, controlará significativamente el malestar de sus músculos."

Empiece lentamente y establezca metas realistas, sugiere la doctora Tindall. Pruebe hacer una caminata de cinco minutos, a buen paso, y después aumente gradualmente el tiempo y la intensidad hasta que llegue a caminar 20 minutos, a paso veloz, tres veces por semana.

Pruebe hacer ejercicio en agua caliente. "Muchas mujeres evitan hacer ejercicio en el agua porque la idea de meterse en una piscina que la tenga fría las abruma demasiado. Hable con el administrador o encargado del deportivo de su localidad y pregunte si tienen programas terapéuticos especiales, de los que se llevan a cabo en piscinas con agua caliente", explica la doctora Tindall. Lo recomendable es que el agua esté a la temperatura del cuerpo –es decir, entre 32° y 37.5°C.

Métase en una tina de agua caliente. "El calor suele mitigar el dolor de la fibromialgia", asegura Sharon Clark, enfermera familiar en ejercicio y profesora asociada de enfermería en la Escuela de Enfermería y ayudante de profesor de medicina en la División de Enfermedades Reumáticas y de Artritis, de la Escuela de Medicina, de la Universidad de Ciencias de la Salud, en Portland. "Dése un largo baño en una bañera llena de agua caliente o en una que le dé masaje a través de un chorro. Este es un momento estupendo para hacer algunos estiramientos suaves."

Fiebre

De caliente como el fuego a frío como el hielo

A últimas fechas, sus compañeras se han estado enfermando más de lo normal. Lo peor de todo es que ahora es su turno: se siente sudorosa, cansada y dolorida. Aun así, se coloca el termómetro en la boca y, evidentemente, tiene fiebre.

La temperatura normal del cuerpo es de 37°C. "Sin embargo, con frecuencia se dice que hay fiebre cuando llega a 38°C", especifica la doctora Pamela Tucker, ayudante de profesor de medicina en la División de Enfermedades Infecciosas de la Escuela de Medicina de la Universidad Johns Hopkins, en Baltimore. "Las causas más comunes de una temperatura alta, además de la insolación, son el virus de la gripe o las infecciones bacterianas."

Además de una temperatura superior a la normal, los síntomas típicos de la fiebre incluyen escalofríos, sudor, dolor de cabeza, boca reseca, dolor muscular, fatiga y somnolencia.

Realmente, la fiebre no es una enfermedad; es un mecanismo de defensa natural del cuerpo contra los organismos que lo invaden. Por consiguiente, no es nada raro que se discuta si se debe atacar o no. "En estudios hechos a

LO QUE HACEN LAS DOCTORAS

La vieja ayuda: un Ginger-Ale

Doctora Pamela Tucker

Antes o después, todo el mundo llega a tener fiebre y las expertas en enfermedades infecciosas no son la excepción.

"Cuando tengo gripe, casi siempre me da fiebre", manifiesta la doctora Pamela Tucker, ayudante de profesor de medicina en la División de Enfermedades Infecciosas de la Escuela de Medicina de la Universidad Johns Hopkins, en Baltimore. "Si no me siento bien, tomo acetaminofeno. Éste, además de atacar la fiebre, me hace sentir mejor en general, disminuye el dolor del cuerpo y alivia el de la garganta."

"También me meto en cama unos cuantos días y bebo mucho líquido, agua o *ginger-ale.* En mi caso, este último es una bebida que me reconforta, era un deleite especial cuando era niña. La única ocasión en que mamá nos lo daba era cuando nos enfermábamos."

Por otro lado, cuanto más alta la temperatura, tanto más debe atacarla, dice la doctora Tucker.

algunas personas que presentaban este cuadro, por enfermedades de las vías respiratorias altas –por ejemplo, a causa de una gripe–, las que atacaron la fiebre no mejoraron antes que las que no lo hicieron, explica la doctora Tucker. ¿Su consejo? "La fiebre sólo se debe atacar si hace que usted se sienta mal", añade la doctora Tucker.

LA ESTRATEGIA ÓPTIMA

Esto es lo que proponen las doctoras para bajar la temperatura.

Dése un baño de agua tibia. "Cuando se sienta acalorada y sudorosa, un baño de agua tibia le ayudará para que su cuerpo se enfríe donde más lo necesite", señala la doctora Tucker. "El baño o la ducha de agua fría la enfriará rápidamente, pero también la pondrá a temblar."

Combine los baños con una pastilla para la fiebre. "La aspirina, el acetaminofeno o el ibuprofeno sirven para bajar la fiebre", observa la doctora

CUÁNDO CONSULTAR AL MÉDICO 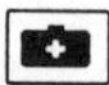

Las doctoras opinan que debe consultar a una profesional de la salud si:

- Tiene 38.5°C de fiebre o más.
- Pasa de los 60 años y tiene una fiebre de 38°C o más.
- Su temperatura no cede durante un par de días.
- La calentura va acompañada con rigidez en el cuello, jaqueca severa, salpullido, confusión, dolor de espalda, mucho vómito y diarrea o dolor al orinar.
- Le han recetado un medicamento (por ejemplo, Prednisone) que afecta su capacidad para luchar contra las infecciones.
- Tiene una enfermedad delicada, por ejemplo, diabetes, padecimientos respiratorios o cardiacos.

"La fiebre empeora estos males", aduce la doctora Pamela Tucker, ayudante de profesor de medicina en la División de Enfermedades Infecciosas de la Escuela de Medicina de la Universidad Johns Hopkins, en Baltimore. "Cuando tiene temperatura alta, por ejemplo, su corazón late a mayor velocidad. Esto ocasiona problemas serios a quienes tienen un mal cardiaco."

Tucker. "Son antipiréticos; es decir, bloquean la producción de las prostaglandinas: hormonas que, entre otras funciones, tienen la de elevar la fiebre."

"Mi recomendación es que tome un baño tibio y una pastilla para bajar la temperatura cada cuatro horas", enfatiza la doctora Susan Black, miembro del consejo de la Academia Americana de Médicos Familiares. "Por ejemplo, tome una pastilla para bajar la fiebre al medio día, después un baño tibio a las 2:00 a.m. Más tarde, a las 4:00 p.m, vuelva a ingerir otra pastilla y a las 6:00 p.m. dése otro baño."

Beba muchos líquidos. "Es de vital importancia beber líquidos –sobre todo si usted está sudando– para evitar la deshidratación", recomienda la doctora Tucker. "Propóngase beber entre seis y ocho vasos de agua al día. También tome jugos de naranja y de otras frutas con mucha vitamina C." Las investigaciones indican que la vitamina C refuerza el sistema inmunológico porque impide la formación de radicales libres –sustancias que debilitan la función inmunológica– en su organismo.

Tómese una bebida para deportistas en lugar de un refresco de dieta. "También ingiera bebidas para deportistas o refrescos normales (no de dieta)", previene la doctora Black. "Cuando hay fiebre, el metabolismo del cuerpo se acelera y quema más calorías", señala la doctora Black. "Olvídese de los refrescos de dieta mientras su fiebre no ceda: su cuerpo necesita calorías."

Chéquese la temperatura por la tarde. "La temperatura de su cuerpo varía a lo largo del día; está más baja por la mañana y más alta por la tarde", explica la doctora Black. "Es segurísimo que se quedó en cama el primer día que tuvo fiebre, pero a la mañana siguiente, al tomarse la temperatura, creerá que ésta ha bajado y usted ya está bien, por lo que se irá a trabajar. Sin embargo, ese mismo día, pero más tarde, la fiebre volverá a subir."

Coloque el termómetro en la axila. "Si tiene catarro o gripe y respira por la boca porque la nariz está tapada, la temperatura registrada debajo de la lengua podría ser poco exacta", explica la doctora Tucker. "Para conocer la temperatura exacta de su cuerpo, coloque el termómetro debajo del brazo, en la axila, durante tres minutos, y después sume un grado a la lectura que aparezca."

Repórtese enferma. "Como la fiebre consume energía, resulta agotadora para el organismo", indica la doctora Tucker. "Le recomiendo que descanse en cama uno o dos días. Así no contagiará a otros."

La doctora Black también repite el consejo. "Todo esfuerzo prolongará la enfermedad. Guarde cama hasta 24 horas después de que no haya tenido fiebre."

Pida ayuda. "Cuando las mujeres registran temperatura alta, no deben seguir ocupándose de los quehaceres domésticos", advierte la doctora Tucker. "No tiene nada de malo que le pida a su marido o a su familia que le ayuden con la comida, o a una amiga que le vigile a los niños, para que usted se cuide a sí misma."

Fiebre del heno

Descanse de la congestión y los estornudos

Por desgracia, los días soleados y con suave brisa que hacen que la primavera, el verano y el otoño sean espléndidos, y, a la vez, que la ambrosía (plantas de flores amarillas), los árboles y los pastos echen su polen al aire, provocan que se sienta fatal. No es justo. Mientras que otros disfrutan las parrilladas al aire libre en los primeros días de mayo, usted lucha contra la fiebre del heno: consiste en tener la nariz mormada y una serie interminable de estornudos.

De hecho, el término *fiebre del heno* está equivocado: el mal es producto de la polinización de las flores que se da en una época que antes se conocía como tiempo de recolección del heno, pero no por el heno mismo. Ahora, ese término se refiere tanto a las alergias de otoño (causadas por la ambrosía) como a las de primavera y verano (causadas por los pastos y los árboles). Cabe señalar que no produce fiebre. El término médico para ese mal es *rinitis alérgica*. En palabras llanas, significa una nariz mormada y acuosa, que estornuda porque respira algo más que aire puro.

Una de cada 20 personas, aproximadamente, padece este tipo de alergia relacionado con el ambiente, que también suele originar dolores de garganta, oídos y cabeza y ojos irritados.

UNAS CUANTAS ESTRATEGIAS FÁCILES

Las doctoras ofrecen los siguientes consejos para disminuir al mínimo los molestos síntomas de la fiebre del heno.

Active el aire acondicionado. Si padece de fiebre del heno, la estrategia ideal es no salir al exterior, tener las ventanas cerradas y utilizar el aire acondicionado que filtra el polen, señala la doctora Helen Hollingsworth, profesora asociada de medicina en la Escuela de Medicina de la Universidad de Boston y directora de servicios para alergias y asma, en el Hospital del Centro Médico de la Universidad de Boston. (Por otro lado, si piensa adquirir un auto nuevo en un futuro no muy lejano, la doctora también sugiere que tenga en mente una marca y un modelo –por ejemplo, un Ford o Saab– que integre filtros en el aire acondicionado. Pregunte a los distribuidores.)

Olvídese del ejercicio matutino. Los niveles de polen son más elevados temprano, entre las 5:00 y las 8:00 a.m., cuando las plantas esparcen el polen, así que efectúe su ejercicio más tarde, recomienda la doctora Carol Wiggins, instructora de la especialidad de alergias e inmunología en la Universidad de Emory, en Atlanta. "Hacer ejercicio durante la hora de la comida está bien. También si es más tarde. Si debe ejercitarse por la mañana, mejor emplee una caminadora y lleve una disciplina de interior", manifiesta la doctora.

Póngase un cubrebocas especial. Usar un cubrebocas mientras poda el césped o hace ejercicio en el exterior es una forma aconsejable de evitar que los molestos alergenos se introduzcan en su organismo, señala la doctora Hollingsworth. No obstante, los cubrebocas quirúrgicos no son el mejor de los métodos, porque no se adaptan totalmente a su rostro y no impiden la entrada de todo lo que pulula en el ambiente. En cambio, opte por los de forma de copa, rellenos de fibra y con un sello de espuma que se adapta al rostro; algunos de éstos tienen una válvula para las exhalaciones; ésta se

CUÁNDO CONSULTAR AL MÉDICO

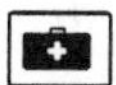

Si su fiebre del heno dura mucho tiempo después de terminada la temporada de la ambrosía o las estrategias caseras y medicinas no controlan sus síntomas, es momento de acudir a consulta médica, dice la doctora Rebecca Gruchalla, ayudante de profesor de medicina interna y jefa de la División de Alergias e Inmunología en el Centro Médico de la Universidad Texas Southwestern, en Dallas.

No piense que por consultar a una alergóloga, ella automáticamente le dirá que necesita vacunas para la alergia, aclara la doctora Gruchalla. Tal vez baste sólo con los medicamentos recetados o uno intranasal.

abre con la fuerza de su aliento y se cierra cuando inhala. Las ferreterías cuentan con este tipo de cubrebocas.

Enjuáguese los ojos. Para aliviar los ojos irritados y con molestias, lávelos, aconseja la doctora Rebecca Gruchalla. "Adquiera cualquier solución de patente para ojos y simplemente láveselos", indica la doctora. "De esta forma se sacará del ojo parte de los alergenos." Hágalo cuando menos un par de veces al día, sobre todo si continuamente sale al exterior.

Tome un antihistamínico por la noche. Cierto es que a muchas personas no les gusta tomar antihistamínicos debido al atontamiento que producen como efecto secundario, si se ingieren por la noche no representan problema alguno, explica la doctora Wiggins. "Si toma uno por la noche, cuando menos podrá dormir bien y, en la medida que lo haga, combatirá la alergia mucho mejor", señala la doctora.

Cuidado con los melones. Las personas alérgicas al polen también suelen padecer molestias en la boca cuando comen melones de Valencia, chino y otros, advierte la doctora Kathy L. Lampl, instructora en la División de Inmunología Clínica del Departamento de Medicina de la Escuela de Medicina de la Universidad Johns Hopkins, en Baltimore. Cabe señalar que las alergias al abedul (árbol de madera blanca) también causan la reacción de comezón en la boca cuando se ingiere infusión de manzanilla, manzanas y peras. Este malestar se conoce como síndrome de la alergia oral. "No representa un riesgo para la vida, pero sí es muy molesto. Usted ya está advertida", dice la doctora.

Sea muy diligente. Los alergenos del interior posiblemente aumentarán su sensibilidad a los del exterior, explica la doctora Lampl. "Si ya tiene congestionada la nariz, quizá sólo se requieran 10 granos de polen para provocar una reacción alérgica, mientras que de otra manera se habrían requerido 50 o 100 granos", observa la doctora. No deje que las mascotas entren a las habitaciones y asegúrese de que la casa no esté húmeda para que no albergue ácaros de polvo ni hongos.

(Para otros consejos prácticos acerca de cómo controlar las alergias, véase la página 21).

Flatulencia

Apague su máquina de gases

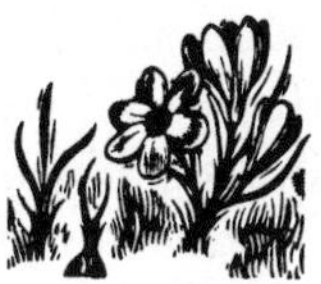

¿Por qué ocurre siempre en un ascensor lleno de gente? Nadie lo sabe. Lo que sí saben las doctoras es que todo el mundo piensa que tiene demasiados gases. Sin embargo, lo más seguro es que usted se encuentre dentro de un rango normal. Por ejemplo, en un día cualquiera, Juana expulsa gases un promedio de 14 veces. Si usted la supera, ello no significa que algo ande mal. Lo más probable es que este malestar se deba a lo que come, o a su forma de vida, o quizá simplemente es mala suerte. (Hay personas que propenden a producirlos más que otras.)

DISMINUYA LOS AIRES

Si está cansada de parecer un motorcito andando, estos son algunos consejos para bajar su octanaje (hidrocarburo).

¡Rápido! Compre un poco de carbón activado. Cuando sienta que se le está formando aire y su futuro inmediato es un elevador lleno de gente, deténgase en la farmacia y pruebe Charcoal Plus, un remedio de patente que sirve para absorber los gases atorados en su colon, propone la doctora Jacqueline Wolf, gastroenteróloga y ayudante de profesor de medicina en la Escuela de Medicina de Harvard y codirectora del Centro de Enfermedades Inflamatorias de los Intestinos en el Hospital de la Mujer y Brigham, en Boston.

Mastique muy bien sus alimentos. "Entre más despacio coma, menos aire tragará, mejor se descompondrá la comida ingerida y, por consiguiente, disminuirá la probabilidad de padecer gases", señala la doctora Barbara Frank, gastroenteróloga y profesora de medicina en la Escuela de Medicina MCP-Hahnemann de la Universidad Allegheny de las Ciencias de la Salud, en Filadelfia. Al invertir más tiempo para comer sin prisas, podrá prevenir el malestar.

Ojo con los propiciadores de gases. "Entre éstos están la col, el maíz y los frijoles", señala la doctora Linda Lee, ayudante de profesor de medicina en la División de Gastroenterología, de la Escuela de Medicina de la Universidad Johns Hopkins, en Baltimore. También muchas frutas y vegetales los producen. (Pero no hay que olvidar que contienen mucha fibra y pocas grasas y que disminuyen la probabilidad de padecer cáncer de colon, la segunda causa de muerte en Estados Unidos).

En otras palabras, los alimentos que contienen mucha fibra son buenos para su salud. Por tanto, antes de sacarlos de su dieta, observe la reacción producida cuando los come. Si le causan molestias, consúmalos en cantidades más pequeñas o sustitúyalos por otros (por ejemplo, el cereal de trigo integral o las hojuelas de salvado) que, tal vez, le cueste menos trabajo digerirlos a su estómago, dice la doctora Lee. No es aconsejable eliminarlos totalmente: siga probando diferentes tipos de alimentos con mucha fibra hasta encontrar los que tolere mejor.

Tratamiento para las leguminosas. Los azúcares no digeridos de los frijoles son famosos porque propician gases. Si usted opta por conservar en su dieta las leguminosas, porque contienen mucha fibra, entonces hay una forma muy fácil de prepararlas para reducir los gases, dice la doctora Wolf. Antes de cocinarlas, déjelas remojando toda la noche en una olla llena de agua, con un par de cucharadas de vinagre.

Agregue unas gotas de un catalizador (enzima). El Beano, un producto de patente, que descompone los azúcares indigeribles de las leguminosas, trabaja muy bien sobre las que son muy densas, como las lentejas o alubias, observa la doctora Lee. Tan sólo rocíe unas cuantas gotas directamente sobre éstas antes de comerlas. También compre Beano en forma de tabletas e ingiera dos antes de comer.

"Por desgracia, el Beano no funciona igual de bien en el caso de los vegetales que producen muchos gases, pero tienen bastante fibra –por ejemplo, la coliflor y el brócoli–", advierte la doctora Lee.

Aléjese de los edulcorantes. Pocas mujeres saben que el sorbitol, un azúcar natural usado en chicles y caramelos sin azúcar, así como en muchos refrescos de dieta, es difícil de digerir y, por lo tanto, produce gases, enfatiza la doctora Lee. Siendo así, guarde el chicle y observe si las molestias disminuyen.

Saque el gas de su vida. Las burbujas y la espuma de las bebidas con gas, por ejemplo, los refrescos, la cerveza, el champaña y el agua de manantial generan mucho aire, indica la doctora Lee y, a la vez, aconseja a las mujeres con este problema que beban agua o jugos de fruta, bajos en calorías y con poca azúcar, sobre todo con comidas abundantes.

"Comer mucho y después añadir las burbujas de la cerveza o el refresco es una indudable invitación a que lleguen los gases", asegura la doctora Frank.

Disminuya la cafeína. "La cafeína irrita al colon y un colon irritado suele ser muy ruidoso", expone la doctora Lee. Además, recuerde que dejar el café no basta: el té, el chocolate y la mayoría de los refrescos también la tienen.

Haga ejercicio. "El movimiento hace que sus intestinos también se muevan y ello impide que el aire se quede –y permanezca– atrapado", señala la doctora Robyn Karlstadt, gastroenteróloga del Hospital de Posgrado de Filadelfia. Hacer tan sólo 30 minutos de ejercicio aeróbico al día, tres veces por semana y cualquier rutina que ponga a trabajar su corazón, por ejemplo, las caminatas, la natación o el ciclismo, descongestionará sus intestinos.

(Para más formas prácticas acerca de cómo manejar la intolerancia a la lactosa, que también produce flatulencia, véase la página 372.)

Flebitis

Alivio, de día y noche, para las venas inflamadas

La flebitis, en palabras usuales, significa que las venas de sus piernas –las de la superficie– están inflamadas. Este padecimiento tiene una variante –la flebitis de venas internas–, que es más grave, previene la doctora Lenise Banse, dermatóloga y experta en venas en el Centro Dermatológico Familiar Northeast, en Clinton Township, Michigan. El segundo caso, por regla general, es producido por un coágulo en las venas internas. Cuando se llega a dar la tromboflebitis –inflamación con coágulo– la situación se pone muy difícil. "Si un coágulo se desprende, podría avanzar hasta llegar a los pulmones o el corazón, con consecuencias fatales", asegura la doctora Banse.

¿Qué es lo que desencadena flebitis, sea leve o grave? "La genética, el fumar y las várices", señala la doctora Toby Shaw, profesora asociada de dermatología en la Escuela de Medicina MCP-Hahnemann de la Universidad Allegheny de las Ciencias de la Salud en Filadelfia. Si hay casos de flebitis en su familia, las píldoras anticonceptivas aumentan el riesgo, pues éstas tienden a coagular la sangre.

PARA CASOS LEVES

La tromboflebitis suele ser atendida en un hospital, con medicamentos para disolver el coágulo, explica la doctora Banse. Por otro lado, para la flebitis superficial, bastarán los cuidados que se brinde, éstos aliviarán el enrojecimiento, la comezón, el dolor y la hinchazón derivados de la inflamación.

Enfríela. Para un alivio inmediato, la doctora Shaw recomienda compresas frías preparadas con la solución astringente de marca Domeboro, expendida en farmacias. Vacíe una bolsita de polvo en un recipiente lleno de agua fría, mezcle y después remoje un trapo limpio en la solución. Exprímalo y colóquelo sobre la superficie inflamada, explica la doctora.

Superhuméctese. Quite la comezón: humecte con Lac-Hydrin Five –una loción de patente que se vende en farmacias– el área afectada, opina la doctora Shaw.

Pruebe una pomada. Cuando el humectante no es efectivo al 100 por ciento, la doctora Shaw recomienda que ahora ponga una pomada de cortisona –por ejemplo, Cortaid con áloe–. Los ungüentos antibióticos tópicos –por ejemplo, el Polysporin– también aceleran la curación.

Ponga la pierna en alto. El dolor y la hinchazón, indica la doctora Shaw, se alivian de la siguiente manera: siéntese en una silla con el pie en alto, unos 10 o 15 centímetros más arriba del nivel de su cadera, así la inflamación cederá.

Acojine sus pies. Por la noche, duerma con una almohada bajo la cabeza y dos bajo los pies, esto con el fin de elevarlos correctamente, expresa la doctora Shaw.

Use medias elásticas. Durante el día, use pantimedias elásticas o las recetadas por su médico, apunta la doctora Banse. No se ponga calcetas, pues éstas entorpecen la circulación y empeoran el problema que trata de aliviar.

CUÁNDO CONSULTAR AL MÉDICO

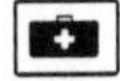

Quienquiera que tenga flebitis corre el peligro de formársele un coágulo en una vena interna, advierte la doctora Toby Shaw, profesora asociada de dermatología en la Escuela de Medicina MCP-Hahnemann de la Universidad Allegheny de las Ciencias de la Salud, en Filadelfia. Preste atención a las señales de aviso: dolor intenso e hinchazón, observa la doctora Shaw. Si éstos aumentan, no tibubee y consulte a su doctora.

Con la ayuda de una amiga, detecte si tiene el llamado síntoma de Homan, propone la doctora Shaw. Pídale que coloque su mano sobre la parte posterior de la pierna de usted, en su pantorrilla, cuando esté sentada, y que use la otra mano para oprimir los dedos del pie.

"Si al tocar la pierna de esta manera le origina mucho dolor, quizá podría tener un coágulo", previene la doctora Shaw. En tal caso, vaya al hospital. Ahí lo disolverán con heparina, un anticoagulante.

Muévase. Cuando el dolor y el enrojecimiento inicial hayan desaparecido, póngase en movimiento, recomienda la doctora Banse. Caminar con frecuencia –aunque sean sólo unos cuantos minutos cada hora, más o menos– servirá para tener una buena circulación y evitarán recaídas. Para hacer ejercicio, no use las medias elásticas o las recomendadas por el médico: éstas entorpecen la circulación y, por tanto, son contraproducentes para el logro de su objetivo.

Fuegos labiales

Béselos y dígales adiós, adiós

Cualquier mujer que haya sufrido el dolor y la vergüenza de tener un fuego, conoce los síntomas a la perfección: esa leve sensación de calor, comezón y tensión en la orilla de los labios. Quizá también se sienta afiebrada como si tuviera un ataque de gripe.

Algo peor es que los fuegos atacan en los momentos más inoportunos; antes de la fiesta de Fin de Año o de otra ocasión especial. El virus del herpes simplex I normal, causante de los fuegos, es como las visitas no deseadas que aparecen una y otra vez sin importarles que las haya encontrado desagradables la última vez.

Los fuegos se contagian mediante el contacto directo con alguien que los tenga. Quizá besó a una persona que tenía un fuego activo, o se contagió del virus con sólo rozar la mano de alguien que se había tocado su propio fuego unos minutos antes.

El primer fuego que sale es, innegable, el peor. Después, el virus se queda rondando en su sistema para siempre, en estado latente entre los ganglios nerviosos ubicados abajo de su piel, esperando a reactivarse, explica la doctora Lenore S. Kakita, ayudante de profesor del área de dermatología en la Universidad de California, Los Ángeles, y asesora de la Academia Americana de Dermatología. La noticia buena, declara la doctora Kakita, es que la mayoría de las mujeres desarrollan una ligera inmunidad a ellos con el transcurso de los años, haciendo que los ataques sean menores y más distanciados.

En el caso de las mujeres, la tensión es el gran detonante de los fuegos; también los cambios de clima, sobre todo el exceso de luz solar, propician su aparición, dice la doctora Kakita. Cuando usted se tensiona, su resistencia a las enfermedades disminuye y ello llega a activar al virus del herpes latente que está en las células de sus ganglios nerviosos y desemboca un ataque.

La menstruación también puede propiciar los fuegos en algunas mujeres, pero son más una consecuencia de sentimientos tensionantes en esos

Superprotección

Doctora en odontología Geraldine Morrow

A esta doctora en odontología, Geraldine Morrow, ex presidenta de la Asociación Dental Americana, miembro de la Asociación Americana de Mujeres Odontólogas y dentista en Anchorage, Alaska, la belleza la extasía. Por ello dejó Boston y se fue a Alaska, donde disfruta de la soledad: viaja 325 millas a la semana para ofrecer servicios odontológicos a los habitantes de poblaciones muy apartadas. No obstante, como el clima de ese país es muy duro y la vida muy ruda, la resistencia física de ella decae cuando queda expuesta demasiado tiempo a las inclemencias del frío, hielo, viento y el sol sobre la nieve. En ocasiones siente un cosquilleo, el que le indica que un fuego está a punto de salirle. Esto es lo que hace al respecto.

"Al conservar la piel expuesta al ambiente cubierta con una pomada grasosa y espesa —por ejemplo, Carmex o DCT Blistex—, casi siempre evito el ataque inminente", manifiesta la doctora. Ésta unta todas las noches uno de estos ungüentos, como táctica preventiva. "Creo que son muy útiles para que no me salgan fuegos."

momentos del mes, que un resultado directo de los niveles hormonales, agrega la doctora Kakita.

REFUERCE SUS DEFENSAS

Si no se toca, un fuego normalmente durará entre 10 y 14 días, indica la doctora Kakita. Además de tomar el fármaco aciclovir (Zovirax), que requiere receta médica, esto es lo que debe hacer para disminuir las molestias o para acortar la duración del mismo. (Para formas prácticas acerca de cómo manejar las aftas, las que afectan el interior de la boca y no son producto de un virus, véase la página 16.)

Póngase un cubo de hielo. Al aplicar hielo directamente al fuego reducirá la inflamación y obtendrá alivio temporal, enfatiza la odontóloga Geral-

CUÁNDO CONSULTAR AL MÉDICO

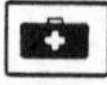

Hay medicamentos, como el aciclovir (Zovirax), que requieren receta médica, para combatir el virus del herpes simplex I, el responsable de los fuegos; los detiene cuando aparecen, expone la doctora Lenore S. Kakita, ayudante de profesor de dermatología en la Universidad de California, Los Ángeles, y asesora de la Academia Americana de Dermatología. En caso que le salgan fuegos grandes, con frecuencia, lo más conveniente es sacar una consulta médica. Por otro lado, la mayoría de las mujeres encuentran que cuando se presenta esta molestia es menor, menos dolorosa y durará poco tiempo si están tomando alguno de los medicamentos mencionados.

dine Morrow, ex presidenta de la Asociación Dental Americana y miembro de la Asociación Americana de Mujeres Odontólogas, así como dentista de Anchorage, Alaska.

Úntese una pomada labial con protector solar. En caso de que haya padecido fuegos en el pasado, deberá usar una pomada labial con factor solar de protección (SPF por sus siglas en inglés) del 30, en todo momento. Pero sobre todo cuando esté en el exterior, bajo el sol, a efecto de evitarlos, opina la doctora Kakita. Encontrará las pomadas labiales con SPF alto en las tiendas de artículos deportivos y las farmacias.

Cuando su fuego está abierto, no se aplique la pomada directamente sobre los labios, porque con ello extendería el virus, advierte la doctora Kakita. En cambio, con un hisopo aplique el ungüento, no sólo en sus labios, sino también en la piel circundante de la parte exterior.

No meta las manos. La gente no se da cuenta que los fuegos son sumamente contagiosos, previene la doctora Morrow. "Si tiene un fuego en los labios, no lo jale, estire ni toque. Usted misma podría contagiarse de fuegos muy, pero muy dolorosos en las manos, sobre todo si el líquido de la ampolla se le introduce en un padrastro", expone la doctora.

Pruebe un poco de lisina. La doctora Kakita recuerda que, antes de que se descubriera el aciclovir, las personas juraban que la lisina, aminoácido con magníficas propiedades preventivas y curativas, contraatacaba a la arginina, sustancia presente en diversos alimentos que, al parecer, provoca fuegos. "Hay personas que todavía toman tabletas de lisina", enfatiza la doctora. Éstas las encontrará en tiendas de productos naturistas o en farmacias.

Duerma sentada. Si tiene un fuego, la doctora Kakita recomienda colocar unas cuantas almohadas en la cabeza a la hora de dormir, de tal manera que la gravedad ayude al drenaje del mismo. De lo contrario, el líquido podría aposentarse en sus labios durante la noche.

Cambie su cita con el dentista. Lo último que quiere provocar cuando tiene un fuego es que "éste se abra", explica la doctora Morrow. El movimiento estirará sus labios, agravando así un fuego sensible, pues podría abrirse y extenderse.

Furúnculos

Miniestrategias para megagranos

"Boil, boil, soiled and troubled; skin that burns, oh nasty bubble!" ("¡Furúnculo, furúnculo, sucio y problemático; piel que quema, ¡oh fea burbuja!") Esta interpretación de un verso clásico de *Macbeth* tal vez haga que Shakespeare se revuelque en su tumba, pero describe a la perfección el *caldo de la bruja,* compuesto por pus, dolor e inflamación, que representa un furúnculo.

Éste se forma cuando las bacterias –por regla general, *Staphylococcus aureus*– invaden un folículo piloso de la piel, bajan por él y forman pus en el fondo del mismo. El furúnculo normalmente aflora cuando ese humor de manera natural se abre camino hasta salir a la epidermis. El resultado es un grano rojo, duro e inflamado.

"Los puntos donde los furúnculos se forman con más frecuencia son los folículos pilosos obstruidos, localizados en el trasero, el interior del muslo y

CUÁNDO CONSULTAR AL MÉDICO

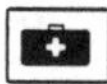

Si sólo tiene un furúnculo, juegue a lo seguro tratándolo en su casa, apunta la doctora Wilma Bergfeld, directora de investigaciones clínicas del Departamento de Dermatología en la Fundación de la Clínica Cleveland. Pero haría bien si consultara a un experto cuando:

- La superficie en torno al furúnculo se enrojece.
- El grano es profundo y contiene mucha pus. Su médica podría inyectarle un esteroide para disminuir la hinchazón e inflamación.
- Se le forman muchos.
- Le sale uno en el labio superior, la nariz, las mejillas, el cuero cabelludo o la frente. Las infecciones en estas zonas se extienden al cerebro con gran facilidad.
- Se le forma uno en el seno. Ante esto, si está criando, suspenda el amamantamiento mientras el grano no reciba tratamiento. De lo contrario, transmitirá bacterias sumamente infecciosas a su bebé.
- Le aparecen con frecuencia: tal vez albergue bacterias en alguna parte de su organismo.

las axilas, pues son zonas donde hay muchísima humedad", expresa la doctora Sheryl Clark, ayudante de profesor de la especialidad de dermatología en el Centro Médico Cornell y médica ayudante de medicina en el Hospital de Nueva York, ambos en esta ciudad. De vez en cuando también se le formarán en el rostro o el cuello. Los orzuelos (granillos que nacen en el borde de los párpados) también son una especie de furúnculo.

PRIMEROS AUXILIOS PARA LOS FURÚNCULOS

Jamás los reviente, previene la doctora Clark. Un absceso contiene una cantidad considerable de pus. Si lo exprime se extiende la infección y empeora la situación. En cambio, las doctoras recomiendan que pruebe estos pasos.

Trátelos con compresas calientes. "El calor húmedo aumenta la cantidad de sangre que fluye a la zona, lo que propicia que el absceso se acabe de formar y acelera su curación", afirma la doctora Karen E. Burke, dermatóloga y médica asistente en el Centro Médico Cabrini, de la ciudad de Nueva York, y en el Centro Greensboro de Especialidades Quirúrgicas, en Carolina del Norte.

Colóquele una toallita húmeda en agua caliente durante 20 o 30 minutos, dos o tres veces al día, hasta que el grano tenga cabeza. "En ocasiones, esto facilita que reviente y drene solo", afirma la doctora Clark. Cuando esto pasa de manera natural, se siente alivio de inmediato y la lesión se curará en unos cuantos días.

Obtenga los beneficios del peróxido de benzoil. Sobre todo si el furúnculo es grande, un producto con esta sustancia para el acné también contribuirá a secarlo. "Use uno –por ejemplo, la marca Oxy 10–, dos veces al día, para aliviar la lesión y reducir su tamaño", indica la doctora Wilma Bergfeld, jefa de investigaciones clínicas en el Departamento de Dermatología de la Fundación Clínica Cleveland. "El peróxido de benzoil también es antiséptico, así que matará las bacterias."

Pruebe una solución salina. Al reventarse el grano, aplique agua con sal para extraer la pus y secarlo. "En una palangana o lavamanos limpios, mezcle una cucharadita de sal por una taza de agua caliente. Introduzca una toallita, exprímala y colóquela sobre el absceso. Cuando se enfríe, vuelva a remojarla y a colocarla en la zona", sugiere la doctora Clark.

Erradique los gérmenes. Mantenga el área bien limpia: aséela con jabón antibacteriano líquido y agua, sobre todo cuando el grano ha empezado a drenar. "Emplee agua de la llave, salvo que se trate de una herida abierta, en cuyo caso hay que ocupar agua embotellada esterilizada", explica la doctora Bergfeld.

Aplique un ungüento antibacteriano. El Bacitracin o el Neosporin, matarán cualquier tipo de microbios que pudiera haber dentro del furúnculo o sobre la piel, añade la doctora Clark.

Gastritis

Algo más que una acidez estomacal

La próxima vez que tome una aspirina para el dolor de cabeza o ibuprofeno para los cólicos menstruales, fíjese bien: ¿se le presenta una ligera sensación de ardor abajo del esternón o una ligera indigestión, como cuando come algo que le cayó mal?

Tal vez experimente el malestar sin una razón aparente. Sea lo que fuere, usted podría tener gastritis; es decir, una inflamación del recubrimiento del estómago.

La gastritis muchas veces es muda o se siente como una úlcera. No obstante, los síntomas de ambas se parecen: dolor en el abdomen o indigestión, en ocasiones el primero es tan agudo que la despierta por la noche debido a que "el estómago forma puntos que están en carne viva (la úlcera), como una especie de cráteres", detalla la doctora Susan Dimick, internista que da consultas en el Hospital Presbiteriano de la ciudad de Oklahoma. "Ésta se

CUÁNDO CONSULTAR AL MÉDICO

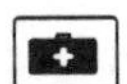

Los síntomas de la gastritis son una sensación de indigestión o ardor abajo del esternón y muchas veces la llegan a despertar por la noche. Realmente se semejan a los de una úlcera, y la única forma de saber con seguridad si es una gastritis es mediante una biopsia (análisis del tejido del estómago).

Al no atenderse este mal, lesionará el recubrimiento de su estómago. Por ello, consulte a su doctora siempre que padezca un dolor agudo y sordo, o acidez en el abdomen, retortijones, o evacue heces oscuras.

Después del diagnóstico e indicado el tratamiento, la gastritis tardará entre cuatro y seis semanas en sanar. Si no mejora después de este último plazo, vuelva a sacar una consulta médica.

pone roja, supurante e inflamada, con pequeños puntos capilares rojos, y llega a sangrar profusamente." Por ende, las úlceras son mucho más graves.

No quiero alarmar, pero como muchas mujeres que padecen gastritis, con el tiempo, desarrollarán úlceras, es prudente controlar este problema cuando se presenta por primera vez, manifiesta la doctora Dimick.

LOS ALIMENTOS CONDIMENTADOS NO SON EL PROBLEMA

Al igual que las úlceras, la gastritis puede ser resultado de una irritación provocada por la aspirina u otros medicamentos no esteroidales, pero no por comer muchos alimentos picantes o condimentados, afirma la doctora Marie L. Borum, ayudante de profesor de medicina en la División de Gastroenterología y Nutrición del Centro Médico de la Universidad George Washington, en Washington, D. C.

La aspirina y otras medicinas antiinflamatorias -por ejemplo, el ibuprofeno- pueden producir gastritis porque disminuyen la capacidad del estómago para combatir el exceso de ácidos que le llegan, señala la doctora Barbara Frank, gastroenteróloga y profesora de medicina en la Escuela de Medicina MCP-Hahnemann de la Universidad Allegheny de Ciencias de la Salud, en Filadelfia. Las mujeres, con frecuencia, toman aspirina y medicinas no esteroidales para desaparecer los cólicos menstruales.

No obstante, es muy posible que una bacteria llamada *Helicobacter pylori* o *H. Pylori,* esté relacionada con este mal. Esta bacteria espiroide perfora el recubrimiento mucoso protector del estómago, lo que hace que se inflame el mismo estómago, y se genere la gastritis y, con frecuencia, las úlceras, explica la doctora Borum.

REMEDIOS A LA MANO

En caso de que su médico haya confirmado que su problema es una gastritis y no otro mal, existe una serie de medidas que ayudan a disminuir los síntomas y prevenir que se le presenten malestares continuos.

No tome aspirina. "Si necesita tomar analgésicos, cambie al acetaminofeno para evitar los síntomas", sugiere la doctora Frank. Éste no irrita el estómago tanto como la aspirina.

Suprima los ácidos. Los fármacos para suprimir los ácidos estomacales, conocidos como bloqueadores H_2 (histamina 2) -entre ellos, Tagamet HB y

Pepcid AC– aminoran la producción de aquéllos, independientemente de donde provengan. Antes sólo se adquirían con receta médica, mas ahora no, pues se expenden con la mitad de la dosis de los que requieren receta. Hable con su médica acerca de la posibilidad que tiene de tomar medicamentos que no necesiten receta y respecto a la dosis correcta para usted. Algunas expertas de las gastritis aprueban que se compren bloqueadores H_2 de patente, sin receta, pero tenga en cuenta que tal vez deberá ingerir dosis superiores a las indicadas para que funcionen igual de bien que los autorizados medicamente.

Vuelva a consultar al médico si no mejora en un plazo de seis semanas.

Obtenga el calcio de un complemento, en lugar de la leche. Antes se creía que la leche calmaba el dolor agudo de la gastritis, pero ahora se sabe que activa la liberación de ácidos y, por lo consiguiente, empeora los síntomas, observa la doctora Melissa Palmer, gastroenteróloga con consultorio privado en la ciudad de Nueva York.

Deseche el hábito de fumar, por favor. La nicotina y demás sustancias tóxicas consumidas al fumar cigarrillos y otros productos de tabaco erosionan el recubrimiento que protege al aparato digestivo y aumentan la probabilidad de desarrollar una gastritis, enfatiza la doctora Palmer.

Beba sin alcohol. El alcohol origina que le arda más el estómago, previene la doctora Dimick.

Si un alimento le produce molestias, no lo coma. Cierto es que las doctores ya no creen que un alimento o comida en particular ocasiona o empeora la gastritis, sin embargo, cuando siente que ésta se le acentúa cada vez que consume, por decir, pepinillos, chile o cualquier otra cosa, deje de comer el alimento agresor, sugiere la doctora Palmer.

Gingivitis

Actúe, pero ya, para tener encías más sanas

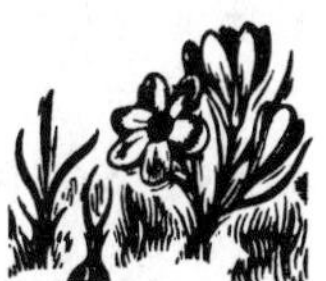

La próxima vez que se lave los dientes, observe su cepillo. ¿Están rojas las cerdas? Mírese al espejo y sonría. ¿Están abultadas o inflamadas sus encías, han perdido su color rosado? De ser así, es probable que tenga gingivitis.

Aunque suene alarmante, este término sólo significa enfermedad de las encías. Se presenta cuando una película pegajosa (compuesta de bacterias, alimentos y saliva) que se origina en la boca invade los espacios localizados en la línea de las encías y abajo de éstas. Ahí se endurece y forma sarro (en ocasiones llamado cálculos), produciendo inflamación e infección.

En otras palabras, la placa bacteriana al formar el sarro en sus dientes, producirá picaduras. Si éste se le mete en las encías, tendrá gingivitis.

RELACIÓN DE ESTA ENFERMEDAD CON LAS HORMONAS

Las mujeres tienen más probabilidad de padecer gingivitis durante el embarazo, indica la doctora Rita D. Zachariasen, profesora de fisiología en el Centro de Ciencias para la Salud, de la Universidad de Texas, en Houston. Según la especialista, el estrógeno y la progesterona (hormonas femeninas), al parecer, favorecen las condiciones para que se multipliquen ciertos tipos de bacterias que forman la placa, al tiempo que disminuyen la capacidad de sus encías para curarse cuando se ha presentado la gingivitis. Por tanto, debe prestar especial atención al aseo de los dientes durante el embarazo y cuando tome anticonceptivos orales, pues las hormonas femeninas aumentan en estas circunstancias.

El aumento de hormonas durante la gestación suele ser negativo para las encías: los científicos estiman que entre 60 y 75 por ciento de las mujeres embarazadas padecen de gingivitis, explica la doctora Zachariasen. La prevención es fundamental. Algunos estudios arrojan que todas las que no tienen placa bacteriana cuando quedan preñadas o empiezan a tomar anticonceptivos orales pueden evitar las encías inflamadas y sangrantes o, cuando menos, disminuir el problema.

NO SE ASUSTE, ¡PÓNGASE EN ACCIÓN!

Algunas mujeres suspenden la rutina de su higiene dental cuando les duelen o les sangran las encías, manifiesta la doctora Caren Barnes, profesora de odontología clínica en la Escuela de Odontología de la Universidad de Alabama, en Birmingham. Sin embargo, en esos precisos momentos es cuando se deben seguir algunos pasos sencillos que resultan muy provechosos.

"Es posible detener el problema de las encías, pero no revertirlo", advierte la doctora. Por lo anterior, ahora considere la limpieza de sus dientes y encías una prioridad y así prevendrá, a futuro, un caso declarado de peridontitis: las bacterias de la placa dental carcomen el hueso y las estructuras que mantienen sus dientes en su lugar. Las doctoras expresan que nunca es demasiado tarde para tratar la gingivitis.

No espere a que le duelan las encías, observan las expertas. Algunos consejos que le ayudarán a tenerlas nuevamente sanas, son éstos.

Cepillo e hilo dental. Quizá usted ya cuenta con dos de los instrumentos más sencillos para combatir la gingivitis: un cepillo y un poco de hilo dental (hilo diseñado específicamente para limpiar los espacios entre los dientes). "Usados en forma correcta y regular, éstos removerán a conciencia la placa bacteriana de sus dientes y encías, cuando menos una vez al día", señala Barnes.

El cepillado se debe realizar, mínimamente, dos veces al día, enfatiza la doctora en odontología Mahvash Navazesh, profesora asociada y vicepresidenta del Departamento de Medicina Dental y Salud Pública, en la Escuela de Odontología, de la Universidad del Sur de California, en Los Ángeles. El empleo del hilo dental, una vez al día.

Si está embarazada, lávese de forma adecuada y use el hilo cuidadosamente después de cada comida, recomienda la doctora Navazesh.

Aligere el cepillado. "Hay personas que creen que cuanto más duro tallen, tanto mayor será la cantidad de película bacteriana que quitarán", dice Diane Schoen, higienista dental, ayudante de profesor y coordinadora del Programa Odontológico Preventivo de la Universidad de Medicina y Odontología de Nueva Jersey, en Newark. Realmente, el lavado de dientes no debe hacerse como si se tallara un piso. La placa es pegajosa como la gelatina y no como una goma de pegar, detalla la doctora. "Se adhiere a los dientes suavemente, así que no necesita tallar fuerte; tan sólo requiere que la combata de manera normal." Schoen recomienda un cepillo de cerdas blandas, que al usarlo forme un ángulo de 45 grados a partir de la línea de las encías.

Empiece con un cepillo ultrasuave. Aunque la gingivitis provoca encías adoloridas e inflamadas, no deje de asear su boca. Por el contrario, use un cepillo ultra suave hasta que empiece a ver los resultados del tratamiento recomendado por su dentista, aconseja Schoen.

Adquiera un cepillo especial. Éste, llamado interproximal, tiene pequeñas cerdas que limpian debajo de la línea de las encías, donde no llega el hilo dental. Elimina las bacterias concentradas en las bolsas formadas por las enfermedades peridontales y es muy útil si se usa además del cepillo y el hilo dental normales, asegura Barnes. "Un instrumento así, marca Proxabrush, se encuentra en el supermercado, en el área de los cepillos de dientes."

Use simplemente hilo. El hilo dental sí funciona, sea encerado o sin encerar, grueso, normal o extrafino, enrollado o sin enrollar, con sabor a menta o sin éste, dice Barnes, siempre y cuando lo ocupe. Realmente no requiere de nada sofisticado, pues Barnes y sus asociadas compararon los beneficios que obtuvieron hombres y mujeres al usar el hilo dental tradicional con

CUÁNDO CONSULTAR AL MÉDICO

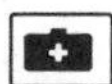

Cuando al cepillarse los dientes siente dolor o le sangran, no espere hasta ir a la próxima cita programada con su dentista: una enfermedad grave de las encías, sin supervisión médica, afecta los tejidos que sujetan sus dientes y provoca que se caigan.

Si está embarazada, programe varias visitas, previene la doctora Mahvash Navazesh, odontóloga, profesora asociada y vicepresidenta del Departamento de Medicina Dental y Salud Pública, en la Escuela de Odontología de la Universidad de California del Sur, en Los Ángeles, pues los cambios hormonales ocasionados por su estado la hacen vulnerable a las enfermedades de encías.

otros que emplearon un aparato electromecánico para que el hilo se introdujera entre los dientes con poco espacio entre sí. Después de un mes de pruebas, los dos grupos tuvieron resultados positivos: el aparato no superó en eficacia al hilo normal expendido en las farmacias.

Enjuáguese mientras se peina. Cuando menos una vez al día limpie su boca con un enjuague bucal durante un minuto (tal vez mientras se seca el cabello o lo peina) después de cepillarse y de usar el hilo dental, aconseja la doctora Heidi K. Hausauer, instructora de odontología operativa en la Escuela de Odontología de la Universidad del Pacífico, en San Francisco, y vocera de la Academia de Odontología General. Busque enjuagues que digan *antiplaca* en su etiqueta. Estos matan las bacterias que producen la gingivitis y son muy efectivos al combinarse con el cepillo, el hilo dental y las revisiones médicas regulares, señala la doctora Hausauer.

Cómprese una caja de naranjas. En estos tiempos casi no se oye hablar del escorbuto. No obstante, es un hecho, pues en los libros de texto no deja de mencionarse como deficiencia de vitamina C –o escorbuto–. Se trata de una enfermedad de encías muy riesgosa, ya que hace que se caigan los dientes. Por ello, la vitamina C es esencial en la alimentación para tener un tejido y encías sanas, enfatiza la doctora Carole Palmer, profesora y codirectora de la División de Nutrición y Odontología Preventiva del Departamento de Odontología General en la Escuela de Medicina Odontológica, de la Universidad de Tufts, en Boston.

"Si no toma suficiente vitamina C, ¡sus encías perderán capacidad para resistirse a las infecciones bacterianas!", asegura la doctora Palmer, a la vez que recomienda comer fruta fresca y vegetales crudos o al vapor. "Asimismo, no está de más tomar un complejo multivitamínico."

Tómese un par de aspirinas y llame a su dentista por la mañana. Si le duelen mucho las encías, los enjuagues de agua con sal o tomar un analgésico de patente –por ejemplo, aspirina o ibuprofeno– le ayudarán un poco. Mas no cometa el error de colocar la aspirina en la zona que le duele –directamente sobre la encía–. "La aspirina es un ácido", previene la doctora Hausauer. "En verdad puede quemarle las encías; se me presentan muchos casos de estos."

Gordura

Un pasaporte para adelgazar

A lo largo y ancho de Estados Unidos, las mujeres luchan por no subir de peso. Las doctoras no son la excepción.

"Adelgace no sólo por cuestión de estética, sino por las implicaciones para la salud", expresa la doctora Jan McBarron, especialista en control de peso y directora de Bariátrica de Georgia, en Columbus, Georgia.

Si usted tiene un exceso de peso del 20 por ciento (por decir, su peso debería ser 60 kilos, pero la báscula marca 72), corre un riesgo muchísimo mayor de tener hipertensión y colesterol, diabetes y otras enfermedades, afirma la doctora McBarron.

Según un estudio realizado en la Universidad de Harvard respecto a la salud, se encuestó a unas 115,000 mujeres enfermas, y tener entre 7 y 10 kilos sobre el peso que se tuvo a los 18 años aumenta el padecimiento de enfermedades cardiovasculares y otros males graves.

ECHE POR TIERRA LOS KILOS DE MÁS

Las noticias no son todas malas. Por fortuna, el bajar aunque sean cinco kilos del exceso de peso baja su colesterol entre cinco y diez puntos y su tensión arterial alrededor de seis puntos, señala la doctora McBarron. Los siguientes consejos le ayudarán a adelgazar para siempre.

Vea menos televisión y haga más ejercicio. El único camino para bajar de peso y no volver a recuperarlo es hacer ejercicio, aunque sólo sea algo tan sencillo como apagar el televisor y caminar alrededor de la manzana, indica la doctora Susan Zelitch Yanovski, directora del Programa para la Obesidad y Desórdenes Alimenticios en el Instituto Nacional para la Diabetes y las Enfermedades Digestivas y Renales, de los Institutos Nacionales de la Salud, en Bethesda, Maryland.

"La actividad física es fundamental para bajar de peso y tener buena salud", manifiesta la doctora Yanovski. Una mujer engorda cuando ingiere

LO QUE HACEN LAS DOCTORAS

Ahora es talla 7

Doctora Jan McBarron

La doctora Jan McBarron, especialista en control de peso y directora de Bariátrica de Georgia, en Columbus, Georgia, ha vivido siguiendo los consejos que da a otras mujeres.

"Hubo una época en que era talla 22 y pesaba 100 kilos", dice la doctora McBarron, que ahora es talla 7. "Había intentado todas las dietas que se ponían de moda, pero bajaba de peso y, después, lo volvía a subir todo y cinco kilos más."

"Cuando llegué a 100 kilos pensé: 'No puedo seguir a dieta. Me voy a fijar en mis amigas delgadas para observar qué hacen y, después, haré lo mismo'."

"Ellas desayunaban, comían y cenaban, incluso comían postres ocasionalmente", enfatiza la doctora. "Pero también subían a pie las escaleras, se estacionaban más lejos de la entrada del centro comercial y, en general, eran más activas. Por tanto, hice lo mismo."

"Bajé unos cinco kilos al mes y mi peso ha estado estable desde hace unos nueve años", asegura la doctora. Jamás ha echado de menos la ropa de talla extra grande.

más calorías de las necesarias, agrega la doctora, y nada quema tantas calorías y grasas como el ejercicio.

Para obtener mayor provecho, haga ejercicios aeróbicos –es decir, la actividad que acelera su respiración y frecuencia cardiaca, por ejemplo, camine, corra o ande en bicicleta 30 minutos casi todos los días de la semana–, apunta la doctora Yanovski.

Camine un poco ahora y otro poco después. "Si al principio le parece que el ejercicio es demasiado, empiece con poco y vaya aumentando", propone la doctora Yanovski. "Camine 15 minutos a la hora de comer y otros 15 cuando salga del trabajo, o camine sólo 10, siempre con la meta de aumentar gradualmente el tiempo."

Y, DECIDIDAMENTE, NO DEJE DE COMER

El ejercicio funciona más rápido si ingiere menos calorías, pero no tiene que morirse de hambre. Esto es lo que las especialistas aconsejan a las mujeres que quieren bajar esos kilos de más.

Recorte 600 calorías diarias a su dieta actual. El camino más fácil para hacerlo es comer cantidades más pequeñas, recomienda la doctora McBarron. Lo logrará fácilmente al cambiar la leche entera por descremada, orde-

LO QUE HACEN LAS DOCTORAS

Su secreto es la salsa Tabasco

Doctora Maria Simonson

La doctora Maria Simonson, una de las consejeras en control de peso más conocidas de Estados Unidos y directora de la Clínica de la Salud, el Peso y la Tensión en las instituciones médicas Johns Hopkins, en Baltimore, también tenía el problema de exceso de peso. Comía de todo —papas fritas, filetes y helado—, hasta que los problemas de salud la obligaron a reconsiderar la situación.

La doctora Simonson, que mide 1.70 m, ha mantenido su peso en 82 kilos los últimos 15 años. Esto es lo que lleva a cabo para no volver a engordar.

"Cuando pido de comer en un restaurante familiar, solicito también una caja para llevar. Cuando me sirven, de inmediato guardo la mitad en la caja", indica la doctora.

"Procuro no comer alimentos preparados con grasa y engordadores, realmente no cuento las calorías. Como muy despacio y bebo agua antes de comer", apunta la doctora.

"Además, como raciones pequeñas. A estas alturas, si consumiera una comida completa en un restaurante, me quedaría sin hambre y luego qué haría."

"Me encantan los alimentos picantes. Aunque es imposible comer demasiado de algo muy picante, porque una se llena rápidamente. Siempre que viajo, sobre todo cuando voy al extranjero, llevo una botella de salsa Tabasco, se la pongo a todo, menos al helado."

ne alimentos como pescado y papas al horno –en lugar de fritos–, consuma mayonesa y aderezos para ensalada bajos en calorías y adopte otras medidas similares para disminuir calorías.

Coma únicamente la mitad. ¿Normalmente se sirve su plato lleno, o si se halla en un restaurante se come todo lo que le sirven? "Trate de comer únicamente la mitad", propone la doctora Maria Simonson, directora de la Clínica para la Salud, el Peso y la Tensión en las instituciones médicas Johns Hopkins, en Baltimore. Es muy probable que satisfaga la cantidad de nutrientes que necesita su organismo sin sentir hambre.

Coma menos grasas. Realmente no debe quitar las grasas completamente, pero sí mantenerlas en un 20 por ciento (240 calorías en lugar de las 1,200 calorías diarias que consume) en su dieta: esto incluye mantequillas, la grasa de la carne o las nueces y, sin duda, el dulce que se coma ocasionalmente, explica la doctora McBarron.

Rompa su ayuno. "El desayuno es la comida más importante del día, porque es la señal que recibe su cuerpo de que ha llegado la hora de luchar contra la grasa", expone la doctora McBarron. Mientras duerme, su cuerpo almacena la comida, pero transformada en grasa para que usted no se muera de hambre. Al iniciar un nuevo día y alimentarse, avisa a las enzimas encargadas de quemar grasas que ha llegado la hora de ponerse a trabajar. Si no lo hace, su organismo seguirá almacenando grasa.

"Aunque parezca extraño, es más probable que empiece a bajar de peso si desayuna bien, aun cuando no baje las calorías del resto del día", asegura la doctora McBarron.

Cambie la cena por la comida. El ejercicio quema calorías. Esto significa que su cuerpo asimilará mejor los alimentos si está activa, por consi-

CUÁNDO CONSULTAR AL MÉDICO

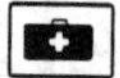

Si tiene un problema crónico de salud —por ejemplo, diabetes o hipertensión—, o le sobran más de 10 kilos, su riesgo de padecer ciertos problemas graves de salud es muy superior a la media, por consiguiente, es aconsejable que consulte a una especialista antes de emprender un régimen para bajar de peso, y posteriormente para revisiones periódicas.

guiente, haga su comida fuerte al medio día y coma muy ligero (por ejemplo, una ensalada con aderezo sin grasa) en la cena, recomienda la doctora McBarron.

Mastique bien sus alimentos. "Mastique cada bocado entre 10 y 15 veces, muy despacio", enfatiza la doctora Simonson. Así disfrutará más los alimentos y los digerirá mejor. Además, el tiempo que se requiere para procesar cada bocado a fondo evitará su propensión a comer demasiado.

Beba mucha agua. El agua calma el hambre y ayuda a que los alimentos se muevan rápidamente por el sistema digestivo, explica la doctora Simonson. "Beba un vaso grande de agua diez minutos antes de cada comida. Ésta la llenará y hará que se sienta satisfecha mucho antes."

Coma con tenedor. No coma con la mano, previene la doctora Simonson, porque lo hacemos más cuando resulta más fácil, directo de la bolsa o la caja. Su madre tenía razón: una debe sentarse a la mesa, con la comida en un plato o un tazón y usando los utensilios correctos.

Olvídese de los postres bajos en grasas. Los postres bajos en grasas son engañosos, advierte la doctora McBarron. Están elaborados con muchísima azúcar y, con frecuencia, tantas calorías como los postres normales, o tal vez más. Algo peor es que el exceso de azúcar se convierte en grasa cuando el cuerpo la digiere. En cambio, la doctora sugiere que consuma fruta fresca.

Aléjese del alcohol. Las bebidas alcohólicas –así como las que no lo son al 100%– contienen muchas calorías, manifiesta la doctora Simonson. Una piña colada, por ejemplo, tiene 262 calorías –más que una pizza de pepperoni. Cabe señalar, por otro lado, que "los bebedores comen más y se alimentan peor", observa la doctora Marion Nestle, profesora y presidenta del consejo del Departamento de Estudios sobre la Nutrición y los Alimentos de la Universidad de Nueva York, en la ciudad de Nueva York.

Gota

Formas pequeñas para aliviar grandes dolores

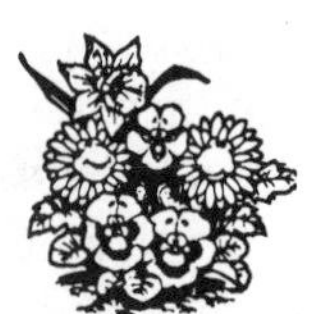

La gota es un mal único en su tipo, muy conocido porque produce muchísimo dolor en el dedo gordo del pie y ataca a media noche. Además de que se debe a una de dos causas determinadas. Por un lado, a un error genético, el que manda al cuerpo producir demasiadas purinas –sustancias derivadas, de forma natural, del metabolismo de las proteínas que el organismo convierte en ácido úrico–. Por el otro, a que los riñones pierden su capacidad para eliminar la cantidad de ácido úrico del cuerpo, explica la doctora Elizabeth Tindall, profesora asociada de la especialidad de medicina en la División de Reumatología de la Universidad de Ciencias de la Salud de Oregon, en Portland. Sea lo que fuere, el ácido úrico se empieza a acumular, lentamente, en la sangre. Con el tiempo, sale de ésta y se introduce en el líquido de una articulación –generalmente la del dedo gordo del pie– en forma de cristales.

PROTECCIÓN NATURAL

Para manifestarse este problema se requieren 20 años de acumulación gradual de ácido úrico, es decir, a partir de ahí se presenta el primer malestar de gota, enfatiza la doctora Tindall. No obstante, cuando los cristales se han formado, su organismo se defiende atacándolos con glóbulos blancos. El resultado es inflamación, un color morado y dolor terrible en ese dedo.

Las mujeres están protegidas gracias al estrógeno, la hormona femenina, observa la doctora Audrey Nelson, reumatóloga consultora de la Clínica Mayo, en Rochester, Minnesota. Si bien los hombres acumulan niveles de ácido úrico desde la pubertad, al parecer las mujeres no lo hacen sino hasta después de la menopausia.

Cuando los niveles de ácido úrico se empiezan a llenar al disminuir los del estrógeno –alrededor de los 50 años– muchas mujeres no viven lo suficiente como para desarrollar un caso de gota.

CONTRAATAQUE

Si todos los miembros de su familia tienen gota, usted quizá podría contarse entre las pocas mujeres que la padecen, siempre y cuando esté pasada de peso, tenga niveles elevados de triglicéridos o esté recibiendo tratamiento con medicamentos contra el cáncer o para bajar la hipertensión. Así se corre un poco más de riesgo, explica la doctora Tindall.

La mayoría de los malestares duran entre siete y diez días, observa la doctora Tindall. Esto es lo que las especialistas recomiendan que haga.

Cubra su dedo gordo con hielo. Usted disminuirá el dolor temporalmente cubriendo su dedo gordo con hielo, expresa la doctora Nancy Becker, reumatóloga con consultorio particular en la ciudad de Kansas City, Kansas. Llene una bolsa de plástico con trocitos de hielo, envuélvala con una toalla y después colóquela sobre su dedo, asegurándose de que la toalla quede entre su dedo y la bolsa. Quédese así unos 20 minutos (ponga trocitos de hielo nuevos si los primeros se derriten demasiado rápido). Este remedio lo puede hacer tres veces al día.

No se ponga de pie. Todo movimiento acentúa el dolor, señala la doctora Tindall. Por lo anterior, aconseja sentarse con el pie en alto, sobre un banquito, o guardar cama.

ESTRATEGIAS DIETÉTICAS PARA COMBATIR LA GOTA

Cuando ya haya pasado el dolor, lleve a cabo los consejos que dan las profesionales de la salud para evitar que se presenten nuevamente otros a futuro.

Limite las bebidas alcohólicas. Una medida que evita que se repitan los ataques de gota es la de no beber más de un trago al día: una cerveza, una copa de vino o una de licor, detalla la doctora Tindall. El alcohol activa los malestares en las personas que tienen predisposición a este mal. Y si no bebe nada, mucho mejor.

"Recuerde que un par de tragos serán el empujoncito para llegar al abismo del dolor", reitera la doctora Tindall.

Evite los alimentos que contengan muchas purinas. Olvídese de las vísceras, por ejemplo, corazón, hígado, riñones y mollejas, dice la doctora Tindall, pues originarían un ataque.

Pruebe una dieta vegetariana. Entre mayor sea la cantidad de proteínas que incluye en su dieta, así será la ingestión de purinas, manifiesta la doctora Agatha Thrash, especialista en medicina preventiva y patóloga del Insti-

CUÁNDO CONSULTAR AL MÉDICO 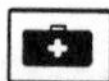

Cuando el malestar de gota es por primera vez, por regla general se resuelve en cuestión de siete o diez días, haga o no algo al respecto, apunta la doctora Nancy Becker, reumatóloga con consultorio particular en la ciudad de Kansas, Kansas.

Sin embargo, si sus ataques se repiten, es aconsejable consultar a su médica para recibir un tratamiento oportuno; de lo contrario, el padecimiento durará varias semanas o meses, previene la doctora Becker. Lo más seguro es que le recete medicamentos (por ejemplo, colquicina), que disminuyen el dolor y, al mismo tiempo, la duración del ataque. También existen medicinas como el allopurinol (Zyloprim), éstas reducen la cantidad de ácido úrico generado por su cuerpo, y la probenecida (Benemid), que dará capacidad a su riñón para eliminarlo.

tuto Uchee Pines, en Seale, Alabama. Por consiguiente, propone que lo mejor es seguir un régimen con base en vegetales, frutas y cereales. Según la doctora Thrash, cuando la carne, las aves, los huevos y el pescado dejan de formar parte de la dieta diaria, se llega a vivir sin experimentar otro ataque de dolor.

Intente el régimen de 1,200 calorías al día. Las mujeres que tienen gota suelen estar pasadas de peso y deben reducir la ingestión de calorías, aproximadamente a 1,200 al día, hasta que lleguen a tener un peso normal, prosigue la doctora Thrash.

"Con frecuencia, recomiendo fruta y cereal integral para el desayuno, vegetales y nuevamente cereal para la comida", enfatiza la doctora Thrash. "Es bueno añadir un puñado de nueces a cualquiera de las dos comidas y después cenar ligero, por ejemplo, un poco de fruta". Cuando haya bajado de peso, siga comiendo lo mismo: frutas, vegetales y nueces, pero añada calorías suficientes para mantener un peso saludable.

Aunque este régimen alimenticio es riguroso, las mujeres que han padecido el dolor de la gota están más que dispuestas a seguirlo, asegura la doctora Thrash, sobre todo después de explicarles que ninguna de las que se han sujetado a esta forma de alimentación vuelve a padecerlo.

No ayune ni haga dietas drásticas, señala la doctora Tindall. Pasar 24 horas sin alimento o comer más o menos abajo de 1,000 calorías al día, hace que el organismo desdoble las proteínas a tanta velocidad que los niveles del ácido úrico se disparen.

Granos

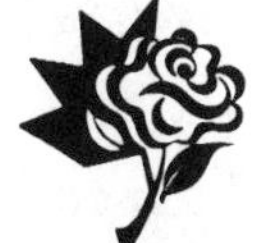

Limpie esos poros tapados

Hacía tiempo que Margaret había dejado atrás la adolescencia, sin embargo seguía teniendo granos. Todavía le salían de repente en la barbilla o el cuello, donde la mayor parte de las espinillas de adulto dejan huella.

"Es falso que las personas que tienen más de 20 años superen la tendencia a producir granos", expresa la doctora Mary P. Sheehan, jefa de dermatología pediátrica en el Hospital Mercy de Pittsburgh.

Casi la mitad de las mujeres adultas los padecen ocasionalmente, disparados a causa de la tensión y otras circunstancias, comenta la doctora Diana Bihova, dermatóloga de la ciudad de Nueva York y autora de *Beauty from the Inside Out (Belleza de dentro hacia afuera).*

Básicamente, los granos son poros tapados por células muertas de la piel, grasa secretada por las pequeñas glándulas sebáceas de la dermis y bacterias que se dan un festín con la grasa, así como cuando los gatos tragan peces.

"Hay tres tipos de granos: las espinillas y los barros de cabeza blanca, los bultitos papilares y los quistes", especifica la doctora Esta Kronberg, dermatóloga con consultorio particular en Houston. Los primeros se producen cerca de la superficie de la piel y son de dos tipos: las espinillas (en éstas, la grasa y la suciedad acumuladas abren el poro, por lo que la grasa se ha oxidizado, adquiriendo un color negro) y los barros de cabeza blanca (estos son iguales a las primeras, pero el poro está cerrado, de tal manera que la grasa y la suciedad quedan abajo de la superficie de la piel). El segundo tipo es un bultito papilar: grano rojo que se presenta debido a una inflamación abajo de la piel, en un folículo piloso. Por último, los quistes están dentro de los poros, a más profundidad, en forma de pústulas inflamadas, rojas o blancas. Los tres, las espinillas y barros de cabeza blanca, los bultitos papilares y los quistes llegan a durar entre tres y cuatro semanas, o más, detalla la doctora Kronberg.

RESCATES Y REMEDIOS

Usted puede acelerar la desaparición de éstos en muy poco tiempo. También curarlos, de tal manera que su piel no presente huellas de maltrato, y además ocultarlos. Así es como se deben prevenir.

Enfríelo. "Un buen y rápido tratamiento para un grano que está a punto de salir es aplicar hielo tan pronto como se siente", señala la doctora Mary Lupo, profesora de dermatología en la Escuela de Medicina de la Universidad de Tulane, en Nueva Orleans.

"Envuelva un cubo de hielo en un trapo, o una toallita, y manténgalo sobre el grano durante unos cinco minutos. El frío reducirá parte de la inflamación", agrega.

Tómese una aspirina en lugar de reventar un grano. "Los granos producen cierto grado de inflamación y dolor, por lo que algunas mujeres se sienten mejor cuando toman un antiinflamatorio, por ejemplo, una aspirina", apunta la doctora Susan C. Taylor, ayudante de profesor de medicina en el Departamento de Dermatología de la Escuela de Medicina de la Universidad de Pennsylvania, en Filadelfia. La alternativa de pellizcar un grano es muy tentadora, aunque únicamente aumentará la inflamación y empeorará la situación.

Ingiera aspirinas –una o dos tabletas de 325 miligramos cuatro veces al día– mientras la inflamación no desaparezca. Si es sensible a ese barbitúrico, en su lugar tome ibuprofeno, observa la doctora Taylor. Sin embargo, si no hay mejoría, suspenda la ingestión después de dos días.

Aplique peróxido de benzoil. Los productos elaborados con esta sustancia sirven para desaparecer los granos e impedir que se formen otros nuevos, expresa la doctora Mary Ruth Buchness, jefa de dermatología del Hospital y Centro Médico de St. Vincent's, en la ciudad de Nueva York. Aplicado en forma de crema, jabón líquido o ungüento sobre su piel, el oxígeno del peróxido de benzoil mata las bacterias que se alimentan de la grasa de su piel.

El peróxido de benzoil es el ingrediente esencial de preparaciones contra el acné, por ejemplo, las de la marca Clearasil y Oxy. Asegúrese de adquirir una que contenga un porcentaje bajo: 2.5 por ciento. "El error más grande que puede cometer es comprar un producto demasiado fuerte, éste, quizá, le queme la piel", previene la doctora Kronberg.

"Aplíquese una cantidad muy pequeña –del tamaño de un chícharo– en toda la cara una vez al día, de preferencia por la noche", explica la doctora Kronberg. En caso de que las cremas le resequen mucho la piel, use un limpiador de peróxido de benzoil una vez al día; éste mata las bacterias sin dañar su rostro.

Ocúltelo con pintura. "Casi todas las compañías de cosméticos fabrican un producto especial (verde) para ocultar granos que, al aplicarse debajo del maquillaje, neutraliza el color rojo de los mismos y normaliza el de la piel", señala la doctora Buchness. Adquiéralo en farmacias y otros almacenes.

La crema para cubrir granos ha sido elaborada para tener compatibilidad con maquillajes normales. Para aplicarla, expresa la doctora Dee Anna Glaser, ayudante de profesor de dermatología en la Escuela de Medicina de la Universidad de St. Louis, "cubra el grano rojo con la pomada especial, deje secar un par de minutos. A continuación, aplique su base. Luego, el maquillaje que normalmente usa del color de su piel y deje que se seque. Normalmente, esto lo disimulará bastante", agrega la doctora.

Grasa en el abdomen

Reduzca esa pancita

Lejos están aquellos años en que lo peor de su pancita era que usted no podía meterse en un bikini. (Algunas jamás lo logramos.) Pero en realidad no pasa nada –tan sólo es cuestión de cubrirla o de ponerse una túnica, o de cambiar unos pantalones ajustadísimos por otros cómodos y holgados.

Sin embargo, aunque no le importe tener un poco de grasa acumulada en el centro, en términos de estética, es segurísimo que quiera deshacerse de ese exceso por motivos de salud. Las investigaciones arrojan que si tiende a subir de peso en la cintura, de tal manera que su cuerpo parece una manzana de Macintosh –abultada en la mitad–, entonces está más propensa a padecer hipertensión, enfermedades cardiovasculares, infartos mortales, apoplejía y diabetes que las mujeres que tienen forma de pera –con caderas abultadas–, observa la doctora Jan McBarron, especialista en control de peso y directora de Georgia Bariatrics, en Columbus, Georgia.

CÓMO CONSERVAR SU FIGURA COMO RELOJ DE ARENA

Sea cual fuere el motivo, las doctoras afirman que hacer ejercicio y bajar de peso le ayudan a reducir su abdomen y a reafirmarlo.

Camine, camine y camine. La mejor manera de perder grasa del abdomen, de manera permanente, es caminando, afirma la doctora McBarron. "Al caminar se acelera el metabolismo –es decir, el ritmo de su organismo para consumir las calorías almacenadas en forma de grasa– y quema grasa del abdomen y otras partes del cuerpo."

"Cinco minutos al día representan un buen comienzo", comenta la doctora Marion Nestle, profesora y consejera en el Departamento de Nutrición y Estudios Alimentarios de la Universidad de Nueva York, en esta misma ciudad. "Un poco es mejor que nada y más es mejor que menos. Déle la vuelta a la manzana, después camine dos cuadras o dé algunos paseos cortos varias veces al día."

De ser posible, propóngase caminar a buen ritmo cuando menos unos 30 o 45 minutos entre tres y cinco veces por semana, señala la doctora McBarron. Si ya lo hace con regularidad, aumente 5 o 10 minutos a su caminata.

Reafirme los músculos. Quizá no llegue a tener un abdomen completamente plano, pero sí puede reafirmar esos músculos. Además del ejercicio aeróbico, como las caminatas, que aumenta la frecuencia de su respiración y el ritmo de su corazón, haga ejercicios abdominales, sentándose y agachándose, sugiere la doctora Kathleen Little, fisióloga del ejercicio y profesora de la Universidad de Carolina del Norte, en Chapel Hill.

Recuéstese con las piernas dobladas y las plantas de los pies firmes sobre el piso, los brazos estirados a sus lados y trate de sentarse, indica la doctora Margot Putukian, médica del equipo deportivo de la Universidad Estatal de Pennsylvania, en University Park, y ayudante de profesor en cirugía ortopédica y medicina interna en el Centro Médico Milton S. Hershey, en Hershey. Levante la cabeza y los hombros del piso, doblando su tronco lo más que pueda, hasta formar un ángulo aproximado de 45 grados respecto al piso. Vuelva a la posición inicial. Para empezar, haga cuando menos 4 o 5 repeticiones, tres veces por semana. Después, conforme se sienta más fuerte, realice entre 10 y 12 repeticiones, entre tres y cinco veces por semana. Avance lentamente hasta llegar a 20 repeticiones, cinco veces por semana.

Para los ejercicios de estiramiento abdominal, acuéstese con los pies recargados arriba de una banca o silla recubierta, con los brazos cruzados sobre el pecho o estirados a los lados. Eleve la cabeza y los hombros hasta formar un ángulo de entre 20 y 30 grados con relación al piso (entre 15 y 30 centímetros del mismo), explica la doctora Putukian. Después baje lentamente hasta tocar el suelo. Realice, cuando menos, 4 o 5 repeticiones, entre tres y cinco veces por semana y, conforme resista más, aumente gradualmente hasta 20 repeticiones, cinco veces a la semana.

La rutina de los abdominales sólo servirá para quemar grasa si se combina con ejercicio aeróbico. De lo contrario, usted la conservará.

Coma vegetales (y otros alimentos adecuados para beneficiar su abdomen). "Por regla general, los alimentos que tienen poca o nada de grasa son las frutas y los vegetales frescos, contienen menos calorías que los guisados, es decir, los fritos y condimentados", apunta la doctora Elizabeth Somer, autora de *Nutrition for Women (Nutrición para mujeres)*. Consuma entre cinco y nueve raciones de frutas y vegetales frescos (una ración equivale aproximadamente a media taza de alimento hervido o una de crudo), muchos cereales integrales –por ejemplo, las pastas de trigo integral, el pan multigrano y los preparados como el *bulgur*— y raciones de leche descremada todos los días.

Olvídese de las fritangas, las salsas y los postres. En caso de que esté completamente decidida a no tener kilos de más en la panza –y en todas las demás partes del cuerpo–, olvídese del pollo frito, los aderezos para ensalada elaborados con muchas calorías, las salsas cremosas para los *fettuccine* y los postres llenos de azúcar, entre los que se incluyen los de sin grasa. "Estos postres contienen muchísima azúcar y, con frecuencia, también bastantes calorías, aun más que los normales", explica la doctora McBarron. "Cuando su cuerpo digiere el exceso de azúcar, la convierte en grasa."

Gripe

¿Malestar en todo el cuerpo?

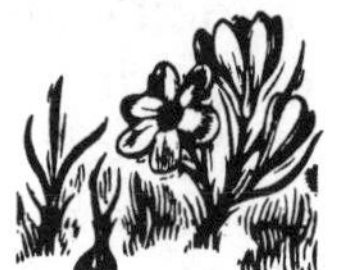

Ayer se sentía estupendamente. Hoy, como si alguien le hubiera entregado un bulto enorme y, a la vez, pedido lo cargara dos cuadras enteras. No se espante, tiene gripe: usted realmente se siente mal.

Los virus de la gripe cambian de un año a otro, por lo que siempre le llevan la delantera a nuestro sistema inmunológico, apunta la doctora Carole Heilman, jefa de la División de Enfermedades Respiratorias en el Instituto Nacional de Enfermedades Infecciosas y Alergias y de una parte de los

LO QUE HACEN LAS DOCTORAS

¡Métase en la cama!

Doctora Carole Heilman

En cierta ocasión, la jefa de la división de enfermedades respiratorias del Instituto Nacional de Enfermedades Infecciosas y Alergias, perteneciente a los Institutos Nacionales de la Salud, en Bethesda, Maryland, cayó enferma de gripe cuando estaba en una reunión en Hawaii.

La doctora Carole Heilman supone que agarró el virus en el avión, a causa del aire reciclado. (Los aviones son famosos por propagar la gripe.)

La doctora Heilman aprendió la lección a la mala.

"En lugar de cuidarme, me esforcé y asistí a la siguiente junta, y lo único que conseguí fue una infección: un terrible caso de neumonía bacteriana", enfatiza la doctora. "Todo fue un desastre. El médico me recetó antibióticos muy fuertes y caros, y estuve fuera de circulación varias semanas."

"Aprendí la lección", asegura la doctora. "Ahora, cuando me da gripe, me quedo en cama dos días, espero que la fiebre ceda, bebo muchos líquidos y, después, vuelvo al trabajo."

Institutos Nacionales de la Salud, en Bethesda, Maryland. Los anticuerpos que combaten las enfermedades, generados después de la invasión de los virus del año anterior, desconocen a los dispuestos a atacar el año siguiente, realmente no representan una defensa para el organismo.

SI TIENE GRIPE

Cuando ha sido atacada por el microbio de la gripe, lleve a cabo en casa cualquiera de las estrategias siguientes para sentirse mejor.

Elija una sola medicina, en lugar de varias. "Aconsejamos a las mujeres que no tomen varias medicinas de patente para contrarrestar los diversos síntomas de la gripe", asevera la doctora Heilman. "Supongamos que se le

CUÁNDO CONSULTAR AL MÉDICO

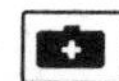

Cuando se tienen más de 65 años o un historial de problemas respiratorios u otras afecciones crónicas como las cardiovasculares, diabetes o problemas renales, no tome la gripe a la ligera. Asista a una consulta médica lo antes posible. Además, vacúnese contra el virus todos los otoños. Sin embargo, tratándose de mujeres sanas, las expertas coinciden en que no es necesario ir al consultorio, a menos que manifieste alguno de los síntomas siguientes.

- Falta de aliento.
- Dolor de pecho.
- Fiebre alta durante mucho tiempo.
- Malestar al respirar.
- Flemas con sangre.
- Dolor de oídos.
- Dolor alrededor de los ojos o las mejillas.
- Frecuencia cardiaca veloz o irregular.
- Ataque de asma o silbidos al respirar.

Su médico le recetará amantadina o rimantadina: medicamentos antivirales. Estos son más efectivos si se ingieren pronto.

parte la cabeza de dolor, tiene la nariz tapada y tos. Si es así, opte por tomar un analgésico -por ejemplo, el acetaminofeno- para la jaqueca, más un descongestionante con la misma sustancia (los fármacos interactúan) y un jarabe para la tos. Para evitar una sobredosis de medicamentos, elija el síntoma más incómodo -por ejemplo, la terrible jaqueca- y atáquelo. Olvídese de los descongestionantes de venta libre o de los jarabes para la tos."

Vaporícese. "Conectar un vaporizador y descansar en cama un par de días es fundamental para aliviar la gripe", asegura la doctora Janet McElhaney, ayudante de profesor de medicina en la Universidad de Alberta, en Edmonton. "Un vaporizador propiciará que se sienta mejor porque restituye la humedad de los conductos nasales y los labios resecos y agrietados. Además de que ayuda a quitar el dolor de garganta y aflojar los mocos secos."

Dése un regaderazo caliente y vaporoso. El vapor actúa igual que un vaporizador, porque propicia un ambiente húmedo, indica la doctora McElhaney.

Llénese de líquidos. La doctora McElhaney recomienda beber, como mínimo, un litro de líquidos al día. "Si tiene fiebre, su cuerpo se puede deshidratar, provocando que la temperatura suba incluso más. Tome agua, jugo de fruta, agua mineral o gaseosa, refrescos, café y té descafeínados. La cafeína es diurética y acelerará la deshidratación", explica la doctora.

Haga gárgaras de agua con sal. Para aliviar el dolor de garganta, la doctora Heilman recomienda hacer gárgaras: diluya una cucharadita de sal en un vaso de 250 decilitros de agua tibia.

Acuéstese temprano. Cuando no puede dejar de trabajar, es preferible que se acueste más temprano de lo normal, aduce la doctora Heilman. Esto disminuirá la tensión de su cuerpo y ayudará a combatir la infección.

Escuche lo que dice su cuerpo. "Su cuerpo le dirá qué necesita", señala la doctora Heilman. "Si se siente cansada, descanse metiéndose en la cama un par de días. La mayoría de las mujeres hacen caso omiso de las necesidades de su organismo; es decir, se colocan en el último lugar de la lista, pero deben empezar a ponerse en el primero. Cuídese a sí misma y se curará antes."

Hemorroides

Acabe con el ardor y la comezón

Se supone que la evacuación intestinal no es tan difícil como el examen para ingresar a la barra de abogados. Por tanto, si usted pasa mucho tiempo en el baño esforzándose para obrar, tenga cuidado, pues podría terminar con hemorroides inflamadas y dolorosas.

Las hemorroides son vasos sanguíneos inflamados, dentro y alrededor del ano y la parte inferior del recto; se parecen mucho a las venas varicosas de las piernas. Estas son consecuencia del esfuerzo y, con frecuencia, de los movimientos fuertes de los intestinos debido al estreñimiento o diarrea.

Las mujeres embarazadas muchas veces padecen de almorranas: tanto por la presión del feto contra el abdomen como por los cambios hormonales.

ALIVIO INMEDIATO PARA VENAS INFLAMADAS

Casi la mitad de las mujeres han padecido almorranas para cuando llegan a los 50 años: se presentan y desaparecen solas, y sólo duran unos cuantos días. Lleve a la práctica lo siguiente para disminuir el malestar.

Dése un baño. Los baños de asiento son un método comprobado para disminuir los dolores y las molestias producidas por las hemorroides, asegura la doctora Robyn Karlstadt, gastroenteróloga en el Hospital de Posgrado de Filadelfia. Llene su bañera con aproximadamente 8 o 10 centímetros de agua tibia, no demasiado caliente. "No le agregue nada –ni sales Epsom, burbujas o aceites para el baño–, pues dañará más su trasero," indica la doctora. Recuéstese en la bañera durante unos 30 minutos de ser posible, o 10, por lo menos, varias veces al día hasta que ya no tenga dolor.

Termine con la comezón. Después del baño de asiento, aplique una crema o un supositorio para almorranas (adquiéralo en los supermercados y las farmacias), éste aliviará el picor mientras usted se dedica a sus quehaceres diarios, recomienda la doctora Barbara Frank, gastroenteróloga y profe-

CUÁNDO CONSULTAR AL MÉDICO

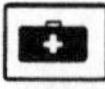

En el caso de la mayoría de las mujeres, las hemorroides responderán a los remedios caseros —o desaparecerán solas— en cuestión de días. De no ser así o si empeoran, acuda a su doctora para sanarlas o quitarlas mediante cirugía, propone la doctora Robyn Karlstadt, gastroenteróloga en el Hospital de Posgrado, en Filadelfia.

Asimismo, consulte a una experta de la salud en seguida si llegase a sangrar por el recto, dice la doctora. Podría tener otro mal además de el de las hemorroides.

sora de la especialidad médica en la Universidad Allegheny de las Ciencias de la Salud MCP–Hahnemann, en Filadelfia.

Póngale hielo. Colocar una bolsa de hielo en la zona irritada disminuirá la inflamación, dice la doctora Frank.

Cuando las heces tengan que salir, que salgan. Un factor importante ligado a la evacuación que produce hemorroides "es aguantarse las ganas cuando eso tiene que salir", manifiesta la doctora Joanne A. P. Wilson, gastroenteróloga y profesora de medicina en el Centro Médico de la Universidad de Duke, en Durham, Carolina del Norte.

Cuando sienta la necesidad de deshacerse de los desechos del cuerpo, tómese el tiempo necesario para ir al baño y así evitará más tarde el esfuerzo para evacuar.

Tómelo con calma. El movimiento de los intestinos llega a tardar algún tiempo. Por ello, debe sentarse alrededor de 15 minutos al día en la taza del baño, porque si se fuerza para que salgan las heces duras y secas lo más pronto posible, probablemente la tensión desembocará en hemorroides, expresa la doctora Wilson.

(Para formas prácticas acerca de cómo controlar el estreñimiento –una causa común de las hemorroides– véase la página 260. Para otras formas de aliviar la comezón en el recto, véase la página 145.)

Herpes

Olvídese del dolor

Una de cada cinco personas padece herpes genital y la mayoría de ellas ni siquiera lo sabe, expone la doctora Kimberly A. Workowski, ayudante de profesor de medicina en la División de Enfermedades Infecciosas de la Universidad Emory, en Atlanta. Sólo alrededor de la cuarta parte de los 50 millones de estadounidenses que están infectados, según algunas estimaciones, manifiesta algún síntoma. Lo peor es que independientemente de que tengan o no síntomas, el herpes se transmite por medio de las relaciones sexuales.

El herpes es causado por el virus herpes simplex tipo II (HSV-2). (Otro tipo, el HSV-1, es el responsable de los fuegos, pero en ocasiones también produce infecciones genitales.) Cuando el virus ha contagiado a una persona, ésta lo tendrá para toda la vida, alojado en las células nerviosas de la base de la columna vertebral. Si usted llegara a manifestar síntomas, estos generalmente serían una sensación de ardor o comezón en la zona genital,

CUÁNDO CONSULTAR AL MÉDICO

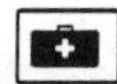

Los síntomas del herpes, cuando se llegan a manifestar, son sensación de ardor o comezón en la zona de los genitales, seguida de una erupción de pequeñas ampollas rojas y muy dolorosas que al reventarse forman úlceras poco profundas. Sobre todo durante la infección inicial, otras señales son:

- Fiebre.
- Jaqueca.
- Ganglios linfáticos inflamados.
- Flujo vaginal anormal.

Si manifiesta alguno de éstos, consulte a su doctora familiar, una ginecóloga o especialista que trabaje en una clínica de enfermedades de transmisión sexual (ETS). Las unidades de planificación familiar de su localidad también ofrecen servicios especializados para la detección de algunas ETS.

seguida por la aparición de pequeñas ampollas rojas. Éstas crecen y toman la apariencia de granos y, con frecuencia, pican y duelen mucho, además tienen un centro acuoso amarillento que, con el tiempo, se revienta y origina una costra.

DESPÍDASE DEL DOLOR Y EL SUFRIMIENTO

El tratamiento médico le ayudará a reducir los síntomas. Su doctora probablemente tratará las primeras erupciones y las recurrentes con un medicamento antiviral, como el acyclovir. Gradualmente, las erupciones se debilitarán y finalmente desaparecerán. Mientras tanto, existen otras formas de hacerla sentirse bien.

Mantenga las ampollas limpias y secas. "Segurísimo que no querrá que las bacterias de la piel que rodea las ampollas se las infecten", expresa la doctora Judith O'Donnell, ayudante de profesor de medicina en la División de Enfermedades Infecciosas de la Universidad Allegheny de las Ciencias de la Salud, en Filadelfia, y especialista médica en el Programa para el Control de las Enfermedades de Transmisión Sexual, del Departamento de Salud Pública de Filadelfia. "Báñese o dúchese todos los días con agua y un jabón suave o sólo con agua."

Dése un baño de avena. Un baño caliente ayuda a aliviar la irritación genital, apunta la doctora Workowski. Además, en caso de que tenga herpes, también le servirá para quitar el picor. Pero lo mejor es darse uno de avena, aconseja la doctora, al mismo tiempo que recomienda el tratamiento marca Aveeno; adquiéralo en la farmacia. El producto contiene avena en polvo muy fino, llamada polvo coloidal de avena, que también da gran alivio cuando tiene picor en la piel.

Use ropa holgada. Meterse en unas pantimedias, en ropa interior apretada o en vestimenta ajustada, irritará considerablemente las sensibles ampollas del herpes, advierte la doctora Workowski. "Usted se rozará y esto es sumamente doloroso." Opte por ropa holgada mientras se le curan las vejigas.

Tome un analgésico de patente. El acetaminofeno, el ibuprofeno o la aspirina le ayudarán a calmar el dolor de la erupción, asevera la doctora Workowski. Siga las instrucciones del empaque.

Deje el hacer el amor para después. Tener relaciones sexuales durante una erupción de herpes no es bueno por diversos motivos, observa la doctora

O'Donnell. "Este problema siempre va ligado a cierto grado de dolor, el que se acentuará mucho durante la relación. Como parte de la activación de herpes, los pacientes manifiestan inflamación de los ganglios linfáticos de las ingles: puede producir o no dolor", dice la doctora. Tener actividad sexual durante la aparición del herpes colocará a su compañero en riesgo de contraerlo y a usted en una situación de mayor riesgo para contraer otras enfermedades de transmisión sexual, entre éstas el HIV, agrega la doctora.

Use condón. Si no tiene herpes, pero su pareja sexual sí o tiene dudas respecto de su nuevo compañero sexual, use condón, éste ofrece cierta protección para no contagiarse del virus, apunta la doctora Workowski. Úselo aun cuando no haya evidencias de una erupción. El virus sigue estando ahí, afirma la especialista. Asimismo, las expertas recomiendan los condones de latex más que los de membrana animal.

El mejor de todos sería el condón femenino, según la doctora Workowski. Este dispositivo consta de dos anillos de plástico, conectados a una bolsa de poliuretano. "El condón femenino cubre la vulva entera", detalla la doctora, además protege casi todas las superficies que, en caso contrario, quedarían expuestas al virus o lo expondrían a él.

Herpes zoster

Enfríe la erupción de los nervios

En apariencia, la erupción del herpes zoster parece únicamente un salpullido rojo con ampollitas. Pero este serio problema de los nervios tiene mucho más fondo de lo que salta a la vista.

"El herpes zoster es una reactivación del virus de la viruela, lo que significa que sólo afecta a las personas que la han tenido", manifiesta la doctora Mary Ruth Buchness, jefa de dermatología en el Centro Médico y Hospital St. Vincent, en la ciudad de Nueva York. "Ese microbio jamás desaparece del todo. Permanece latente en un nudo de nervios ubicado en la espina dorsal."

De ahí que, en momentos de tensión o enfermedad, la bacteria se reactiva en ciertas personas. Se multiplica y viaja por cualquier nervio en su camino hacia la piel.

"Dondequiera que ese nervio produce sensibilidad, ahí es donde aparecerá la erupción", explica la doctora Amy Newburger, ayudante de profesor de dermatología en el Colegio de Médicos y Cirujanos de la Universidad de Columbia, en la ciudad de Nueva York, y dermatóloga de Scarsdale, Nueva York. Esto puede ser en la frente, el cuero cabelludo, pecho, hombro hacia abajo y brazo, tronco, glúteo o hacia abajo de la pierna.

Este mal se caracteriza por pequeñas ampollas llenas de agua, que se presentan en superficies de piel enrojecida. "Algunas personas sienten dolor, cosquilleo o malestar en la zona, algunos días antes, donde aparecerán éstas", detalla la doctora Susan C. Taylor, ayudante de profesor de medicina en el Departamento de Dermatología de la Escuela de Medicina de la Universidad de Pennsylvania, en Filadelfia. Las ámpulas se convierten en pústulas (bultitos llenos de pus), después se secan, forman costra y curan, proceso que tarda entre tres o cuatro semanas. En ese punto, el virus vuelve a quedar en estado latente en su cuerpo. Cabe señalar que el herpes zoster puede volver a presentarse o no.

Si lo padece, debe saber que esas bolsitas están llenas de virus contagiosos, que no debe tocar nadie, sobre todo cuando la otra persona no ha tenido viruela. "Mantenga esas superficies cubiertas", insiste la doctora Newburger.

UN EJÉRCITO DE OPCIONES

Si su especialista ha confirmado que tiene este mal, las doctoras ofrecen estos consejos para aliviar el dolor y el malestar.

Consiéntase. Trate su cuerpo con mucho cuidado durante un ataque de este microbio. "Haga todo lo posible por descansar al máximo y evite tensionar más el área de su cuerpo que marca la trayectoria del nervio inflamado", aconseja la doctora Newburger. Esto significa que no debe hacer ejercicio, ni tratar de trabajar mientras le duele. Déle tiempo a la urticaria para que se cure. "El movimiento aumentará la inflamación del nervio, lo que podría originar lesiones que la harían terminar con cicatrices alrededor del nervio –que significa dolor persistente– durante seis meses, un año o, tal vez, para siempre. Así que tome esta situación con calma", advierte la doctora.

Conserve las ampollas húmedas para secarlas. Cualquier cosa húmeda que ponga sobre las ampollas contribuirá a orearlas: conforme el líquido se evapore de su piel, las secará al mismo tiempo, observa la doctora Buchness.

La loción de calamina funciona muy bien. Sin embargo, suspéndala cuando se sequen las ámpulas. También ponga una compresa con agua fría y solución astringente Domeboro. "El Domeboro es una preparación de acetato de aluminio que contribuye a secarlas. Su presentación es en forma de tabletas o polvo; se mezclan con agua", explica la doctora Buchness.

Póngase un poco de leche. "Remoje un trapo en leche fría y colóquelo sobre el área afectada", sugiere la doctora Buchness. "La leche tiene alguna sustancia que calma las erupciones de ampollas en la piel."

Úntese una pomada antibacteriana. Cuando las ampollas ya tengan costras y éstas empiecen a caerse, aplique una pomada antibacteriana para prevenir la infección; consérvelas suaves; ayúdelas a sanar y disminuya las cicatrices, enfatiza la doctora Buchness.

La doctora Newburger recomienda usar Bacitracin o Polysporin. La doctora Buchness, evitar las pomadas elaboradas con base en neomicina, pues muchas personas son alérgicas a ésta.

CUÁNDO CONSULTAR AL MÉDICO

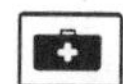

El herpes zoster produce una urticaria que se distingue claramente de otros tipos de erupción. En el primer caso, el salpullido se limita al lado izquierdo, o derecho, del cuerpo y no cruza la línea media.

En caso de que crea que padece este mal, acuda con una especialista de inmediato. "Cuando se trata dentro de las primeras 48 horas después de su aparición, se controla el virus y reduce al mínimo el riesgo de las cicatrices en la trayectoria del nervio", expone la doctora Amy Newburger, ayudante de profesor de dermatología en el Colegio de Médicos y Cirujanos de la Universidad de Columbia, en la ciudad de Nueva York, y dermatóloga de Scarsdale, Nueva York. Los estudios concluyen que al empezar a tomar un antiviral de inmediato, tal vez prevenga el dolor persistente del nervio que, con frecuencia, se siente después de la presencia del virus.

Úntese una pasta elaborada por usted. Para secar las ampollas y aliviar la comezón, prepare una pasta de agua y bicarbonato y extiéndasela sobre el herpes zoster, sugiere la doctora Taylor.

Pruebe una alternativa picante. El Zostrix, preparación expendida en farmacias, está hecho con un ingrediente de los chiles, llamado capsaicina, que es muy efectivo para aliviar el dolor que provoca este tipo de herpes; "pero empléelo exclusivamente después de que la erupción, o las ampollas, esté aliviada", manifiesta la doctora Patricia Farris Walters, ayudante de profesor de dermatología en la Escuela de Medicina de la Universidad de Tulane, en Nueva Orleans, y vocera de la Academia Americana de Dermatología. "Este medicamento tiene como objetivo el que las terminaciones nerviosas liberen las sustancias químicas que ocasionan el dolor. Así éstas las sacan una y otra vez hasta que no les queda nada", dice la doctora.

"El Zostrix arde y pica un buen rato cuando se aplica al principio", observa la doctora Walters. "Pero si lo aguanta unos cuantos días, obtendrá alivio de verdad." Póngase una capa delgada, tres o cuatro veces al día, mientras haya dolor.

Hiedra y roble venenosos

Disminuya el malestar

¿Por qué algunas mujeres se llenan de granos con sólo ver la hiedra venenosa, mientras que otras pueden prácticamente tocarla y no presentar una sola reacción?

Porque algunas son alérgicas y otras no a la sustancia gruesa y aceitosa –llamada urisiol– contenida en la resina de la hiedra o el roble venenosos, expone la doctora Susan C. Taylor, ayudante de profesor del área de medicina en el Departamento de Dermatología de la Escuela de Medicina de la

Universidad de Pennsylvania, en Filadelfia. "Si es alérgica a la primera, probablemente lo será al otro." En caso de que nunca haya tenido una reacción a la hiedra venenosa, ello no significa que sea inmune. "Esta alergia se llega a presentar en diferentes etapas de la vida: podría tener una en el futuro", manifiesta la doctora.

ANIQUILE ESOS ATAQUES SUBREPTICIOS

Si ya ha tocado una maléfica planta de tres hojas –sea mediante contacto directo, o por el roce de su ropa, o por acariciar a su perro o gato que han

CUÁNDO CONSULTAR AL MÉDICO

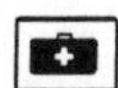

Realmente combatir un caso de hiedra o roble venenosos es asunto sencillo, dice la doctora Mary Ruth Buchness, jefa de dermatología en la Hospital y Centro Médico St. Vincent's, en la ciudad de Nueva York. Sin embargo, cuando la erupción persiste a pesar del tratamiento con algún producto patentizado, o es muy grave, no sufra sola. Una consulta médica acortará el malestar, asegura la doctora. Vaya sobre todo cuando:

- La comezón e inflamación sean graves o la despierten por la noche.
- La urticaria cubre una superficie extensa de su cuerpo.
- El líquido supurado por los granos adquiera un color miel (señal de una infección).
- La erupción le salga en el rostro.
- El salpullido aparezca cerca de los ojos o si la hinchazón se los cierra.

En caso de que esté tomando un medicamento, pregunte si puede, al mismo tiempo, ingerir un antihistamínico para la molestia de la comezón, así se asegurará de que no interactuarán negativamente, agrega la doctora Amy Newburger, ayudante de profesor de dermatología en el Colegio de Médicos y Cirujanos de la Universidad de Columbia, en la ciudad de Nueva York, y dermatóloga de Scarsdale, Nueva York. "Además, si está embarazada o tiene hipertensión, no tome un antihistamínico sin orientación médica", advierte la doctora.

estado en contacto con ésta–, las doctoras le ofrecen estas estrategias prácticas para reducir al mínimo la comezón y el malestar.

Váyase derechito a la lavandería. La resina suele adherirse a su ropa y guantes, por lo que debe quitárselos y lavarlos con agua muy jabonosa y caliente. "Tan pronto como llegue a su casa, diríjase a la lavandería y meta la ropa en la lavadora", recomienda la doctora Mary Ruth Buchness, jefa de dermatología en el Hospital y Centro Médico St. Vincent's, en la ciudad de Nueva York.

Asimismo, enjuáguela profusamente, "de lo contrario, la siguiente vez que se la ponga –hasta una semana después– podría tener otra reacción alérgica", previene la doctora Any Newburguer, ayudante de profesor de la especialidad de dermatología en el Colegio de Médicos y Cirujanos de la Universidad de Columbia, en la ciudad de Nueva York y dermatóloga en Scarsdale, también en esa ciudad.

Enjuague la resina. Posteriormente, váyase derechito a la ducha y limpie su piel, hágalo con agua caliente y jabón para quitar la sustancia irritante. "Si puede llevar a cabo esto en las primeras dos horas, evitará la erupción o, cuando menos, disminuirla", aconseja la doctora Newburger.

"Cuanto más tiempo deje la resina sobre su piel, más intensa y generalizada será la erupción", dice la doctora Buchness.

Enfríe la comezón. En caso de una comezón persistente, "deje correr agua fría sobre la piel con urticaria, o coloque un cubito de hielo sólo unos cuantos minutos", recomienda la doctora Buchness. "El frío aminora el picor de la piel."

Póngase leche. Remoje un trapo o un trozo de gasa en leche fría y póngase la compresa sobre la piel. "Este viejo remedio funciona muy bien", asegura la doctora Buchness. "Cuando alguien nos llama en un fin de semana porque tiene una alergia de hiedra venenosa y todas las farmacias están cerradas, le recomendamos que haga eso." Se supone que algún componente de las grasas o las proteínas de la leche calma el picor de la piel, aunque no existe una explicación científica del porqué.

Báñese con polvos de avena. Disuelva un poco de avena coloidal en polvo (cómprela en la farmacia) en una bañera con agua y métase aproximadamente unos 15 minutos. "Los baños de avena en polvo calman la urticaria", observa la doctora Buchness.

Úntese pomada con mentol. Cuando se sienta mejor, diríjase a la farmacia y adquiera una preparación elaborada con ingredientes como el mentol y alcanfor (alivian la piel) y pramoxina (anestésico tópico que quita el picor y dolor), sugiere la doctora Buchness.

Póngase calamina pronto. Si no le importa el color rosado de la loción de calamina, aplíquesela, ésta ayuda a secar los granos causados por la hiedra venenosa. No la ponga cuando los granos tengan costra, porque si lo hace, la calamina los resecará demasiado y aumentará la comezón, previene la doctora Newburger.

Recurra al hamamelis. El hamamelis, esa loción transparente, se vende en las farmacias, es calmante y refrescante para la comezón y urticaria de la piel, apunta la doctora Newburger. Empape un poco de algodón con hamamelis y póngalo en el área afectada para obtener alivio.

Hinchazón ocasionada por las zapatillas

Cuando sus talones se inflan

Las zapatillas son un modelo especial de calzado. Son los escarpines escotados que usted usa para vestir y que sujetan apretando sus pies en la punta y los talones. Como el talón de éstos tiene un contorno diseñado para que ajuste bien, muchas veces llega a lacerar el tendón de Aquiles, una especie de tira gruesa formada con fibras que conecta los músculos de la pantorrilla y el talón. Si una usa zapatillas mucho tiempo, aparecerá una dolorosa bola en la parte superior del talón, denominada bola de zapatilla.

Lo que causa el dolor es la combinación de inflamación, depósitos de calcio y piel irritada, explica la doctora Kathleen Stone, podiatra con práctica privada en Glandale, Arizona.

CUÁNDO CONSULTAR AL MÉDICO

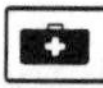

Si ha tratado de aliviar la molestia del talón mediante una plantilla en esa área del pie y éste le sigue doliendo después de una semana, más o menos, su tendón de Aquiles podría estar inflamado, explica la doctora Theresa G. Conroy, podiatra con consultorio particular en Filadelfia. Al no revisarlo oportunamente, el malestar temporal se convertirá en un problema crónico. Por ello, no ignore el dolor y acuda con una especialista.

MODOS SENSATOS DE ALIVIAR EL DOLOR

Una bola particularmente grande y fea se extraería con cirugía. Sin embargo, las especialistas en pies recomiendan caminos más fáciles para aliviar el dolor y disminuir la inflamación.

Quítese los zapatos y póngase hielo. Cuando tenga el talón rojo y dolorido, lo más probable es que se trate de una inflamación de los sacos llenos de líquido localizados justo en el punto donde su tendón de Aquiles se junta con el hueso del talón, expone la doctora Stone.

Para un alivio inmediato, llene a medias una bolsa de plástico que cierre bien, con agua y hielo picado, envuélvala en un trapo húmedo y después colóquela alrededor de su talón, recomienda la fisioterapeuta Marika Molnar, directora de West Side, Fisioterapia para Bailarines, en la ciudad de Nueva York. Déjela durante 10 o 15 minutos, retírela un rato para que el pie no se enfríe demasiado y luego vuelva a ponerla. Repita las veces que sea necesario.

Adquiera alzas. Si le gustan las zapatillas, opinan las especialistas, realmente no tiene por qué cambiarlas por zapatos más cómodos. Para ello, sólo necesita usar una plantilla delgada de espuma para el talón, así eleva su pie para que el contorno del zapato no roce el área dolorida, sugiere la doctora Theresa G. Conroy, podiatra con consultorio particular en Filadelfia. "Eso es todo lo que debe hacer la mayoría de las mujeres." Coloque las plantillas en los dos zapatos, aun cuando sólo tenga lastimado un pie.

No obstante, si se le presenta una infección (o una llaga), olvídese de incluir zapatillas en su ajuar y acuda a la podiatra sin tardanza.

Déles espacio. Meter los pies y tenerlos apretados en cualquier modelo de zapatos –aun los cómodos sin tacón y que se atan– que le quedan chicos origina problemas en los dedos y los talones. Lo adecuado es que haya el suficiente espacio para introducir el dedo gordo a lo ancho, y también entre el final del talón y el del dedo más largo de su pie, según la doctora Phyllis Ragley, vicepresidenta de la Academia Americana de Medicina Podiátrica del Deporte, con consultorio en Lawrence, Kansas. Cuando no puede ponerse los zapatos sin usar un calzador, es seguro que no son de su número.

Hipertensión

Estrategias eficaces sin medicinas

Las especialistas no saben bien qué es lo que hace que la presión arterial suba a más de 140/90 mmHg (milímetros de mercurio), cifra considerada como el límite superior aceptable. En ocasiones, las enfermedades que afectan los riñones, las glándulas suprarrenales y otras más, elevan la presión arterial; problema llamado por los médicos hipertensión secundaria, explica la doctora Lois Anne Katz, profesora de medicina clínica en la Escuela de Medicina de la Universidad de Nueva York y jefa asociada de nefrología, y jefa asociada del personal de planta de cuidados ambulatorios en el Centro Médico de Asuntos para Veteranos, de Nueva York, ambos en esta misma ciudad.

Sin embargo, en 19 de cada 20 casos, cuando la presión sube se presenta sin ninguna causa aparente, agrega la doctora. "Los riñones desempeñan un papel central para regularla, apunta la doctora Katz. Tal vez en el futuro encontremos un gen que afecta el riñón y provoca la hipertensión."

Lo único que sí sabemos con certeza es que las mujeres que están pasadas de peso, tienen diabetes o son afroamericanas tienden a padecerla, afirma la doctora. Las que toman píldoras para el control natal también corren un mayor riesgo, pero realmente nadie sabe bien el porqué.

"La hipertensión es muy frecuente en las mujeres", añade la doctora Katz. Según la Asociación Cardiológica Americana, si usted tiene entre 35 y 55 años, existe una de entre cuatro probabilidades de que la padezca, mientras que una de cada dos mujeres mayores de 55 años la tiene.

La presión arterial alta, si no se controla, aumentará la posibilidad de que desarrolle enfermedades del corazón, problemas de riñones y apoplejía. Pero en el caso de la mayoría de las mujeres se puede controlar antes de que provoque otros daños, asegura la doctora Katz.

EL CAMINO SIN FÁRMACOS

En determinadas situaciones, las doctoras proponen que las mujeres que tienen hipertensión primero prueben estrategias que no requieren medicamentos, expresa la doctora Katz. Esto es lo sugerido.

Baje los kilos que le sobran. "Las personas que bajan bastante de peso –por decir, 10 o 15 kilos–, en ocasiones logran equilibrar su presión arterial", enfatiza la doctora Katz. Quitar los kilos de más origina un cambio químico que altera el metabolismo del organismo, apunta la doctora. Disminuye la cantidad de insulina generada, la que, probablemente, sea un factor que dispara la presión arterial.

La mejor manera de bajar de peso es haciendo caso a las señales de apetito enviadas por su cuerpo, agrega la doctora Katz. Coma sólo cuando tenga hambre (no se fije en el reloj), deje de hacerlo al sentirse satisfecha y evite alimentos con muchas grasas o azúcar (o ambos). Además, sírvase porciones pequeñas. Debe empezar a bajar de peso poco a poco.

Integre fruta, leguminosas y papas en su menú. Consumir frutas y vegetales (tienen mucho potasio) es un paso importante de todo régimen alimenticio enfocado a bajar la hipertensión, dice la doctora Linda Van Horn, profesora de medicina preventiva en la Escuela de Medicina de la Universidad Northwestern, en Chicago. Trate de alcanzar niveles de potasio de entre 2,000 y 4,000 miligramos al día, aconseja la doctora.

Nadie sabe por qué el potasio la baja: un estudio realizado en las instituciones médicas Johns Hopkins, de Baltimore, arrojó que las personas que consumían 3,120 miligramos de éste al día reducían la presión arterial sistólica (la alta), en un promedio de casi siete puntos, y elevaban la presión diastólica (la baja), en un promedio de dos puntos.

Fuentes magníficas de potasio son el jugo de naranja, las papas, los plátanos, las leguminosas, los melones valenciano y chino y las frutas secas, por ejemplo, ciruelas pasa y pasas.

Trabaje ese cuerpo. El ejercicio aeróbico, o sea las actividades que ponen en acción los músculos principales y aceleran la frecuencia cardiaca –por

CUÁNDO CONSULTAR AL MÉDICO

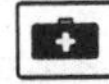

Aun cuando jamás le hayan dicho que su presión arterial está alta, es aconsejable checarla, mínimamente, una vez al año, porque la detección (y el control) oportuna es clave para prevenir consecuencias lamentables, por ejemplo un mal cardiaco o renal.

De la misma forma, hágalo si está encinta. En ocasiones, la presión también sube durante la preñez, asegura la doctora Lois Anne Katz, profesora de medicina en la Escuela de Medicina de la Universidad de Nueva York, jefa asociada de nefrología y jefa asociada del personal de planta de consultas externas en el Centro Médico de Asuntos para Veteranos de Nueva York, ambos en la ciudad de Nueva York.

Como la presión arterial generalmente disminuye durante el embarazo, explica la doctora, un aumento es muy preocupante por leve que sea, pues es señal de preeclampsia (complicación grave que requiere atención médica inmediata), y sobre todo si se sube excesivamente de peso y se presentan proteínas en la orina, expone la doctora Katz.

ejemplo, andar en bicicleta, correr y nadar–, al parecer, también bajan la presión arterial, tal vez porque hacen que sus vasos sanguíneos se dilaten, explica la doctora Linda L. Colle Gerrond, directora del Centro para la Salud de la Mujer en el Centro Médico de la Misión Shawnee, cerca de la ciudad de Kansas, Kansas. El ejercicio normal y regular también quema grasas y calorías: ello ayuda a bajar de peso o a conservarlo.

Para controlar su presión arterial, la doctora Gerrond recomienda 30 minutos de actividad aeróbica, tres veces a la semana, siempre y cuando su médico le diga que la realice. Para que su programa de entrenamiento tenga éxito a largo plazo, lleve a cabo los ejercicios que le gusten más, sugiere la doctora.

Ponga sal con medida. Para la mayoría de las personas, el comer sal no aumenta el riesgo de que padezcan hipertensión, señala la doctora Katz. Sin embargo, por alguna razón, sí afecta a unas cuantas. Así pues, si usted tiene este problema, no pasará nada si la consume con moderación; no la añada a los alimentos ya servidos y limite los que tienen mucha –por ejemplo, las papas fritas– cuando quiera darse un gusto especial.

"No tome más de una cucharadita de sal al día; o su equivalente (2,000 miligramos) de sodio en los alimentos", previene la doctora.

Tome complementos de calcio. Aun cuando no todos los médicos están de acuerdo, algunas investigaciones concluyen que el calcio es un elemento importante para conservar la presión arterial dentro de niveles aceptables, cuando menos en el caso de algunas mujeres, expresa la doctora Gerrond. En un estudio realizado en el Centro de Ciencias de la Salud de la Universidad de Florida, en Jacksonville, los investigadores encontraron que al consumir 2,000 miligramos de calcio al día se disminuye un 54 por ciento la posibilidad de que las mujeres embarazadas la padecieran. Las expertas no saben qué mecanismo funciona en este caso. No obstante, manifiestan que las mujeres deben estar seguras de ingerir una cantidad óptima de calcio diariamente, la que sería:

- 1,000 miligramos si tiene menos de 50 años o sigue una terapia de sustitución hormonal.
- 1,200 a 1,500 miligramos si está embarazada o amamantando.
- 1,500 miligramos si ha pasado la menopausia y no toma estrógeno, o si pasa de los 65 años.

"La mayoría de las mujeres no consumen suficiente leche, yogur ni otros alimentos fuente de calcio, presuntamente porque les preocupa la cantidad de calorías que contienen", aduce la doctora Gerrond. Los productos lácteos descremados o los complementos de calcio (o una combinación de ambos) le garantizan que está ingiriendo las cantidades necesarias para su protección.

Deseche el tabaco. En el caso específico de quienes apenas empiezan a fumar, las fuertes sustancias químicas del humo de los cigarrillos al inhalarse envían una señal a las paredes de los vasos sanguíneos para que se contraigan temporalmente, elevando la presión sobre la sangre que recorre las arterias, detalla la doctora Katz. Asimismo, el fumar aumenta considerablemente el riesgo de apoplejía, achacada muchas veces a la hipertensión. Por ello, si fuma, deje de hacerlo.

Deje el alcohol para ocasiones especiales (o no beba). Beber demasiado alcohol suele aumentar la presión arterial, por ende, las especialistas recomiendan moderación o abstinencia. Si le gusta beber, la doctora Katz sugiere se limite a dos vasos de vino o botellas de cerveza al día, cuando mucho. Y, si no bebe, no empiece a hacerlo por ningún motivo.

Hiperventilación

Aprenda a respirar bien

Respire hondo y profundo. Ahora vuelva a hacerlo así. Ahí está. ¿Se siente mejor? La mayoría de las personas respondemos a una respiración honda y profunda de manera muy similar: nos relajamos, pues sentimos cómo desaparece la tensión de nuestros cuerpos.

Una normalmente no pone atención en cómo respira –el ritmo de inhalación y exhalación no lo observamos mucho ni nos preocupamos de cómo lo hacemos–. Ahora bien, las que tienden a la hiperventilación, es decir, que respiran demasiado, con inhalaciones rápidas, profundas o superficiales, suelen angustiarse, lo que impide más que lo hagan con normalidad, expresa la doctora Sally Wenzel, profesora en la Escuela de Medicina de la Universidad de Colorado y especialista de los pulmones en el Centro Nacional Judío para Medicina Inmunológica y Respiratoria, ambos en Denver.

La hiperventilación provoca cambios físicos: quienes la padecen llegan a sentir que les falta más el aire y, tal vez, tengan la sensación de que están ahogándose, explica la doctora Wenzel.

Todos aquellos que tienen enfermedades pulmonares –por ejemplo, asma o enfisema–, en ocasiones también se hiperventilan cuando sienten que les falta el aire. Cabe señalar que las mujeres experimentan más este problema que los hombres, afirma la doctora Wenzel.

Así es como opera el mecanismo que lleva a la hiperventilación: la cantidad correcta de oxígeno enviada al torrente sanguíneo depende del equilibrio existente entre el bióxido de carbono y oxígeno en la sangre. Cuando usted se hiperventila, libera más bióxido de carbono en cada respiración y, con ello, rompe el equilibrio.

Cuando bajan los niveles del bióxido de carbono en la sangre también se presentan otros síntomas alarmantes: miembros adormecidos, alteración de la vista, cosquilleo en brazos, piernas y boca, jaqueca e, incluso, dolor de pecho.

"Una mujer creerá que es un infarto o que está a punto de desmayarse, lo cual casi nunca es cierto", dice la doctora Wenzel. Cuando conoce que los síntomas físicos que conlleva el respirar demasiado no son graves, se alarma menos cuando se presenta el padecimiento.

RESPIRACIÓN PAREJITA

Esto es lo que las doctoras, las terapeutas de respiración, así como una instructora de yoga aconsejan a las mujeres que respiran demasiado.

Deje la boca cerrada. "Es muy difícil hiperventilarse por la nariz", señala la doctora Wenzel. "Sencillamente así no se puede transportar tanto aire."

Aprenda a respirar con el abdomen. Las que se hiperventilan normalmente no respiran a profundidad, es decir, sólo llenan la parte superior del pecho, observa la doctora Wenzel. Por ende, es necesario que aprendan a hacerlo con el abdomen, a respirar con el diafragma. Esta técnica pone en acción todo el pulmón y también disminuye la frecuencia de su respiración.

Jane Hunter, instructora de yoga de Bound Brook, en Nueva Jersey, a continuación enseña cómo se respira con el abdomen.

Siéntese en una silla dura y recta, con los pies asentados firmemente sobre el piso. (En caso de que éstos no le lleguen bien al piso, póngalos sobre un libro o un banquito.) Mantenga las rodillas separadas a la misma distancia que tienen sus caderas. Siéntese sobre los huesos del trasero.

Mantenga la columna bien recta, el abdomen relajado y la boca cerrada. Fíjese en el flujo de aire que sale y entra por su nariz. También en lo que siente en los pulmones. El solo hecho de poner en práctica lo anterior desacelerará su respiración.

Cada vez que inhale, relaje conscientemente sus vías respiratorias y respire un poco más profundo. Poco a poco vaya prolongando su inhalación. Sienta el aire que entra y sale de sus pulmones. Permita que su abdomen se expanda cuando usted inhala y contraiga al exhalar. "Cuando sus pulmones se empiezan a relajar, controlará, de hecho, el ritmo de su respiración, expandiendo los músculos del abdomen a fin de dejar espacio para que los pulmones bajen", expone Hunter.

Si ya siente que su respiración es profunda, desde el fondo de los pulmones trate ahora de equilibrarla: que la inhalación tarde el mismo tiempo que la exhalación, aconseja la instructora. "Para que no tenga altas y bajas."

Practique respirar con el abdomen entre cinco y diez minutos, cuando menos, una vez al día.

CUÁNDO CONSULTAR AL MÉDICO

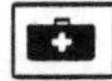

Si siempre le falta aire, con frecuencia se siente cansada y sin aliento, o suspira mucho, realícese un examen médico. Son indicios de un problema del corazón o los pulmones que requiere atención especializada, argumenta la doctora Sally Wenzel, profesora asociada en la Escuela de Medicina de la Universidad de Colorado y especialista en pulmones en el Centro Nacional Judío para Medicina Inmunológica y Respiratoria, ambos en Denver. La anemia, al igual, ocasiona una sensación de falta de aire o aliento, así como fatiga. La deficiencia de hierro, vitamina B_{12} y ácido fólico la generan.

Cuando su doctora no encuentra una explicación física para sus problemas respiratorios, pida asesoría a una psicóloga.

Respire usando una bolsa de papel de estraza. Este viejo remedio sí funciona porque permite respirar el bióxido de carbono exhalado: aumenta los niveles del mismo en la sangre, apunta la doctora Wenzel.

"Algunas de las personas que me consultan por problemas respiratorios, sobre todo si van acompañados de angustia, se sienten mejor si, durante algún tiempo, llevan consigo una bolsa de papel", dice Betty Brooker, terapeuta respiratoria y coordinadora de rehabilitación pulmonar en el Hospital Universitario de Denver. Sin embargo, es más aconsejable que aprendan a respirar correctamente usando el diafragma. Cuando lo logran, rara vez necesitan ese tipo de bolsas.

Aflójese. Es decir, afloje su ropa. Los cinturones apretados, las bandas en la cintura, las fajas, los brassières, los pantalones vaqueros de diseño muy ajustado, restringen la respiración diafragmática y, por consiguiente, hacen que la respiración poco profunda, con la parte superior del pecho, sea la única alternativa, aduce Booker.

Para inhalar profundamente, su diafragma debe estar relajado para bajar. Esto produce un vacío en los pulmones que hace que, automáticamente, se llenen de oxígeno, explica la doctora Wenzel.

Muévase. "Los ejercicios aeróbicos la obligarán a respirar correctamente", asegura la doctora Wenzel. No correrá mucho tiempo si respira superficialmente. El ejercicio también contrarresta la angustia, agrega la doctora, la que contribuye a la hiperventilación. Si lleva mucho tiempo sin hacer ejercicio, empiece gradualmente: camine o monte una bicicleta fija. Aumente a un ritmo que le resulte cómodo, pero efectivo, aconseja la doctora Wenzel.

Hipo

Trucos para acabar con los brincos

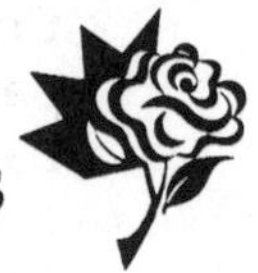

Ante un caso incontrolable de hipo, las doctoras emplean los mismos remedios caseros que las mujeres han intercambiado alrededor de las mesas de la cocina desde hace muchas generaciones. "Primero, aguante el aire", indica la doctora Mary Jo Welker, médica familiar y profesora asociada en el Departamento de Medicina Familiar de la Universidad Estatal de Ohio, en Columbus. "También tome una cucharada de azúcar granulada."

El hipo es una contracción involuntaria del diafragma, el músculo que separa al pecho y la cavidad abdominal y desempeña un papel central en la respiración. Cuando se presenta el hipo, el funcionamiento de aquél normalmente es armónico, se interrumpe esa normalidad como consecuencia de algún tipo de irritación que origina que tenga espasmos. Al moverse el diafragma hacia abajo, la persona que tiene hipo inhala rápidamente y las cuerdas bucales se cierran de golpe. Esto es lo que produce el *¡hip!*

Cualquier cosa que haga que su estómago se expanda hacia arriba y oprima el diafragma –tragar aire, tomar refrescos con gas, padecer indigestión– producirá hipo. "A algunas personas les da hipo cuando comen de prisa o comen y hablan o se ríen al mismo tiempo, hay otras que jamás llegan a determinar la causa", expresa la doctora Welker.

LAS CURAS TRADICIONALES SÍ FUNCIONAN

Aparentemente, todo el mundo conoce un remedio para acabar con este malestar. Ciertas tácticas tienen mucho sentido y se basan en la fisiología y el folclor. Esto es lo que proponen las conocedoras del hipo.

Respire profundamente y cuente hasta 30. Cuando se respira y aguanta el aire se elevan los niveles de bióxido de carbono en la sangre: ello, al parecer, disminuye la receptividad del sistema nervioso central donde también, en el cerebro, confluye el nervio vago, aduce la doctora Welker. "Esto suele ser suficiente para suspender la transmisión de la señal del hipo."

Pruebe una cucharada de azúcar debajo de la lengua. "Es lo primero que intentaría y he sugerido a las nanas y a otras mujeres que cuidan niños", señala Becky Luttkus, educadora de infantes en Denver. No obstante, un pequeño de menos de dos años se podría ahogar con esa cantidad de azúcar, por lo que, tratándose de niños tan pequeños, únicamente se debe poner un cuarto o media cucharadita de azúcar. "Introduzca un poco debajo de su lengua y deje que se disuelva lentamente."

"Nadie sabe bien el porqué el azúcar sirve para el hipo", dice la doctora Marla Tobin, médica familiar con consultorio particular en Higginsville, Missouri. "Algunos médicos especulan que los granitos estimulan al nervio vago, es decir, el nervio largo que está detrás de la garganta y envía ramificaciones a muchos grupos de músculos, inclusive los del diafragma."

Coma un poco de papaya. El hipo, sumado a los eructos, los gases y la acidez, indica que quizá haya problemas de digestión, expone Betty Shaver, herbolaria de Grahamsville, Nueva York. "He recomendado a la gente que mastique tabletas digestivas de papaya y siempre sirve para quitarle el hipo." También ayuda mucho comer papaya o piña frescas. Las dos frutas contienen todas las enzimas que requiere el estómago.

Es innegable que los problemas digestivos, entre éstos las agruras, empeoran el hipo, afirma la doctora Tobin (aunque las doctoras prefieren recetar un antiácido –por ejemplo, marca Melox o Mylanta– o un reductor de ácidos –por ejemplo, Pepcid AC o Tagamet HB–, en lugar de enzimas digestivas).

Tápese los oídos y beba. Cuando enfrenta un caso de hipo, la enfermera titulada Marsha Henderson, enfermera de una escuela situada en Yorktown Heights, Nueva York, aconseja a las mujeres que se tapen ambos oídos con los dedos y después beban un vaso de agua con un popote.

"Yo lo he hecho –incluso tengo popotes a la mano para una emergencia– y siempre funciona cuando se lo he recomendado a otras personas", manifiesta Henderson.

Hipotensión

Eleve su presión y mejore su salud

Treinta segundos antes, Pamela jamás se imaginó que se encontraría tirada de espaldas sobre el suelo, en medio de una multitud que esperaba el autobús y bajo el calor del medio día. Pues bien, ahí estaba, y yaciendo en una acera caliente, pero eso sí, muy delgada después de un mes de dieta rigurosa y partidas diarias de tenis: esto la había dejado propensa a una baja repentina de la presión arterial. Y cuando ésta bajó, ella cayó.

Cuando no se tiene ningún problema de salud, la presión arterial es del orden de 120/80 milímetros de mercurio (mmHg), aproximadamente. Pero, ¿qué motiva que se desplome?

En mujeres de la edad de Pamela –con 40 años o menos– la presión arterial baja a menos de 90/60 mmHg durante el embarazo, el tiempo muy

CUÁNDO CONSULTAR AL MÉDICO

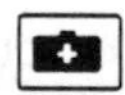

Si durante el día se siente desfallecer y la cabeza le da vueltas con frecuencia, consulte a un especialista, indica la doctora Debra R. Judelson, socia del Grupo Médico Cardiovascular del Sur de California, en Beverly Hills, miembro del Colegio Americano de Cardiología y presidenta de la Asociación Americana de Mujeres.

Además, hágalo en caso de que pierda el conocimiento al ponerse de pie, o constantemente siente la cabeza como llena de aire, se siente débil y tiene señales de sangrado interno —por ejemplo, heces obscuras—, previene la doctora. En mujeres jóvenes, la hipotensión es indicio del síndrome de la fatiga crónica, según investigadores de la Escuela de Medicina de la Universidad Johns Hopkins, en Baltimore. En las mujeres mayores, de problemas graves como enfermedades del corazón.

caluroso o las dietas exageradas, expone la doctora Debra R. Judel, socia del Grupo Médico Cardiovascular del Sur de California en Beverly Hills, miembro del Colegio Americano de Cardiología y presidenta de la Asociación Médica Americana de Mujeres. Si una persona ingiere medicinas para la hipertensión o tiene problemas cardiovasculares, la baja de la presión llega a ser, incluso, más notable, afirma la doctora.

ELEVE LA PRESIÓN

La hipotensión provoca que tenga dolor de cabeza, sienta como si ésta estuviera llena de aire y una sensación de atontamiento. Por otra parte, una puede andar por el mundo con la presión arterial baja y ni siquiera saberlo o sentirlo, a menos de que se la tomen por casualidad. En caso de que tienda a bajársele, señala la doctora Judelson, elévela sin grandes dificultades.

Beba muchos líquidos. Cuando padece un fuerte malestar de calor, la presión arterial se desploma velozmente debido a la deshidratación, expone la doctora Judelson. Si siente desfallecer, tómese una bebida para deportistas o un caldo de pollo. Restituya los líquidos perdidos y su presión arterial se normalizará y desaparecerán sus síntomas, agrega la doctora. El azúcar de ese tipo de bebidas contribuye a que los líquidos ingresen rápidamente a sus células y la sal los retiene ahí. Evidentemente, el agua simple también ayuda.

Coma algo. ¿Se siente medio mareada? ¿Hace cuánto tiempo que comió? Si han pasado más de dos horas desde que lo hizo en forma o consumió un tentempié, dice la doctora Judelson, coma algo, aunque sólo sea medio sandwich o una fruta. Se sentirá mejor en cuestión de segundos.

Póngase de pie len-ta-men-te. Algunas personas se marean cuando se ponen de pie después de haber estado un buen rato sentadas o acostadas. Esta es una leve señal de la baja momentánea de su presión, la que se debe a que la sangre se dirige hacia sus piernas, procedente de otras partes de su cuerpo. No obstante, su organismo se equilibrará con rapidez si se sienta, sacude las piernas unos cuantos segundos y después se pone de pie lentamente, explica la doctora Judelson. En caso de que vuelva a sentir como si tuviera la cabeza llena de aire, sencillamente siéntese o recuéstese de nueva cuenta, y párese cuando el váguido haya pasado. Ahora, póngase de pie con mayor lentitud.

Hongos en las uñas

Un efecto colateral de las uñas postizas

Cualquier infección de hongos es muy molesta, pero lo es más cuando se presenta en sus uñas, tan visibles para usted y todos los demás. Cabe señalar que los hongos en las uñas son un caso muy frecuente, manifiestan las especialistas.

Estos hongos suelen ser muy resistentes y "pueden producir cambios enormes en la uña", asegura la doctora Elizabeth Whitmore, ayudante de profesor de dermatología en la Escuela de Medicina de la Universidad Johns Hopkins, en Baltimore. "Normalmente, las uñas se vuelven más gruesas y se ponen blancuzcas o amarillentas. Es posible que también se escamen, desmoronen y quiebren. En ocasiones, incluso, pueden llegar a caerse."

Irónicamente, una de las causas principales de este problema tiene su origen en una estrategia adoptada para resaltar la belleza de la mujer: el uso de uñas postizas.

Éstas se adhieren con pegamento y, si quedan separadas de las uñas naturales, permiten que la humedad entre por la punta, creando un lugar propicio para que las bacterias se multipliquen. Cuando se presenta una infección normal, ésta podría no manifestar síntoma alguno. No obstante, si se desarrolla una infección bacteriana colateral relacionada con los hongos, se padecen dolores, inflamación y pulsaciones, y se requieren antibióticos para atacarla.

"Me gano la vida con mis manos, pero tengo por política no usar uñas postizas", afirma Trisha Webster, modelo de manos en la conocida Agencia de Modelos Wilhelmina, de la ciudad de Nueva York. "Las mujeres se acostumbran tanto a usarlas que olvidan dar un descanso a las propias."

Muchas mujeres son alérgicas al pegamento o acrílico empleados para pegarlas, apunta la doctora Elizabeth Abel, profesora asociada del área de dermatología en la Escuela de Medicina de la Universidad de Stanford. Algunas otras, a la formalina del esmalte de uñas. En ambos casos los síntomas son enrojecimiento, escamación, inflamación y dolor en los pliegues de la uña o el tejido adyacente. Las complicaciones incluyen infecciones bac-

CUÁNDO CONSULTAR AL MÉDICO

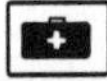

Algunas señales típicas de una infección de uñas, por hongos o bacterias, son:

- Inflamación y dolor en torno a los pliegues de las uñas y suciedad debajo de las mismas, que produce separación.
- Decoloración blancuzca, verdusca o café.

Si piensa que tiene una infección en las uñas, consulte a su dermatóloga para que la diagnostique y le brinde el tratamiento correcto.

terianas y reacciones tan molestas como pus y supuración alrededor de la uña.

Si usted no usa uñas postizas, pero de cualquier manera contrae una infección –aun en las uñas de los pies–, el problema puede ser ocasionado por el ir y venir de los hongos de las manos a los pies y viceversa.

"Las infecciones de hongos en las uñas constituye un gran problema para todas aquellas que tienen que meter mucho las manos en agua", señala la doctora Loretta Davis, profesora asociada de dermatología en el Colegio Médico de la Escuela de Medicina de Georgia, en Augusta. "Generalmente, lo que ocurre es que las personas tienen la cutícula abierta en algún punto, mismo que se convierte en canal de acceso."

ES MEJOR PREVENIR

Las expertas opinan que es más fácil prevenir que curar los hongos de las uñas. Para ello, esto es lo que recomiendan.

Evite las uñas postizas. Dado que usar uñas postizas es la causa más común de las infecciones, para ahorrarse muchos dolores de cabeza, mejor descártelas.

Tenga las manos y las uñas bien secas. Después de lavarse las manos, séqueselas bien. "Si debe tener las manos en agua durante mucho tiempo, póngase guantes de látex forrados de algodón", aconseja la doctora Davis.

Humécetelas. Las cutículas, las uñas y la piel, secas y cuarteadas, suelen ser el punto por donde entra la infección, según la doctora Davis. Tenga las manos bien humectadas en todo momento.

Impuntualidad crónica

Usted sí puede ser puntual

Cuando el *Toronto Star* pidió a 1,000 ejecutivos de todo el país que relataran los mejores pretextos escuchados de boca de los empleados que llegaban tarde al trabajo, uno habló de una mujer que siempre llegaba retrasada y ponía pretextos cada vez más increíbles.

"Una mañana, con un retraso de más de dos horas, llamó para explicar que al despertar se había encontrado a dos limpiadores de vidrios de ventana en un andamio y precisamente delante de la de su dormitorio", expresó el ejecutivo. Como dormía desnuda, dijo la mujer, estaba esperando a que éstos se fueran para poder levantarse y presentarse a trabajar.

REMEDIOS PARA LOS RETRASOS

El jefe de la mujer tal vez pensó que era gracioso el "¿podrá superar ese pretexto?", pero el suyo quizá no lo piense. Si siempre llega tarde y se está quedando sin pretextos para justificar su retraso, intente lo siguiente:

Discúlpese. Si va a llegar tarde a la siguiente junta, piense en dar disculpas. "Si las personas no la conocen bien, discúlpese profusamente y después dedíquese a las actividades que le correspondan", dice la doctora Sandra Loucks, profesora de psicología en la Universidad de Tennessee, en Knoxville, y en el Centro Médico de la Universidad de Tennessee. "Posiblemente ya la conocen bien y no es la primera vez que se retrasa, diga: 'Me cuesta mucho trabajo ser puntual y, de verdad, estoy tratando de resolverlo. Les pido me disculpen y entiendan que no quise ser grosera'."

Analícese. Trate de averiguar por qué motivo llega tarde. Es cierto que el acervo de pretextos para justificar los retrasos crónicos es infinito, mas los motivos verdaderos son muy pocos.

En ocasiones, no cumplimos con la fecha límite de los plazos porque subestimamos el tiempo que tomarán los proyectos, o nos distraemos y perdemos la noción del tiempo, o no vemos nuestras limitaciones en forma realista y aceptamos demasiado trabajo que no concluiremos en un determinado periodo.

Determine periodos de tiempo. Si subestima cuánto tiempo se necesita para hacer algo, divida la tarea en partes y calcule cuánto tiempo requiere cada una, indica la doctora Camille Lloyd, profesora en el Departamento de Psiquiatría y Ciencias de la Conducta de la Escuela de Medicina de la Universidad de Texas, en Houston. Sea realista, básese en sus experiencias anteriores. Digamos que debe presentarse a trabajar a las 9:00 a.m. en punto, por lo que si tarda media hora en leer el periódico, 20 minutos en bañarse y vestirse, 15 minutos en desayunarse y 45 minutos en transportarse, ponga su reloj despertador a las 7:00 a.m.

Programe su tiempo. Posiblemente sea de las que tiende a perder la noción del tiempo cuando lee el periódico y se pasa de la media hora. Lo mejor es que ponga su reloj despertador para que suene, de nueva cuenta, a las 7:30 a.m. y le recuerde que debe bañarse, opina la doctora Lenora Yuen, psicóloga de Palo Alto, California, y coautora de *Procrastination (Morosidad).*

Establezca prioridades. Al tratar de abarcar demasiado en poco tiempo –por decir, empieza a lavar los platos cinco minutos antes de la hora a la que tiene que salir para el aeropuerto–, lo más probable es que salga tarde. "Reconozca que no puede hacer todo", expone la doctora Yuen. "Pregúntese qué es lo verdaderamente importante y haga eso." Los platos pueden esperar. El avión no lo hará.

Prográmese. Llegará tarde a varias citas si se llena de éstas. Cuando no le quede más remedio que programar una tras otra, concluya cada una puntualmente. "Cuando llegue a una diga: 'Me encantaría dedicarles más tiempo, pero definitivamente tendré que irme a tal hora'", apunta la doctora Loucks. "De tal manera que cuando llegue la hora, todo el mundo estará prevenido y usted se retirará, sin sentir que ha sido grosera."

Simplemente diga que no. Cuando esté llena de compromisos, no trate de incluir más en una agenda de por sí apretada. "Las mujeres tienden a responder ante las necesidades de otros y tienen más dificultad para decir que no cuando les solicitan algo", manifiesta la doctora Loucks. Cuando responden que sí a todo, esto va en detrimento propio: la morosidad crónica hace que proyecten la imagen de personas desorganizadas, ineficientes y poco competentes, asegura la doctora Lloyd.

Mate el tiempo. Si normalmente llega tarde porque le molesta tener que esperar, imagínese cómo se sentiría usted, ahí sentada, mirando cómo pasa el tiempo, señala la doctora Yuen. Llegue puntualmente y lleve un libro, una revista o documentos de algún tipo. De tal manera que, si tiene que esperar, aproveche el tiempo leyendo o poniendo su correspondencia al día.

Incontinencia

Más control, menos preocupación

Usted vivió el caso: se rió tanto que... ya sabe el final. No obstante, cuando una mujer pierde el control de su vejiga con regularidad, al grado que llega a representar un problema, la situación no es graciosa, pues se trata de incontinencia urinaria.

En las mujeres, esta alteración generalmente adopta una de dos formas: incontinencia por presión o premura. Si se le sale un poco de orina durante el ejercicio o cuando tose, se ríe o estornuda, los más probable es que tenga la primera: por presión, detalla la doctora Margaret Baumann, jefa asociada del personal de planta de Atención Geriátrica y Prolongada en el Centro Médico de la Oficina de Veteranos del West Side, en Chicago. Cuando existe debilidad de los músculos de la zona pélvica debido al alumbramiento, la cirugía de abdomen (por ejemplo, histerectomía o laparotomía) o a cambios relacionados con la menopausia, la incontinencia por presión es bastante frecuente. Casi la mitad de las mujeres embarazadas experimentan ciertas salidas temporales de orina.

En cambio, si siente ganas de ir al baño, pero no llega a tiempo, quizá tiene la segunda: por premura, observa la doctora Baumann. Normalmente, su vejiga envía señales a su cerebro de que es momento de orinar, éste, como respuesta, le indica que espere. No obstante, siente prisa, pues ese saco membranoso (la vejiga) sufre daños a causa de infecciones en las vías urinarias, cambios en los músculos pélvicos por la menopausia o alteraciones neurológicas –por ejemplo una apoplejía o (rara vez) esclerosis múltiple.

CURAS FIDEDIGNAS

Las doctoras manifiestan que ocho de cada diez mujeres con incontinencia urinaria pueden mejorar con ayuda. "Si usted sabe qué hacer, podrá mejorar", asegura la doctora Baumann. Lo que debe probar es esto.

Colóquese un tampón. Según un estudio realizado por la doctora Ingrid Nygaard, ayudante de profesor en el Departamento de Ginecología y Obstetricia de la Escuela de Medicina de la Universidad de Iowa, en la ciudad del mismo nombre, las mujeres con incontinencia por presión encuentran ayuda al introducirse un tampón en la vagina. "Les pedimos se introduzcan uno supergrande, colocado un poco más abajo que cuando menstrúan. En el caso específico de las que padecen una leve incontinencia por presión –pierden menos de una cucharadita de orina en cada esfuerzo–, éste también funcionó muy bien."

La doctora Nygaard detalla que introducir un tampón ayuda porque éste se recarga sobre la pared de la vagina y oprime la uretra (el conducto que saca la orina de la vejiga). Aconseja que únicamente se ocupe en situaciones de urgencia; por ejemplo, una partida de tenis o una junta. "La vagina está más seca sin el flujo menstrual, por tanto, ponga unas cuantas gotas de agua en el tampón antes de colocarlo. No olvide que debe quitarlo al final del día para prevenir el síndrome del choque tóxico, un problema serio por dejárselos demasiado tiempo."

Use los Kegels para fortalecer los músculos de la pelvis. Los Kegels, o ejercicios para los músculos de la pelvis, mejoran la firmeza y resistencia de los de la vejiga. Según las expertas, esos ejercicios ahora representan un enfoque de primera instancia para tratar los tipos de incontinencia existentes.

Para hacer Kegels, una contrae rápidamente los músculos del piso pélvico (los que controlan el flujo o no de la orina) durante uno o dos segundos, después se relajan entre cada una de las contracciones, con la finalidad de prevenir la fatiga y los espasmos de los mismos, indica la doctora Tamara G. Bavendam, directora de la Clínica de Urología Femenina en el Centro Médico de la Universidad de Washington, en Seattle. Repita diez veces entre tres y cinco veces al día. Conforme practique, aguante las contracciones durante cinco segundos y de forma gradual aumente a 15 segundos, entre tres y cinco veces diariamente.

"Básicamente es como aguantarse los gases", detalla la doctora Bavendam. "Una mujer me dijo que se había comido, a propósito, una lata entera de frijoles para poder practicar la contracción de estos músculos; realmente un enfoque muy creativo."

"Cuando se realizan bien, los ejercicios pélvicos son casi tan efectivos como la cirugía y los medicamentos para aliviar un caso de incontinencia entre ligero y moderado, por presión o apremio, pero sin los efectos secundarios", expresa la doctora Baumann.

Llame a un entrenador de Kegel. Para efectuar los Kegels correctamente, las doctoras recomiendan acudir con los encargados de enseñar ciertos tipos de entrenamiento enfocados al bienestar de la salud.

CUÁNDO CONSULTAR AL MÉDICO

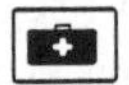

Al escapársele algo de orina cuando tose, se ríe o estornuda, o antes de llegar al baño, consulte a su médica o, de preferencia, a una uróloga o ginecóloga, aconseja la doctora Margaret Baumann, jefa del personal de planta de Atención Geriátrica en el Centro Médico de la Oficina de Veteranos del West Side, en Chicago. Las doctoras opinan que realizar ejercicios —llamados Kegels— con los músculos de la pelvis, es el remedio más efectivo para controlar la incontinencia urinaria. Sin embargo, también señalan lo esencial que es obtener la instrucción de expertos para efectuarlos correctamente. "Si los remedios caseros no le han ayudado a acabar con el problema, busque ayuda, no se dé por vencida", expresa la doctora Baumann.

Las expertas coinciden en que también acuda a su médica si padece alguno de los síntomas siguientes, con el fin de descartar un problema más serio.

- Dolor o ardor al orinar.
- Expulsar más de dos litros de orina al día.
- Sangre en la orina.
- Cambio en el funcionamiento de los intestinos.
- Dolor durante las relaciones sexuales.
- Adormecimiento o debilidad en las piernas o brazos.
- Cambios en la vista.

"De todos los ejercicios que usted puede hacer, los del piso pélvico se llevan el premio de los más difíciles de aprender", indica Kathe Wallace, fisioterapeuta con consultorio particular en Seattle.

Practíquelos en la ducha. "Se requieren unas ocho semanas de entrenamiento intenso de Kegels para que empiece a notar algo de mejoría", comenta la doctora Nygaard. "No se desespere. Está fortaleciendo un músculo de su pelvis y, al igual que cualquier otro, se requiere tiempo para ello. Si quiere tener los brazos fuertes, no hace un solo levantamiento de vez en cuando, ¿verdad?"

Cuando ya haya logrado controlar su incontinencia, practique los Kegels mientras se ducha, maneja su auto, ve la televisión o realiza otras actividades rutinarias, como parte de su programa de salud, propone la doctora Nygaard. En un estudio se concluye que las mujeres que los efectuaban tres veces por semana tenían más éxito, incluso después de cinco años.

"La práctica correcta tiene sus premios", señala Wallace. "Son muchas las mujeres que después de una sesión de entrenamiento de ejercicios pélvicos quedan maravilladas ante los resultados y aseguran que les habría gustado pedir ayuda antes."

Orine cada tres o cuatro horas. "Vaciar la vejiga con regularidad impide que ésta se llene demasiado", observa la doctora Nygaard. "Muchas mujeres ocupadas descubren que van al baño una vez por la mañana y no vuelven a ir sino cuando regresan a casa, por la noche."

¿Piensa viajar? No beba muchos líquidos. Si va a viajar y sabe que no hay acceso fácil a sanitarios, no beba más de un litro de líquido al día, para su comodidad, y haga su última toma dos horas antes de su salida, aconseja la doctora Baumann. Cuando llegue a su destino, elija cualquier bebida, menos alcohólicas o con cafeína –por ejemplo, el café–, ya que éstas estimulan la producción de orina y las ganas de ir al baño.

Indecisión

Decídase

¿Comer del Árbol de la Sabiduría, del Bien y del Mal, o servir como siempre los mismos plátanos a la hora de cenar? ¿Quedarse en Camelot o huir con Lancelot? ¿Estar junto a su hombre en la campaña por la presidencia o competir por el puesto para usted?

Así, la vida de las mujeres siempre ha estado pletórica de decisiones difíciles y, en consecuencia, de muchas indecisiones.

Las decisiones difíciles –romper las reglas o no, cómo manejar las relaciones, cómo ganarse la vida– requieren una deliberación profunda. Después de todo, siempre se deben considerar los posibles riesgos. Si hace una elección equivocada y acaba siendo pareja de alguien que no debe, habrá elegido un camino sin salida o la expulsión del grupo al que pertenece, aunque no sea el Edén.

En ocasiones, los peligros que entraña una decisión son tan intimidantes que la mujer se siente abrumada, atrapada en la duda y toma un periodo exagerado de tiempo para resolver lo que debería concluir con rapidez.

"Cuando las posibles eventualidades la abruman, siente que no se puede comprometer tan fácilmente", argumenta la doctora Linda Welsh, directora del Centro para el Tratamiento de la Angustia y la Agarofobia, en Bala Cynwyd, Pennsylvania. Una incertidumbre que dura mucho, impedirá que decida.

"En algunas circunstancias, si titubea, dejará pasar la oportunidad de decidir", señala la doctora Camille Lloyd, profesora en el Departamento de Psiquiatría y Ciencias Conductuales, de la Escuela de Medicina de la Universidad de Texas, en Houston. Mientras, con duda, se rasca la cabeza, el precio de esos productos que desea comprar podría subir tanto que se le escaparán de las manos; el plazo límite para solicitar ingreso a un posgrado podría llegar a su fin; el muchacho que le propuso matrimonio, quizá decida que quiere una compañera más entusiasta.

En general, cuanto más se preocupe por las contingencias, tanto más difícil le será decidirse, afirma la doctora Lloyd. No obstante, con la práctica, tendrá más seguridad. La próxima vez que tenga que resolver una situación abrumadora, hágalo siguiendo estos consejos de las expertas.

Haga su análisis con diligencia. Para tomar una decisión con seguridad, primero reúna y analice los datos correspondientes.

"Si un muchacho le pide que se case con él, pero lo conoce apenas hace seis meses, podría decidir seguir saliendo con él, más o menos durante otro año, para así aclarar ciertas dudas", expresa la doctora Lloyd. "En caso de que le hayan ofrecido otro empleo, pero no sabe cómo es su futuro supervisor, lo mejor es llamar a alguna conocida que haya trabajado en esa compañía y preguntárselo. Cuando tenga que resolver si tomará el tratamiento de sustitución hormonal o no, tal vez deba acudir a la biblioteca y analizar los estudios más recientes o pedir otra opinión." Y así siga.

Haga una lista de los pros y los contras. Cuando tenga la información escueta, analícela. Saque una hoja de papel, divídala en dos columnas y escriba *pros* en una y *contras* en la otra. Supongamos por ejemplo, que le ofrecen un empleo en Chicago. En la primera columna, anote todo lo bueno del empleo (mejor sueldo, más responsabilidad y así sucesivamente). En la otra apunte lo negativo (por ejemplo, el nivel de vida es más caro ahí, estará lejos de familia y amigos). Este método es el clásico para aclarar las situaciones, manifiesta la doctora Lloyd.

Prepare un plan de apoyo. Cuando se trata de una opción que está considerando, pregúntese: "¿Qué riesgos involucra? ¿Qué es lo peor que pasaría? ¿Qué tan probable es que suceda?" Después, piense en un plan para contingencias, que le sirva de apoyo en caso de haber tomado una decisión equivocada o de llegar a ocurrir lo peor. Es bueno hacer planes para lo que la doctora Welsh llama *redecisión;* es decir, plantearse una nueva opción que aminore las consecuencias indeseables. Cuando sabe qué la asusta, y lo puede manejar, le será más fácil definir qué camino seguir.

Hable del tema. Si tiene problemas para identificar los riesgos, o los pros y los contras, hablar de sus opciones con una amiga o un miembro de la familia le será muy útil, asegura la doctora Welsh.

Acepte su decisión. Al tomar una resolución y, posteriormente, no estar satisfecha con el resultado, no es motivo de que se menosprecie, enfatiza la doctora Lloyd. La decisión *perfecta* no existe, pues no se puede tener a la disposición, y a tiempo, toda la información necesaria ni tampoco visualizar todos los resultados posibles.

"Quizá no le fue posible considerar una consecuencia concreta que no le agrada", manifiesta la doctora. "Mas recuerde que tomó una determinación razonable, basándose en la información que tenía en ese momento."

Infecciones causadas por hongos

Combata los molestos hongos vaginales

Antes o después, la mayoría de las mujeres padecen infecciones por hongos, asegura la doctora Janet McCombs, ayudante de profesor en el Colegio de Farmacología de la Universidad de Georgia, en Athens. Realmente es fácil entender el porqué, opinan otras especialistas.

"El área vaginal representa un delicado ecosistema que se desequilibra fácilmente por una agresión", manifiesta la doctora May M. Wakamatsu, instructora de ginecología y obstetricia y de biología reproductiva en la Escuela de Medicina de Harvard. Una serie de organismos microscópicos normalmente habitan pacíficamente en la vagina, la mayoría de éstos son los hongos llamados *Candida albicans*. No obstante, determinados *agresiones* –por ejemplo, tomar antibióticos para otros problemas– matan cierto tipo de flora y dejan a los *Candida* a sus anchas. Esto trae como consecuencia vaginitis por *Candida*, o una infección de hongos que ocupa el segundo lugar entre las vaginitis más comunes sufridas por las mujeres.

Toda mujer que ha tenido una infección –o varias– por hongos reconoce que los síntomas constituyen una lata: comenzó en el área de la vagina donde una no se puede rascar con facilidad, ardor al orinar y, en ocasiones, un flujo blancuzco y espeso.

ATENCIÓN CORRECTA EN CASA

Si su médico le ha confirmado que tiene una infección por hongos, y no otro tipo de vaginitis, entonces necesitará algún medicamento contra éstos. Realmente, el éxito del tratamiento para este padecimiento está en sus manos. (Para consejos acerca de cómo aliviar la vaginitis en general, véase la página 675.)

Tómese todas las pastillas. No deje incompleto el tratamiento de antibióticos que su médico le recetó, exhorta la doctora Kathleen McIntyre-Seltman, profesora de medicina en el Departamento de Ginecología y Obstetricia en la Escuela de Medicina de la Universidad de Pittsburgh. Suspenderlo antes de tiempo, sólo porque se siente mejor, es un camino seguro para la recaída, pues únicamente habrá aniquilado parte de los hongos.

Use medicamentos que no requieran receta médica. "Para este tipo de infección, las cremas y los supositorios que se venden sin receta (por ejemplo Gyné-Lotimin o Monistat 7) son muy efectivos", asegura la doctora McIntyre-Seltman. "Si ya ha padecido una infección antes y reconoce los síntomas, úselos."

CUÁNDO CONSULTAR AL MÉDICO

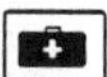

En caso de que haya recibido la visita de los hongos y reconoce y empieza a experimentar los síntomas, las doctoras aseguran que está bien tratarse con un medicamento patentizado —por ejemplo, Gyne-Lotrymin o Monistat 7—. Si este tratamiento no funciona, entonces consulte a su especialista para tener un diagnóstico acertado y seguir un tratamiento adecuado si presenta:

- Un flujo vaginal blanco con olor a humedad, parecido al queso *cottage* en textura y aspecto.
- Comezón e irritación en los pliegues de la vulva, partes genitales externas de la vagina.
- Dolor al orinar.
- Dolor durante las relaciones sexuales.

No le dé largas al asunto, pues podría tener un problema más serio, una infección normal o una completamente diferente. Un Papanicolau, exploración visual o la realización de otros estudios sencillos determina el padecimiento.

Recuéstese y aplíquelos. Para evitar que se salgan de la vagina, use los supositorios y las cremas a la hora de dormir, sugiere la doctora Janet Engle, profesora asociada de farmacología en la Universidad de Illinois, en Chicago. Introduzca el aplicador en su vagina tanto como pueda; para ello, póngase un poco en cuclillas o, de preferencia, hágalo recostada sobre su espalda, con las rodillas dobladas, jalándolas hacia el pecho.

Póngase una toalla sanitaria o un protector de ropa interior durante el tratamiento para proteger su ropa, aconseja la doctora McCombs.

ESTRATEGIAS SIN FÁRMACOS PARA LOS AFERRADOS HONGOS

Lo más importante en el uso correcto de los medicamentos es que las especialistas indican que hay muchas otras alternativas caseras que debe probar para sentirse más cómoda y evitar una recaída.

Pruebe un irrigador con vinagre. Lavarse la vagina con una solución de vinagre y agua de vez en cuando (no más de una vez por semana) previene la repetición de infecciones por hongos. "Ésta hace que la vagina sea un poco más ácida, lo cual es nefasto para los hongos." Mezcle dos cucharadas de vinagre blanco en un litro de agua y use una perilla normal para irrigar.

Las expertas recomiendan no utilizar los productos comerciales para irrigar –ni efectuar esto más de una vez por semana–. Éstos matan las bacterias *buenas*, llamadas *Lactobacilli*, de la vagina y así los *Candida* hacen lo que quieren, expone la doctora McIntyre-Seltman.

Póngase yogur. Algunas personas piensan que el yogur, que contiene bacterias (bacilos) que son primas de las *buenas* de la vagina, ayudarán a las *Lacctobacilli* a reproducirse, detalla la doctora McIntyre-Seltman. Si piensa llevar a la práctica este remedio, hágalo con yogur natural sin azúcar; aplíquelo a la entrada de la vagina a la hora de dormir.

Coma yogur. En un estudio, los resultados indicaron que las mujeres con infecciones recurrentes por hongos que comieron yogur todos los días disminuyeron este problema, apunta la doctora Vesna Skul, ayudante de profesor de medicina en la Escuela de Medicina Rush de la Universidad de Rush y directora del Centro Rush de Medicina para la Mujer, ambos en Chicago. Las infecciones que tuvieron cedieron rápidamente. "El yogur proporciona un beneficio doble: es un alimento con poca grasa, muchas proteínas y calcio, y las bacterias llamadas *Lactobaccilus acidophilus* que contiene contribuyen a la creación de un ambiente bacteriano normal." La doctora exhorta a sus pacientes a que consuman diariamente 250 gramos de yogur.

Mastique zanahorias. Según las doctoras del Departamento de Ginecología y Obstetricia de la Escuela de Medicina Albert Einstein de la Universidad Yeshiva, en la ciudad de Nueva York, comer zanahorias y otros alimentos ricos en betacaroteno –sustancia natural que se convierte en vitamina A en el cuerpo– proporciona protección contra las infecciones por hongos. En una investigación, las células vaginales de mujeres con infecciones por hongos tenían niveles de esa sustancia considerablemente más bajos que las de las que no padecían infecciones por hongos. La teoría de las doctoras es que el beneficio se deriva del reforzamiento del sistema inmunológico por el betacaroteno.

Además de las zanahorias, la espinaca, el brócoli, los camotes y los albaricoques son fuentes abundantes de betacaroteno.

Vístase con algodón. "Al *Candida* le gustan los ambientes húmedos y cálidos para crecer", asegura la doctora Skul. Manténgase fresca y seca usando ropa interior de algodón, ropa holgada y pantimedias con entrepierna de algodón, observa la doctora.

Agregue harina de maíz. "Al rociar un poco de harina de maíz en su entrepierna se absorberá la humedad", expresa la doctora Kimberly A. Workowski, ayudante de profesor de medicina en la división de Enfermedades Infecciosas de la Universidad de Emory en Atlanta.

Haga ejercicio sin apreturas. La ropa de ejercicio apretada, dice la doctora McKay, invita a las infecciones por hongos por dos razones: normalmente se suda, y al estar ésta tan apretada, no permite la circulación del aire. "Un par de pantaloncillos para correr son mejores que los mallones, porque el aire circula mejor en los primeros", enfatiza la doctora. Al mismo tiempo, busque ropa deportiva de tejido abierto en lugar de muy cerrado.

Quítese el traje de baño mojado. Quedarse por ahí con un traje de baño mojado y ceñido es una invitación segura a la proliferación de hongos, advierte la doctora Kristene E. Whitmore, jefa de urología y directora del Centro para la Incontinencia en el Hospital de Posgrado en Filadelfia. "Cómprese dos trajes de baño idénticos", aconseja la doctora. "Después de nadar, enjuague su traje en agua limpia y póngase el seco. Nadie tiene por qué saber que se ha cambiado."

Aléjese de los dulces. "Las mujeres con diabetes y que comen demasiada azúcar (hábito que de cualquier manera no deberían tener) probablemente padecerán más infecciones por hongos", enfatiza la doctora Mary Lang Carney, directora médica del Centro para la Salud de la Mujer en el Hospital St. Francis, en Evanston, Illinois. "Los niveles del azúcar en la sangre suben y, por consiguiente, todos los tejidos tienen más azúcar. Cuando hay más azúcar en la parte del cuerpo que sea, los hongos se dan un festín y se multiplican como locos."

Infecciones de las vías urinarias

Alivie esa urgencia que arde

Le urge ir al baño. Otra vez, cuando va, únicamente le sale un chorrito de orina y, al hacerlo, le arde la vejiga. Pasada media hora, vuelve a sentir ganas, así que se dirige al baño, y obtiene el mismo resultado.

Así es la cuestión cuando se trata de infecciones en las vías urinarias (IVU). Las bacterias se introducen en la uretra, o tubo de la orina, localizada en la vejiga, y ahí se asientan. Si la infección se limita a la uretra se llama uretritis. La mayoría de las veces, avanza más por las vías y se extiende en la vejiga, entonces es cistitis (o simplemente, infección de la vejiga). Cuando no se ataca a la brevedad posible, avanza hasta los riñones y origina un mal más serio, llamado pielonefritis.

Cuando una mujer tiene una IVU sin saberlo, algunos de los síntomas más comunes son dolor y sensación de ardor al orinar, ganas de ir con frecuencia al baño, eliminar apenas unas gotas cada vez que se orina o echar algo de sangre al mismo tiempo.

"La mayoría de las mujeres padecen una o dos infecciones de este tipo en algún momento de su vida y, por otro lado, los médicos no saben a ciencia cierta qué las provoca", afirma la doctora Linda Brubaker, directora de la sección de Uroginecología y Cirugía Pélvica Reconstructiva en el Centro Médico Presbiteriano-Rush-St. Luke's, en Chicago.

"Lo único que se sabe es que las células que recubren la uretra de todas ellas son más pegajosas y, por consiguiente, facilitan que las bacterias se les adhieran", explica la doctora Kimberly A. Workowski, ayudante de profesor de medicina en la División de Enfermedades Infecciosas en la Universidad de Emory, en Atlanta.

Asimismo, las que usan métodos para controlar la natalidad –por ejemplo, espermicidas hechos con base en nonoxynol-9– corren un mayor riesgo de padecer IVU. "Ese ingrediente altera el equilibrio de las bacterias en la vagina y permite que las *E. coli* –las que ocasionan la mayor parte de las IVU– se reproduzcan", expone la doctora Brubaker. El Nonoxynol-9 está presente en las jaleas y espumas espermicidas, así como en los diafragmas y condones con lubricante espermicida.

ESTRATEGIAS ANTIBACTERIANAS

Si un análisis de su orina indica que padece una IVU, su médica seguramente le recetará antibióticos. Además de tomar sus medicinas, lleve a la práctica los puntos siguientes para aliviar las molestias y prevenir que le ocurra nuevamente.

Prepárese una bebida de bicarbonato. "A la primera señal de síntomas, mezcle media cucharadita de bicarbonato en un cuarto de litro de agua y bébaselo", propone la doctora Kristene E. Whitmore, jefa de urología y directora del Centro de Incontinencia del Hospital de Posgrado de Filadelfia. El bicarbonato aumenta el pH (equilibrio de los ácidos) de la orina ácida e irritante.

Beba agua cada hora. Tome un vaso de agua cada hora, durante ocho horas, prosigue la doctora Whitmore. "Beber muchos líquidos aumenta el flujo de orina", explica la doctora Workowski. "Así desechará las bacterias que tratan de adherirse en la uretra. También contribuirá a diluir y erradicar las sustancias que provocan la irritación. Beba mucha agua para que su orina sea clara. Póngase la meta de ocho a diez vasos de agua al día."

CUÁNDO CONSULTAR AL MÉDICO

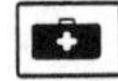

Al padecer más de dos infecciones de las vías urinarias (o que supone que lo son) en seis meses, o más de tres en un año, programe una cita con su médica, propone la doctora Kristene E. Whitmore, jefa de urología y directora en el Centro de Incontinencia en el Hospital de Posgrado, en Filadelfia.

Es muy importante que este mensaje llegue a las mujeres, sobre todo si sus síntomas son recurrentes, para que su doctora les realice un análisis de orina, manifiesta la doctora Linda Brubaker, directora de la Sección de Uroginecología y Cirugía Pélvica Reconstructiva en el Centro Médico Presbiteriano-Rush-St. Luke's en Chicago. "El solo hecho de tener molestias no significa que haya infección. Existe una gran diferencia entre una inflamación de la uretra, que produce sensibilidad e irritación, y una infección bacteriana. He visto a infinidad de mujeres ingerir kilos de antibióticos durante años y realmente jamás han padecido una infección. Muchas piensan que la tienen de vejiga cada mes, pero no es cierto."

Las doctoras opinan que acuda a revisión médica al presentar alguno de los síntomas siguientes.

- Sangre en la orina.
- Escalofríos.
- Náuseas.
- Vómitos.
- Dolor en la parte baja de la espalda.

También hágalo si le han diagnosticado una infección de vías urinarias y las molestias no ceden en cuestión de dos días.

"Lo mejor que puede hacer en caso de tener una IVU es hidratarse", agrega la doctora Whitmore. "Tomar agua está de moda y es muy benéfico. Cabe señalar que muchas de mis pacientes coinciden en que es más efectivo que el tratamiento con fármacos."

Lleve siempre una botella de agua. Esto es lo que expresa Jean Kallhoff, enfermera titulada y en ejercicio en la Clínica Urológica en el Centro Médico de la Universidad de Washington, en Seattle. "Es cómoda, fácil de transportar y le recuerda que debe beber agua a lo largo de todo el día."

Busque su jugo de arándano. "Según un estudio del *Journal of the American Medical Association*, el jugo de arándano impide que las bacterias se peguen a las células que recubren las vías urinarias", manifiesta la doctora Workowski.

"Hay muchas pruebas de que este jugo sí funciona", agrega la doctora Whitmore. "En mis pacientes, es eficaz."

Diluya el jugo. Las doctoras opinan que en algunas mujeres con mucha sensibilidad en las vías urinarias, el jugo de arándano suele irritarlas. "Algunas de mis pacientes empeoran cuando lo beben mucho", advierte la doctora Brubaker. "Tal vez se deba a que contiene muchos ácidos." La doctora Whitmore sugiere diluirlo. Si esto no ayuda, déjelo completamente, señala la doctora Brubaker.

Olvídese de los agresores. Sea que tenga una irritación simple o infección de vías urinarias, lo último que debe consumir es lo que afecta a la vejiga: los cítricos, jitomates, quesos añejados, alimentos muy condimentados, la cafeína y nicotina, el chocolate y alcohol, detalla la doctora Whitmore.

En el caso específico de algunas personas, cualquier bebida con gas –especialmente la cerveza y los refrescos– ocasiona irritación en la vejiga: van al baño con más frecuencia y urgencia, enfatiza Kallhoff.

Los complementos de vitamina C, al igual, llegan a ser un problema, manifiesta la doctora Brubaker.

Evite los edulcorantes. "Éstos se cuentan entre los agresores más potentes", apunta la doctora Whitmore. En caso de que padezca una IVU, evítelos.

Ponga un poco de calor. Para calmar el dolor que, en ocasiones va ligado a problemas de las vías urinarias, coloque un cojín eléctrico sobre la parte baja del abdomen, propone la doctora Workowski.

Póngase faldas y pantalones sueltos y calcetas. "Cuando tenga infección, no se ponga ropa interior o pantalones vaqueros apretados, esto impulsa hacia arriba, por las vías urinarias, las bacterias que normalmente recubren la superficie vaginal", expone la doctora Workowski. Si tiene irritación, la ropa ceñida le producirá dolores y molestias, porque oprime la uretra inflamada.

Tire los* sprays *a la basura. Los *sprays* para la higiene femenina irritan las vías urinarias, coinciden las doctoras.

Infecciones y dolor de oídos

Mitigue el dolor

Las doctoras están de acuerdo en que con frecuencia empleamos el término *dolor de oídos*, aunque este sea muy general, pues abarca toda una serie de problemas que van desde innumerables molestias menores hasta infecciones serias. Dentro de las menores está el simple malestar de oídos, dice la doctora Jo Shapiro, instructora de otología y laringología en la Escuela de Medicina de Harvard, y cirujana asociada de otolaringología en el Centro Médico Beth Israel Deaconess y en el Hospital de la Mujer y Brigham, ambos en Boston.

"El dolor de oídos, molesto pero sin complicaciones, suele ser resultado de un catarro. La trompa de eustaquio (un canal, del tamaño de un lápiz, que conduce de la parte posterior de los senos nasales al oído) se congestiona. Como el oído medio tiene menos aire, se crea una presión negativa, en ocasiones relacionada a la acumulación de líquidos", detalla la doctora Shapiro. "Por tanto, usted no sentirá un dolor agudo, pero sí un malestar o presión, o tal vez escuche sonidos sordos."

El problema de oídos también se presenta cuando la trompa de eustaquio se inflama o congestiona debido al catarro, una alergia o una garganta dolorida.

AYUDA PARA EL SIMPLE DOLOR DE OÍDOS

En caso de que padezca dolor de oídos y quiera encontrar alivio, haga esto, pero ya.

Caliéntelos. "El calor es estupendo para mitigar el dolor", asegura la doctora Jennifer Derebery, ayudante de profesor del área de otolaringología en la Universidad del Sur de California, en Los Ángeles. "El calor propicia

LO QUE HACEN LAS DOCTORAS

Acabe con el dolor de oídos

Doctora Donna Jean Millay

En las montañas de Vermont, las temperaturas de invierno, bajo cero, ocasionan terribles dolores de oídos. Sin embargo, esto no impide que los habitantes de este lugar salgan a pasear. Cuando la doctora Donna Jean Millay, ayudante de profesor de otolaringología en la Universidad de Vermont y médica de planta en el Centro Médico Fletcher Allen, ambos en Burlington, sale a la calle, esto es lo que hace para mantener sus oídos calientes y sin dolor.

"Me encanta correr", afirma la doctora Millay. "Pero evito los gorros cuando lo hago, pues me producen demasiado calor."

"Por tanto, cuando hace frío, enrollo un pañuelo de algodón y me lo ato alrededor de la cabeza: así tapo mis oídos. Cuando hace un frío más helado, me pongo una banda de lana en la cabeza para cubrirlos."

La doctora Millay expresa que, cuando vuelve a casa, se frota las manos y luego coloca una sobre cada oreja, con la finalidad de calentárselas después de su ejercicio.

la fluidez de la sangre que aporta a la zona los glóbulos blancos que combatirán la infección." La doctora recomienda utilizar una bolsa de agua caliente envuelta en toalla. Mantenga el calor en el oído durante 20 minutos o bien hasta que no sienta el dolor, si ocurriera primero.

Tome salsa picante. "Los alimentos condimentados con mucho picante hacen que le fluya la nariz, lo que llega a aliviar el malestar de oídos causado por congestión", expresa la doctora Evelyn Kluka, directora de otolaringología pediátrica del Hospital Infantil de Nueva Orleans. "Pruebe una sopa picante y amarga o, incluso mejor, el platillo típico de Nueva Orleans, el *gumbo,* combinación de chiles picantes."

Humedézcase la nariz. "Use un rociador nasal salino simple, de los que no requieren receta médica, varias veces al día cuando tenga la nariz congestionada por catarros y alergias. Este problema disminuirá al mismo tiempo que su molestia de oídos", sugiere la doctora Kluka.

Respire para que desaparezca el dolor. Dice la doctora en enfermería Effie Chow, acupunturista titulada y maestra de Quigong (disciplina curativa china) en la Academia East/West de las Artes Curativas, en San Francisco, que las técnicas de respiración profunda del Quigong son efectivas para el padecimiento de oídos y otros dolores porque oxigenan el cuerpo, fortalecen el sistema inmunológico y abren las vías obstruidas.

"Respire profundamente: llene de aire el diafragma, no sólo el pecho. Inhale únicamente por la nariz", señala la doctora Chow. "Imagine que el espacio que abarca desde el punto justo detrás de su ombligo hasta la parte

CUÁNDO CONSULTAR AL MÉDICO

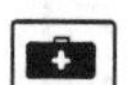

Consulte a una especialista, lo antes posible, si su dolor de oídos:

- Es agudo.
- Presenta supuración u otro líquido.
- Está acompañado por una fiebre de 38°C o más.
- No es una molestia colateral del catarro.
- No es consecuencia de agua en su interior.

Los síntomas que necesitan un tratamiento de urgencia incluyen:

- Cambio repentino en la capacidad auditiva.
- Mareos que se presentan de repente.
- Incapacidad para concentrarse.
- Debilidad muscular en el rostro del mismo lado que el oído afectado.

"Cualesquiera de estos cuatro malestares significa que su infección se ha extendido y es más delicada de lo normal", expone la doctora Jean Millay, ayudante de profesor de otolaringología en la Universidad de Vermont y médica de planta del Centro Médico Fletcher Allen, los dos en Burlington. "Consulte a una profesional de la salud, o vaya a una sala de urgencias, de inmediato."

Asimismo, cuando las personas diabéticas padecen dolor de oídos, requieren atención inmediata.

superior del pecho es un acordeón y llénelo de aire. Con los labios cerrados, extiéndalo. Después, exhale, contrayéndolo y deje que el aire salga a través de sus labios. Continúe con el ejercicio hasta que se sienta relajada y el dolor haya desaparecido." La doctora Chow sugiere respirar de esta manera, en intervalos de tiempo, durante las 24 horas del día.

CONSEJOS PARA LOS DOLORES POR PRESIÓN DE AIRE

Cuando sus trompas de eustaquio están congestionadas, los cambios de la presión del aire –en aterrizaje o despegue de naves aéreas, buceo o incluso ascensos rápidos en elevadores– provocan dolor de oídos. El exceso de mucosidad impide que el oído medio nivele la presión. Se forma un vacío, que jala el tímpano hacia adentro y lo estira. Los sonidos se escuchan de forma amortiguada o como tapados y usted siente una gran molestia. En caso de que esté acatarrada y tenga que volar, pruebe estos consejos.

Maniobra de Frenzel. Oprímase la nariz y apriete la lengua contra la parte posterior del paladar, indica la doctora Laura Orvidas, asesora asociada e instructora del Departamento de Otorrinolaringología de la Clínica Mayo en Rochester, Minnesota. Ello le ayudará a pasar un poco de aire por sus trompas de eustaquio, sin producir daños.

Bostece o mastique (o ambos). Para desaparecer esa sensación de oídos tapados durante los despegues y los aterrizajes, oblíguese a bostezar, propone la doctora Orvidas, o simplemente mastique un chicle.

Ayúdese con un descongestionante. Una hora antes de su vuelo, tómese un descongestionante –por ejemplo, Sudafed–, expresa la doctora Orvidas. Siga las instrucciones del empaque.

Emplee un* spray *descongestionante. "Una aplicación o dos de Afrin o Neo-Sinefrina en cada fosa nasal llegan justo a la superficie que quiere descongestionar", indica la doctora Orvidas.

La doctora Kluka recomienda aplicar un *spray* nasal cuando se encuentra en la terminal, aproximadamente 20 minutos antes de abordar el avión y, una vez más, cuando ya lo haya hecho.

¿DOLOR DE OÍDO O INFECCIÓN DE OÍDO?

La mayor parte de las infecciones de oído empiezan con un dolor, manifiesta la doctora Shapiro, pero no todos los dolores son indicio de infecciones.

Si usted tiene un malestar, es el momento de acudir con su médica familiar. "La doctora le recetará antibióticos. Muchas personas preguntan si estos son verdaderamente necesarios. Les digo que sí y, a la vez, explico que el oído está cerca de muchas estructuras delicadas, inclusive la del cerebro. Una infección que no recibe tratamiento se extiende y ocasiona problemas serios como la mastoiditis –afección del tejido óseo alrededor de las orejas–. Los antibióticos acaban con las infecciones de oído– y con las de otras partes del cuerpo que son riesgosas– de manera segura y rápida", asegura la doctora Shapiro.

Para aliviar el malestar mientras consulta al médico, haga lo siguiente.

Pruebe un analgésico. Para aliviar un dolor agudo de oídos y bajar la fiebre, tome ibuprofeno o acetaminofeno: siga las instrucciones del empaque, indica la doctora Donna Jean Millay, ayudante de profesor de otolaringología en la Universidad de Vermont y médica de planta en el Centro Médico Fletcher Allen, ambos en Burlington.

Descongestione. Un descongestionante –por ejemplo, Sudafed– (siga las instrucciones del empaque), aminora notablemente las molestias, expresa la doctora Millay.

Infertilidad

Un enfoque orientado a actuar

A veces, usted se pregunta el porqué pasó todos esos años preocupándose de poder quedar embarazada, y por qué ahora que *quiere* tener un hijo, simplemente no ocurre. La falta de fertilidad es un tema que preocupa mucho a las mujeres de más de 35 años, edad en la que el sistema reproductivo femenino empieza a disminuir su actividad: produce menos óvulos sanos, así como estrógeno (la hormona femenina). Al mismo tiempo, la infertilidad suele ser muy dura en el aspecto emocional. Un conjunto de mujeres, que formaron parte de una encuesta, manifestó que habrían sentido mucho mayor depresión y angustia si hubieran pasado por la experiencia de la infertilidad que padecían, en cualquier otra circunstancia de su vida.

SI AL PRINCIPIO NO PUEDE...

Se considera que una pareja no es fértil cuando ha tenido relaciones sexuales durante un año sin que haya un embarazo. La causa difiere de una persona a otra. Si usted está en manos de un especialista en problemas de fertilidad o no, éstas son algunas de las indicaciones que las doctoras le dan para ayudarla a detectar el momento en que puede concebir.

Adquiera un paquete médico para hacerse pruebas. Si conoce el momento en que está a punto de ovular, ello le proporcionará una pista respecto al mejor momento para tratar de concebir, expone la doctora Susan Treiser, codirectora de Fertilización In Vitro (FIV), de Nueva Jersey, en Somerset, y coautora de *A Woman Doctor's Guide to Infertility (Guía de una doctora para la infertilidad)*. Si no lo sabe, el camino más seguro para ubicarlo es utilizar un paquete para realizar pruebas de ovulación, adquiéralo en la farmacia. Ocúpelo alrededor del décimo primer día de su ciclo menstrual y siga las instrucciones del empaque.

Fíjese en su mucosidad. Otra pista del periodo de ovulación: la sustancia que segrega su vagina normalmente es pegajosa y opaca. Alrededor de la mitad del ciclo se torna flexible y transparente, con una consistencia parecida a la de la clara de huevo. Esto es una señal de que ovulará en un plazo aproximado de 36 horas, detalla la doctora Marilyn R. Richardson, ayudante de profesor de la especialidad de endocrinología reproductiva en la Escuela de Medicina de la Universidad Southwestern de Texas y con consultorio en Asociados en Medicina Reproductiva, ambos en Dallas. La mucosidad vaginal es un elemento fundamental en el proceso de la concepción porque al atrapar a los espermas los transporta al útero y las trompas de falopio, para liberarlos en determinados momentos, aumentando la probabilidad de la gestación.

Usted seguramente ha visto su mucosidad cuando se ha limpiado después de ir al baño, pero simplemente no le había prestado atención antes. La mejor manera de conocer el estado de ésta consiste en observar el papel de baño que ocupa después de orinar, expresa la doctora Charanjeet Ray, ginecóloga-obstetra y profesora asociada en el Departamento de Ginecología y Obstetricia de la Escuela de Medicina Rush de la Universidad de Rush, y médica asistente en el Hospital Mason de Illinois, ambos en Chicago. También puede tomar un trozo de papel y limpiarse suavemente sin haber orinado necesariamente. Si la secreción es transparente, elástica y abundante, quizás está a punto de ovular, añade la doctora.

Pruebe tres días sí y tres no. Al inundarse el cérvix y las trompas de falopio con espermatozoides, aumenta la posibilidad de que uno de éstos fertilice un óvulo. Por ello, si está a punto de ovular, la doctora Treiser sugiere que tenga relaciones sexuales diariamente, tres días seguidos. Para aumentar las probabilidades, absténgase de tenerlas dos o tres días antes; de esta manera, los niveles de esperma de su compañero estarán más altos de lo normal.

LO QUE HACEN LAS DOCTORAS

Júntese con otras

Doctora Bethany Hampton

Hace algunos años, la doctora Bethany Hampton, profesora asociada de psicología en la Universidad Femenina de Texas, en Denton, tenía el problema de la infertilidad, lo vivió en carne propia. Mas decidió unirse a RESOLVE, una organización nacional estadounidense integrada por grupos de apoyo locales, donde las mujeres comparten sus experiencias y sentimientos.

"Las mujeres no fecundas ven el mundo como si fuera muy fértil. Les parece que toda la gente tiene hijos y se los comen con los ojos", recuerda la doctora. "Era de gran ayuda ver que otras mujeres que habían pasado por esta situación eran completamente normales. Para mí fue fundamental saberlo para superar la mía."

Ahora, la doctora Hampton es madre biológica de dos criaturas y frecuenta a algunas de las amigas que hizo en RESOLVE.

Para mayor información, la doctora Hampton recomienda ponerse en contacto con RESOLVE, en 1310 Broadway, Somerville, MA 02144-1731 o busque si existe en su localidad.

CUÁNDO CONSULTAR AL MÉDICO

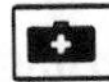

La infertilidad es más probable conforme se tienen más años. Una mujer cuando nace lo hace con todos los óvulos que siempre tendrá: su cantidad y calidad disminuyen con el paso del tiempo. Consulte a su ginecóloga si tiene menos de 35 años y lleva un año tratando de concebir o pasa de esta edad y tiene seis meses intentándolo.

Toda mujer con periodos menstruales irregulares, endometriosis, tumores fibroides o un historial de infecciones pélvicas debe acudir a su médico antes y no después, toda vez que ello disminuya las posibilidades de un embarazo.

El tiempo es fundamental, dice la doctora Susan Ireiser, codirectora de Fertilización In Vitro de Nueva Jersey, en Somerset, y coautora de *A Woman Doctor's Guide to Infertility (Guía de una doctora para la infertilidad).* "Es vital que acuda a una especialista en problemas de infecundidad."

Pruebe un enfoque nuevo. Una investigación realizada por el Instituto Nacional para las Ciencias de la Salud Ambiental, en Research Triangle Park, Carolina del Norte, concluye que el periodo fértil de la mujer termina, de hecho, con la ovulación. Los investigadores descubrieron que las mujeres que se embarazaron durante el transcurso del estudio habían concebido dentro de un plazo de seis días antes del día de la ovulación.

Tenga relaciones un día sí y otro no. Si no sabe acerca del ciclo de su ovulación, tenga relaciones cada tercer día –sobre todo el 8, 10, 12, 14, 16, 18 y 20 después del primer día de su última menstruación–, propone la doctora Treiser. Esto garantizará que, cuando ovule, haya espermas (llegan a vivir aproximadamente tres días) en sus trompas de falopio.

Quédese quieta después de la relación. Al ponerse de pie o correr al baño justo después de la relación, provocará que parte del semen salga, previene la doctora Richardson. Lo mejor es quedarse recostada cuando menos entre 10 y 15 minutos.

Tome pocos medicamentos, o ninguno. Los fármacos antiinflamatorios no esteroidales –por ejemplo, el ibuprofeno– afectan la ovulación y la implantación del embrión en su útero, previene la doctora Richardson. Si necesita un analgésico en esa fase del mes, tome aspirina o acetaminofeno. Tampoco ingiera antihistamínicos ni descongestionantes, pues reducen la secreción vaginal.

Olvídese del humo. En promedio, las fumadoras tardan más en concebir, y registran una incidencia mayor de abortos, expone la doctora Treiser. Además, tienen menor probabilidad de que sus óvulos puedan fertilizarse in vitro; o sea, extraérselos para fertilizarlos en el laboratorio y volver a depositarlos en su útero.

(Para más consejos de las especialistas respecto a su reloj biológico y acerca de cómo manejar la depresión emocional porque no llega la concepción, véase la página 34.)

Inflamación del vientre

Desinflámelo

¿Recuerda haber visto alguna vez a un señor ponerse unos pantalones vaqueros apretados y que al mirarse al espejo grite porque está inflamado? Probablemente nunca. Esto no quiere decir que a los hombres no les aqueje este problema; cuando sucede, simplemente se olvidan del asunto diciendo que han bebido demasiada cerveza, se aflojan el cinturón un orificio y esperan que el malestar pase, y pasa, ya que la causa principal de esa molestia –en el caso de ambos sexos– es el aire que uno ha tragado (por ejemplo, al comer), o el producido por el organismo como reacción a los alimentos con mucha fibra.

Cuando está inflamada y llena de gases y no ha estado bebiendo refrescos ni cerveza, tal vez se deba a alimentos que contienen mucho aire como el helado. (Piense en un litro de la marca Haagen-Dazs como la contraparte femenina de la cerveza Budweiser.) Y no cualquier helado, sino en especial el de chocolate.

Quizá le pase también justo antes de su menstruación. Molestia que muchas mujeres achacan a la retención de líquidos, no obstante, puede ser un malestar estomacal a causa del aire, indica la doctora Barbara Frank, gastroenteróloga y profesora de medicina en la Universidad Allegheny de Ciencias Sociales de la Escuela de Medicina MCP-Hahnemann de Filadelfia.

DESHÁGASE RÁPIDAMENTE DE LOS GASES

Mientras los Institutos Nacionales de la Salud de Bethesda, Maryland, no financien becas de millones de dólares para investigaciones respecto a la inflamación del vientre en las mujeres, usted no aguante la respiración. Los siguientes consejos de las especialistas le servirán para volver a la normalidad a su abdomen.

Cómprese un desgasificador. Para el alivio rápido de la inflamación de vientre, adquiera un medicamento contra el gas –por ejemplo, marca Gas X o Phazyme– hecho con base en simeticona, sugiere la doctora Melissa Palmer, gastroenteróloga con consultorio particular en la ciudad de Nueva York. También compre Carbón Plus: contiene carbón activado. Ambos preparados acaban rápidamente con las burbujas de gas.

Mastique bien sus alimentos. "Cuanto más lentamente coma, y mejor mastique sus alimentos, tanto menor será la probabilidad de que sufra de gases ocasionados por tragar aire", argumenta la doctora Frank. Y, por ende, menor la posibilidad de sentirse inflamada.

Conozca los alimentos que producen inflamación. Los vegetales crudos, las coles, las leguminosas, las rosquillas tipo *bagel* y los *pretzels* (se preparan con agua hervida) también generan aire –y, por consiguiente, inflamación del abdomen–, asegura la doctora Palmer.

Remoje sus habas y lentejas. Las leguminosas contienen muchísima fibra y son magníficas, por tanto, si quiere seguir comiendo habas, lentejas y todas las demás que pertenecen a la misma familia, déjelas en agua toda la noche, sugiere la doctora Frank. "El agua sacará parte del gas. Después, lávelas y póngalas a cocer con agua limpia."

Neutralice el gas de los frijoles. ¿Si no los cocina ni come? El Beano, producto de patente que se adquiere en forma líquida, o en tabletas, le ayudará, pues es una enzima líquida que descompone los azúcares de las leguminosas no digeribles, apunta la doctora Linda Lee, ayudante de profesor de medicina en la División de Gastroenterología de la Escuela de Medicina de la Universidad Johns Hopkins, en Baltimore. Sencillamente agregue unas cuantas gotas en los frijoles, o tome un par de tabletas antes de consumirlos.

Descarte el sorbitol. El sorbitol, un azúcar natural empleado en los chicles y caramelos sin azúcar, así como en muchos refrescos dietéticos, es muy difícil de digerir y causa este problema, expresa la doctora Lee.

¿Síndrome premenstrual? Olvídese del chocolate. Se le antoja, quiere, o definitivamente tiene que comerse un chocolate antes de menstruar. ¿Lo desea tanto que está dispuesta a correr el riesgo de inflamarse? Si es así, entonces "preste mucha atención y vigile los síntomas que se manifiestan cuando lo consume, causa principal de la sensación de estar excesivamente llena", dice la doctora Frank. ¿Por qué el chocolate? Porque contiene azúcar y leche, los dos fuentes importantes de gases. Por otro lado, existen estudios que han demostrado que las mujeres sienten más antojo por ese dulce que los hombres, sobre todo justo antes de la menstruación. Si descubre que el chocolate, o cualquier alimento, es el culpable de su inflamación de vientre, deje de comerlo.

Póngase sus zapatos para caminar. "Si tiene inflamación debido al síndrome premenstrual, las caminatas verdaderamente la desaparecen", expresa la doctora Palmer. El ejercicio ligero ayuda a aliviar esa molestia.

(Para formas prácticas respecto de cómo manejar la intolerancia a la lactosa, que también produce inflamación de vientre, véase la página 372.)

Insomnio

No dé más vueltas

Cuando todos en la casa duermen, ¿usted se dedica a realizar un censo de borregos? ¿A ver programas viejos como *Yo quiero a Lucy*? ¿A doblar la ropa lavada para agotarse?

Si pertenece a las grandes filas de los que padecen insomnio, hará lo que sea necesario para conseguir unos cuantos buenos ronquidos.

Una tercera parte de las personas adultas no pueden conciliar el sueño ni en un momento ni en otro. Por otro lado, cabe señalar que conforme las mujeres envejecen, propenden más al insomnio. Cuando una llega a los 40 años, tiene 40 por ciento más de probabilidades de padecer algún grado de falta de sueño, debido a los cambios hormonales de la mitad de la vida que anteceden a la menopausia. Durante y después de ésta, una causa frecuente del no poder dormir son los sudores nocturnos, es decir, los bochornos que ocurren durante el sueño. (Para formas prácticas acerca de cómo controlar los sudores nocturnos, véase la página 69.)

¿NO PUEDE DORMIR? ENTONCES NO DEJE DE LEER LO QUE SIGUE

En el caso de la mayoría de las mujeres, el insomnio ocasional no representa gran problema. No obstante, una noche en vela la dejará verdaderamente atontada todo el día siguiente.

CUÁNDO CONSULTAR AL MÉDICO

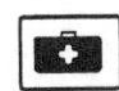

En caso de que siga sin poder dormir, a pesar de que ha intentado todo, vaya a ver a su médica, expresa la doctora Rochelle Goldberg, ayudante de profesor de medicina y neurología y directora cardiopulmonar en el Centro de Desórdenes del Sueño, del Colegio de Medicina del Hospital de Pennsylvania, en Filadelfia. "Ella la enviará a una clínica de problemas de sueño para que le realicen una evaluación más completa."

Las especialistas de la salud aconsejan a las personas que anhelan cerrar los ojos los siguientes *tips*.

Coloque el despertador cara a la pared. "Si mira constantemente el reloj, se tensará más porque no puede volver a dormir", expone la doctora Rochelle Goldberg, ayudante de profesor de medicina y neurología, así como directora cardiopulmonar en el Centro de Desórdenes del sueño del Colegio Médico del Hospital de Pennsylvania, en Filadelfia. "En lugar de ver la hora, concéntrese en pensamientos tranquilizantes."

Descanse en un lugar que le resulte cómodo. "Asegúrese de que no hace demasiado calor o frío en su habitación", dice la doctora Naomi Kramer, directora asociada del Centro para Desórdenes del Sueño en el Hospital de Rhode Island, y ayudante de profesor de medicina pulmonar en la Universidad de Brown, ambos en Providence. Muchas personas duermen mejor en una habitación fresca, así que cuando apague la luz también desconecte el termostato.

Sálgase de la cama. "En caso de que no logre conciliar el sueño en 20 minutos, pruebe ir a otra habitación y haga algo aburrido", propone la doctora Margaret L. Moline, directora del Centro de Desórdenes del Sueño-Vigilia del Centro Médico del Hospital-Cornell de Nueva York, en White Plains, Nueva York. Al ocupar su mente con algo aburrido, dejará de preocuparse porque no puede dormir, y empezará a cabecear.

Y MAÑANA...

Para evitar futuros problemas de insomnio, siga estos consejos.

Camine en el exterior por las mañanas. "La exposición a la luz durante el día contribuye a mantener bien regulado el reloj biológico", manifiesta la doctora Mary A. Carskadon, profesora de psiquiatría y conducta humana en la Escuela de Medicina de la Universidad de Brown y jefa del Laboratorio de Investigaciones sobre el Sueño, en el Hospital E. P. Bradley, ambos en Providence, Rhode Island. "Una caminata, muy de mañana, a la luz del día y recién levantada, la ayudará a dormir bien por la noche."

Escoja una hora del día para preocuparse por todo. "Establezca una hora concreta del día para preocuparse", propone la doctora Goldberg. "Durante ésta, concéntrese a fondo: anote cada inquietud que tenga en una lista, así como su respectivo plan para resolverla. Cuando la intranquilidad la despierte, piense que ya ha considerado todo y vuelva a dormirse."

Resista la tentación de la siesta. Tomar una siesta durante el día, después de una noche sin dormir, desequilibrará el reloj de su organismo, previene la doctora Goldberg. "Lo que necesita es consolidar su sueño y no fragmentarlo", agrega.

Fije una hora para irse a la cama. "Los adultos necesitan una hora fija para irse a la cama, al igual que los niños", afirma la doctora Carskadon. "Nuestro cuerpo tiene un reloj que sincroniza nuestras funciones orgánicas. Establezca una hora fija para dormir y otra para levantarse, después respétela todos los días. Esto programará a su reloj biológico, el que le indicará la hora del sueño por la noche y de despertarse por la mañana."

Relájese antes de meterse en la cama. "Tómese alrededor de 45 minutos de *tranquilidad* antes de meterse en la cama y envíe señales al reloj de su cuerpo de que el día ha terminado y, por lo tanto, llegado el momento de dormir", expone la doctora Goldberg. "Escuche música suave, escriba una carta, lea algo aburrido, pero no haga nada que la acelere (ni relacionado con el trabajo)."

Escombre su habitación. "Seguramente usted no duerme en su oficina, entonces, ¿por qué trabajar en su habitación?", argumenta la doctora Goldberg. "Su habitación debe ser sólo para dos cosas: dormir y hacer el amor. Por eso, saque su computadora, el montón de documentos de la oficina para leer, su aparato de fax e incluso el teléfono, de ser posible. Lleve el televisor a la sala, al lugar que le corresponde."

Deje el alcohol. "Para dormir bien toda la noche, no tiene por qué beber un trago", observa la doctora Kramer. "Aun cuando al principio se sienta relajada, el alcohol alterará su sueño más adelante. Evite tomarlo dos horas antes de acostarse." Y, evidentemente, también consideramos la cafeína.

Olvídese del humo. "Hay estudios fundamentados de que el fumar altera el sueño", asevera la doctora Carskadon. La nicotina es estimulante: eleva la presión arterial, acelera el ritmo de su corazón y pone a trabajar su cerebro en forma más activa.

Intolerancia a la lactosa

Más calcio, menos cólicos

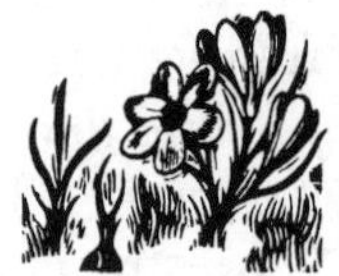

De niña, usted se podía tomar una leche malteada o comerse un tazón de helado sin problema alguno. Ahora, estos mismos antojos la inflan tanto que parece un neumático de Goodyear, la hacen correr al baño más cercano porque le producen diarrea o cólicos, o algún otro malestar.

¿Qué ocurre?

Conforme una tiene más años, los intestinos generan la lactasa en cantidad inferior a la normal. La lactasa es una enzima digestiva necesaria para descomponer la lactosa, el azúcar natural de la leche y otros productos lácteos. Los síntomas –inflamación, cólicos y diarrea–, por regla general, se presenta en cualquier momento, desde 15 minutos hasta varias horas después, cuando sus intestinos reaccionan a los azúcares que no han sido digeridos.

ALIVIO RÁPIDO

Si se siente a punto de explotar, ya es demasiado tarde para guardar en el congelador el tazón de helado que acaba de consumir. Así pues, para un alivio rápido, las doctoras ofrecen estos consejos.

Tómese una pastilla contra los gases. Vaya a la farmacia y compre una pastilla de patente –por ejemplo, las marcas Charcoal Plus o Phazyme–, de las que sirven para absorber los gases atrapados en su colon y disminuyen la inflamación, señala la doctora Jacqueline Wolf, gastroenteróloga, ayudante de profesor de medicina en la Escuela de Medicina de Harvard y codirectora del Centro para las Enfermedades Inflamatorias del Intestino en el Hospital de la Mujer y Brigham, en Boston.

Dése un paseo. Cuando se sienta hinchada y llena de gases, un paseo de media hora aproximadamente calmará su malestar, afirma la doctora

Melissa Palmer, gastroenteróloga con consultorio particular en la ciudad de Nueva York.

Ponga los pies en alto. "En caso de tener cólicos estomacales, en ocasiones lo mejor es no hacer nada", manifiesta la doctora Wanda Filer, médica familiar de York, Pennsylvania. Descanse, relájese, dése un baño, ponga los pies en alto, métase en la cama, haga lo que sea necesario para esperar mientras pasan los cólicos, consecuencia de la intolerancia a la lactosa.

LIMITE LA LACTOSA

Cuando se sienta mejor, lleve a cabo estas sugerencias para averiguar si puede o no digerir productos lácteos.

Lleve un diario. "Para realmente saber si la leche y el helado son los culpables de su malestar, anote todo lo que coma, la hora en que lo hizo y si manifestó algún síntoma", propone la doctora Wahida Karmally, directora de nutrición en el Centro Irving para Investigaciones Clínicas del Centro Médico de la Universidad de Columbia, en la ciudad de Nueva York. Al llenar un registro cuidadosamente, sabrá, en cuestión de una semana, aproximadamente, si tiene el problema.

No consuma lácteos. ¿No tiene tiempo para buscar la causa de los síntomas? "Sencillamante no tome leche, ni coma quesos y helado durante un par de semanas", sugiere la doctora Wolf. Si ya no se siente como un globo de helio y los cólicos y la diarrea ceden, lo mejor es que deje de consumir los productos lácteos.

Lea las etiquetas de los alimentos, fíjese que no contengan lactosa. Algunos alimentos suelen contener lactosa oculta, dice Karmally. Por ejemplo, el suero usado en el queso *cottage* es un ingrediente de la mayoría de los alimentos enlatados. Los sólidos de la leche descremada, las cremas agrias y dulces y algunos panes, dulces, y aderezos para ensalada también contienen productos lácteos.

Limítese a un vaso. Toda la leche –descremada, semidescremada, al dos por ciento o entera– tiene la misma cantidad de lactosa, observa Karmally. Sin embargo, aun cuando manifieste síntomas graves, puede tomar una poca a lo largo de su vida.

Una investigación realizada en la Universidad de Minnesota, en St. Paul, prueba que de un grupo de 30 personas consideradas intolerantes a la lactosa, casi todas podían tomar, con tranquilidad, un vaso de un cuarto de litro de leche al 2 por ciento, cada tercer día.

Los médicos de esa universidad aplicaron pruebas a esas personas que siempre manifestaban síntomas, inclusive dolor producido por gases, después de beber menos de un vaso de leche al día, y descubrieron que los malestares disminuían cuando tomaban un vaso cada tercer día, a la hora del desayuno, durante una semana.

SUPERE LA LAGUNA DEL CALCIO

Si ha comprobado que no puede beber poco más de un vaso de leche (o su equivalente) al día, las doctoras concluyen que, de cualquier manera, tendrá que adquirir el calcio que su organismo necesita y que, normalmente, le proporcionan los productos lácteos.

"El calcio es esencial para protegerse contra la osteoporosis y las enfermedades cardiovasculares", señala la doctora Barbara Frank, gastroenteróloga y profesora del área de medicina en la Escuela de Medicina de la Universidad Allegheny de las Ciencias de la Salud MCP-Hahnemann, en Filadelfia. Cuando la intolerancia a la lactosa la ha obligado a reducir la cantidad de leche que toma, busque otros caminos para obtener los 1,000 miligramos de calcio al día que las doctoras aseguran que se necesitan.

Opte por el yogur. El yogur (por ejemplo, marca Danone) tiene bacilos activos y, por lo tanto un porcentaje de lactosa más bajo que la mayoría de los demás productos lácteos. Tal vez éste sí pueda comerlo, apunta la doctora Crowe. Sin embargo, no consuma el congelado –todos los bacilos activos quedan eliminados por el proceso de congelación.

Relaciónese con la lactasa. Si no produce mucha lactasa por cuenta propia, compre la enzima en forma de tabletas o líquida. Los complementos de lactasa –por ejemplo, marca Lactaid o Dairy Ease– adquiéralos en supermercados y farmacias, dice Karmally. "Ingiera dos tabletas con un vaso de leche, aumentarán su tolerancia", apunta la doctora. La forma líquida procesa entre 70 y 90 por ciento de la lactosa, todo depende de la cantidad de gotas que añada a la leche. Experimente cualquiera de esas alternativas y decídase por la que le resulte más efectiva.

También hay leche con menos lactosa: se vende bajo las marcas antes mencionadas.

Beba cítricos. Muchos jugos como el de naranja y otros más ahora vienen enriquecidos con calcio, expresa Karmally. Sumados a los lácteos con menos lactosa, le ayudarán a restituir el calcio que no le permite asimilar su intolerancia a ésta.

Ira

Controle su carácter antes de que éste la domine

Quizá alguna vez haya oído o leído que las mujeres se sienten mal cuando son presas de la ira, que tienen problemas para manejarla y, por consiguiente, no saben controlarla. No obstante, los investigadores han encontrado que no es así.

"Las mujeres tienen la misma capacidad para manejar su ira como los hombres", explica la doctora June Price Tangeny, psicóloga clínica, profesora de la Universidad George Mason, en Fairfax, Virginia, y coautora de *Self Conscious Emotions (Emociones Conscientes)*. "Asimismo, se ha comprobado que adoptan actitudes positivas para controlarla –por ejemplo, sentarse y hablar del asunto más que el sexo opuesto."

Controlar la ira de manera constructiva es una hazaña nada despreciable. Cuanto las emociones se liberan, el sentimiento de la ira se torna más intenso. Existen situaciones que desatan el enojo, por ejemplo: ser acusada de algo que no es su culpa, o ser objeto de mentiras. Esto orgina la actitud de pelear-o-pelear, es decir, una compleja reacción ante la tensión cardiaca y otras funciones fisiológicas. Cuando el arrebato nos invade, nuestros organismos se preparan para arreglar las cosas a puñetazos, o para correr y así salvar la vida.

CONTROLE LA HOSTILIDAD

La mayoría de las veces, este sentimiento es una señal de que se debe modificar algo. No es una emoción negativa: sentir rabia no tiene nada de malo.

Los estudiosos del tema afirman que existen formas correctas, o incorrectas, de controlarla. Esto es lo que se debe hacer.

Primero, no haga nada. Si considera que no es tan efectiva para desviar el irritamiento como querría, deténgase en el mismísimo instante en que se siente que se le acelera el pulso, y no haga nada hasta que no haya tenido tiempo para pensar, explica la doctora Heitler.

Esperar un momento no es lo mismo que tragarse su furia. "Tragársela es ignorar el problema", comenta la doctora. "Quiero decir deténgase y piense y, después, aborde el asunto."

Acepte que está furiosa. No se aguante, si lo hace se llenará de resentimientos, expresa la doctora Renana Brooks psicóloga clínica y familiar y directora del Instituto Sommt de Washington, D. C. Tampoco explote, porque ello generalmente aumenta la tensión y conduce a más cólera.

El enfoque ideal es manifestar su sentimiento de ira con un razonamiento tal que conduzca a un cambio, en lugar de aguantársela o explotar. Hay estudios acerca de las personas que normalmente reprimen o dejan de ventilar su enojo, éstas tienen más probabilidades de padecer enfermedades del corazón, dolores y molestias crónicas, menor inmunidad y otros padecimientos de salud.

Abandone la escena, mental o físicamente. Si oye que sus compañeros hablan mal de usted en la cafetería, váyase a los baños o al estacionamiento unos cuantos minutos, sugiere la doctora Brooks. Cuando su jefe la critique en medio de una junta –donde no se puede levantar y retirar– imagínese que abandona la sala para ir a un lugar más tranquilo.

Ponga la situación en perspectiva. Pregúntese qué fue exactamente lo que la enfureció, propone la doctora Tangeny. "Analice la intención de las otras personas, los factores que pudieron haber intervenido en su estado de humor y cómo contribuyó usted para que se diera esa situación (si lo hizo)." Todo esto aminorará su ira. Por ejemplo, imagínese que va por la calle manejando y de pronto se le cierra un auto, ante esto podría pensar que la persona lleva prisa por llegar a su casa para cuidar a un niño enfermo, o que usted, tal vez, haya ido demasiado lenta.

Diga lo que piensa. Después de haberse tomado cierto tiempo para ordenar los sucesos en perspectiva, diga lo que piensa, manifiesta la doctora Susan Heitler, psicóloga clínica de Denver y autora de la videocinta *Conflict Resolution (Cómo resolver conflictos).* Exprésese con calma, escoja sus palabras con sumo cuidado. Evite afirmaciones como: "Me enfureciste." Este tipo de comentarios acusadores ocasionan que la otra persona se ponga a la defensiva y, con ello, dificultan más la posibilidad de resolver el problema.

Razone para sus adentros. En determinadas ocasiones, usted no puede manifestarle a la otra persona, objeto de su cólera, que está enojada con ella. No puede decirle nada a la conductora del auto que se le cerró, a su vieja madre que padece el mal de Alzheimer, o a su temperamental jefe que acaba de evidenciarla y en público.

Al tratarse de su madre, un buen razonamiento es el mejor bálsamo. "Si recuerda que ella, en realidad, no sabe lo que dice, le servirá para aminorar la ira", afirma la doctora Brooks.

Pero, ¿cómo superar el sentimiento de ira contra su jefe?

"Cuando la regaña injustamente, esto le servirá para darse cuenta de que él, y no usted, está mal", observa la doctora Heitler. "Posiblemente haya cometido un error, mas eso no es motivo para que él descargue su irritación en usted. Su jefe debería informárselo cortésmente."

Sude hasta eliminarla. Como las situaciones que nos enfurecen generan una potente reacción física, el hecho de salir y mover sus músculos, efectuar ejercicio intenso, le servirá de mucho para desaparecer su sentimiento de cólera. Un grupo de investigadores de dos universidades de California preguntaron a 308 mujeres y hombres qué hacían para mejorar su mal carácter y la respuesta más frecuente fue: "Ejercicio."

Irritación por rasurarse

Cómo cuidar las erupciones causadas por hacerlo

Usted se rasura para que su piel luzca mejor –tersa, sin vellos, suave–. Pero realmente lo último que quiere hacer es pasar la rasuradora por sus piernas, ya que, por lo general, le produce una horrorosa urticaria. Por desgracia, muchas mujeres, precisamente, la originan cuando lo hacen mal. "Se untan jabón y rápidamente pasan la rasuradora sobre el mismo para terminar con una piel irritada y enrojecida, también conocida como irritación por rasurarse", señala la doctora Evelyn Placek, dermatóloga y especialista en medicina interna, con consultorio particular en Scarsdale, Nueva York.

"Esta irritación es, en realidad, una modificación sufrida por la piel", apunta la doctora Placek. "Cuando una se afeita, en principio despelleja parte de la epidermis, es decir, la capa superior de piel. El enrojecimiento es una respuesta normal de las lesiones hechas en los tejidos. Aumenta el flujo de sangre hacia la zona dañada, a efecto de curar la herida, y los vasos sanguíneos se dilatan y enrojecen."

Este tipo de irritación no se quita fácilmente, advierte la doctora Patricia Farris Walters, ayudante de profesor de la especialidad de dermatología en la Escuela de Medicina de la Universidad de Tulane, en Nueva Orleans, y vocera de la Academia Americana de Dermatología. "Cada vez que se quita el vello de esta forma, irrita su piel."

MOVIMIENTOS SUAVES

Una forma de evitar este problema es dejar de rasurarse. Si esta no es la mejor de las opciones, entonces las doctoras ofrecen estos remedios para que su piel no se ponga roja ni le pique.

Consiga hidrocortisona. Disminuya el enrojecimiento: úntese, inmediatamente después de afeitarse, un poco de crema de hidrocortisona al 1 por ciento. "Ésta acabará con el enrojecimiento, el picor y la irritación", asegura la doctora Placek. La hidrocortisona contrae los vasos sanguíneos, de tal manera que disminuye el flujo de sangre hacia la zona afectada, lo que significa menos enrojecimiento. "Probablemente sólo tenga que untársela dos veces el primer día, ya que los síntomas desaparecerán."

Sin embargo, no la use todos los días: cualquier preparación elaborada con base en cortisona únicamente se debe emplear como tratamiento a corto plazo, para un par de aplicaciones o unos cuantos días cuando mucho. "Al abusar de la cortisona, su piel se acostumbrará a ésta, y se enrojecerá e irritará más cuando la deje", advierte la doctora Placek. "Por ello no debe ponérsela todos los días." Cabe señalar que el abuso de esas preparaciones puede adelgazar la piel con el transcurso del tiempo, dilatar los vasos sanguíneos de la zona dañada e, incluso, en la zona púbica, producirle estrías.

Lubrique su piel después de rasurarse. "Una loción corporal humectante servirá para disminuir la resequedad y el picor después de afeitarse", observa la doctora D'Anne Kleinsmith, dermatóloga de planta en el Hospital William Beaumont, en Royal Oak, Michigan.

Rasúrese después del baño. La próxima vez que se vaya a rasurar, asegúrese de que su dermis está bien hidratada antes de recorrerla con un rastrillo. "El mejor momento para ello es después de darse un baño o duchazo", expresa la doctora Placek. "Su piel no se resecará y sus vellos se ablandarán y erguirán, así la afeitada será menos traumática."

Olvídese del jabón. Las personas con piel muy sensible a la rasuradora deben ponerse una crema especial que contenga áloe u otro ingrediente suavizante, recomienda la doctora Placek.

"La crema para rasurar es de gran ayuda", acepta la doctora Kleinsmith. "Aplíquese una poca después del baño, cuando su piel y vello están suaves. Después, déjesela un par de minutos más para que ablande aún más su vello antes de pasar la navaja."

Pase la rasuradora o el rastrillo hacia abajo. Corte el vello en la misma dirección que crece, con un movimiento hacia abajo. "Esto no irritará los folículos pilosos tanto como cuando lo hace hacia arriba, en sentido contrario de los vellos cortos y duros", aconseja la doctora Walters.

Opte por una crema depiladora. Si ya sabe que tiende a padecer este problema, mejor considere la posibilidad de usar una crema depilatoria, de las que disuelven el vello. "Estos productos suelen oler mal y ensuciar bastante, pero son menos dañinos para los folículos pilosos que el arrastrar una rasuradora sobre ellos", manifiesta la doctora Placek.

La mayoría de las mujeres toleran los depilatorios muy bien, mas hay algunas que son alérgicas, previene la doctora Walters. Cuando note una erupción, irritación o ardor como reacción a un producto de ese tipo, enjuague muy bien el área y no lo vuelva a usar nunca.

Acabe los granitos con preparaciones para el acné. Como tratamiento a largo plazo, las preparaciones tópicas para el acné, que contienen 2.5 o 5 por

CUÁNDO CONSULTAR AL MÉDICO

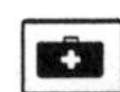

La irritación o los granitos de la rasurada no se curan en unos cuantos días, mucho menos si tienen aspecto de estar infectados. Ante una situación así, consulte a su doctora. Cualquier indicio de pus, inflamación, calor en la zona o pulsaciones son señal de una infección.

Los granitos recurrentes al afeitarse deben ser atendidos por una especialista, pues al volver a rasurarse sólo logrará empeorarlos.

ciento de peróxido de benzoil, ayudan a reducir al mínimo los granitos resultado de la afeitada y la posibilidad de que vuelvan a presentarse. "Existe una crema para rasurar llamada Benzashave que contiene peróxido de benzoyl, le servirá para disminuir la erupción. En caso que propenda a ésta, úsela cada vez que se rasure", sugiere la doctora Placek.

Cambie de rasuradora. "Es innegable que puede rasurarse tan al ras con maquinillas de dos hojas y desechables que verdaderamente le irritarán la piel y lesionarán los folículos pilosos", previene la doctora Walters. "Además, conforme pierden filo, más irritantes son; como un rastrillo que pasa sobre su piel." La doctora recomienda tirar a la basura las maquinillas desechables y sacar una nueva después de tres o cuatro afeitadas, o que cambie la navaja después de haber tenido el mismo uso de la no desechable.

Use la eléctrica. "En ocasiones recomiendo a las mujeres que usen rasuradoras eléctricas", apunta la doctora Walters. "La mayoría de las veces hacen una rasurada más tersa y suave que la efectuada por una normal."

(Para consejos prácticos acerca de cómo eliminar la línea de vello del bikini, véase la página 167.)

Juanetes

Consienta esos bultitos huesudos

¿Su pie parece un triángulo donde la punta del dedo gordo forma su ángulo hacia el interior y la articulación está hacia afuera? Si es así, entonces usted tiene un juanete y, probablemente, le duele.

El dolor de los juanetes se presenta cuando el abultamiento formado en el exterior de la articulación del dedo gordo del pie se inflama e irrita los nervios cercanos. Esto seguramente le ocurre más cuando usa zapatos que le aprietan y, por consiguiente, le oprimen el juanete.

Algunas mujeres heredamos ese problema de nuestros padres, por lo tanto no conviene usar zapatos puntiagudos, pues aprietan los dedos de los pies.

ALÍVIESE USTED SOLA

Haga lo siguiente para encontrar alivio inmediato y evitar que empeoren sus juanetes.

Póngase hielo. Si siente que su juanete está hinchado y caliente, enfríelo: póngale un hielo envuelto con un trapo, sugiere la fisioterapeuta Marika Molnar, directora de West Side, Terapia Física para Bailarines, en la ciudad de Nueva York. "Me gusta usar una bolsa de plástico reciclable –tipo Ziploc–, medio llena de agua y hielo molido envuelta en un trapo húmedo", expresa la terapeuta. Manténgala durante 10 o 15 minutos, después retírela y deje que su pie se caliente antes de volver a hacerlo.

En el caso de problemas de circulación en los pies, o diabetes, no es recomendable el uso del hielo para ningún padecimiento de los pies.

Ejercite los dedos de los pies. Trabaje los músculos que controlan el movimiento lateral de su dedo gordo con el siguiente ejercicio, indica Molnar.

Siéntese con los pies planos sobre el piso y apuntando al frente, bien derechos. Trate de juntar los dedos gordos y después regréselos a su lugar. Si al principio no puede, ayúdese con la mano para moverlos. "El músculo que está activando se encuentra en el interior del tobillo, aproximadamente a 2.5 centímetros abajo del mismo. Cuando contraiga los músculos, sentirá una pequeña protuberancia en este punto."

"Este ejercicio sirve para alinear la articulación, volviendo a equilibrar los músculos y estirando los tendones contraídos del pie", indica Molnar. "A no ser que su articulación esté muy deteriorada, le servirá para evitar que su juanete empeore."

Sugiere que cuando usted esté sentada, trate de hacer cinco o seis repeticiones de esos movimientos, dejando pasar unas cuantas horas cada vez. "Es un ejercicio difícil de realizar", admite. Se tarda tiempo en empezar a conseguirlo, además de que este músculo se fatiga rápidamente. No obstante, persista y se le irá facilitando.

Mídase el pie. Las expertas aconsejan elegir calzado que deje suficiente espacio para los juanetes. "Es preciso que use zapatos cómodos para eliminar la presión que sufren los juanetes", dice la doctora Cheryl Weiner, podiatra de Columbus, Ohio, y presidenta de la Asociación Americana de Mujeres Podiatras.

Para ello, cuando vaya a comprar calzado, pida siempre que le midan los pies, sugiere Nancy Elftman, ortotista-pedortista titulada (técnico en adaptación de calzado) de La Verne, California. Asegúrese que también lo hagan en su punto más ancho –del dedo gordo al más pequeño–, descalza o con calcetines.

Busque una plantilla completa y ligeramente redondeada en la punta. La plantilla de la punta de un zapato es donde descansan los dedos. Por ello, sus zapatos deben ser redondos o cuadrados en la punta, jamás puntiagudos. Algunos fabricantes de calzado deportivo –por ejemplo New Balance y Avia– venden modelos con mucho espacio para los dedos. En el caso de zapatos de vestir, busque las marcas Easy Spirit y Nine West, recomienda Elftman.

Use zapatos bajos. Las zapatillas cargan su peso hacia adelante por el tacón, hacia el dedo gordo del pie, situación que no quiere que ocurra si tiene juanetes, expresa la doctora Kathleen Stone, podiatra, con consultorio particular en Glendale, Arizona. "Usted no debe usar un tacón de más de 4 centímetros de alto a efecto de repartir el peso de su cuerpo equitativamente sobre todo el pie."

Pruebe los zapatos de hombre. Si se enfrenta al problema de no encontrar zapatos lo suficientemente anchos en los números para mujeres, busque en los de hombre, los que suelen ser más anchos, explica la doctora Weiner.

Use plantillas de soporte. Esto también contribuye a repartir el peso de su cuerpo simétricamente entre toda la superficie del pie, agrega la doctora Stone. Los zapatos para correr generalmente cumplen con estos requisitos.

CUÁNDO CONSULTAR AL MÉDICO

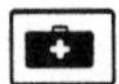

Si los juanetes le duelen todos los días, aun cuando usa zapatos que le quedan bien, y el dolor limita sus actividades, atiéndase con un profesional. Unos zapatos ortopédicos adaptados especialmente (con plantillas) aminorarán el malestar del juanete. Su podiatra, posiblemente, le recomiende la cirugía para eliminar la excrecencia del hueso y realinear los de la articulación del dedo gordo del pie.

Labios partidos

De resecos a bonitos

Si su boca se parece más al lecho seco de un lago del Sáhara retratado en el *National Geographic* que a los lascivos labios que anuncian el maquillaje en *Glamour*, no se desanime.

Sus labios son las primeras víctimas del duro ambiente que nos rodea, observa la doctora Lenore S. Kakita, ayudante de profesor de la especialidad de dermatología en la Universidad de California, Los Ángeles, y asesora de la Academia Americana de Dermatología. Los labios no tienen el pigmento de melanina contenido en la piel (ésta protege contra los riesgos del sol en cierta medida) y, por lo tanto, son sumamente sensibles a los daños originados por los rayos del sol. Los factores que agravan el caso serían los vientos desecantes, el clima helado y el calor del interior del cuerpo que evapora la humedad de los mismos por la zona en la que se localizan.

AYUDAR A LA NATURALEZA

La mayoría de los labios agrietados, resquebrajados, enrojecidos y rugosos se pueden suavizar en sólo unos cuantos días con cuidado y atención. Si las grietas son graves, consulte a su médico, dice la doctora Kakita. Usted tal vez necesite una receta médica para aliviar el mal.

Deje de lamérselos y mordisquearlos. La doctora Kakita explica que es natural –y automático– tratar de aliviar y humedecer los labios resecos lamiéndolos. Sin embargo, en seguida el aire evapora la humedad, dejándolos incluso más resecos que antes. Si usted tiende a mordisqueárselos –suele ocurrir cuando empiezan a despellejarse– agravará el problema, pues arrancará la capa protectora superior de sus labios, de por sí delicados. Por tanto, no los lama ni mordisquee.

Beba mucha agua. Dondequiera que esté, ya sea en la cocina en la que la estufa está a todo lo que da, en su trabajo, en un día de invierno o escalando por un camino lleno de sol un fin de semana del 4 de julio, usted debe beber mucha agua, manifiesta la doctora Diana Bihova, dermatóloga de la ciudad de Nueva York y autora de *Beauty from the Inside Out (Belleza de adentro hacia afuera).*

Humecte. El aire seco le roba humedad a sus labios. Por ello, la doctora Bihova recomienda usar un humidificador en casa y en la oficina.

Protéjase con lápiz labial. Hace muchísimos años, el lápiz labial solía secar los labios. Actualmente ya no es así, pues ese cosmético hoy es una bendición, en más de un sentido: humectan y protegen contra las inclemencias del sol, afirma la doctora Kakita. Para obtener mejores resultados, úntese con frecuencia. Las pomadas para los labios también son efectivas.

Interponga una protección. Los labios muy partidos necesitan mucho de una protección en forma de pomada o crema. La doctora Kakita recomienda la crema pura de petrolato –Aquaphor o Bag Balm– aplicada regularmente.

Piense por adelantado. ¿Piensa ir a esquiar, velear o pasar un buen tiempo a la intemperie sin importar las condiciones duras que prevalezcan? Si es así, aumente la protección de sus labios con una pomada con factor de protección solar (o SPF por sus siglas en inglés) del 30, recomienda la doctora Kakita. Adquiéralas para labios con protección extraordinaria en tiendas de artículos deportivos.

Diga sí al yogur. Si tiene rojas las comisuras de la boca, agrietadas o cuarteadas, su problema podría ser un exceso de micosis (un hongo), tal vez ocasionado por antibióticos o tensión, expone la doctora Kakita. Si padece catarro o si la saliva le escurre por los extremos de los labios mientras duerme, los hongos pueden dañar esa piel sensible. Evítelo dirigiéndose al supermercado para comprar yogur ácido líquido y untárselo en esas áreas varias veces al día, aconseja la doctora Kakita. Incluso males como la diabetes podrían ser los culpables, por tanto, si la situación persiste o es grave, consulte a su médico. Quizá requiera de una preparación antimicótica o una medicina oral.

Laringitis

Descanse y recupérese de la carraspera

En las películas antiguas, las actrices estelares, como Lauren Bacall, mujer con una voz profunda y carrasposa, eran muy atractivas. No obstante, si usted está empezando a hablar más como Largo, el personaje de la serie de televisión llamada *La Familia Adams*, o si le está quedando únicamente un chisguete de voz, entonces tiene un problema conocido como laringitis: inflamación e irritación de la laringe.

Su laringe, para funcionar como debe, necesita estar recubierta por una membrana mucosa que humedece y filtra el aire antes de pasarlo a sus pulmones. Cuando tiene gripe o catarro o fuerza la voz, las cuerdas vocales se inflaman, resecan e irritan. Así, al pasar el aire sobre ellas, al hablar, el sonido sale distorsionado. En casos graves, se llega a perder la voz completamente y es probable que este síntoma dure días.

CÓMO RECUPERAR SU VOZ

Las doctoras sugieren que siga estas sencillas estrategias para aliviar el malestar de la laringitis (y recuperar la voz).

Deje de hablar. Con frecuencia, las personas cometen el error de bajar el volumen de su voz a casi un murmullo para proteger sus cuerdas vocales, señala la doctora Penelope Shar, internista con consultorio particular en Bangor, Maine. "Ni siquiera murmure", propone la doctora. "Ello presiona más su garganta que el hablar normalmente."

Prepárese un caldo. Beber mucha agua, té descafeinado, jugos y un buen caldo de pollo a la antigüita –debe tomar entre medio litro y dos litros de líquido al día– contribuirán a restaurar los líquidos de sus irritadas cuerdas vocales y, por consiguiente, a que se sienta mejor, señala la doctora Sally Wenzel, profesora asociada en la Escuela de Medicina de la Universidad de Colorado y especialista de los pulmones en el Centro Nacional Judío para Medicina Respiratoria e Inmunológica, ambos en Denver. De hecho, se piensa que el caldo de pollo tiene propiedades antiinflamatorias, comenta la doctora.

CUÁNDO CONSULTAR AL MÉDICO

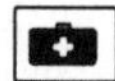

A veces, una voz profunda y carrasposa es señal de una infección bacteriana o, sobre todo en el caso de cantantes u oradores profesionales, nódulos y otras alteraciones no dañinas en las cuerdas vocales. Las mujeres deben tener conocimiento respecto a que las doctoras cada vez detectan más casos de voz ronca, la que atribuyen, en última instancia, a la clamidia: enfermedad de transmisión sexual.

Si su laringitis le produce dolor y molestias y le dura varios días, consulte a su médica. Si el dolor es intenso y le impide tragar o respirar, no lo piense mucho, acuda inmediatamente.

Sazone con ajo. Un diente de ajo (o varios) son de gran ayuda cuando está perdiendo la voz, pues adelgaza la mucosidad que recubre sus cuerdas vocales, afirma la doctora Shar. Por tanto, adelante, ¡a comer ajo! De cualquier manera, no tendrá que preocuperse por su aliento cuando tenga conversaciones íntimas.

Chupe caramelos sin azúcar. Chupar un poco de caramelo aumentará la producción de saliva, esto refrescará sus cuerdas deshidratadas, indica la doctora Shar.

Opte por el acetaminofeno. La doctora Shar recomienda los analgésicos que contienen acetaminofeno para la laringitis. Cabe señalar que la aspirina y el ibuprofeno podrían afectar la capacidad de coagulación de la sangre del cuerpo, y, por consiguiente, interferir en el proceso de curación de su garganta.

Destierre sus vicios (si tiene alguno). Los fumadores y los bebedores consuetudinarios corren mayor riesgo de padecer laringitis. Ocasionalmente, ésta también es generada por alergias, humos irritantes o el reflujo de los ácidos estomacales a la garganta, en casos de acidez grave, expone la doctora Shar.

En concreto, las expertas coinciden en que el mejor camino para recuperar la voz es no fumar, evitar convertirse en fumador pasivo y exponerse a otros irritantes que pululan en el aire, por ejemplo, el polvo y humo. Asimismo, rehuya al alcohol (aun el de los enjuagues bucales) y la cafeína, pues irritan y resecan su garganta, de por sí carrasposa, previene la doctora Wenzel.

(Para formas prácticas acerca de cómo manejar los catarros, la congestión y el goteo nasal, que suelen conducir a la laringitis, véanse las páginas 107, 147 y 459, respectivamente.)

Lentitud para sanar

Cure cortadas, raspones y moretones rápidamente

¿La última vez que se cortó le pareció que tardaba una eternidad en sanar? ¿El vendaje se había convertido, prácticamente, en un accesorio de moda? Proporcionar correctamente los primeros auxilios es primordial para curarse rápidamente, afirman las expertas. "Cuando la herida se limpia y venda adecuadamente se evitarán infecciones y se propiciará un alivio más rápido y mejor", expresa la doctora Libby Edwards, jefa de dermatología en el Centro Médico de Carolina, en Charlotte, Carolina del Norte, y profesora asociada de dermatología en la Escuela de Medicina Bowman Gray de la Universidad Wake Forest, en Winston-Salem, Carolina del Norte. Es decir, hay que combatir a fondo las bacterias, aunque con suavidad: es lo más conveniente.

SAQUE LO MALO

Si se ha raspado o cortado, las doctoras le ofrecen estos consejos.

Limpie sin tallar. "Lo primero que debe hacer en caso de una cortada o un raspón es lavarse muy bien simplemente con agua y jabón", indica la doctora Ann DiMaio, directora de la sala de urgencias pediátricas en el Centro

Médico Cornell-Hospital de Nueva York y profesora asociada de pediatría en el Centro Médico Cornell, en la ciudad de Nueva York.

Enjuague, enjuague y enjuague. "La fase más importante es enjuagar perfectamente bien para reducir el tejido lesionado y muerto, así como la suciedad que pueda haber en la herida. Las bacterias se reproducen en el tejido dañado. En este caso, lo que más se quiere es la regeneración del tejido: curarse rápidamente", enfatiza la doctora DiMaio.

Al enjuagar se evitan las cicatrices, observa la doctora DiMaio. "Cuando queda suciedad en una herida hay peligro de que ésta se infecte y cicatrice mal. El resultado sería como un tatuaje; una cicatriz pigmentada por la tierra o suciedad que quedó adentro."

"La temperatura del agua debe ser templada, mas la presión debe ser muy fuerte para limpiarla a fondo", añade la doctora.

Úntese una pomada antibiótica. Para evitar la infección, úntese una pomada antibiótica patentizada –por ejemplo, Bacitracin o Neosporin–, indica la doctora DiMaio.

Olvídese de los antisépticos fuertes. "Muchas mujeres creen que cuanto más arde un medicamento, tanto más efectivo es para matar los gérmenes", observa la doctora Edwards. "Pero no es así. Los antisépticos que contienen alcohol o mercurocromo son irritantes, son cáusticos, arden y matan muchas células sanas además de los gérmenes", advierte la doctora.

Cúbrala. Cuando el área afectada esté bien limpia, cúbrala con una venda y consérvela humectada con una pomada antibiótica, apunta la doctora Edwards. "Muchas mujeres creen que deben dejar que la herida respire, aduce la doctora. Sin embargo, al hacerlo se secará y agrietará, pero no curará. Cúbrala y conserve el vendaje seco o cámbielo después de bañarse."

Inmovilice la herida. Si sufrió una contusión grande (por ejemplo, un raspón enorme) en una parte del cuerpo que se flexiona constantemente (por ejemplo, la rodilla o muñeca), "inmovilícela hasta que se cure", aconseja la doctora DiMaio. Cuando las flexiones son continuas, la lesión no cierra, por consiguiente, tardará más en sanar, previene la doctora.

CURACIÓN CON ALIMENTOS

"Todas aquellas que se alimentan bien sanan más rápido que las que no lo hacen", enfatiza la doctora DiMaio. "Cuando se esté recuperando de una herida, lesión o enfermedad, preste mucha atención a su dieta."

CUÁNDO CONSULTAR AL MÉDICO

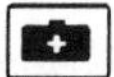

Las heridas bien cuidadas muestran mejoría constante día con día, dice la doctora Libby Edwards, jefa de dermatología en el Departamento de Medicina Interna en el Centro Médico de las Carolinas, en Charlotte, Carolina del Norte, y profesora de dermatología en la Escuela de Medicina Gray Bowman, de la Universidad Wake Forest, en Winston-Salem, Carolina del Norte. "Entre cuatro o cinco días, una herida debe ser más pequeña, doler menos y estar menos roja; en caso contrario, programe una consulta médica."

Las mujeres diabéticas propenden particularmente a las infecciones cuando tienen una contusión porque su enfermedad impide la circulación. Esta es esencial para un pronto alivio. Por ello, si es diabética o padece otra enfermedad crónica, observe si su lesión tiene señales de infección.

Acuda a su médico si la herida:

- Segrega pus.
- Duele mucho.
- Está sumamente roja e inflamada.

De la misma forma, tenga mucho cuidado con las infecciones cuando ingiera medicamentos esteroides, ya que éstos afectan el sistema inmunológico y, por consiguiente, provocan que su organismo tenga menos capacidad para luchar contra las bacterias o microorganismos dañinos.

Coma un sandwich de pavo. Su cuerpo necesita proteínas para fabricar y reparar los tejidos dañados; alrededor de 45 gramos al día. Esta cantidad equivale a unos 70 gramos de pescado, pollo o pavo magros.

Compleméntelo con un poco de vitamina A. "Ésta ayuda a curar los tejidos dañados", afirma la doctora Katherine Sherif, instructora de medicina en la Universidad Allegheny de Ciencias de la Salud y personal de planta en el Instituto para la Salud de la Mujer, ambos en Filadelfia. "Tome 10,000 UI (unidades internacionales) al día (con alimentos que contengan muy poca grasa, esto con la finalidad de que la vitamina A sea absorbida correctamente) hasta que su contusión quede curada."

Agregue zinc. "Cuando de heridas se trata, el zinc representa una fuerza curativa enorme", expresa la doctora Eleanore Young, dietista profesional y profesora en el Departamento de Medicina del Centro de Ciencias de la Salud de la Universidad de Texas, en San Antonio. "Las mujeres deben cerciorarse de tomar 12 miligramos de zinc al día."

Lesiones por tensión reiterada

Suspenda el exceso de actividad

Cuando una realiza algo una y otra vez, lo irá haciendo cada vez mejor, ¿no es así? Quizá si, quizá no. Las mujeres que padecen lesiones por tensión reiterada saben muy bien que muchos años de llevar a cabo una tarea una y otra vez, trátese de teclear datos en la computadora el día entero, marcar las ventas en una caja registradora día tras día, o tejer durante infinidad de horas por las noches, produce dolor a largo plazo. Lo peor de todo es que este tipo de lesión llega a afectar el rendimiento laboral y, por consiguiente, el empleo.

Estos malestares ahora representan más del 50 por ciento del total de las enfermedades laborales reportadas en Estados Unidos. La más común de éstas es el síndrome del túnel carpiano: los músculos de la muñeca, el brazo, el codo y la mano duelen por exceso de uso.

El túnel carpiano es, en realidad, un túnel; se trata de un espacio pequeño y rígido por donde corren los nervios y tendones. Se presenta cuando por el uso frecuente de la muñeca, ésta provoca que los tendones se inflamen y opriman el nervio que se extiende por su mano. Así se origina el dolor.

"El dolor suele empeorar por la noche, con falta de sensibilidad y hormigueo, particularmente en el índice y el pulgar. Ante esto, tal vez le cueste trabajo agarrar objetos", enfatiza la doctora Diana Carr, cirujana ortopédica con consultorio particular en Sebring, Florida.

LAS HORMONAS Y LA SALUD DE SU MUÑECA

Más de la mitad de los casos de lesiones por tensión reiterada se presentan en mujeres. Las investigadoras exponen que éstas entre los 30 y 45 años tienen el doble de riesgo de padecerlas, por diversos motivos. Un porcentaje mayor de ellas trabajan en empleos en oficinas y fábricas en los que se requiere repetir movimientos con las manos. Las mecanógrafas, las empleadas de tiendas de abarrotes e incluso las mujeres que tejen con agujas o ganchillo son especialmente vulnerables a esos padecimientos.

El problema del túnel carpiano se agrava en el sexo femenino, pues este es más angosto, es decir, con un mínimo de inflamación de los nervios y tendones se presenta el malestar de opresión, detalla la doctora Carr.

"Igualmente, la retención de líquidos durante el embarazo inflama el túnel", señala la doctora Mary Ann Keenan, presidenta del consejo del Departamento de Cirugía Ortopédica en el Centro Médico Albert Einstein, en Filadelfia. Cuando el cuerpo se hincha, el túnel carpiano también, pues queda suspendido el flujo de sus líquidos.

¿Quién habría pensado que las hormonas tenían relación con el dolor de muñeca? Según las expertas, la retención de líquidos provocada por los cambios en los niveles de la hormona femenina llamada estrógeno, antes de la menstruación y durante la menopausia, también coloca a las mujeres en una posición de riesgo para experimentar el síndrome.

NO CAIGA EN LA TENSIÓN REITERADA

Por fortuna, existen medidas que brindan alivio a casi todas las mujeres.

Tómese pequeños descansos. "En caso que pueda suspender la actividad que le produce el dolor, hágalo", indica la doctora Carr. Si teje con agujas, relájese por la noche; si se gana la vida como mecanógrafa, descanse, cuando tenga oportunidad, hasta que sus muñecas se sientan mejor, o cuando menos, haga recesos pequeños de un minuto, más o menos, cada media hora, a lo largo del día y, de ser posible, cámbiese a otra actividad, sugiere la doctora.

CUÁNDO CONSULTAR AL MÉDICO 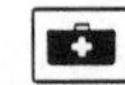

Sigue sintiendo un dolor constante, que afecta sus actividades, durante más de una semana, a pesar de que se ha cuidado. Lo mejor es consultar a su médica si tiene una lesión por tensión reiterada. Cuanto antes reciba tratamiento, tanto menor la probabilidad de que le hagan una cirugía.

Descanse la muñeca. "Cuando se trabaja con computadora, lo mejor es usar un cojinete para descansar las muñecas y reducir la tensión", propone la doctora Keenan. El cojinete sirve para amortiguar el golpe de los movimientos repetitivos.

Siéntese correctamente. "Sus muñecas deben estar en una posición neutral sobre el teclado –es decir, sin quedar flexionadas hacia arriba ni hacia abajo– con los codos formando un ángulo de 90 grados", explica Margot Miller, fisioterapeuta de Duluth, Minnesota.

Estírese. Doblar y estirar los músculos de la muñeca y el brazo, periódicamente, le ayudará a aliviar la tensión del nervio dañado, expone Miller. Para relajarse, estire y doble los dedos durante unos minutos, o doble las muñecas, lentamente, hacia adelante y hacia atrás unas cuantas veces (o efectúe ambos ejercicios).

Entablíllese la muñeca por la noche. "Una manera de acabar con el dolor consiste en usar una muñequera por la noche o en cualquier momento que no tenga actividad", apunta la doctora Keenan. Esto mantendrá rígida su muñeca e impedirá los movimientos que generan el dolor. Adquiéralas en las farmacias.

Véndese el codo de tenista. El llamado codo de tenista es, de hecho, una forma de lesión por tensión reiterada. "Si padece el codo de tenista, adquiera una venda de presión en una farmacia o tienda de productos médicos y colóquela en el antebrazo para aliviar la tensión", enfatiza la doctora Keenan.

(Para mayor información acerca de formas prácticas para manejar el dolor relacionado con el tenis, véase la página 647.)

Líneas de expresión

Borre esas marcas

¿Recuerda cuando tuvo la primera corazonada de que las cosas no marchaban del todo bien en *The Stepford Wives (Las mujeres de Stepford)*?

Le apuesto diez a uno a que fue en el momento en que, sentada en su butaca del cine, se dio cuenta de que los rostros de la pantalla no mostraban emoción alguna. No se reían, no sonreían, no fruncían el ceño. Sencillamente miraban al público como si fueran muñecas Barbie, sin vida.

En la vida real, las mujeres registran todas las emociones del género humano. Y después de unos 35 años, aproximadamente, estas son visibles en nuestros rostros, enfatiza la doctora D'Anne Kleinsmith, dermatóloga de planta del Hospital William Beaumont, en Royal Oak, Michigan.

Cuando se ríe y sonríe mucho, una serie de pequeñas líneas aparecerán en las comisuras de su boca; así como las grandes y ligeramente más profundas que, con el tiempo, se extenderán desde ese mismo punto hacia su nariz. Si frunce mucho el ceño, también tendrá unas cuantas entre o sobre las cejas, o incluso se extenderán de las comisuras de su boca hacia su barbilla.

Aunque estas líneas de expresión son el resultado de nuestras diferentes emociones en la vida, su profundidad y lo mucho que se noten en nuestra piel conforme envejecemos depende de dos factores más, explica la doctora Kleinsmith. Uno es la estructura ósea heredada de nuestras familias, y el otro, la cantidad de sol que hayamos permitido que dañara las fibras elásticas de la piel del rostro.

UNA ESTRATEGIA DOBLE

Las líneas superficiales de expresión se llegan a reducir o evitar mediante las siguientes estrategias recomendadas por las especialistas.

Pruebe un humectante con ácido glicólico. "Una crema o loción humectante que contenga ácido glicólico (uno de los alfa hidróxicos, versión sintética de los ácidos que se presentan en las frutas y otras plantas) servirá para borrar las líneas no tan profundas", expone la doctora Margaret A. Weiss, ayudante de profesor de dermatología en las instituciones médicas Johns Hopkins, en Baltimore.

Su mejor alternativa está en probar un humectante que integre ese ácido al 8 o 10 por ciento, agrega la doctora Allison Vidimos, dermatóloga de planta en la Fundación Clínica de Cleveland, pues ayudará a exfoliar las células muertas de la superficie de la piel, reemplazándolas por las más jóvenes localizadas abajo: proceso que disminuirá o eliminará las líneas finas.

Póngase un filtro solar. "Reducir al mínimo la exposición de la piel al sol es lo más importante que debe hacer una persona para evitar las líneas en el rostro", indica la doctora Weiss.

Así, después de que haya dejado secar su humectante de ácido glicólico durante uno o dos segundos, aplíquese un filtro solar de factor de protección (o SPF por sus siglas en inglés) cuando menos del 15, observa la doctora Kleinsmith. En caso de que su piel propenda al acné, use un gel; si es seca, una loción o crema.

El filtro solar impedirá un mayor daño a las fibras elásticas responsables de que su piel sea firme y suave; evitará en forma efectiva la aparición de nuevas arrugas y una mayor acentuación de las ya existentes.

Si tiene piel sensible, comenta la doctora Kleinsmith, evite los filtros solares potencialmente irritantes, los que contienen PABA u oxibenzona y, en cambio, use los de bióxido de titanio. Es menos probable que la dañen.

Vuelva a aplicar cuantas veces sea necesario su filtro solar siguiendo las instrucciones del empaque, agrega la doctora Kleinsmith. La mayor parte de esos productos contra el sol sirven todo el día cuando se usan debajo del maquillaje. No obstante, cuando nade, asegúrese de ponerse uno a prueba de agua y aplicarlo cada hora.

Lupus

Secretos para tener bienestar

Si usted no sabe qué es el lupus, como la mayoría de las mujeres a las que se les diagnostica este padecimiento, lo primero que hará al salir del consultorio de la doctora es buscar en un diccionario médico ese término. Encontrará que el lupus eritematoso –su nombre completo– es una compleja enfermedad de autoinmunidad. Esta significa que su organismo actúa contra sí mismo y, en el caso concreto del lupus, éste inflama las venas y arterias, los riñones, los pies, las articulaciones, así como otros tejidos y órganos.

El diccionario médico podría o no decir que nueve de cada diez personas que lo padecen son mujeres y que cada una de ellas experimentará la enfermedad de una manera muy particular.

"En el caso específico de algunas enfermas, el lupus empieza con fiebre y músculos o articulaciones doloridos: síntomas que probablemente persistirán a lo largo de toda su existencia", observa la enfermera titulada Janice Dort, que tiene esta enfermedad desde hace más de 20 años y trabaja activamente con la Fundación de América para el Lupus, un servicio de apoyo y educación con sede en Rockville, Maryland. "No obstante, este mal afecta a otras mujeres de manera más grave, pues origina complicaciones en los riñones, la sangre y el cerebro."

Si bien no existe cura para el lupus, éste se puede controlar con medicamentos y, sobre todo, cuidados. "El factor más importante para las mujeres con lupus consiste en un buen tratamiento médico", enfatiza la doctora Susan Ward, ayudante de profesor del área de medicina y directora asociada del Centro Jefferson para la Osteoporosis, en el Hospital Universitario Thomas Jefferson, en Filadelfia.

CÚRESE CON REPOSO, VENDAS Y YOGA

En caso de que le hayan diagnosticado que tiene lupus, hay una serie de estrategias que le servirán para controlarlo. A continuación se describen los mejores consejos.

Sujétese las articulaciones que le duelan. "Con una venda elástica, véndese las articulaciones que le duelan para disminuir la inflamación y aliviar el malestar", propone la doctora Ward.

Métase en un* jacuzzi *o en una bañera de agua bien caliente. "Muchas mujeres duermen mejor después de pasar entre 20 y 30 minutos en un *jacuzzi* o una bañera de agua caliente", afirma Dort. "El agua caliente y el movimiento de la misma también desinflaman las articulaciones y los músculos." Si no tiene acceso a una bañera, un baño con agua tibia le ayudará.

Sumerja sus manos en vinagre y agua. No sé por qué es efectivo, pero muchas de mis pacientes insisten en que meter sus manos doloridas en una palangana con agua tibia y unas cuantas cucharadas de vinagre blanco desaparece el dolor, asegura la doctora Ward. "Tal vez sólo se deba a la acción del agua caliente, pero vale la pena probar."

Alterne el frío y el calor. Como cada una de las que padecen lupus manifiesta una molestia diferente, los tratamientos, por consiguiente, también lo son, manifiesta la doctora Ward. "Muchas mujeres prefieren colocar calor sobre las articulaciones o los músculos doloridos, mientras que algunas otras algo frío, y otras más sienten alivio al alternar el frío y el calor."

Conozca sus límites. "Cada paciente tiene una causa concreta que origina el malestar", argumenta Dort. "Aprenda a detectar qué genera los síntomas y evítelo." Por ejemplo, las mujeres que son sensibles al sol en ocasiones empiezan a sentirse mal cuando permanecen demasiado tiempo expuestas a éste, aduce Dort. Otras, al tensarse.

CÓMO PUEDE AYUDARLE LA DIETA

"Si tiene lupus, una dieta sana, fundada en los principios de la Pirámide de los Alimentos, reforzará la capacidad de su sistema inmunológico para combatir enfermedades", dice la doctora Kristine Napier, miembro del comité de educación de la Fundación de América para el Lupus y autora de *How Nutrition Works (Cómo funciona la nutrición).*

La Pirámide de los Alimentos, publicada por el Departamento de Agricultura de EUA, y difundida ampliamente por la industria de los alimentos y los educadores en nutrición, es un plan nutricional que requiere entre seis y once raciones de pan, pastas, cereales y otros alimentos de grano al día; de dos a cuatro, de fruta; de tres a cinco, de vegetales; de dos a tres, de carnes rojas, pescado, aves u otros alimentos proteínicos; dos, de productos lácteos y un mínimo de grasas y dulces.

Para complementar su Pirámide de Alimentos y así combatir el lupus, lleve a la práctica los siguiente consejos.

CUÁNDO CONSULTAR AL MÉDICO

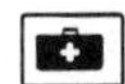

Consulte a un experta de la salud si manifiesta uno o varios de los siguientes síntomas durante más de una semana.

- Fatiga crónica que no mejora con el reposo.
- Dolor inexplicable y crónico de músculos o articulaciones.
- Ojos y boca resecos.
- Fiebre.
- Erupciones.
- Úlceras en la boca o la piel.
- Ganglios inflamados.

Hágalo inmediatamente o diríjase a una sala de urgencias en caso de manifestar:

- Dolor en el pecho.
- Un ataque intempestivo.
- Falta de aire.

Si después de su revisión médica, debido a los problemas persistentes del lupus, le aseguran que sus síntomas "no son motivo de preocupación en absoluto", saque cita con una reumatóloga especialista en problemas inflamatorios, si aún se siente preocupada.

El lupus afecta a las mujeres de diferentes maneras: esto dificulta el diagnóstico en las primeras fases, explica la doctora Susan Ward, ayudante de profesor de medicina y directora asociada del Centro Jefferson para la Osteoporosis en el Hospital Universitario Thomas Jefferson, en Filadelfia.

De la misma manera, durante el embarazo genera preocupaciones y angustia en las mujeres que lo padecen. Por ello, si está afectada de lupus y quiere concebir, pida la opinión de una especialista de la salud.

Rechace la grasa y opte por los carbohidratos. "Su dieta debe tener pocas grasas –un máximo de entre 20 y 30 por ciento de su ingestión de calorías– y muchos carbohidratos", detalla Napier. Esto significa concentrarse en el pan, las pastas, los cereales y otros alimentos de grano, además de papas y vegetales con almidón, como las zanahorias.

Cuente hasta diez. No es difícil caer en la rutina de comer sólo unos cuantos alimentos día tras día. Sin embargo, le irá mucho mejor si consume, cuando menos, entre 10 y 15 alimentos diferentes diariamente para asegurarse de que está ingiriendo una extensa gama de nutrientes, expresa Napier. Incluya cinco o, mejor aún, nueve raciones de "frutas y vegetales al día", indica la doctora. Estos son fuente de muchos betacarotenos (una forma de vitamina A contenido en los vegetales, así como de muchos otros nutrientes esenciales para reforzar el nivel de inmunidad del organismo. "Este es el consejo que le doy a las mujeres que atiendo, y tiene bastante sentido", enfatiza Napier.

Mal afectivo estacional

Terapia de luz para la melancolía invernal

Un estado de ánimo melancólico, en un día gris de noviembre, es cosa normal. Sin embargo, ante cuatro meses de apachurramiento invernal, se tiene la certeza de que existe una forma clara de depresión, llamada mal afectivo estacional (SAD por sus siglas en inglés).

La depresión ligada al SAD llega a ser muy opresiva; normalmente, lo único que se quiere hacer es comer, dormir y vagar. El problema se presenta en invierno, cuando la luz solar disminuye a media tarde. Desaparece en primavera, cuando la luz dura más tiempo. El SAD es más común en lugares al norte, con poco sol -por ejemplo, Massachusetts- que en los que tienen mucho sol -por ejemplo, Florida-. Cabe señalar que es considerablemente más frecuente en mujeres que en hombres; tres o cuatro veces más común.

La somnolencia y el ansia por carbohidratos son dos señales más de este padecimiento. Los síntomas (y su gravedad y duración) varían de una persona a otra, explica la doctora Ruth Ragucci, psiquiatra y ayudante de profesor de psiquiatría en la Universidad Case Western Reserve, en Cleveland.

Si bien algunas personas que lo experimentan se ven afectadas a finales de octubre y lo arrastran hasta mayo, otras únicamente sucumben al mal durante los días cortos de diciembre y enero. Tanto la hormona melatonina, sensible a la luz, que regula nuestro patrón de sueño, como la seratonina, que afecta el patrón de nuestro humor, desempeñan un papel preponderante en este padecimiento, argumenta la doctora Ragucci.

"En realidad, no se sabe exactamente qué ocasiona el SAD", enfatiza la doctora Ellen Leibenluft, investigadora de la rama de psicobiología clínica de los Institutos Nacionales para la Salud Mental de Estados Unidos. Las hormonas y otros factores bioquímicos, al parecer, tienen su parte, porque no son iguales en hombres y mujeres, ni en una persona y otra.

Tristeza en verano: llega a ocurrir

Si se siente estupendamente en invierno, pero apenas llegado el verano se le va la energía e irrita por todo, podría tener el Mal Afectivo Estacional (SAD por sus siglas en inglés).

Los científicos no saben qué ocasiona el SAD de verano, pero sospechan que el calor tiene parte en ello, manifiesta la doctora Ellen Leibenluft, investigadora de la rama de psicobiología clínica en los Institutos Nacionales para la Salud Mental en Estados Unidos. En tal caso, la escasa humedad, el fresco y la oscuridad —por ejemplo, quedarse adentro, en un entorno con aire acondicionado— la ayudarán mucho.

CUÁNDO CONSULTAR AL MÉDICO

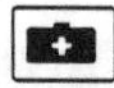

En caso de que piense que sufre el mal afectivo estacional (SAD por sus siglas en inglés) es importante un diagnóstico médico para descartar otros problemas de salud —por ejemplo, de tiroides, baja de azúcar en sangre o virus— cuyos síntomas son parecidos a los del SAD, aduce la doctora Ellen Leibenluft, investigadora de la rama de psicobiología clínica en los Institutos Nacionales para la Salud Mental en Estados Unidos. Por ello le recomienda acudir con su médica sobre todo si:

- No funciona a su capacidad normal; no se concentra, no termina sus actividades a la brevedad de siempre o no llega a trabajar puntualmente.
- Se siente sumamente deprimida.
- Necesita varias horas más de sueño.
- Tiene problemas para despertarse por las mañanas.
- No controla la cantidad de alimentos que come.
- Tiene pensamientos suicidas o respecto a la muerte.

Si el resultado es un caso de SAD, lo más seguro es que le recomienden una terapia de luz, apunta la doctora Leibenluft.

TERAPIA SOLAR

Hay una noticia buena respecto al SAD: éste se puede tratar con éxito de forma muy sencilla: con luz. En caso de que se sienta menos entusiasta o menos productiva en los meses de invierno, ayúdese con estas estrategias.

Dé un paseo a la hora de comer. Los rayos solares son más fuertes al mediodía, por eso este es el mejor momento para tomar un baño de luz terapéutica. Si camina mientras se asolea, duplicará los beneficios, porque el ejercicio la ayudará a no subir de peso y, tal vez, a evitar una depresión.

Las investigaciones concluyen que basta con que la luz entre por sus ojos (no es necesario exponerse a ella) para producir efectos benéficos, por lo que no es necesario usar su protector solar.

Alumbre su casa y oficina. "La mayoría de las personas se sienten mejor en un ambiente bien alumbrado", expresa la doctora Ragucci. Para algunas, es suficiente con aumentar la cantidad normal de luz en su casa u oficina.

Pase sus vacaciones de invierno en el sur. "Esto sólo tiene un efecto temporal, pero todas aquellas que lo prueban manifiestan sentirse muy bien durante esas semanas", comenta la doctora Ragucci.

Gradúese en terapia con la caja de luz. Si su exposición a más luz –de interior o exterior– no le sirve y el SAD no deja de cubrir de sombras sus inviernos, pregúntele a su doctora acerca de la posibilidad de usar una caja de luz, propone la doctora Leibenluft. Tal vez ella le recomiende una luz brillante encendida a 10,000 lux durante un plazo de entre 30 minutos y dos horas al día. La doctora Ragucci estima que tres de cada cuatro personas con este problema que acuden a ella responden a este tipo de terapia.

Enchufe un simulador de amanecer. Esta alternativa es más aconsejable que la anterior. Con ese aparato es como tener el sol al lado de la cama: todas las mañanas, alrededor de las 4:00 a.m., llueva o truene, éste se enciende y, en el transcurso de las siguientes dos horas, emite una luz que aumenta de intensidad gradualmente: simula el amanecer. Las expertas opinan que las primeras pruebas con simuladores de amanecer han sido muy alentadoras. Solicite éstos y las cajas de luz a SunBox Company, 19217 Orbit Drive, Gaithersburg, MD 20879 o búsquelos, si es que están a la venta, en su localidad.

Mal aliento

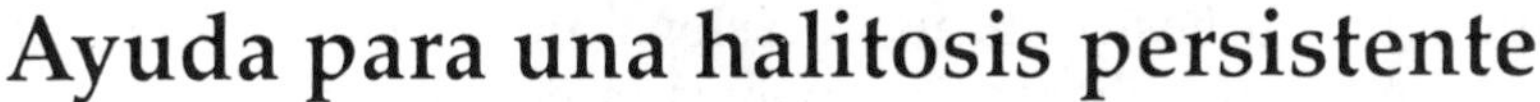

Ayuda para una halitosis persistente

Aquellas mujeres que, por lo regular, no se preocupan por el mal aliento, sí lo hacen cuando estiran la mano para comerse una rebanada de pan de ajo, una botana con salsa de cebolla o una porción de su *curry* preferido.

Al contrario de lo que usted supone, el hecho de meterse una pastilla de menta a la boca, o de enjuagársela con un producto bucal, no siempre es la mejor solución. Las mentas y los enjuagues, usados con mucha frecuencia –varias veces al día–, sí disminuyen el problema, pero no atacan la causa, indica la doctora Mahvash Navazesh, profesora asociada y vicepresidenta del Departamento de Medicina Dental y Salud Pública de la escuela de Odontología de la Universidad de California del Sur, en Los Ángeles.

Así como usted buscaría qué origina el mal olor en su cocina, es aconsejable que averigüe qué provoca su mal aliento, aconseja la doctora Navazesh. El tabaco y las bebidas alcohólicas son causas comunes y evidentes.

Los investigadores siempre han sospechado que el verdadero culpable del mal aliento, común y corriente, tal vez viva en su lengua. Esta hipótesis encontró sustento en un estudio realizado por la doctora en odontología Erika H. DeBoever, llevado a cabo en el Departamento de Ciencias Biológicas de la Universidad de Michigan, en Ann Arbor. La doctora DeBoever estudió a 16 hombres y mujeres que padecían mal aliento, la mayoría de los cuales ya había usado enjuagues bucales, mentas y chicles con regularidad. Descubrió que el problema era más notorio en el caso de las personas que tenían la lengua recubierta, de manera natural, por una película de bacterias, y que además presentaban en la lengua fisuras profundas en las que se ocultaban los microorganismos.

LA CIENCIA Y LOS REMEDIOS CASEROS FUNCIONAN

Si ha tenido mal aliento con cierta frecuencia y no fuma, y si su médico ya descartó una causa de salud (como por ejemplo, un problema gastrointestinal, medicamentos, afecciones de encía, dientes infectados o picados o una infección de las vías respiratorias), pruebe las tácticas que sugieren las expertas.

Empiece por lo básico. El uso ocasional de enjuagues que disfracen el mal olor ayuda, sin embargo, también es importante que las mujeres pongan suma atención a una buena higiene bucal, expresa la doctora en odontología Geraldine Morrow, ex presidenta de la Asociación Dental Americana y

CUÁNDO CONSULTAR AL MÉDICO

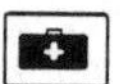

Como el mal aliento tiene diversas causas —algunas sin importancia y otras graves—, lo más recomendable es sacar cita con su dentista si no ha resuelto su problema con recursos caseros en unas cuantas semanas.

miembro de la Asociación Americana de Mujeres Dentistas, con consultorio en Anchorage, Alaska. Empiece por cepillarse los dientes, usar hilo dental y tallarse la lengua.

Enjuáguese con producto bucal. Un estudio hecho por la doctora De-Boever arrojó que las personas que se cepillaban la lengua y enjuagaban la boca con un producto bucal, al terminar de desayunar y antes de dormir, tenían menos olor desagradable. En concreto, los involucrados en el estudio siguieron estos pasos: cepillaron sus dientes con un dentífrico de su elección. Después, introdujeron sus cepillos en un enjuague bucal de gluconato de clorexideno al 0.12 por ciento (por ejemplo, el de la marca Peridex, fabricado por Proctor and Gamble) y se asearon la lengua. Luego, hicieron buches durante 60 segundos con el mismo enjuague. Por último, no comieron o bebieron nada, ni se enjuagaron con agua aproximadamente durante media hora.

Al seguir esta técnica durante siete días, la cantidad de organismos sospechosos de originar el mal aliento de su boca disminuyó significativamente.

Cambie a un cepillo con punta de hule. Use un cepillo de los que tienen un palillo de hule en un extremo y limpie un poco las cavidades cuando diga *ah,* detalla la doctora Penelope Shar, internista con consultorio particular en Bangor, Maine. Los alimentos no únicamente se acumulan en sus dientes y encías, sino también en los pliegues ocultos cerca de las amígdalas; en cualquier punto de las pequeñas bolsitas que se forman en la parte interna de la boca, expone. Cuando se quedan ahí producen el mal aliento. Los aparatos que irrigan agua, tipo Water-Pik, son eficaces.

Mastique hierbas. Tratándose de malos olores básicamente relacionados con los alimentos, el masticar un poco de perejil –un remedio popular muy conocido–, verdaderamente limpia el aliento, señala la doctora Shar.

Después de cenar, beba agua. El simple hecho de enjuagarse la boca con agua (H_2O) la refrescará después de comer o tomar café. Además, ello ayudará a remover la placa bacteriológica o dental, es decir, la pegajosa acumulación de bacterias y sarro que origina la picadura de dientes, los problemas de encía y el mal aliento, asegura la doctora Navazesh.

Mal de Lyme

Qué hacer después de un piquete

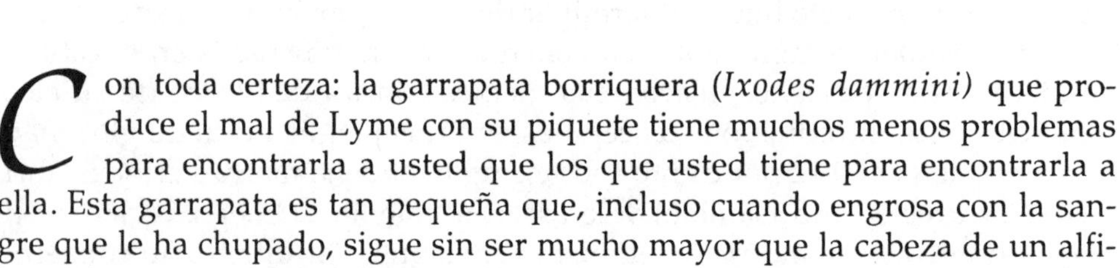

Con toda certeza: la garrapata borriquera (*Ixodes dammini*) que produce el mal de Lyme con su piquete tiene muchos menos problemas para encontrarla a usted que los que usted tiene para encontrarla a ella. Esta garrapata es tan pequeña que, incluso cuando engrosa con la sangre que le ha chupado, sigue sin ser mucho mayor que la cabeza de un alfiler. Además, tiene la tendencia, el bichito, de esconderse en lugares velludos (la entrepierna, el cuero cabelludo y las axilas son sus preferidos). Con una sola revisión dada a su cuerpo tal vez no detecte su presencia.

Estadísticamente, sólo dos o tres garrapatas de cada cien transportan las bacterias espiroidales (llamadas espiroquetas) que producen el mal de Lyme (en latín se llama: *Borrelia burgdorferi*). Antes se pensaba que infectaba a las garrapatas de unos cuantos estados del noreste de Estados Unidos –por ejemplo, Connecticut–, pero la enfermedad transmitida por las garrapatas ahora tiene presencia en todos los estados de dicho país, menos en siete.

La señal clásica del mal de Lyme es una erupción parecida a un ojo de buey rojo en el punto donde está el piquete o en cualquier otra parte del cuerpo. Las bacterias llegan a establecerse en puntos distantes –el corazón, las articulaciones, el cerebro y el sistema nervioso–. En consecuencia, se inflaman las articulaciones, duele el cuerpo en general, hay síntomas de catarro, lagunas mentales, problemas cardiacos y otras consecuencias permanentes.

UN BICHO QUE USTED DEBE EVITAR

Las investigadoras informan que el mal de Lyme, la mayoría de las veces, se contrae en primavera y verano, cuando las garrapatas son pequeñas, es decir, se hallan en su etapa de crisálida o crecimiento. No es fácil verlas. Para el otoño, son adultas crecidas, todavía capaces de transmitir el mal, pero mucho más fáciles de ver si se suben a su cuerpo.

Para disminuir la posibilidad de que una garrapata borriquera la muerda, los Centros Nacionales para el Control y la Prevención de Enfermedades, en Atlanta, ofrecen estos lineamientos generales.

Ataque los refugios de las garrapatas. Las garrapatas abundan, sobre todo de mayo a julio. Llame a los encargados del departamento de salud de su estado o localidad para que ellos detecten los lugares donde se guarecen.

Use ropa clara. ¿Piensa ir de excursión o a andar en bicicleta en el bosque? ¿Va a trabajar en su jardín? Si es así, las garrapatas se detectan más fácilmente sobre calcetines, pantalones y blusas de color blanco o beige.

Fájese la ropa. Para evitar que esos animales se cuelen por debajo de su ropa. Métase la blusa por adentro de los pantalones y éstos en los calcetines. Después pegue un poco de cinta adhesiva en la unión de la blusa y los pantalones y la de éstos con los calcetines.

***Use un* spray.** Las expertas proponen que, como protección adicional, debe aplicar un repelente contra insectos que contenga dietiltoluamida, o DEET, sobre la ropa y piel que quede expuesta, a excepción de su rostro.

Desvístase, báñese y revísese. Tan pronto como llegue a casa, quítese toda la ropa, dúchese y revise si tiene garrapatas. En caso de que sólo haya una en su piel, ésta, quizá, no empezará a alimentarse de inmediato.

DETECTE PRIMERO, DESPUÉS TRATE

Si a pesar de sus precauciones manifiesta algunos síntomas indicadores y su doctora le confirma que ha contraído el mal de Lyme, probablemente le recetará una serie de antibióticos en combinación con antiinflamatorios y otras medicinas. Ante esta situación, esto es lo que las especialistas recomiendan a las mujeres que atienden.

Tenga paciencia. La forma en que responda a las medicinas dependerá de qué etapa del mal de Lyme presenta en el momento del diagnóstico, apunta la doctora Susan Ward, ayudante de profesor de la especialidad de medicina y directora asociada del Centro Jefferson para la Osteoporosis en el Hospital Universitario Thomas Jefferson, en Filadelfia.

"Cuanto antes se detecte el contagio, tanto mayor la probabilidad de evitar sus complicaciones", asegura la doctora. "Con los medicamentos actuales, el desarrollo de ese mal, en el caso específico de muchas mujeres, se controla en un par de meses a partir de la infección inicial."

"No obstante, los síntomas, inclusive un dolor parecido a la artritis y la fatiga, duran algunas semanas, o meses, después de curado el mal", según

CUÁNDO CONSULTAR AL MÉDICO 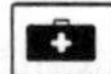

Consulte a su doctora al encontrar una garrapata atiborrada de sangre en su cuerpo, indica la doctora Susan Ward, ayudante de profesor de medicina y directora asociada del Centro Jefferson para la Osteoporosis en el Hospital Universitario Thomas Jefferson, en Filadelfia.

Asimismo, no deje de hacerlo si presenta la erupción distintiva, en forma de ojo de buey —un parche circular rojo—, que sale entre tres días y un mes después de haberle chupado una garrapata infectada.

Otros síntomas que señalan que se trata del mal de Lyme serían fatiga, escalofríos y fiebre, dolor de cabeza, de músculos y articulaciones, así como ganglios linfáticos inflamados. Los que se llegan a presentar meses después de la mordida de este animal son adormecimiento, cosquilleo, parálisis facial (parálisis de Bell), otros problemas del sistema nervioso, taquicardia y otras irregularidades del corazón y articulaciones inflamadas (especialmente las de las rodillas).

Al manifestar alguno de estos malestares, pida asesoría especializada en la clínica más cercana.

Kathy Roye, epidemióloga en el Centro Médico del Condado de Unterdon, en Flemington, Nueva Jersey. "Es muy importante que las que lo padecieron tengan la convicción de que ya no están infectadas, pero que necesitarán mucha paciencia mientras los síntomas van desapareciendo gradualmente."

Tómese sus medicinas, aunque se sienta mejor. "La dosis de antibióticos que tendrá que ingerir para contrarrestar la infección podría ser hasta por un mes entero", explica Roye. "Aunque tal vez se sienta completamente curada en cuestión de una semana o menos, es de vital importancia que continúe tomando sus medicinas durante el tiempo que haya determinado su doctora."

CUÍDESE Y AYÚDESE

A pesar de que el mal haya avanzado al punto en que manifiesta síntomas como la fatiga y un dolor parecido a la artritis, las doctoras dan algunas estrategias para aliviar el malestar.

Caliente las articulaciones doloridas. "El dolor muscular que siente aminorará al poner calor húmedo e intenso", aduce la doctora Eileen Hilton, directora del Centro para el Mal de Lyme en el Centro Médico Judío de Long Island, en Nueva York. Coloque una toalla previamente remojada en agua caliente y exprimida y déjela en la zona dolorida hasta que empiece a sentir alivio.

Trasládese a un baño de vapor. "El calor húmedo e intenso de un baño de vapor es magnífico cuando le duele todo el cuerpo", expresa la doctora Hilton.

Cuidado con lo que come. "Cuando se padece este mal, una buena nutrición es sumamente importante para contribuir al proceso de curación del organismo", comenta la doctora Hilton. "Realmente no estamos facultadas para señalar que la ingestión de determinados alimentos afecta positivamente el curso del mal de Lyme, mas sí para observar que es sensato llevar una dieta variada, con pocas grasas y mucha fruta, leguminosas, cereales y vegetales."

Intégrese a un grupo de apoyo. "Lo más importante que debe hacerse ante esta circunstancia es unirse a un grupo de apoyo, propone la doctora Ward. Es una alternativa recomendable para aprender a manejar algunos de los problemas con los que se podría topar. Esto ayuda a recuperar la sensación de que controla su existencia."

Mal de Raynaud

Estrategias para calentarse cuando hay mucha sensibilidad al frío

En el caso de mujeres que viven en latitudes muy frías, tener los dedos de las manos sensibles y los de los pies insensibles es muy molesto. No obstante, para las que padecen el mal de Raynaud, la exposición al frío llega a producirles tanto dolor que al meter las manos en el congelador para sacar una bolsa de chícharos les resulta insoportable. En esta situación concreta, el detonante es una falla en el sistema circulatorio del cuerpo, la que activa una reacción dolorosa, superespástica al frío: constriñe los vasos sanguíneos, especialmente los de los dedos de las manos y de los pies.

"Se sabe que el mal de Raynaud es causado por la contracción de los vasos sanguíneos", indica la doctora Kendra Kaye, ayudante de profesor de medicina en la Escuela de Medicina de la Universidad de Pennsylvania, en Filadelfia. "Sin embargo, se desconoce por qué ocurre."

Normalmente, este padecimiento produce cambios de color en las zonas afectadas, sobre todo en los dedos. "Las puntas de éstos se ponen blancas y después azules cuando están expuestos al frío. Más adelante, cuando se calientan, se ponen rojas. Este es el trío clásico de colores del mal de Raynaud", observa la doctora Kaye.

Asimismo, si pudiéramos ver el interior de los vasos sanguíneos afectados por este mal, nos daríamos cuenta de que las células que recubren sus paredes son considerablemente gruesas, detalla la doctora Joan Merrill, ayudante de jefe de reumatología en el Centro Hospitalario Roosevelt-St. Luke's, en la ciudad de Nueva York. Así el flujo sanguíneo se desacelera de tal manera que, en los casos graves, un espasmo provoca su suspensión.

ESTRATEGIAS PRÁCTICAS

La mayoría de las estrategias para combatir el mal de Raynaud pretenden evitar la contracción de los vasos sanguíneos que se encuentran en los dedos de las manos y de los pies, expone la doctora Merrill. Esto es lo sugerido por las doctoras.

Use guantes. Póngase los guantes que usa para el horno siempre que tenga que meter las manos en el congelador para sacar una bolsa de chícharos o una charola de hielo, apunta la doctora Merrill. Quizá estos sean un poco incómodos, pero protegerán sus dedos contra el frío, el que puede producir un espasmo.

Póngase guantes de hule. Póngase guantes de hule siempre que vaya a meter las manos en agua fría para lavar ropa delicada o para otros quehaceres domésticos, enfatiza la doctora Merrill. Asegúrese de que sean una o dos tallas más de la que normalmente usa. De lo contrario, restringirán su circulación y producirán una contracción.

Cierre el puño. En ocasiones, el simple hecho de pasar de una habitación a otra más fría es suficiente para disparar esta enfermedad, dice la doctora Merrill. Para evitar la contractilidad, sencillamente cierre el puño, sin apretar demasiado, cuando entre en el otro cuarto. Esto permitirá que sus dedos se calienten unos a otros. Deje pasar unos minutos para que su cuerpo se aclimate a la temperatura nueva antes de abrir sus puños.

Compre una taza aislante. El hecho de que padezca el mal de Raynaud no significa que deba olvidarse de las bebidas con hielo, enfatiza la doctora Merrill. Tan sólo tómelas en un vaso aislante o una taza con oreja.

Evite el aire acondicionado. "Muchas mujeres opinan que el aire acondicionado lo activa", manifiesta la doctora Merrill. La mayoría por eso lo evitan en la medida de lo posible, pero cuando no hay forma de hacerlo, deben solicitar que bajen el aire acondicionado y sentarse lo más lejos posible de las ventanas.

Súrtase de calentadores para manos y pies. "Conservar calientes los dedos de las manos y los pies al salir al exterior es una cuestión muy seria en el caso de alguien que padece el mal de Raynaud", afirma la doctora Merrill. Además de surtirse de mitones, guantes, calcetines, sombreros con orejeras y pasamontañas tejidos, adquiera varias bolsas de calor –se venden en las tiendas de artículos deportivos y en las ferreterías– e introdúzcalas en sus guantes, bolsillos y botas.

Mueva sus dedos. Un efecto colateral terrible del mal de Raynaud es que los dedos se llegan a poner tan tiesos que resulta imposible moverlos, advierte la doctora Merrill. "Pero no deje que la rigidez le gane la partida. Dos

CUÁNDO CONSULTAR AL MÉDICO

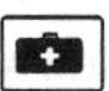

Asista a revisión médica si tiene el mal de Raynaud y:

- Se le hinchan las manos.
- Se le empieza a caer el cabello.
- Siente los ojos resecos.

Su doctora le recetará la medicina apropiada para dilatar los vasos sanguíneos, una que contribuya a disminuir los espasmos que produce el dolor y los cambios de color.

veces al día, sumerja las manos en un lavabo o palangana con agua caliente y ejercite sus dedos un poco hasta que los mueva mejor."

Opte por productos sin cafeína. La cafeína, ya sea que se encuentre en el café, el té, los refrescos de cola o las medicinas de patente, constriñe los vasos sanguíneos y exacerba este mal, previene la doctora Kaye. Lea las etiquetas de los productos que vaya a adquirir para evitar la cafeína, de ser posible.

Mal olor corporal

Huela mejor y no a sudor

Antes de decidir si guarda en el cajón un suéter que acaba de usar o lo echa a lavar, huélalo, pues debe detectar si tiene impregnado el aroma de su cuerpo con el propósito de no ofender a los demás cuando se lo vuelva a poner.

Muchas personas despiden mal olor corporal, o apestan, como muchas decíamos en bachillerato, en la etapa de la pubertad, apunta la doctora Dee Anna Glaser, ayudante de profesor de dermatología en la Escuela de Medicina de la Universidad de St. Louis. Aquel es originado por la activación de las hormonas sexuales, de hombres y mujeres, las que hacen que las glándulas apócrinas –glándula sudorípora situada en las áreas del vello debajo de los brazos y alrededor de los genitales– secreten una sustancia lechosa inolora que, al combinarse con las bacterias de la piel, despide un olor penetrante.

Los olores que despiden esas glándulas son especialmente intensos durante la ovulación, explica la doctora Glaser. También se activan cuando se enoja, asusta o emociona. Sin embargo, esas glándulas no son las únicas que desempeñan un papel en la producción de sudor. El resto de su cuerpo aloja alrededor de dos millones o más de glándulas ecrinas: las responsables del sudor líquido salado que la enfría cuando tiene calor. Este tipo de sudor inoloro, adecuado para crear el ambiente húmedo donde crecen y se reproducen las bacterias, al mezclarse con las secreciones de las apócrinas, produce mal olor.

MÁS QUE UNA SIMPLE DUCHA

En el caso específico de la mayoría de las mujeres, la ducha diaria, seguida por un desodorante, es todo lo que se requiere para mantener controlado el mal olor del cuerpo. Para las que necesitan una ayuda extraordinaria, las doctoras ofrecen estas sugerencias.

Lleve una toallita de bebé. Si tuvo un encuentro tenso, del tipo que haya sido, y la aceleró tanto que sus glándulas apócrinas empiezan a trabajar, diríjase al sanitario y limpie las zonas donde tiende a despedir el mal olor con una toallita de las ya humedecidas, las que se venden para la higiene femenina, o con las de bebés, señala la doctora Glaser. Deshágase de este problema de mal olor.

Lávese con dos tipos de jabón. Como el olor sólo se presenta cuando la secreción de las glándulas ecrinas se mezcla con la de sus axilas y de alrededor de sus genitales y ano, lave estas zonas propensas al mal olor con un jabón antibacteriano, una vez al día, sugiere la doctora Mary Lupo, profesora de dermatología en la Escuela de Medicina de la Universidad de Tulane, en Nueva Orleans. Para evitar la resequedad que le puede producir este jabón, emplee uno normal, es decir, más suave para otras partes de su cuerpo, por ejemplo, la marca Cetaphil.

Utilice un antitranspirante. Cuando haya disminuido la cantidad de microbios de su piel, póngase un desodorante –un antitranspirante que contenga carbohidrato de aluminio– en las axilas, señala la doctora Karen S. Harkaway, instructora del área de dermatología en la Escuela de Medicina de la Universidad de Pennsylvania y dermatóloga del Hospital del mismo nombre, ambos en Filadelfia. El antitranspirante disminuirá la humedad donde se reproducen los microbios.

Polvéese con un poco de almidón. También disminuirá la cantidad de humedad que normalmente se produce durante el transcurso del día polveando con almidón esas áreas tendientes al mal olor, comenta la doctora Glaser.

Mal temporomandibular

Alivio para su quijada dolorida

Con frecuencia se llama síndrome TMJ al mal temporomandibular (MTM), al que se cuenta entre los padecimientos más desconcertantes: una no puede abrir o cerrar la boca. La mandíbula le duele tanto que hace muecas de dolor. Asimismo, produce chasquidos raros como cuando se tronaba, de niña, los dedos de las manos. Además, sufre una jaqueca tremenda.

También conocido como el síndrome del mal de la coyuntura temporomandibular, el MTM afecta la articulación de la mandíbula y los músculos que intervienen al masticar. El motivo que explica en parte el dolor de éstos es que muchas de las personas con MTM aprietan o rechinan los dientes, casi siempre por la noche, pero a veces también de día. Tanto apretar y rechinar cansa los huesos y músculos de la mandíbula y desemboca en saltos de dolor, jaquecas agudas, dolor de cuello, rostro y hombros, en ruidos como de chasquido y tronido de la mandíbula. Además de notar que de repente los dientes de arriba dejan de embonar con los de abajo.

La coyuntura temporomandibular conecta la quijada inferior, o mandíbula, con el hueso temporal (de ahí el hombre del padecimiento), que forma parte del cráneo. Cuando la coyuntura está demasiado tensa o lesionada, siente dolor y no la puede usar con la misma facilidad que cuando está sana.

CULPE AL ESTRÓGENO

Las doctoras coinciden en que el MTM se divide en tres categorías básicas. La primera y más común se caracteriza por molestia o dolor en los músculos de la mandíbula, el cuello o los hombros. Las otras formas menos comunes incluyen una mandíbula dislocada, una lesión en la misma o una enfermedad de las coyunturas –por ejemplo, osteoartritis o artritis reumatoide–. La que tiene el MTM llega a manifestar uno o varios de estos síntomas al mismo tiempo.

"Las mujeres acuden en busca de atención a causa del MTM con el doble de frecuencia que los hombres", asegura la doctora Donna Massoth, odontóloga y psicóloga en el Departamento de Medicina Oral en la Universidad de Washington, en Seattle. Es posible que exista cierta relación con el estrógeno. Un estudio realizado con mandriles hembra arrojó que éstas tienen receptores de estrógeno, la hormona femenina, en la mandíbula y que en los machos no aparecen. Así como las migrañas tienen relación con un aumento de esa hormona, ésta también podría influir en el MTM.

RESPIRE HONDO (Y DEJE EL CHICLE)

En algunas personas, el dolor del MTM así como se presenta desaparece. Esto no quiere decir que sea fácil de controlar. Por fortuna, sea cual fuere el origen de ese malestar, las odontólogas revelan las siguientes estrategias para quitar el dolor.

Pruebe un poco de maíz congelado y una toalla caliente. "El dolor de mandíbula se alivia con hielo", asegura la doctora Massoth. Colóquese una bolsa de hielo o una bolsa de vegetales congelada sobre el área de la coyuntura, durante diez minutos cada hora, y repita tantas veces como sea necesario.

Entre cada colocación de hielo póngase calor húmedo –es decir, un cojín eléctrico o un trapo remojado en agua caliente– durante 20 minutos cada vez.

"Use el hielo para una lesión aguda y reciente, que tenga menos de un día. El calor funciona mejor en las lesiones crónicas, de más tiempo, pues aumenta la circulación de la sangre y relaja los músculos de la mandíbula", expone la doctora Barbara Rich, odontóloga de Cherry Hill, Nueva Jersey, y vocera de la Academia de Odontología General.

Deje en reposo su mandíbula. Como en el caso de cualquier músculo o articulación tensionados, el mejor remedio para una mandíbula en este estado es el reposo, propone la doctora Rich. "La dejará descansar si evita alimentos crujientes y duros –por ejemplo el filete de carne y el pan francés–", detalla la doctora. Además, no coloque el auricular del teléfono entre el cuello y hombro: adopte la postura correcta.

Aguántese ese bostezo. Abrir la boca demasiado llega a provocar dolor en la coyuntura, apunta la doctora Rich. Procure no abrir la boca del todo. Si siente ganas de bostezar, aguánteselas.

Cuidado con los bocadillos. Los bocados demasiado grandes también causan malestar. Para reducirlo o evitarlo, corte sus alimentos en pedazos pequeños y mastíquelos lenta y concienzudamente, enfatiza la doctora Leanne Wilson, psicóloga clínica en el Departamento de Medicina Oral de la Universidad de Washington, en Seattle.

Tire el chicle. Masticar lápices, plumas o chicle por nervios, empeora el MTM, previene la doctora Wilson, así que olvídese del chicle completamente y procure dejar únicamente en sus manos los útiles para escribir.

Déle masaje a su mandíbula. Un masaje suave en la coyuntura aumenta el flujo de sangre a esa área y, por consiguiente, desaparece el dolor.

Respire hondo. "Muchas veces, la tensión y el MTM están estrechamente relacionados", opina la doctora Wilson. "El estrés empeora cualquier problema físico", añade la doctora. Así pues, no se extrañe cuando advierta que rechina los dientes justo antes de pedirle a su jefe un aumento: no lo hace cuando está relajada tomando un sauna, ¿verdad?

Para aminorar su tensión y contribuir a que el dolor del MTM ceda más pronto, respire profundamente varias veces, dice la doctora Wilson. Si tam-

CUÁNDO CONSULTAR AL MÉDICO

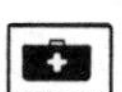

Cuando experimente un dolor que se irradia al rostro o la boca, un chasquido o tronido doloroso en la mandíbula, o un cambio repentino en la forma en que están alineados sus dientes, o un dolor persiste a pesar de llevar dos semanas de remedios para encontrar alivio sola, acuda a la dentista.

Ella le adaptará con seguridad una placa protectora, es decir, una funda de plástico que se adapte a los dientes de arriba, o de abajo, para disminuir el daño que se causa cuando los aprieta o rechina y aliviar la tensión muscular. Probablemente, también le sugerirá una fisioterapia, o que durante una temporada breve tome relajantes musculares y fármacos antiinflamatorios para ayudarle a quitar el dolor del MTM (mal temporomandibular).

bién escucha una cinta de relajación logrará no sólo soltar sus músculos, sino tranquilizar su mente mucho más.

Disminuya la cafeína. Evite la cafeína, sugiere la doctora Massoth. Tensa los nervios y ello, lógicamente, repercute en los músculos. Recuerde que ese estimulante no sólo está presente en el café, sino también en muchos tés y refrescos, así como en el chocolate. Lea en las etiquetas de los alimentos que va a comprar si son una fuente de cafeína.

Estírese. "Cuando el dolor agudo de un ataque de MTM haya cedido un poco, es importante que no deje de mover los músculos de la mandíbula", previene la doctora Wilson. Es normal que tienda a consentir la zona lesionada, pero si deja de abrir la boca, los músculos se pondrán rígidos y acabarán doliéndole más.

Para conservar su mandíbula en buen estado, pruebe esto: abra la boca tanto como pueda sin llegar a sentir dolor, aguante así unos cuantos segundos y después ciérrela lentamente, sin hacerlo totalmente, es decir, semiciérrela. Vuelva a abrirla, y a aguantar unos segundos y, luego, poco a poco ciérrela. Repita este ejercicio 10 o 15 veces al día, propone la doctora Wilson. Cualquier ejercicio debe ser autorizado por su dentista y, si al practicarlo siente mucho dolor, o se le traba o pellizca la coyuntura, suspéndalo, agrega la doctora.

Manchas por la edad

Defiéndase de las desagradables pecas

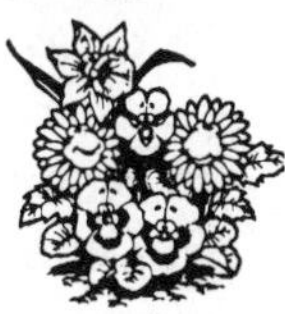

Hay personas que ignoran que las llamadas manchas por la edad son pequeñas quemaduras de sol aparecidas y repartidas en su rostro, manos, pecho y brazos.

"Las manchas por la edad son resultado de la exposición a los rayos solares", explica la doctora Eileen Lambroza, instructora de dermatología en el

Centro Médico del Hospital Cornell de Nueva York, en esta misma ciudad. Realmente no tienen nada que ver con la edad. Además, permanecen más tiempo que el bronceado. Son puntos pigmentados que contienen una cantidad mayor de melanocitos, los que a su vez tienen melanina –pigmento natural que da color a la piel y tiende a oscurecerla cuando ha sido expuesta una y otra vez a los rayos ultravioleta.

APAGUE LA MÁQUINA DE LA MELANINA

Existen varias alternativas para reducirlas al mínimo y poder llegar a un futuro inmaculado. Esto es lo que recomiendan la doctora Lambroza y otras colegas.

Aclare las manchas. Si una mancha por la edad no es demasiado oscura, podrá desaparecer con fórmulas comerciales que sirven para aclarar –cremas desvanecedoras– y contienen una solución de hidroquinina al 2 por ciento, manifiesta la doctora Lambroza. Las manchas más oscuras requieren de una solución al 3 por ciento, pero sólo se adquiere con receta.

Así pues, pruebe la crema desvanecedora marca Porcelana. Siga con exactitud las instrucciones del empaque, agrega la doctora Lambroza. Todas las fórmulas para aclarar llegan a irritar la piel, sobre todo si se las deja demasiado tiempo.

Opte por una loción de ácidos alfa hidróxicos. Si quiere aclarar las manchas por la edad e igualar la textura y el tono de su piel, la doctora Lambroza sugiere que incluya los ácidos alfa hidróxicos (AHAs por sus siglas en inglés) en su cuidado diario de la piel. Estos suaves ácidos naturales se derivan de la caña de azúcar, la fruta y la leche. El ácido glicólico, hecho de la caña de azúcar, y los AHAs usados con más frecuencia desprenden las células muertas de la superficie de la epidermis y aceleran la capacidad de ésta para reemplazarlas por otras nuevas, más jóvenes, por las que están abajo. Así es como desaparecen este tipo de manchas, es decir, los AHAs exfolian la pigmentación de la superficie de la piel.

Cuando empiece a utilizar los AHAs, extienda una gota de la preparación de AHA al 5 por ciento sobre una zona pequeña de piel, abajo del mentón, sugiere la doctora Lambroza. Si al día siguiente no hay irritación ni enrojecimiento, lávese la cara, séquela con golpecitos, unte su protector solar normal y después la loción indicada. Extiéndala por todo su rostro, menos alrededor de los ojos, a una distancia equivalente al largo de sus pes-

Rutina diaria contra el envejecimiento

Doctora Eileen Lambroza

El primer rostro que la doctora Eileen Lambroza trata cada mañana es el suyo. Ella es instructora de dermatología en el Centro Médico Cornell, del Hospital de Nueva York, en esta misma ciudad. Su meta es tener un cutis brillante y sano que resista las huellas del envejecimiento: inclusive esas pequeñas sombras color café llamadas manchas de edad. Este es el régimen que sigue:

Cada mañana, la doctora se lava la cara con la espuma de un líquido especial para ello. Después se aplica una loción elaborada con base en ácidos alfa hidróxicos, los que aceleran el cambio de células —una loción al 5 por ciento por la mañana y al 10 por la noche—; luego se aplica un protector con factor de protección solar, o SPF (por sus siglas en inglés), del 15.

Hasta ahora, los esfuerzos realizados por la especialista para no envejecer le han dando buenos resultados. A los 33 años, ella es como un anuncio viviente de lo mucho que se logra siempre y cuando se tenga un enfoque inteligente y bien documentado para cuidar la piel. Su piel es tan tersa y suave como la de un bebé. No presenta ni una sola mancha.

tañas. Deje que se le seque y póngase su humectante normal y, por último, su maquillaje preferido.

En ausencia de excoriación, utilice la loción una vez al día, indica la doctora Lambroza. Tal vez sienta una ligera comezón: los AHAs empiezan a trabajar; esta molestia desaparecerá en unos cuantos minutos. Si después de dos o tres semanas no hay señales de irritación de ningún tipo, aplicará el tratamiento AHAs dos veces al día: una en la mañana y otra en la noche.

Los AHAs con un porcentaje más elevado de ácidos se deben obtener por medio de un dermatólogo, observa la doctora, Lambroza.

Eche mano del camuflaje. Algunas de las mujeres que emplean lociones de AHA ven los resultados aproximadamente en 60 días, otras, tienen que esperar casi un año para notar una mejoría. Mientras usted obtiene una respuesta favorable de las cremas desvanecedoras, o de los AHAs, quizá desee cubrir sus manchas. La doctora Anita Cela, ayudante de profesor de dermatología en el Centro Médico Cornell, del Hospital de Nueva York, recomienda la marca Dermablend, una base espesa que se adquiere en tiendas departamentales. Sugiere que para obtener mejores resultados solicite la ayuda de una vendedora para elegir el tono correcto y, al mismo tiempo, le enseñe a aplicarlo con una esponja y a combinarlo con el resto de su maquillaje.

Bloquee el sol. Para evitar que las manchas por la edad se extiendan o multipliquen, no deje de emplear un protector solar en su rostro todos los días de su existencia, enfatiza la doctora Debra Price, ayudante de profesor de dermatología en la Escuela de Medicina de la Universidad de Miami y dermatóloga del sur en esta misma ciudad.

"Si sólo pudiera tener un producto para cuidar mi piel, este sería un bloqueador solar", expresa la doctora Price. Se lo debe aplicar justo después de lavarse la cara, por la mañana, y antes de cualquier otro producto. También recomienda uno no químico, que contenga bióxido de titanio, el que refleja los rayos del sol perjudiciales, los ultravioleta A y B.

Manos con callosidades

Manos suaves y tersas

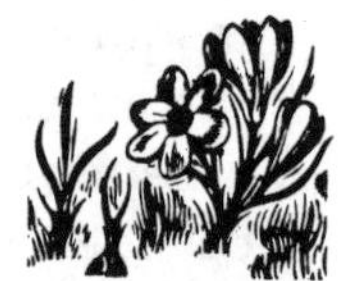

Cualquier mujer que haya usado un rastrillo para juntar las hojas de su jardín, sin usar guantes, y a la mañana siguiente despierte con dolorosas ampollas en la palma de las manos, conoce el motivo por el que el cuerpo produce callos. Al usar el rastrillo un rato, todos los días, durante una semana, su piel se endurecerá, formando una capa gruesa llamada callo. Éste le permitirá hacer muchas actividades que, al principio, eran dolorosas para la piel sensible, explica la doctora Loretta Davis, profesora asociada de dermatología en el Colegio de Medicina de la Escuela de Medicina de Georgia, en Augusta. Cuando no hay callosidad, la presión y la fricción irritan la piel, y se termina con una ampolla.

"Los callos son muy útiles y, en un plano ideal, no se debería hacer nada con ellos", afirma la doctora Davis. "Las mujeres no deberían preocuparse por el aspecto de los callos, pero sí lo hacen."

TÁCTICAS PARA ABLANDARLOS

Si un callo produce molestia, es demasiado grande o duro, se puede aliviar, asegura la doctora Davis. Estos son algunos consejos para ello.

Busque ácido láctico o urea. Las mujeres que quieran suavizar los callos duros o rasposos deben usar una crema humectante que contenga ácido láctico o urea. "Los humectantes con ácidos alfa hidróxicos, por ejemplo el ácido glicólico (de la caña de azúcar), o el láctico (de la leche), también son efectivos y fáciles de conseguir; toda línea importante de cosméticos tiene cremas que los contienen. Los ácidos alfa hidróxicos y la urea son especialmente buenos para la piel reseca", expone la doctora.

Remoje y después humecte. Algunas mujeres primero remojan las superficies callosas en agua y después se aplican el humectante, señala la doctora Davis. "Si se hace con frecuencia, el callo empezará a suavizarse."

Lime un poco. Cuando se bañe, talle suavemente la superficie dura con una piedra pómez, del tipo que venden las compañías especializadas en productos para el cuidado de las manos, sugiere la doctora Davis. Jamás use ese instrumento sin agua, ya que dañará su piel. Incluya este paso como parte de su rutina diaria al bañarse.

No olvide ponerse guantes. Para evitar los callos, de entrada, la doctora Davis aconseja usar guantes cuando se realicen actividades deportivas: hay que aplicar un humectante antes de ponérselos para reducir la fricción al mínimo. También es buena idea usarlos de algodón cuando se trabaje en el jardín.

(Para conocer las formas prácticas sobre cómo manejar los callos de los pies, véase la página 96.)

Manos resecas

De lijas a seda

Están muy agrietadas, y le pican y arden. Se atoran en sus pantimedias. Parecen los apéndices de un crustáceo y no las de un ser humano. Las manos resecas y agrietadas son el terror de las mujeres que se pasan la vida metiendo y sacándolas del agua o que trabajan en un ambiente con aire demasiado seco, característico de las oficinas.

"Incluso aquí, en Oregon, donde el aire es húmedo todo el año, la piel reseca de las manos representa un verdadero problema para las mujeres, porque cuando encienden la calefacción, ésta le resta humedad a la piel", observa la doctora Phoebe Rich, ayudante de profesor del área de dermatología en el Centro Oregon para las Ciencias de la Salud, en Portland.

REMOJE, SELLE Y PROTEJA

Las doctoras manifiestan que se puede hacer mucho para mejorar las manos resecas. "La atención que le prestamos a nuestra piel marcará una diferencia enorme en el aspecto de nuestras manos", dice la doctora Loretta Davis, profesora asociada de dermatología en la Escuela de Medicina de Georgia, en Augusta. Esto es lo que debe hacer.

Lávese con un jabón grasoso. "En general, los jabones eliminan el aceite de su piel, por tanto, busque productos con emolientes, por ejemplo, marca Dove y Oil of Olay", indica la doctora Davis.

Restituya los aceites que se pierden. Al principio, sumergir sus manos apergaminadas en agua le calma la comezón y demás molestias. Sin embargo, el repetir la acción no hace sino exacerbar la piel reseca, señalan las doctoras.

"El agua es la principal responsable de las manos maltratadas, sobre todo si se combina con jabones y detergentes", expresa la doctora Rich. Ésta también aconseja que se humecten las manos justo después de lavárselas, con el propósito de sellar el agua que haya absorbido la piel, así se contribuye a evitar la resequedad y las grietas.

Lia Schorr, especialista en el cuidado de la piel y dueña del Salón Lia Schorr para el Cuidado de la Piel, en la ciudad de Nueva York, sugiere buscar lociones y cremas para manos que contengan aceite mineral o glicerina. Otras recomiendan las suaves –por ejemplo, las de marca Cetaphil, Moisturel, Aveeno, Eucerin o Purpose.

Use guantes protectores. "Las peluqueras, que están en contacto permanente con sustancias químicas, experimentan más resequedad en las manos que ninguna otra mujer", manifiesta la doctora Rich. Para todas las demás, los productos de limpieza para el hogar también representan un problema. En especial los del baño, como el amoniaco y el cloro, dañan mucho más las manos, advierte la doctora Davis

La doctora Rich aconseja que para proteger las manos se ponga guantes de hule forrados de algodón. "El forro evita que las manos suden. De lo contrario, el sudor, al igual que el agua, resecará su piel."

(Para formas prácticas acerca de cómo manejar el eczema, condición de la piel que se parece a la piel reseca, véase la página 241.)

Mareos por el movimiento

Acabe con las náuseas y el sudor frío

Cualquier mujer que haya estado en un barco, cuando el mar está picado, o en un viaje de avión cuando hay turbulencias, conoce muy bien los temidos síntomas del mareo por movimiento: siente la cabeza pesada y el estómago revuelto. Otros síntomas son mareo, fatiga, sudor, desfallecimiento, dificultad para respirar e, incluso, el desmayo. "Entre és-

CUÁNDO CONSULTAR AL MÉDICO 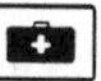

Si está embarazada, puede ser más susceptible al mareo por el movimiento, aduce la doctora Glenda Lindseth; enfermera titulada y profesora de enfermería en la Escuela de Enfermería de la Universidad de Dakota del Norte, en Grand Forks. Cuando viaja y tiene entre tres y cinco vómitos fuertes, consulte a su médica para asegurarse de que no está deshidratada y, por lo tanto, usted y el feto están bien.

tos el más perturbador es el malestar estomacal –revoltura, náusea y vómito–" asegura la doctora Susan Herdman, profesora asociada de otolaringología en la Universidad de Miami, en Coral Gables.

UN CEREBRO CONFUNDIDO

El váguido por movimiento ocurre cuando el cerebro recibe señales contradictorias de los movimientos que afectan al cuerpo. Sus ojos envían un mensaje, pero el oído interno y las piernas otro. Suponga que se halla en el camarote de un barco, donde no ve las enormes olas del exterior. Todo parece perfectamente quieto. No obstante, sus piernas y el oído interno sienten su zarandeo como si fuera una boya sobre las olas. Al recibir su cerebro estos mensajes encontrados, se confunde y usted se marea, explica la doctora Herdman.

El mareo por movimiento se llega a presentar aun en un viaje en auto o tren. Por consiguiente, si usted es una mujer activa, viaja mucho, los mareos podrían deteriorar gravemente su estilo de vida.

Ciertas situaciones hacen que las mujeres sean especialmente susceptibles a este tipo de mareo. Si está embarazada y tiende a padecer náuseas por la mañana, su estómago se halla irritable de por sí, y usted tendrá muchas más probabilidades de ponerse verde si se sube, por ejemplo, a un barco que se mece. "El aumento de ciertas hormonas durante el embarazo, al parecer, altera el grado de mareo por movimiento tolerable", detalla la doctora Glenda Lindseth, enfermera titulada y profesora asociada de enfermería en la Escuela de Enfermería de la Universidad de Dakota del Norte, en Grand Forks.

Asimismo, las que están tomando la píldora o siguen una terapia de sustitución hormonal para la menopausia, suelen ser más susceptibles a las náuseas cuando viajan, porque los medicamentos elevan los niveles de ciertas hormonas, las que provocan estómagos más sensibles, apunta la doctora Lindseth. Cabe señalar que en un breve estudio aplicado a pilotos de avión que han sufrido mareos, la doctora Lindseth encontró que las tres mujeres piloto que estaban tomando píldoras anticonceptivas se marearon significativamente más que sus compañeros.

EL ENFOQUE DE MENTE-CUERPO

La cura para el mareo por movimiento es volver a pisar tierra firme, se sentirá mejor cuando deje de moverse. Sin embargo, no siempre se puede hacer en el momento que una lo necesita, salvo que desee lanzarse de un vehículo en movimiento (realmente no es una medida aconsejable). A continuación las doctoras indican qué hacer para calmar su estómago revuelto y tener un viaje más tranquilo.

Elija un buen asiento. "Lo mejor es sentarse en un lugar donde haya pocas señales sensoriales contradictorias", sugiere la doctora Herdman. Si va en un barco, salga de su camarote y siéntese en cubierta, desde aquí verá el movimiento del agua. Cuando se desplace en auto, hágalo adelante, donde vea la carretera.

Vea hacia el exterior del auto. "Cuando ve hacia dónde se dirige, las señales visuales se ajustan mucho más a lo que percibe el oído interno y usted tendrá menos probabilidades de marearse", observa la doctora Herdman. Pero no vaya a leer, porque ello confunde los sentidos.

Coma algo antes del vuelo. Un estudio acerca de lo que comen los pilotos en el día que vuelan, reveló que los que comieron ligeramente, dos o tres horas antes de partir, tuvieron menos mareos que los que lo hicieron con el estómago vacío. "Lo mejor es optar por raciones pequeñas de pasta, pan, cereales (avena preparada), fruta y vegetales frescos", aconseja la doctora Lindseth, responsable del estudio antes mencionado.

Coma algo ligero el día que viaje. En ese mismo estudio, también señala que los pilotos que ingerían alimentos llenos de grasas y calorías antes del vuelo manifestaron más mareo en el aire que los que comieron ligero. "Evite los alimentos llenos de grasas o proteínas desde dos o tres horas antes del viaje y durante el mismo", recomienda la doctora. Los productos lácteos y cárnicos –por ejemplo, helado, quesos, carnes frías, tocino y jamón– se cuentan entre éstos.

Coma tentempiés con poca sal. Si va a viajar y propende al mareo por movimiento, las galletas con poca sal y pocas grasas son ideales. Sin embargo, ojo con los antojitos salados, llenos de sodio –por ejemplo, las papas fritas o los fritos de maíz–, pues tienden a revolver más el estómago en el camino, advierte la doctora Lindseth. La cantidad extra de sodio provoca que el cuerpo retenga agua, lo que al parecer afecta el equilibrio de los líquidos de las células y el área alrededor de las mismas, y ello, por tanto, contribuye a la sensación del mareo por movimiento, explica la doctora.

¡Tranquilícese! "Cuanto más se angustie al viajar por los mareos, tanto más los padecerá", afirma la doctora Lindseth. La preocupación por el mareo provoca que se presenten los síntomas. Por ello, siéntese, relájese y no pierda la clama. Procure no alterarse ni presionarse.

Inhale, exhale. Uno de los métodos más eficaces para tranquilizar su mente y cuerpo consiste en controlar la respiración, asevera la doctora Patricia Cowings, psicóloga de la NASA, en Moffett Field, California, quien elaboró un programa de entrenamiento en bioinformación, con duración de seis horas, para enseñar a los astronautas (hombres y mujeres) a superar la sensación de mareo por movimiento en el espacio.

"Una parte de nuestro programa aconseja respirar a un ritmo constante de dos segundos para inhalar y dos para exhalar", expone la doctora Cowings. "También trate de que no sea ni demasiado profunda ni superficial." Cuando controle su respiración, otras alteraciones causadas por la tensión también se equilibrarán –la frecuencia cardiaca disminuirá, sus músculos se relajarán y su presión arterial bajará–, esto aminorará su angustia y las probabilidades de marearse, explica la doctora.

Tome un poco de jengibre. "El jengibre, está comprobado, asienta el estómago y le será de gran ayuda", expresa la doctora Herdman. En un estudio aplicado a marinos, en alta mar, los que ingirieron un gramo de jengibre en polvo (el equivalente a una cápsula de las que se expenden en una tienda de productos naturistas) tuvieron menos vómitos y sudor frío cuando atravesaron las aguas agitadas, que los que habían tomado un placebo (sustancia que tiene efecto si el enfermo cree que posee poder curativo).

Ingerir una o dos cápsulas de jengibre en polvo, tres veces al día, durante el viaje, le asentará el estómago, dice la doctora Tori Hudson, médica naturópata y profesora en la Escuela Nacional de Medicina Naturópata, en Portland, Oregon.

Con las medicinas tenga cautela. Como último recurso, si tiene un largo historial de mareo por movimiento, pero definitivamente no puede dejar de viajar y ninguna otra estrategia le funciona, controle su estómago revuelto a través de una medicina de patente, entre 30 y 60 minutos antes de la salida. "Si espera a sentirse mareada, será demasiado tarde. Estará más mareada para cuando le haga efecto la medicina", advierte la doctora Lindseth.

La desventaja de estas medicinas de libre venta es que tienen efectos colaterales. Los ingredientes activos que contienen el dimenhidrinato (Dramamina) y la meclizina (Bonine) originan somnolencia para que aguante el viaje: realmente se sentirá noqueada. Otros efectos son boca reseca y, rara vez, vista borrosa, observa la doctora Herdman. Lea las instrucciones y pruébelos mucho antes para que así sepa cómo afectarán su cuerpo cuando viaje.

¿Talla 30?, entonces tome la mitad. Si usted es muy pequeñita, tome la dosis más baja que recomiende la etiqueta de instrucciones. "Suele ser segura y efectiva para la mayoría de los adultos, pero una mujer muy pequeña, que sólo pesa 50 kilos, más o menos, debe reducir la dosis incluso más, porque para su cuerpo será difícil, quizá, metabolizar el fármaco muy bien", sugiere la doctora Jean L. Fourcroy, ex presidenta de la Asociación Médica Americana de Mujeres y del Consejo Nacional de Salud de la Mujer.

Mareos por las mañanas

Asiente su estómago

Algunas mujeres afirman que les gusta su estado de embarazo. Generalmente, son las que no se despiertan mareadas. Los Centros para el Control y la Prevención de Enfermedades, de Atlanta, no consideran los mareos ni las náuseas ni los vómitos por las mañanas como un mal. Las doctoras estiman que entre el 30 y 90 por ciento de las que están preñadas los sufren: les sucede entre la séptima y décimo cuarta semana de gestación. Asimismo, que esos síntomas se llegan a presentar en cualquier momento del día: unas, desafortunadamente, los tienen a lo largo de los nueve meses y suelen ser un gran problema, afirma la doctora Helen Greco, gineco-obstetra en el Centro Médico Judío de Long Island, en Hyde Park, Nueva York.

MAREOS POR MOVIMIENTO, PERO SIN MOVIMIENTO

Cuando se tienen muchas náuseas no se piensa en comer –o aguantar la comida en el estómago–, y esto provocará que se sienta hambrienta y cansada, manifiesta la doctora Mindy Smith, profesora asociada de medicina familiar en la Universidad de Michigan, en Ann Arbor. Quítese la idea de no alimentarse hasta que las náuseas desaparezcan. Las expertas ofrecen estos consejos para sentirse mejor cada día.

LO QUE HACEN LAS DOCTORAS

Comer y dormir

Doctora Mindy Smith

Las doctoras no son inmunes a las náuseas matutinas. Esto incluye a la doctora Mindy Smith, profesora asociada de medicina familiar en la Universidad de Michigan, en Ann Arbor.

"De entrada, yo tengo un estómago frágil, y como antecedente, mi madre vomitó todos los días a lo largo de sus primeros dos embarazos", argumenta la doctora Smith. "Cuando quedé encinta, estaba bastante segura de que también iba a padecer vómitos y mareos."

Al principio de su embarazo, la doctora Smith pidió permiso en su trabajo, medida que, en su opinión, la ayudó a evitar las náuseas matutinas.

"Acabé por no tener vómito, pero lo único que hacía era comer y dormir. La mayoría de las mujeres siguen trabajando o cuidando a los hijos, y sienten que no pueden prestar atención a lo que necesitan sus cuerpos."

Tenga galletas a la mano. La mejor manera de superar los mareos de la mañana es consumiendo unas cuantas galletas saladas, si es posible, antes de levantarse de la cama, sugiere la doctora Jennifer Niebyl, profesora y jefa de ginecología y obstetricia en los hospitales y clínicas de la Universidad de Iowa, en la ciudad del mismo nombre.

Páselas con jugo. Junto a las galletas, tenga un recipiente con agua o jugo frío, indica la doctora Niebyl. Los líquidos evitan la deshidratación, misma que empeora los malestares.

Pruebe un poco de sandía. Si no retiene el jugo o el agua en el estómago, coma unos trocitos de sandía bien fría, sugiere la doctora Miriam Erick, nutrióloga perinatal en el Hospital de la Mujer y Brigham, en Boston, donde trabaja con mujeres hospitalizadas a causa de mareos graves por las mañanas, y autora de *Take Two Crackers and Call Me in the Morning! A Real Life Guide for Surviving Morning Sickness* (*¡Coma dos galletas saladas y llámeme por la mañana! Una guía de la vida real para superar los mareos por la mañana*). Erick comenta que esa fruta es como un líquido sólido.

Coma con frecuencia y en cantidades pequeñas. Así su estómago digerirá cada vez mejor unos cuantos trocitos y usted tendrá menos probabilidad de padecer náuseas, apunta la doctora Greco.

Asegúrese de no comer demasiado, sino sólo coma lo indispensable para satisfacer su hambre: una cantidad mayor únicamente le provocará sentirse peor. Deje una parte de su comida para media tarde, y parte de su cena para un tentempié antes de dormir, propone la doctora Niebyl. No olvide llevar algo de comer cuando salga de casa, agrega la doctora Smith.

CUÁNDO CONSULTAR AL MÉDICO

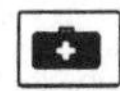

Si sufre de constantes mareos matutinos durante el embarazo, no deje de mencionárselo a su doctora cada vez que vaya a chequeo. De la misma forma hágalo si tolera pocos alimentos o líquidos, o nada en absoluto, o no sube de peso, o lo baja. No deje de ir a su revisión, enfatiza la doctora Mindy Smith, profesora asociada de medicina familiar en la Universidad de Michigan, en Ann Arbor. Los mareos matutinos, muchas veces, requieren hospitalización.

Satisfaga sus antojos. Pregúntese qué le gustaría comer, aconseja Erick. ¿Qué le apetece? ¿Algo salado? ¿Dulce? ¿Blando y masticable? ¿Dorado y crujiente? Después cómalo para satisfacer su antojo. ¿Papas fritas? ¿Espagueti? ¿Gelatina? Si le apetece, degústelo, porque dentro de 30 minutos tal vez quiera otra cosa.

Mastique anís. Los herbolarios han descubierto que los aceites volátiles de las semillas de anís calman el estómago y alivian las náuseas, asegura Mary Bove, médica naturópata en la Clínica Naturópata de Brattleboro, en Vermont, y partera titulada. Pregúntele a su obstetra si puede masticar unas cuantas.

Pregunte a su gineco-obstetra si puede tomar B_6. Tomar 25 miligramos de vitamina B_6 le funciona a algunas mujeres, asevera la doctora Smith. De hecho, la Doctora Niebyl realizó uno de los dos estudios donde se asienta que las mujeres que ingirieron 25 miligramos de vitamina B_6 tres veces al día (en total 75 miligramos), durante tres días, tuvieron menos mareos y vómitos a causa de su embarazo.

La vitamina B_6 adquiérala en los supermercados y las farmacias en dosis de 50 miligramos: parta las pastillas por la mitad, dice la doctora Niebyl. Sin embargo, tenga cuidado, ya que la cantidad diaria que se debe consumir es de 2 miligramos al día. Las dosis muy elevadas –más de 100 miligramos– resultan tóxicas. Por eso, al igual que en el caso de otras vitaminas, si está encinta, no tome B_6 sin autorización del médico.

Detecte y oprima el punto de digipuntura. En su muñeca puede estar el alivio de las náuseas, según la doctora Elaine Stillerman, terapeuta titulada para masajes y personal de planta del Instituto Sueco de Masaje, en la ciudad de Nueva York, así como autora de *Mother-Massage (Madre-Masaje).* Ese punto se encuentra en la cara interior del antebrazo, a unos cuatro centímetros de la muñeca, en el centro entre los ligamentos. Oprima con la yema del pulgar y apriete mientras cuenta lentamente hasta diez. Respire profundamente y repita entre tres y cinco veces, o hasta que cedan las náuseas.

Póngase bandas para el mareo. Inventadas para el mareo por movimiento, las Sea-Bands, que se venden en las farmacias, presionan (digipuntura) constantemente los puntos donde se generan los mareos, expone la doctora Stillerman. También experimente la versión de hágalo-usted-misma de Stillerman: coloque un frijol seco en cada uno de los puntos indicados usando una tirita adhesiva y déjelos ahí toda la noche.

Melancolía del cumpleaños

Deje las lamentaciones y haga planes para el futuro

En cierta ocasión, alguien dijo en broma que, tomando en cuenta alguna alternativa, los cumpleaños no son tan malos. No obstante, muchas mujeres encuentran que estos son dulces y amargos al mismo tiempo o, de plano, muy desagradables.

Imposible de negar: un cumpleaños significa un año más de vida. En una cultura que idolatra la juventud, todas nos sentimos afectadas en algún momento de nuestra existencia.

Extrañamente, nuestra primera melancolía del cumpleaños se puede presentar desde los 18 años, al terminar la infancia, expresa la doctora Marion Hart, ayudante de profesor de psiquiatría en el Centro Médico Cornel, y psiquiatra y psicoanalista de adultos y niños en Scarsdale, Nueva York. Llegamos a padecerla, otra vez, a los 21 años, al convertirnos en *adulto oficial*. No obstante, como dicen por ahí, sentirse viejo es cuestión de mentalidad. La doctora Hart recuerda a una mujer que se presentó muy melancólica a su consulta y explicó que acababa de llegar a la *enorme edad de 2-3*.

Aun cuando la edad de 30 años es relativamente joven, la doctora Hart y otras colegas objetan que se trata del cumpleaños que más preocupa a muchas mujeres. Al llegar a ésta, ya hemos tomado grandes decisiones de la existencia –respecto a carreras y relaciones– y, algunas veces, esos planes no han salido bien.

Al cumplir 40, empezamos a anticipar el término de la fertilidad, afirma la doctora Hart. Para muchas mujeres, los cumpleaños que van desde los 45 a los 50 años, más o menos, coinciden con los cambios físicos y emocionales ligados a la premenopausia. La mediana edad es otro momento importante para hacer un balance de nuestra vida y, a la vez, elecciones.

¿CONMISERACIÓN O CELEBRACIÓN?

Cualquier cumpleaños nos lleva a hacer un balance, expresa la doctora Carol Goldberg, psicóloga clínica especializada en el manejo de tensiones de la ciudad de Nueva York. Comparamos el punto donde estamos con el que creímos que habíamos alcanzado, independientemente de la edad que tengamos. Si no hemos logrado lo que nos propusimos, nos vamos a sentir decepcionadas.

Las especialistas ofrecen estas sugerencias para ver los días de cumpleaños bajo una luz más alentadora.

Considérese bien acompañada. "Es muy útil recordarse que la melancolía del cumpleaños no es nada rara", señala la doctora Hart. "La mayoría de las personas los celebran con un dejo de tristeza." Por tanto, si se encuentra así, no pasa nada, sólo permítase estar triste. No hay motivo para sentirse avergonzada ni vanidosa.

Festejar o no festejar. Si verdaderamente no quiere festejarlo, avíselo con tiempo a las personas que podrían organizarle una fiesta, previene la doctora Goldberg. Agradézcales su ofrecimiento, y dígales que aprecia su gesto, pero que prefiere no hacer nada.

Al no advertirlo a tiempo, su marido, familia, amigos o compañeras de trabajo, se pueden presentar y organizar una fiesta sorpresa. Si así fuera, compórtese en forma amable, le agrade o no, enfatiza la doctora Goldberg. Piense que se encuentra con un grupo de amistades y familiares que en verdad la quieren y no en el hecho de que ha cumplido un año más.

Podría ser justo, como se dice, lo que le recetó el doctor, comenta la doctora Hart. "Reunirse con gente que la apoya, pasar un rato agradable y hacer bromas respecto a los cumpleaños es una forma de compartir y superar un momento que resulta difícil."

Si tiene ganas de festejar, pero nadie sabe que es su cumpleaños, o no hay planes para ello, improvise una reunión. Invite a sus amigas a cenar, o a tomar una copa, sugiere la doctora Hart. Diga: "Hoy es mi cumpleaños, me encantaría que lo celebráramos."

Dése un obsequio. No importa cuántos años hayan pasado, anuncie su cumpleaños dándose un regalo; un disco compacto, un masaje, un día en una clínica de belleza, entradas para la ópera, un fin de semana en la playa que desde hace tiempo quiere visitar, expresa la doctora Hart.

Vuelva a definir sus metas. Si se siente deprimida porque no ha logrado sus objetivos a la edad que tiene, lo mejor es considerar otras opciones, afirma la doctora Goldberg. En primer lugar, pregúntese si en realidad eso importa. En segundo, si sus expectativas son realistas. En caso de que así sea y aún le importen, piense qué hará para alcanzarlas. Por ejemplo, para encontrar un alma gemela debe salir y conocer hombres que compartan sus intereses -alojándose en un Club Sierra para escalar montañas, asistiendo a un café de su localidad o al estadio de beisbol-. Para impulsar su carrera, asista a clases nocturnas, o aprenda una habilidad nueva. Para mejorar su situación económica, planifique sus finanzas o tome un curso de administración.

No se arrepienta. Quienes se arrepienten más, tienen, muchas veces, mayor dificultad para manejar los cumpleaños, señala la doctora Hart. Algunas de las situaciones que puede lamentar -como abandonar a un novio hace 20 años- no tienen sentido ni marcha hacia atrás, así que olvídelas. En el caso de otras, nunca es tarde para reconsiderar. Si lo hace por no haber terminado sus estudios universitarios, por ejemplo, termínelos ya. "Conozco a varias mujeres de 50 y 60 años que acaban de concluirlos", afirma la doctora.

Cuente sus logros. En lugar de pasarse su día elaborando una lista de todo lo que le gustaría haber hecho, empiece a registrar lo que sí realizó, dice la doctora Hart. "Además, reconozca que es imposible lograr todo."

Recuerde, sólo es un día. "La melancolía del cumpleaños suele durar muy poco", enfatiza la doctora Hart. "Mucha de la gente que se siente decaída en su día, descubre que al siguiente se siente mejor."

Menopausia

Una especie de pubertad a la mitad de la vida

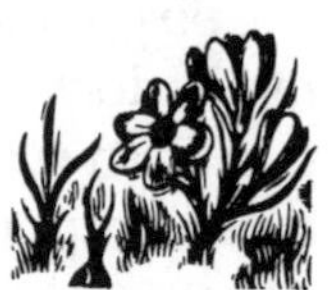

Hoy, cuando las mujeres producto del *baby boom* llegan a la mitad de la vida, con una mentalidad totalmente diferente a la de épocas pasadas, la menopausia no representa angustia ni alarma como antes. Sin embargo, no deja de ser una época de transformaciones en la vida de una mujer. Sus ovarios empiezan a dejar de trabajar y la producción de estrógeno –la hormona femenina– disminuye, anunciando el fin de sus años reproductivos.

"La menopausia es un proceso completamente normal que tarda varios años", explica la doctora M. Eileen Beiler, psicóloga de Dallas y profesora adjunta en el Departamento de Psiquiatría y en la División de Psicología del Centro Médico de la Universidad Southwestern de Texas, en Dallas. La doctora manifiesta que en un grupo para mujeres en transición que dirige "la menopausia se equipara con la pubertad. Recordar el proceso de adaptación a aquellos cambios del pasado servirá para colocar los presentes en una perspectiva ya conocida".

Los cambios físicos y emocionales consecuencia de esa transición varían de una mujer a otra, entre éstos están los bochornos, el insomnio, los cambios de estado de ánimo y problemas para recordar, por mencionar unos cuantos. Cabe señalar que algunas mujeres –aproximadamente 38 por ciento, según estudios– no experimentan síntoma alguno.

LA ACTITUD CUENTA

En caso de que su doctora haya determinado que usted está pasando por la menopausia, entre las dos decidirán si el tratamiento a seguir será o no el de sustitución hormonal para enfrentar algunos de los síntomas. (Para conocer algunas formas, sin medicamentos, de cómo tratar otros cambios molestos, lea lo referente a bochornos, insomnio y cambios de estado de ánimo en las páginas 69, 369 y 98, respectivamente.)

CUÁNDO CONSULTAR AL MÉDICO

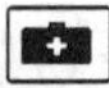

La menopausia no es una enfermedad, por consiguiente no tiene que acudir al médico necesariamente, a no ser que se sienta muy mal, manifieste señales muy adelantadas de menopausia (antes de los 40 años), o simplemente tenga curiosidad, apunta la doctora Liliana Gaynor, ayudante de profesor en el Departamento de Ginecología y Obstetricia de la Escuela de Medicina de la Universidad de Northwestern, en Chicago. Su doctora le mandará a hacer un análisis de sangre para medir la hormona que estimula los folículos o FSH. Esta hormona femenina se presenta cuando se acerca la etapa de la menopausia, aunque siga menstruando. Cuando más elevados sean los niveles de FSH en la sangre, tanto más cerca estará de la menopausia.

La mujer que piensa que experimenta una menopausia precoz (antes de los 40 años) y quiere tener un hijo, debe consultar a una especialista en fertilidad de inmediato, propone la doctora Margory Gass, directora del Centro para la Osteoporosis y la Menopausia en el Hospital Universitario de la Universidad de Cincinnati. Con un tratamiento adecuado y oportuno tal vez quede embarazada. En algunos centros de fertilidad existen programas de donadoras de óvulos. Esto permite embarazos mediante un procedimiento *in vitro*, es decir, cuando ya no produce óvulos propios.

Las especialistas ofrecen sus consejos para manejar otros aspectos, más generales, de la menopausia.

Acepte la tristeza. Si siente que la menopausia le representa una pérdida, permítase el sentimiento de tristeza, observa la doctora Beiler. "No obstante, recuerde que la capacidad para tener hijos sólo es una de las características que definen su feminidad. Todas las mujeres la experimentan de maneras muy diferentes. Hay quienes se ponen felices de no tener que preocuparse por el control de la fecundidad ni las menstruaciones nunca más."

Hable con su pareja. La comunicación franca e íntima con su pareja es sumamente importante, manifiesta la doctora Beiler, para hacer de esta etapa *algo normal*: aborde temas concretos –por ejemplo, hablar respecto de cómo los cambios físicos pueden provocar relaciones sexuales molestas. "Comparta sus pensamientos y preocupaciones y acérquese a su compañero, en lugar de marcar una distancia."

Lubrique su vida amorosa. Los tejidos de la vagina que producen la lubricación se adelgazan y resecan con la ausencia de estrógeno, y éste normalmente es el que envía mensajes a los genitales a efecto de que se preparen para el contacto sexual, expone la doctora Mary Jane Minkin, profesora asociada en la Escuela de Medicina de la Universidad de Yale y coautora de *What Every Woman Needs to Know about Menopause (Lo que toda mujer debe saber de la menopausia).* Si las relaciones sexuales le resultan molestas, use un lubricante –por ejemplo, la jalea K-Y o un producto llamado Astroglide– que, según la doctora Minkin, es recomendado ampliamente por muchas de sus pacientes.

Busque apoyo emocional. "Relacionarse con otras mujeres, en lugar de aislarse, la ayudará a sentirse mejor", expresa la doctora Beiler. Pregunte a su médico, o en los hospitales de su localidad, si existen grupos de apoyo para la menopausia en su zona, sugiere la doctora, *o forme uno.* Reúnase con amigas, recuerden su vida y proyecten los cambios que les gustaría hacer para el futuro.

Cierre los ojos el tiempo suficiente. Los bochornos la despertarán de su sueño, apunta la doctora Minkin. Es más, la glándula pituitaria, que normalmente trabaja en la noche, será la culpable de lo anterior si se acelera demasiado a causa de los niveles bajos de estrógeno. Para volver a dormirse, pruebe tomar un vaso de leche tibia, dése un duchazo con agua caliente o, de vez en cuando, ingiera una pastilla. (Siga las instrucciones del empaque o sólo úselas con prescripción médica.)

Haga ejercicio con regularidad. La depresión que conlleva la menopausia tal vez esté relacionada con niveles bajos de seratonina y endorfinas, sustancias químicas del cerebro que afectan el estado de ánimo, enfatiza la doctora Liliana Gaynor, ayudante de profesor en el Departamento de Ginecología y Obstetricia de la Escuela de Medicina de la Universidad Northwestern, en Chicago. "El ejercicio es como una medicina administrada por una misma para erradicar la depresión, porque eleva los niveles de endorfinas en el cerebro." Los ejercicios aeróbicos, de poco impacto, como correr o caminar, son especialmente útiles, dos o tres veces por semana, entre 30 y 60 minutos cada vez.

Aléjese del humo. "El fumar afecta directamente la producción de estrógeno y provoca que la menopausia se presente entre dos y cuatro años antes", advierte la doctora Gaynor. Asimismo, el hacerlo cuando se está en un tratamiento de sustitución hormonal entraña el riesgo de coágulos sanguíneos y apoplejía.

Migrañas y otras jaquecas

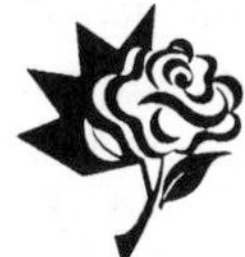

Un alivio natural para dolores de verdad

Algo que se sospechaba desde hace años ha quedado confirmado: las jaquecas son más fuertes, en verdad, en el sexo femenino que en el masculino. ¿Por qué los dolores de cabeza padecidos por las mujeres son tan intensos que, en ocasiones, llegan a incapacitarlas?

La respuesta puede ser el estrógeno. Los cambios en los niveles de éste durante los ciclos menstruales pueden originarlos. Algunas mujeres propenden más a las jaquecas durante la menstruación y ovulación; así pues, éstas duran más y son muy intensas y, lo que es peor, más difíciles de tratar, prevenir y erradicar una vez ya padecidas.

Además de los cambios hormonales, los malestares de la cabeza son por motivos tan diferentes como lo son las mujeres mismas. La doctora Joan Miller, psicóloga clínica de Marietta, Georgia, y autora de *Headaches: The Answer Book (Jaquecas: El libro de las respuestas)*, cita varias causas, comunes y corrientes, como la tensión, ciertos alimentos (por ejemplo, los fiambres o el queso añejo), la abstinencia de cafeína, el omitir comidas, los factores del ambiente (por ejemplo, polen o contaminación) y físicos –por ejemplo, problemas de sinusitis o relacionados con la vista, los dientes, la fiebre o los golpes en la cabeza.

LAS JAQUECAS Y LAS SUPERJAQUECAS

Los dos padecimientos básicos que afectan a la mayoría de las mujeres son las migrañas y jaquecas por tensión (o contracción muscular). ¿Cuál es la diferencia entre éstas? Según la doctora Patricia Solbach, especialista en jaquecas y directora del Centro para las Investigaciones Clínicas en la Clínica Menninger, en Topeka, Kansas, el dolor producido por las jaquecas por tensión, generalmente, se siente como una presión constante, incómoda y con ligero dolor: no altera a la persona al grado de ser disfuncional. Las migrañas, dice la doctora, son peores: son un dolor intenso, pulsante, en ocasiones acompañado por náuseas, vómitos y sensibilidad a la luz y al ruido. Éstas pueden durar unas cuantas horas o días.

Entre un 5 y 10 por ciento de las mujeres que padecen migrañas experimenta las auras, que consisten en la percepción de luces brillantes, de colores, antes de que se presente la migraña.

OPCIONES GENÉRICAS

En el mercado farmacéutico no faltan los medicamentos para aliviar el dolor de cabeza. Entre éstos, los analgésicos tienen un lugar preponderante. "Tome acetaminofeno, aspirina o ibuprofeno, siguiendo las instrucciones del empaque, a la primera señal de un malestar de cabeza", asevera la doctora Michelle Cyr, profesora asociada de medicina en la Escuela de Medicina de la Universidad de Brown, y directora de la División de Medicina Interna General en el Hospital de Rhode Island, ambos en Providence. "Con regularidad lo pueden cortar o detener cuando están iniciando."

No obstante, cabe aclarar que, si el alivio para el dolor de cabeza fuera algo tan sencillo, usted no estaría leyendo este capítulo. Por otra parte, posiblemente también se interese por un tratamiento no alópata. En caso de que tenga dolor de cabeza en este momento, los consejos siguientes la ayudarán a sentirse mejor en seguida. Algunos sirven para las jaquecas por tensión, otros, para las migrañas y, otros más, simplemente, para prevenirlas. Las doctoras coinciden en que resulta sensato experimentarlos todos, porque actúan de diversas formas para combatir los dolores en diferentes mujeres y momentos.

Envíese una señal para relajarse

Doctora Patricia Solbach

La doctora Patricia Solbach, especialista en jaquecas, sólo había sentido dolor de cabeza, ocasionalmente, hasta que terminó de estudiar su licenciatura. Ahora, como directora del Centro para Investigaciones Clínicas en la Clínica Menninger, en Topeka, Kansas, ella recuerda:

"Acababa de conseguir un magnífico empleo en donde administraba un fondo de 250,000 dólares para investigación, irónicamente, respecto al dolor de cabeza, sin medicinas, pues yo lo padecía todos los días, con una fuerte presión en los ojos y las sienes. Era terrible, no podía pensar y, mucho menos, trabajar bien. Ahí estaba yo, la especialista en jaquecas, comprobando con todo y mi malestar que el exceso de tensión provoca dolor de cabeza. Como consecuencia de este resultado, aprendí a relajarme y algunas estrategias que me sirvieron para combatir el dolor."

"No espere a que la jaqueca aumente. A la primera señal de una, ordene a su cuerpo relajarse, ya sea tomando un descanso o bebiendo una taza de infusión de hierbas", señala la doctora. "Esto funciona porque disminuye la tensión que provoca la jaqueca."

Con los años, las responsabilidades de la doctora Solbach en la Clínica Menninger aumentaron. Sin embargo, dice que, felizmente, su problema no aumentó. Ahora, le duele la cabeza levemente una vez al mes, cuando mucho.

Suba los pulgares, baje el dolor. "Coloque sus pulgares justo en el centro de cada sien", señala la doctora Solbach que, en ocasiones, también tiene este problema. "Dé un masaje firme, con movimientos circulares, durante un par de minutos o hasta que sienta alivio. Cuando yo ataco la jaqueca lo suficientemente pronto, evito que se me declare del todo."

Dése un baño o regaderazo de agua caliente. "Esto sirve para relajar sus músculos", manifiesta la doctora Miller.

Imagine que su jaqueca desaparece. "Imagine que su malestar es provocado por una cuerda que está anudada y atada firmemente alrededor de su cabeza", sugiere la doctora Solbach. "Después concéntrese totalmente en ver cómo se desata centímetro a centímetro. Observe cómo se va aflojando lentamente y cae dejando su cabeza libre."

Pruebe ponerse un cojín eléctrico en el cuello. "Si su cuello está rígido, lo más seguro es que padezca dolor de cabeza, pues los músculos de éste al tensarse producen un dolor que llega a la cabeza", expone Mary Scholz, enfermera clínica y jefa de enfermeras de Asociados para las Jaquecas en el Hospital de Faulkner, en Boston. ¿Su remedio? Colóquese un cojín eléctrico en la parte posterior del cuello para aliviar la rigidez.

Congele la migraña. "Para aliviar las migrañas, el hielo suele funcionar mejor que el calor", asegura la doctora Solbach, "esto debido a su acción vasoconstrictora; es decir, contrae los vasos sanguíneos que oprimen las puntas de los nervios." Una bolsa de plástico que selle bien, llena de hielo y envuelta con un trapo de cocina es excelente.

¿Matricaria? Tratándose de jaquecas ocasionales, la doctora Sandra McLanahan, directora médica ejecutiva del Centro para la Salud Integral, en Buckingham, Virginia, recomienda tomar la hierba llamada matricaria. "Las investigaciones realizadas acerca de ésta concluyen que es efectiva para erradicar el dolor de cabeza: la he usado con éxito en pacientes con problemas de jaquecas. Tome dos cápsulas de matricaria (cómprela en las tiendas de productos naturistas) tres veces al día, hasta que se sienta bien." Algunos estudios arrojan que la matricaria tiene propiedades antiinflamatorias, lo que explica el porqué puede ser especialmente efectiva para curar migrañas.

Recuéstese en una habitación a obscuras. "Si padece migrañas", indica la doctora Cyr, "acuéstese en una habitación a obscuras y tome una siesta de una hora, más o menos, y, generalmente, logrará que su dolor pase a ser cosa del pasado."

Coma. "Quizá le duela la cabeza de pura hambre", señala la doctora Miller, porque le baja el azúcar en la sangre. "No olvide la hora en que fue la última vez que comió", agrega la doctora Julie Buring, profesora asociada de atención y prevención ambulatorias en la Escuela de Medicina de Harvard y epidemióloga en el Hospital de la Mujer y Brigham, en Boston. "Trate de hacer comidas de raciones pequeñas y distribúyalas a lo largo del día, para que sean más frecuentes."

Descanse. "Cuando sienta que se le va a presentar una migraña, diríjase a un lugar tranquilo y tómese una taza de café bien cargado. Tome aspirina o ibuprofeno, siguiendo las instrucciones del empaque", sugiere la doctora

CUÁNDO CONSULTAR AL MÉDICO

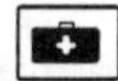

"Trescientas causas, desde el punto de vista médico, provocan el dolor de cabeza", manifiesta la doctora Patricia Solbach, especialista en jaquecas y directora del Centro de Investigaciones Clínicas Menninger, en Topeka, Kansas. "La mayor parte son por tensión y el resto son migrañas y no representan urgencias."

No obstante, la doctora advierte: "Si padece la peor jaqueca de todas las que haya sufrido jamás, diríjase a su médica de inmediato, sobre todo si presenta los siguientes síntomas":

- Confusión.
- Miembros adormecidos.
- Problemas de la vista.
- Jaqueca más intensa de lo normal, si tiene más de 50 años.
- Dolores de cabeza crónicos que empeoran.

Asimismo, acuda si al tomar la píldora se le presentan migrañas: el estrógeno de los anticonceptivos orales las exacerban.

Solbach. La cafeína, al igual que el hielo, es vasoconstrictora, lo que, al parecer, disminuye las migrañas.

Deje la cafeína. Lo riesgoso de la cafeína es que un exceso o una falta de ella puede generar el dolor. Según la doctora Miller, el exceso de cafeína conduce al dolor de cabeza, porque aumenta la tensión o disminuye el sueño (o los dos). Si se consume una cantidad de cafeína inferior a la acostumbrada, ello también repercute en jaquecas muy dolorosas por la abstinencia. "Con frecuencia, las personas que entre semana beben mucho café y refrescos de cola, y los fines de semana no lo hacen, sufren terribles dolores por abstinencia." La doctora Miller recomienda, si padece este problema, que deje las bebidas con cafeína, lenta y gradualmente –entre 120 y 180 decilitros al día– diluyendo el café normal con un poco de descafeínado hasta deshacerse totalmente de la cafeína. También sugiere sustituirla con ocho tazas de líquidos al día –por ejemplo, agua, jugo, leche descremada o infusiones de hierbas sin cafeína.

Lleve un diario de las jaquecas. "Tanto las jaquecas por tensión como las migrañas tienen causas específicas", dice la doctora Cyr. "Su ciclo menstrual también suele ser una de ellas." La doctora propone que anote la hora del día y la fecha del mes, los alimentos, las actividades, los estados de ánimo –cualquier situación que sea el indicio de una jaqueca–. Después de un par de semanas lea su diario y analice si hay algún motivo evidente que las ocasione y, si le es posible, elimínelo.

"Lo siguiente es algo muy personal", manifiesta la doctora Buring. "Para muchas, el chocolate es la causa de la migraña –aunque no genera las mías–, sin embargo, el vino tinto me dobla de inmediato."

Evite las causas de las migrañas. La doctora Cyr recomienda evitar los agresores más comunes, es decir, los alimentos añejados, fermentados, marinados o preparados en salmuera. Hay otros con fama de problemáticos como los que contienen glutamato monosódico o GMS (por ejemplo, las sopas en lata), nitratos o nitritos (por ejemplo, los embutidos).

MÁS AYUDA PARA LAS MIGRAÑAS ASESINAS

Cuando una migraña llega a su máximo nivel, es muy difícil controlarla. Por ello, las doctoras ofrecen estos consejos adicionales, en particular, para las que la padecen con regularidad.

Restituya su magnesio. Un estudio llevado a cabo en Italia señala que las personas con migrañas propenden a tener niveles más bajos de magnesio en la sangre que las que no las padecen, y que los complementos de magnesio para atacar este problema ameritan mayor estudio. Algunos alimentos fuentes de magnesio son los vegetales de hoja verde, las leguminosas, los mariscos, las nueces y los cereales integrales.

Regularice los patrones de sueño. "Trabajar en turnos irregulares influye para padecer migraña", asevera Scholz. "Al parecer, los ritmos circadianos tienen, al igual, su parte en las migrañas. Trate de dormir y despertarse a la misma hora todos los días, y no duerma hasta más tarde los fines de semana." Asimismo, evite la siesta, pues podría cambiar sus ritmos circadianos.

Déle una oportunidad a la aspirina. Tomar una aspirina diaria suele evitar las migrañas, sugiere la doctora Buring, quien realizó un estudio basado en el suministro de dosis bajas de ese analgésico, en forma regular, para prevenir las migrañas. "El problema con algunas de las medicinas de patente dirigidas para atacar y prevenir las migrañas (como los bloqueadores de canales de calcio y beta, los antidepresivos y los fármacos reguladores del estado de ánimo) es que realmente representan un tratamiento delicado para un problema mínimo", explica la doctora. "En nuestro estudio encontramos que con sólo ingerir una tableta de aspirina de 325 miligramos cada tercer día, con regularidad, los ataques de migraña se repetían 20 por ciento menos. Tal vez esto no le resulte a todo el mundo, pero definitivamente vale la pena probarlo, porque si funciona es una solución fácil, barata y relativamente segura."

Modorra

Supere la pereza de las cuatro de la tarde

Ha pasado un buen rato desde que comió, todavía falta bastante para la hora de salida del trabajo y aún tiene por hacer muchos pendientes en su lista de actividades. Sin embargo, ahí está sentada, sin ganas de siquiera levantar el lápiz.

¿Le resulta conocida esta situación? Si es así, entonces bienvenida a la modorra de la tarde. Al dormir mal la noche anterior, o trabajar a la hora de comer, es normal que se evapore su energía. No obstante, ésta también suele agotarse sin que exista realmente un motivo. Sea como fuere, usted lo que quiere es acabar con esa situación sin tardanza.

UNA MOCHILA LLENA DE ACELERADORES

Lo que sugieren las expertas que haga cuando va en picada es lo siguiente.

Vea luz. "Si su fatiga de la tarde se acentúa en invierno, pero, sobre todo, parece ser parte de un patrón general de cansancio en esa época, tal vez padezca el mal afectivo estacional (SAD por sus siglas en inglés)", manifiesta la doctora Brenda Byrne, directora de la clínica SAD del Programa Jefferson de Investigaciones sobre la Luz, de la Escuela de Medicina y Universidad Thomas Jefferson, de Filadelfia. El SAD es un mal que afecta el estado de ánimo debido a que en invierno hay menor cantidad de luz, pero que se contrarresta con los tratamientos de luz. Así pues, para su modorra de la tarde, pruebe uno de luz natural, arrópese bien y dé un paseo a medio día, a buen paso. Esta combinación de luz y ejercicio, sobre todo si se practica con regularidad, seguramente elevará su energía y estado de atención. (Para más información acerca del mal afectivo estacional, véase la página 398.)

Tómese un descanso para hacer ejercicio. "Cuando tengo que recargarme de energía, tras llevar cierto tiempo trabajando, sentada en mi escritorio, me levanto y muevo un poco, o doy un paseo corto", enfatiza la doctora Tracy Horton, instructora de investigaciones en el Centro para la Nutrición Humana del Centro de Vivencias para la Salud de la Universidad de Colorado, en Denver. "El ejercicio es magnífico para renovar la energía y subir el estado de ánimo."

Mueva los hombros. "Girar los hombros es un recurso estupendo para adquirir energía y aliviar la tensión cuando una está sentada detrás del escritorio", apunta Peggy Norwood-Keating, directora de condición física en el Centro para Dietas y Condición Física de la Universidad de Duke, en Durham, Carolina del Norte. Primero inhale y mueva los hombros hacia adelante, como si se derrumbara sobre el pecho. Después, eleve los hombros dirigiéndolos hacia sus orejas. A continuación, trate de juntar las clavículas mientras empieza a exhalar. Por último, descanse los hombros y alivie la tensión, exhalando totalmente. Repita una o dos veces.

Respire profundamente. Norwood-Keating recomienda respirar hondamente para renovarse por la tarde. "Inhale profundamente, introduzca el aire por la nariz con mucha intensidad. Reténgalo unos cuantos segundos y después expúlselo de manera lenta. Repita varias veces mientras no se sienta como nueva."

Huela esencias. La inhalación de ciertos aromas puede levantarla en seguida, explica Jeanne Rose, presidenta de la Asociación Nacional de Aromaterapia Holística y autora de *The Aromatherapy Book (El libro de la aromaterapia)*. "Ponga una o dos gotas de esencia de romero, menta o cáscara de naranja en un pañuelo", recomienda Rose. "Téngalo al alcance de la mano para sentirse bien rápidamente." Adquiera las esencias de aceites en Body Shop, en tiendas naturistas o en las que vendan jabones y lociones aromáticas.

Haga planes para ese horario. Conozca el reloj de su propio cuerpo. "Hay personas que, por naturaleza, bajan su rendimiento a media tarde", comenta la doctora Nancy Clark, nutrióloga de Medicina del Deporte Brookline, en Brookline, Massachusetts. "Si usted es una de ellas, programe actividades sencillas para ese rato: dése un paseo para despabilarse o tome una pequeña siesta."

TENTEMPIÉS QUE ACABAN CON LA MODORRA

"Si lleva tres o cuatro horas sin comer, es probable que sus niveles de glucosa –el combustible esencial para su cerebro– en la sangre estén un poco bajos", apunta la doctora Franca Alphin, directora de nutrición del Centro para Dietas y Condición Física de la Universidad de Duke. Por lo tanto, el sólo comer como es debido –cantidades pequeñas de alimentos con muchos nutrientes, a intervalos regulares– le ayudará a restaurar su vitalidad: es como si suministrara cierta cantidad de combustible a su sangre y cerebro.

Pruebe algunos de estos consejos, dados por expertas, para combatir su falta de fuerzas.

Aliméntese, no se atasque. "Una comida abundante, llena de carbohidratos y grasas es agotadora", expresa Alphin. "La grasa, en términos calóricos, es mucho más densa que los carbohidratos y las proteínas. Por otro lado, los carbohidratos aumentan significativamente la cantidad de azúcar en la sangre. Una comida con esta combinación requiere de un trabajo considerable por parte de su metabolismo. En cambio, mejor haga cuatro o cinco comidas al día, consistentes en pequeñas raciones de alimentos con poca grasa."

Pruebe tomar yogur. "El tentempié ideal es el que proporciona un equilibrio correcto entre los carbohidratos, las proteínas y, sí, un poco de grasa", afirma la doctora Kathy Duran, directora de nutrición del Programa de Bienestar Cooper, una división del Centro Aeróbico Cooper de Dallas. Esto le producirá una sensación de satisfacción y bienestar: 250 gramos de yogur descremado con fruta será lo adecuado.

Molestia en los senos

Alivie el dolor, la sensibilidad y demás molestias

La próxima vez que vaya a la playa, fíjese en las mujeres y notará que tienen senos de muchas tallas y formas. Los problemas de los senos son muy diversos. Algunas mujeres sienten dolor en éstos justo antes de la menstruación o durante la misma. A otras, les salen bolitas que las preocupan. Otras más no tienen padecimiento alguno hasta que acuden a sacarse su mamografía anual y, entonces, sienten molestia bajo la presión del aparato de rayos x.

LA MENSTRUACIÓN TIENE LA CULPA

Las especialistas en el cuidado de los senos manifiestan que, en el caso de la mayoría de las mujeres, las molestias aparecen y desaparecen con el ciclo menstrual. Justo antes y durante la menstruación, hay niveles más altos de lo normal de la hormona femenina, llamada estrógeno, que hacen que se inflame uno o los dos pechos y estén muy sensibles. Las alteraciones van desde una sensibilidad moderada, en algunos casos, hasta el inicio de un dolor insoportable en otros. (La ingestión de anticonceptivos orales produce efectos similares). En muchas mujeres, los padecimientos aparecen mensualmente, los que desaparecerán con la menopausia, salvo cuando se sujetan a una terapia de sustitución de estrógeno.

En ciertas ocasiones, los cambios premenstruales propician la aparición de quistes, sensibles e inofensivos, en las glándulas productoras de la leche. Estos pequeños sacos, llenos de líquido, conocidos como mal fibroquístico, son bastante normales. Las mutaciones fibroquísticas resultan menos probables en mujeres que pasan de los 35 años, porque, con la edad, el tejido de las glándulas –donde se suelen presentar los quistes– es sustituido por tejido graso.

Cómo eliminar el ¡ay! de las mamografías

Las doctoras opinan que una mamografía (radiografía de los senos que emplea un nivel mínimo de rayos x) es la mejor alternativa para detectar el cáncer de mama oportunamente en sus primeras etapas, las más tratables. No obstante, la mayoría de las mujeres muchas veces no asisten a su cita o la demoran. ¿Por qué?

Porque este examen es doloroso. Para tener una visión más clara, el técnico comprime sus senos entre dos láminas de plástico, explica la doctora Ellen Yankauskas, directora del Centro de la Mujer para la Salud Familiar, en Atascadero, California. Por ello, si su busto está sensible (y también si no lo está), la toma de la radiografía resulta molesta.

La doctora Yankauskas da estos consejos para que se sientan menos las molestias:

- Programe su cita aproximadamente una semana después del último día de su menstruación, cuando la inflamación y sensibilidad de los senos son mínimas.
- Unas cuantas semanas antes de su examen, reduzca la ingestión de cafeína y empiece a tomar entre 200 y 400 unidades de vitamina E al día.
- Justo antes de su mamografía, ingiera una dosis normal de ibuprofeno o acetaminofeno.
- Si el dolor persiste a pesar de estas medidas preventivas, póngase una compresa con hielo y, si fuera necesario, tome algún analgésico.

ALGO VIEJO, ALGO NUEVO

Suponiendo que su médico le ha asegurado que no existe motivo para preocuparse, esto es lo que las doctoras y otras profesionales de la salud recomiendan para este padecimiento.

Caliéntelos un poco. Al colocar sobre los pechos una compresa caliente –por ejemplo una toallita caliente o un cojín eléctrico–, entre 10 y 15 minutos, la sensibilidad disminuirá un poco, afirma la doctora Ellen Yankauskas, directora del Centro de la Mujer y Salud Familiar, en Atascadero, California.

Para la inflamación nada mejor que el frío. La molesta inflamación de los tejidos mamarios experimentada antes del ciclo menstrual y durante éste se aliviará colocando compresas frías, indica la doctora Yankauskas. Tome unos cuantos cubos de hielo, o bolsas de vegetales congelados y envuélvalos en toallas, dándoles la forma de sus senos, y colóquelos sobre éstos hasta que los envoltorios se hayan calentado. Repita tantas veces como sea necesario. (Jamás coma alimentos que hayan sido descongelados y después vueltos a congelar. Marque los paquetes ocupados antes de volverlos a meter al refrigerador.)

Use un* brassière *que sujete bien. El no usar uno adecuado contribuirá al dolor de su busto, expresa la doctora Michele A. Gadd, ayudante de cirujano en la División de Cirugía Oncológica del Centro General para la Salud Mamaria, del Hospital General de Massachusetts, en Boston. El peso de los senos puede acrecentar la molestia. Por tanto, muchas mujeres encuentran alivio cuando se ponen uno que les sujeta bien.

Asegúrese de que su sostén haya sido diseñado apropiadamente para no aumentar el malestar, sugiere la doctora Yankauskas. Fíjese bien en el interior de las copas: constate que no tengan costuras ni otro detalle que la vaya a oprimir. Si éste tiene un aro en la parte inferior, asegúrese de que esté bien recubierto para no causarle rozaduras.

"Tal vez esta no sea la época más propicia del mes para usar su Wonderbra", señala la doctora. "En cambio, póngase uno ya usado para practicar su deporte."

Sírvase un poco de soya. En las sociedades donde la soya forma parte normal de la dieta diaria, las mujeres padecen menos problemas mamarios, apunta la doctora Yankauskas. El germinado y los alimentos con base en soya contienen isoflavonas, sustancias que se presentan en forma natural, las que son transformadas en otras parecidas a las hormonas y aniquilan ciertos efectos negativos del estrógeno en el organismo, mitigando con ello las molestias de sus pechos.

Así, la próxima vez que consuma comida china, pida una basada en tofú en lugar de carne. Tome leche de soya con su cereal. También ase unas cuantas hamburguesas de soya. Las tiendas de productos naturistas venden la leche, las hamburguesas y otros productos con base en soya.

Disminuya la sal. "La sal es un imán para el agua", afirma la doctora Yankauskas. "Si las molestias de los senos están ligadas a la retención de líquidos, es aconsejable reducir la cantidad de sal que ingiere."

Limite la cafeína. Cuando padezca molestias en el busto, absténgase de tomar cafeína en todas sus formas, recomienda la doctora Tina Hieken, cirujana oncóloga en el Centro Médico de la Universidad de Illinois, en Chicago. Esto incluye café, té, refrescos, chocolate y medicinas analgésicas (por ejemplo, el Excedrín) que la contienen. Al parecer, el culpable podría ser un compuesto (que incluye cafeína) llamado metilxantina, éste estimula los tejidos mamarios y produce el dolor.

Usted posiblemente mejore un poco si limita su ingestión a sólo una o dos tazas de café al día, señala la doctora Yankauskas. "No obstante, algunas mujeres son muy sensibles, por ello no deben tomarla."

Si disminuye su dosis, tenga paciencia, dice la doctora Hieken. Quizá tarde unas cuantas semanas o incluso meses para notar la diferencia.

Prepárese una taza de infusión de hierbas. Los cabellitos del maíz, el buchú y la uva ursina –infusiones que adquirirá en las tiendas de productos naturistas– actúan como diuréticos suaves, capaces de extraer parte de los líquidos que contribuyen a las molestias de los senos, indica la doctora Yankauskas.

Alivie el dolor con aceite de prímula nocturna. "A pesar de que no existe explicación científica del caso, alrededor del 30 por ciento de las mujeres que atiendo encuentran alivio para su dolor de pecho al ingerir aceite de prímula nocturna", afirma la doctora Gadd. Las tiendas de productos naturistas lo venden en forma de tabletas. Cuando experimente esas molestias, tome tres tabletas todas las noches, antes de dormir, indica la doctora Gadd.

Tome un poco de vitamina E. "Algunos estudios han demostrado que tomar vitamina E en un porcentaje un poco superior a la cantidad diaria requerida es muy efectivo para aliviar la sensibilidad y las molestias por el mal fibroquístico", manifiesta la doctora Yankauskas. Si tiene un problema así, empiece a tomar un porcentaje diario de 30 unidades internacionales, auméntelo gradualmente, o ingiera entre 200 y 400 unidades de vitamina E al día. "Esta cantidad no es dañina, mas no consuma más", previene la doctora. La grasa corporal acumula esa vitamina, por lo que al excederse podría ser tóxica.

Coma menos grasas. Las mujeres pertenecientes a culturas en las que normalmente se guarda una dieta alimenticia con pocas grasas tienen menos problemas con los senos que las que consumen exceso de las mismas, declara la doctora Yankauskas. Por ello, para todas las que se quejan de problemas en los pechos, la doctora sugiere una alimentación que contenga menos del 30 por ciento de grasas. Esta cantidad representa un máximo de 60 gramos (en una dieta de 1,800 calorías diarias).

Baje de peso. El estrógeno se acumula en la grasa corporal, enfatiza la doctora Yankauskas. Al perder peso disminuirá las molestias de los senos resultantes del almacenamiento de esa hormona.

CUÁNDO CONSULTAR AL MÉDICO

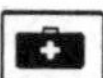

Si el busto le duele todos los meses, sin fallar, consulte a un especialista aun cuando le parezca que guarda relación con su ciclo menstrual, apunta la doctora Michele A. Gadd, ayudante de cirujano en la División de Oncología Quirúrgica del Centro para la Salud Mamaria General del Hospital General de Massachusetts, en Boston. También debe acudir a su médica si nota:

- Dolor que se presenta de repente, sobre todo si no ha sentido malestar todos los meses.
- Dolor después de empezar a tomar una medicina nueva o una terapia de sustitución hormonal.
- Un flujo sanguinolento o lechoso de uno o ambos pezones.
- Un bultito o endurecimiento del seno, duela o no.

En caso de que tenga bultitos en uno o ambos senos y su médica haya diagnosticado que no son cancerosos, espere que finalice su menstruación para observar si éstos o el endurecimiento desaparece, expone la doctora Yankauskas.

Si no tiene síntoma alguno, pero está preocupada por sus senos, por el motivo que fuere, vaya al doctor, exhorta Frances Marcus Lewis, enfermera titulada y profesora de crianza infantil y familia en la Universidad de Washington, en Seattle. Lo que la mujer piensa que pasa en sus senos es tan importante como lo que sucede en realidad.

Asimismo, las que tienen más de 30 años no deben dejar de visitar a la especialista una vez al año para que les realice una buena exploración.

Pídale a su doctora o enfermera que le enseñe a autoexplorarse. Aprenda la anatomía normal de sus senos para así detectar cualquier cambio sutil, propone la doctora, Lewis.

Camine para mitigar el dolor de su busto. "Las mujeres que hacen ejercicio dos o tres veces por semana tienen menos problemas", manifiesta la doctora Yankauskas. El ejercicio contribuye a disminuir la grasa corporal y a aumentar la cantidad de endorfinas –sustancias químicas naturales liberadas por el cerebro que nos hacen sentir bien– que circulan por el cuerpo. Evite los ejercicios como las carreras y la danza aeróbica, pues provocan que sus ligamentos reboten y se estiren, ello contribuye al dolor de senos. "Una caminata a paso veloz es tan buena como cualquier tipo de carrera o clase de danza aeróbica y más benéfica para el tejido mamario", declara la doctora. Use un *brassière* deportivo que ofrezca buen soporte y no tenga tirantes de elástico. La natación también es una buena alternativa para esos días del mes.

No se preocupe. El miedo a padecer cáncer de mama hace que se sienta más la molestia de los senos. Por lo tanto, si se encuentra preocupada, hágase una revisión, sugiere la doctora Gadd. "En mis consultas he visto a muchas mujeres que, cuando se enteran de que no tienen cáncer, dejan de dar tanta importancia al dolor. Al principio, es como si éste afectara todo –desde sus empleos hasta su capacidad para realizar funciones cotidianas–, no obstante, cuando se les asegura que no hay cáncer, entonces ni siquiera les interesa tomar medicinas para el malestar."

LOS BULTITOS QUE NO SON NADA

En realidad, los bultitos y las bolitas aparecidas en los pechos, motivo de tanta preocupación (pero inofensivos), son bastante frecuentes, sobre todo en las mujeres premenopaúsicas. Sin embargo, las especialistas señalan que debe estar tranquila, porque la mayor parte de éstos no son cancerosos en el caso de mujeres que tienen menos de 40 años. No obstante, es esencial que conozca a detalle la apariencia normal de su busto, a efecto de detectar cualquier cambio en el mismo: alteración en los bultos existentes o aparición de nuevos que ameritan la atención de un médico.

Esto es lo que recomiendan las especialistas de la salud:

Explórelos sólo una vez al día. "Muchas veces, una mujer se encuentra un bultito en un seno y se pasa el día tocándoselo y revisándolo y, ¿adivine qué está logrando? Que le duela más", explica la doctora Yankauskas. Si llega a detectar uno en el momento de su ciclo menstrual –justo antes o a mitad del ciclo–, espere unos cuantos días para observar si desaparece después de su periodo.

"Está bien que revise el bulto", opina la doctora Yankauskas, "pero basta con hacerlo sólo una vez al día."

Desobstruya su conducto galactóforo. Si está amamantando y de pronto se halla un bulto o bolita, no se aterre. Lo que ha palpado es un conducto galactóforo obstruido, explica la doctora Yankauskas. Para desobstruirlo, relaje el seno afectado colocándole una toallita caliente, extraiga el exceso de leche y alimente a su bebé.

Mononucleosis

Tiene que descansar a fuerza

Allá en la *"Edad Media"* (las décadas de 1960 y 1970) la mononucleosis constituía un obstáculo en el atractivo sexual, pues era la enfermedad de los besos. El diagnóstico de mononucleosis ofrecía una ventaja especial: muchos estudiantes eran enviados a su casa, durante todo un semestre universitario, para recuperarse del mal. Ocupaban su horario de asistencia a clases de ciencias políticas y el tiempo en que debían estar presentes en mítines contra la guerra viendo programas de juegos y telenovelas.

Este mal, producido por el virus Epstein-Barr, se diagnostica fácilmente mediante un análisis de sangre: arroja cantidades anormalmente altas de linfocitos con un solo núcleo. Los síntomas típicos son fiebre (más de 38.5°C), dolor de garganta, ganglios y bazo inflamados y, evidentemente, una terrible fatiga.

A pesar de ser un padecimiento con fama de contagio de los novios, la mononucleosis se trasmite por la tos, los estornudos y el compartir los utensilios para comer y beber, así como a través de los besos. Por otro lado, es menos contagiosa que el catarro o la gripe. Si usted ha llegado a una edad mediana, la probabilidad de contraerla es mínima, pero si llegase a suceder será de forma muy leve. En cambio, su hijo o hija adolescente tiene más probabilidades de infectarse y padecerla al 100 por ciento.

REDUZCA SU CONVALECENCIA

No hay ningún fármaco contra el virus de la mononucleosis. Sin embargo, no se preocupe: en la actualidad no tiene que quedarse en casa y ver programas de juegos (salvo que lo desee). En caso de que la contraiga, las doctoras ofrecen estos consejos.

No pierda el ánimo, ni deje sus actividades. La doctora Jeanne F. Arnold, ayudante de profesor del área de medicina en la Escuela de Medicina de la Universidad de Boston, aconseja a sus pacientes, en edad escolar, que respeten al máximo su horario normal de clases. "Antes le recomendábamos a todo el mundo que se fuera a casa y guardara cama, pero ahora, que asistan a sus clases si pueden."

CUÁNDO CONSULTAR AL MÉDICO

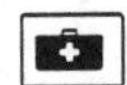

La mononucleosis determina sus propios límites; es decir, el virus generalmente llega a su máximo desarrollo en unas cuantas semanas, apunta la doctora Margaret Lytton, médica familiar en el Hospital Universitario Thomas Jefferson, en Filadelfia. "Usted puede contagiarse de mononucleosis y ni siquiera notarlo", asegura la doctora. "Los síntomas suelen ser tan inadvertidos que se limitan a un leve dolor de garganta y poca fatiga."

Vaya a consulta médica si tiene mucho dolor de garganta, fiebre alta o mucha debilidad, expresa la doctora Lytton, porque, en casos raros, este mal trae complicaciones muy serias, por ejemplo, aumento del tamaño del hígado, hepatitis o neumonía, así como presentar el estreptococo u otro tipo de infección bacteriana que definitivamente requiere atención médica lo más pronto posible.

Descanse cuando se canse. Esto no quiere decir, explica la doctora Arnold, que no deba bajar su actividad de trabajo y reposar más tiempo. "Sí debe limitar sus actividades, tanto laborales como hogareñas, y descansar cuando se sienta agotada. En caso que tenga mucho sueño y se quede dormida donde esté, descanse unos cuantos días y llegue a acuerdos para cubrir satisfactoriamente su trabajo."

Las doctoras indican que, en la actualidad, la mayoría de las mujeres convalecen aproximadamente en dos semanas o menos. "Setenta y cinco por ciento de las contagiadas se sienten mejor después de un par de semanas", asegura la doctora Arnold. "Un procentaje mínimo sigue sintiéndose muy fatigado después de seis meses. Creo que el resultado, a la larga, depende de la actitud individual y del estado general de salud."

Tome acetaminofeno. Para bajar la fiebre y aliviar los dolores y las molestias del cuerpo y, en especial, el malestar de garganta, tome Tylenol, Anacin-3 o su equivalente genérico, aconseja la doctora Katherine Sherif, instructora de medicina en la Universidad Allegheny de las Ciencias de la Salud y personal de planta en el Instituto para la Salud de la Mujer, ambos en Filadelfia. La aspirina únicamente es aconsejable para adultos que tengan más de 21 años, debido al riesgo de generar el síndrome de Reye (enfermedad neurológica seria) en niños y jóvenes.

No practique deportes rudos. "Cuando una tiene mononucleosis, el bazo suele aumentar de tamaño temporalmente y se desplaza de su posición normal, hacia atrás de las costillas", manifiesta la doctora Sherif. "Por eso, aconsejo a mis pacientes suspender los deportes rudos –por ejemplo, hockey sobre césped, esquí y cualquier otra actividad en la que corran el riesgo de una lesión que pueda reventar el bazo."

Moretones

Borre los colores morado y azul

La mayor parte de los moretones se producen de una de dos maneras: se golpea contra algo duro –un escritorio, una mesa de centro o una silla– o algo duro la golpea a usted –un ciclista, una caja que cae o un librero que se viene abajo.

"Con el golpe se le rompen vasos sanguíneos, los que sangran bajo la superficie de la piel y producen inflamación, coloración y dolor", expresa la doctora Wilma Bergfeld, jefa de investigaciones clínicas en el Departamento de Dermatología de la Fundación Clínica Cleveland.

Un tema casi prohibido son los producidos por pellizcos. Estos son muy frecuentes en muchas mujeres en los hombros, muñecas, caderas o muslos, debido al trato brusco de un novio o marido, sea en momentos de una intimidad demasiado brusca o, por desgracia, en casos de abuso físico, manifiesta la doctora Bergfeld.

Los moretones también son comunes en mujeres mayores, cuya piel se ha ido adelgazando en función de la edad, porque el colágeno –el tejido conectivo que acojina la piel– pierde su capacidad de sostén, haciendo que los vasos sanguíneos subyacentes sean más vulnerables, apunta la doctora Bergfeld. Los rayos producidos por el sol, a largo plazo, hacen que la piel de las mujeres sea más susceptible a tener moretones, una y otra vez. Además, las que son mayores y toman muchas medicinas para sus males, inclusive adelgazantes de la sangre como la aspirina, corren un mayor riesgo de padecerlos.

EL ARCO IRIS DE LOS MORETONES

Las doctoras manifiestan que un moretón normal se debe curar solo y en unas cuantas semanas. Conforme pasa por las etapas de su curación, en cada una presenta diferentes colores: azul-rojizo, después morado negrizo y, luego, amarillo verdoso, enfatiza la doctora Bergfeld.

Por regla general, los moretones suelen curarse más lentamente cuando se encuentran en partes más bajas del cuerpo, observa la doctora Karen E.

CUÁNDO CONSULTAR AL MÉDICO

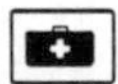

Las doctoras opinan que debe recibir atención médica si:

- Le sale un moretón grande a consecuencia de un choque de auto o cualquier otro accidente —por ejemplo, una caída o un golpe contuso—, sobre todo si el área afectada le duele y limita el movimiento en una articulación.
- Detecta muchos moretones sin motivo alguno.
- Le aparecen moretones con facilidad debido a la ingestión de aspirina y otros analgésicos —por ejemplo, ibuprofeno o acetaminofeno— para problemas crónicos como la artritis.
- Le sale una gran bola de sangre coagulada parecida a un moretón, inflamada y muy dolorosa (conocida como hematoma) después de una operación quirúrgica. Vuelva con su cirujana, quien le dará tratamiento para que desaparezca cuanto antes.

Burke, dermatóloga y ayudante de médico en el Centro Médico Cabrini, de la ciudad de Nueva York, y en el Centro Quirúrgico Greensboro de Especialidades, de Carolina del Norte. "Se alivian rápidamente en su rostro (en cuestión de una semana), más lento en el tronco (una o dos semanas) y mucho más lento en las piernas. No se desconcierte si tiene un moretón en una pierna que no desaparece del todo en un mes."

Los moretones de las piernas suelen ser los peores, porque los vasos sanguíneos de esos miembros inferiores tienen más presión: sangran más que, por ejemplo, los de los brazos, aclara la doctora Bergfeld.

CÓMO CONTROLAR LOS MORETONES

La próxima vez que le salga un moretón, las especialistas sugieren tomar las siguientes medidas para reducir el dolor y el aspecto desagradable.

Ponga hielo y retírelo. Si se pone hielo sobre la piel, justo después del golpe, usted controlará el tamaño y la gravedad de un moretón y también desaparecerá el dolor, expresa la doctora Sheryl Clark, ayudante de profesor del área de dermatología en el Centro Médico Cornell y ayudante de médico en el Hospital de Nueva York, ambos en la misma ciudad. "El frío cierra los vasos sanguíneos rápidamente, de tal manera que el sangrado invade menos el tejido circundante."

Aplique hielo envuelto en un trapo o un envoltorio frío sobre el moretón, entre 10 y 20 minutos, después descanse un rato. Repita cada dos horas. "Guárdelo en el refrigerador, en lugar del congelador", sugiere la doctora Clark. "Se conservará bien frío en lugar de congelarse en forma sólida, es decir, tendrá flexibilidad para adaptarlo a su cuerpo."

Véndelo. Con una venda elástica proteja la superficie lastimada inmediatamente (sobre todo si se halla en la pierna), esto con el fin de aplicar una presión suave a los vasos sanguíneos reventados. La sujeción impedirá que sangren mucho y reducirá la gravedad del moretón, expone la doctora Bergfeld.

Recurra al calor. Pasadas 24 horas, cuando el moretón se ha formado completamente, aplique calor. "Éste, en ese momento, contribuye a abrir los vasos sanguíneos circundantes, de tal manera que absorben los líquidos y los glóbulos rojos a mucha mayor velocidad", señala la doctora Clark. Remójese en una tina de agua caliente, o póngase un cojín eléctrico, o una toallita remojada en agua caliente, durante 20 minutos, tres veces al día, hasta que el moretón desaparezca. No se aplique calor justo después del golpe.

"El calor hace que los tejidos se inflamen y, en una primera etapa, llega a producir mayor sangrado y, por tanto, agravar la zona dañada", advierte la doctora Bergfeld.

Déle un descontón con vitamina K. Pida en la farmacia un ungüento de patente especial para reducir moretones que contenga vitamina K, por ejemplo, la fórmula Clarifying Cream con Vitamina K. "La crema penetra en su piel y, en el lugar del golpe, suministra la vitamina K que su cuerpo necesita para descomponer la sangre y reabsorberla", afirma la doctora Clark.

"He observado que la pomada con vitamina K cura los moretones antes de lo previsto. A la mayoría de mis pacientes les gusta mucho", expresa la doctora. Unte la pomada de vitamina K en el área lastimada en seguida y vuelva a hacerlo dos veces al día, hasta que la piel quede como antes. (Ingerir alimentos con mucha vitamina K, al parecer, no proporciona la cantidad suficiente de vitamina concentrada como para que sane el moretón.)

Pruebe cremas cosméticas para disfrazarlo. Camuflajee un moretón usando un maquillaje especial de tono amarillento para cubrirlo, sugiere la doctora Clark. Como el aspecto de esa lesión es una mezcla de colores azul y rojo, al aplicar el amarillo –tonalidad opuesta en el espectro de los colores primarios– esconderá el moretón mediante un color neutro.

"El maquillaje adquiéralo en el departamento de cosméticos de un almacén grande", manifiesta la doctora. Por ejemplo, Estee Lauder fabrica Under Cover Tint en amarillo. Además, una empresa llamada Physician's Formula vende una versión menos cara en las farmacias. Busque una fórmula a prueba de agua para que no se diluya con el agua o el sudor.

Refuerce su inmunidad contra moretones tomando vitamina C. Las personas que no ingieren suficiente vitamina C presentan moretones con más frecuencia. Si usted advierte que le salen con regularidad, aumente su consumo de esa vitamina. "Comer mucha fruta y vegetales frescos le debe proporcionar toda la que necesita, mas si piensa que no es suficiente, tómese un complejo vitamínico", recomienda la doctora Clark.

Las dosis elevadas de vitamina C aumentan la posibilidad de que se formen piedras en el riñón. Al tomar una cantidad extra, asegúrese de beber mucha agua para evitarlo, aconseja la doctora Bergfeld.

Produzca colágeno con crema de vitamina C. Como prevención para los moretones a largo plazo, úntese todos los días una crema o loción elaborada con vitamina C (se adquieren en las farmacias o con su dermatólogo). "La piel absorbe la vitamina C y, con el tiempo, ésta ayuda a reconstituir el colágeno, que acojina y sostiene los vasos sanguíneos, disminuyendo la probabilidad de sufrir moretones", afirma la doctora Bergfeld.

Morosidad

¡Cumpla con sus obligaciones pronto!

Piense qué hizo la semana pasada, más o menos. Lo más probable es que dejara para después alguna actividad de su lista de pendientes; detenerse en la oficina de correos para comprar timbres, llamar a una amiga que se mudó a otro estado, dejar en la tintorería la ropa que lleva dos semanas en el asiento trasero de su automóvil. Realmente tareas insignificantes, ¿no?

Todo el mundo es moroso de vez en cuando, señala la doctora Jane Burka, psicóloga de Berkeley, California, y coautora de *Procrastination (Morosidad)*. Es natural que demoremos hacer algunas labores que nos resultan aburridas (por ejemplo, llenar las formas de declaración de impuestos), o que nos hacen sentir frustradas (por ejemplo, volver a la tienda de aparatos electrónicos para regresar un teléfono que no sirve.)

No obstante, nuestra cultura no es una que acepte sin problema alguno los retrasos importantes. Los morosos habituales pagan todo tipo de sanciones por dejar las cosas para mañana: detenciones después del horario de clases, calificaciones reprobatorias, resultados bajos en la revisión de su desempeño, despido de empleos, amigos iracundos, autos arrastrados por la grúa y multas en las bibliotecas. Por otro lado, además, están los costos intangibles y muy personales que pagamos: angustia porque se acercan los plazos límite de pago, sentimiento de incompetencia, depresión y baja autoestima, señala la doctora Burka.

Algunas personas que siempre dejan todo para después afirman que trabajan mejor bajo presión. Puede ser en algunos casos, pero no en todos, indica la doctora Burka. "Si realiza su trabajo en el último momento y los que lo rodean opinan que es brillante, eso es otra cuestión", afirma la doctora, "pero si resulta un fracaso, entonces es preciso que ponga la situación en tela de juicio."

HÁGALO YA

Si es morosa –casi todas las personas que lo son lo saben– piense en estos consejos.

Haga que su lema sea "al mal paso darle prisa". "Cuando retrase las cosas, castíguese y disminuya el plazo de tiempo durante el que debe realizar la tarea", expresa la doctora Sandra Loucks, profesora de psicología en la Universidad de Tennessee, en Knoxville, en el Centro Médico de la Universidad de Tennessee. Recuérdese que cuanto antes empiece, más pronto terminará.

Divida y venza. Supongamos que debe llenar a cabo alguna actividad lo más pronto posible y ni siquiera ha empezado. Primero, divida el proyecto en varias tareas individuales. Después, haga una lista de éstas.

Al dividir de esta forma, el trabajo no le parecerá tanto, asegura la doctora Burka. Así efectuará cada parte del mismo en un plazo relativamente corto. "Realizará una pequeña parte en cualquier momento que le sobren unos minutos", añade la doctora. "Las personas que retardan todo muchas veces manifiestan que no iniciarán una actividad mientras no tengan el tiempo suficiente para hacerla entera, de un golpe. Sin embargo, la mayoría no contamos con días sin interrupciones."

Fíjese miniplazos. Calcule cuánto tiempo necesitará para cada labor y fíjese plazos intermedios. Después apéguese a su calendario. "Use un cronómetro o un despertador si fuese necesario", observa la doctora Loucks.

Olvídese del perfeccionismo. No es raro que los perfeccionistas –los que piensan que todo aquello que no salga bien es un fracaso–, con gran frecuencia, sean morosos, dice la doctora Burka. Si usted lo es, trate de reconocer que nadie, ni siquiera usted, hará nada a la perfección.

"Esto no significa que no deba desempeñarse lo mejor que pueda", afirma la doctora Lenora Yuen, psicóloga de Palo Alto, California, y coautora de *Procrastination (Morosidad).* "Mucha gente cree que si no apunta a la perfección es mediocre. Pero existe una enorme distancia entre la perfección y la mediocridad."

Cuando su trabajo agrada a otros –su jefe está satisfecho–, pero a usted no, con toda probabilidad ha establecido parámetros demasiado altos, comenta la doctora Frieda Porat, psicoterapeuta de Menlo Park, California, y autora de *Creative Procrastination (Morosidad creativa).*

Mucosidad postnasal

Esquive las flemas

Usted conoce el ruido: ese asqueroso carraspeo, ronquido y succión que, en ocasiones, hacen otros en un intento por limpiarse la garganta del flujo constante llamado mucosidad postnasal. Admitámoslo: usted quizá también lo haya hecho cuando nadie la oía, pues no es propio de damas. Tampoco efectivo, ya que haga lo que haga, hasta que la cara se le ponga morada, la molestia seguirá ahí.

¿Qué es este cuadro clínico conocido como mucosidad postnasal? Esta es el producto derivado de un catarro o sinusitis y se presenta cuando el moco que normalmente fluye por la nariz inadvertidamente lo hace por la parte interna de la garganta, donde aumenta de volumen o se torna más espeso o pegajoso. Cabe aclarar que si la mucosidad postnasal es causada por un problema de sinusitis crónica, entonces es probable que el padecimiento de flemas también se vuelva crónico.

AFUERA CON LO MALO

Curarse el catarro, la alergia o la sinusitis es la mejor solución para acabar con la mucosidad postnasal. Mientras tanto, las especialistas ofrecen es-

CUÁNDO CONSULTAR AL MÉDICO

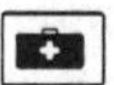

"Al oler mal su mucosidad y ser de color verdusca o amarillenta, es indicio de una infección en los senos nasales", argumenta la doctora Barbara P. Yawn, profesora de medicina familiar y salud comunitaria en la Universidad de Minnesota, en Minneapolis, y directora de investigaciones en el Centro Médico Olmstead, en Rochester, Minnesota. "Acuda a revisión médica para un tratamiento con antibióticos."

tos remedios para resolver rápidamente el problema de las flemas en la garganta.

Limpie su garganta. "El objetivo es aligerar la mucosidad de la garganta para que no se note tanto", expone la doctora Barbara P. Yawn, profesora asociada del área de medicina familiar y salud comunitaria en la Universidad de Minnesota, en Minneapolis, y directora de investigaciones en el Centro Médico Olmsted, en Rochester, Minnesota. "Beber muchos líquidos, particularmente en invierno cuando el aire del interior está seco, mantiene la mucosidad poco espesa y pegajosa."

Beba traguitos de sopa o té. "Los líquidos calientes –por ejemplo, el té y la sopa– son especialmente efectivos para aflojar y aligerar las secreciones", asegura la doctora Yawn. "Sin duda le proporcionarán un alivio inmediato."

Cierre la boca. "Cuando respira por la boca, las secreciones nasales se resecan y espesan. Hágalo por la nariz", aconseja la doctora Yawn.

Caliente el aire que respira. "De igual manera, el aire seco y frío resecará y espesará sus secreciones", señala la doctora Yawn. "En invierno, use una bufanda para cubrirse la nariz y la boca."

Lávese la nariz. "Un lavado nasal aliviará la mucosidad postnasal", manifiesta la doctora Karin Pacheco, médica de planta en la División de Alergias e Inmunología del Centro Nacional Judío para la Medicina Respiratoria e Inmunológica, en Denver. "Hágalo con una solución salina patentada o prepare la suya propia con una taza de agua, media cucharadita de sal y una pizca de bicarbonato. Irríguese con una jeringa de tamaño infantil varias veces la nariz, después suénese. Repita esto durante el día."

Dése una vaporización en el rostro. Pruebe usar un vaporizador facial, sugiere la doctora Yawn. "Si eleva la temperatura de su boca y nariz mediante vapor, aligerará la mucosidad postnasal que segrega."

Muslos gordos

Más delgados, mejor formados y más alargados

Pregunte a un grupo de mujeres, al azar, qué parte de su cuerpo les gusta menos y, probablemente, la mayoría contestará que sus muslos.

Por un lado, es un rasgo que se hereda: si sus muslos son gordos, es seguro que su madre también los tenga así. Por el otro, hay una noticia mala: Es imposible bajar de peso sólo en una parte del cuerpo, asegura la doctora Mary Ellen Sweeney, investigadora de la obesidad en la Escuela de Medicina de la Universidad de Emory y endocrinóloga y directora de las clínicas de Metabolismo de Lípidos en el Centro Médico de Asuntos para Veteranos, ambos en Atlanta.

SU MEJOR APUESTA PARA MUSLOS MEJOR FORMADOS

No obstante, también hay una noticia buena: si decide bajar de peso y hacer ejercicio podrá adelgazarlos y reafirmarlos, afirma la doctora Sweeney.

Además, hay unos cuantos ejercicios específicos que le ayudarán a darles un mejor aspecto, expresa la doctora Kathleen Little, fisióloga del ejercicio y profesora en la Universidad de Carolina del Norte, en Chapel Hill.

Deshágase de la grasa y adelgace sus muslos. "Grasa es grasa", indica la doctora Sweeney. Para deshacerse de la de sus muslos, tendrá que bajar de peso, es decir, quitar la de todo el cuerpo.

Empiece por consumir alimentos que contengan pocas grasas o muchos carbohidratos, por ejemplo, vegetales, pechuga de pollo y pan de grano integral, sin mantequilla.

Limite su ingestión de grasas a un equivalente de 20 o 30 por ciento de sus calorías diarias. (Si consume 2,000, entonces sólo ingerirá entre 400 y 600.) No es complicado, tan sólo elimine los alimentos fritos, los postres muy dulces, las carnes grasosas y los aderezos para ensaladas con muchas calorías, detalla la doctora Sweeney.

La garantía del ejercicio aeróbico. "Al bajar de peso todo su cuerpo los muslos no quedarán exentos", apunta la doctora Sweeney. También señala que el mejor camino para quemar la mayor parte de la grasa es hacer entre 20 y 60 minutos de ejercicios aeróbicos; es decir, una actividad que aumente el ritmo de su respiración y su corazón –por ejemplo, caminar velozmente, andar en bicicleta, hacer aeróbicos con escalón o correr– mínimamente tres veces por semana.

Haga pesas, reste kilos. "La mejor manera de bajar de peso y mejorar la flacidez es combinar el ejercicio aeróbico con el entrenamiento de resistencia", señala la doctora Sweeney. El ejercicio aeróbico quema la grasa, mientras que una rutina de resistencia mejora la fuerza muscular: afirma los muslos y desaparece la flacidez. Prepare un plan que incluya ambos tipos de ejercicio, apunta la doctora Sweeney, y habrá emprendido el camino para obtener unos muslos más delgados y bien formados.

La doctora Little está de acuerdo: algunos ejercicios concretos de resistencia dan firmeza a sus muslos; éstos se verán más tersos y menos colgados.

Si tiene acceso a un gimnasio, trabaje sus muslos en una plancha de presión o un aparato de extensión para piernas, sugiere la doctora Little. En caso de que no lo tenga, la doctora Sweeney recomienda ejercicios de elevación de las piernas o semisentadillas.

Para practicar los de elevación de las piernas, recuéstese de lado con las piernas estiradas. Descanse su cabeza sobre su brazo estirado o sujétela con la mano con el brazo doblado. Eleve lentamente la pierna, que quede arriba a unos 30 o 35 centímetros del piso, 10 o 12 veces, explica la doctora Margot Putukian, médica del equipo deportivo de la Universidad Estatal de Pensylvania, en University Park, y ayudante de profesor de cirugía ortopédica y medicina interna en el Centro Médico Milton S. Hershey, en Hershey. Recuerde que debe exhalar cuando eleve su pierna e inhalar mientras la baja. Repita tres veces con cada pierna, cuando menos tres veces por semana.

Para las medias sentadillas, póngase de pie, de lado junto a la mesa de la cocina o una silla, con los pies separados a una distancia aproximadamente igual a la que existe entre sus hombros. Sujetándose de la mesa o la silla con una mano, agáchese lentamente hasta que sus rodillas dobladas hayan formado un ángulo de 90 grados, señala la doctora Putukian. Mantenga la espalda recta y los hombros y las rodillas en línea sobre los dedos de los pies. Después vuelva a estirarse. Utilice la mesa o la silla únicamente para equilibrarse y deje que sus piernas sean las que trabajen. Repita de 10 a 12 veces, tres veces por semana.

OTROS TRUCOS PARA AFINAR

Estos son un par de trucos más para producir la ilusión de muslos más delgados.

Disfrácelos con una vestimenta adecuada. Cuando se tienen los muslos gordos, las telas tejidas que se ciñen al cuerpo –las minifaldas, las faldas rectas y las mallas– no son la mejor opción de la moda. En cambio, opte por faldas ligeras, con vuelo, de materiales favorecedores, por ejemplo, el crepé de lana o de seda: desvían la atención de sus muslos, enfatiza Susan Bornstein, asesora de modas y ajuares en Nordstrom, cerca de Seattle.

Prefiera colores neutros. Para dar la impresión de una silueta delgada, con muslos finos, use faldas de color azul marino o negro, lisas o con estampados discretos, que no pidan a gritos que se les preste atención, propone Bornstein. Evite las telas a cuadros, con estampados grandes o rayas horizontales.

Nariz con flujo

Corte el goteo y los sorbidos

Usted no puede dejar, por nada del mundo, sus pañuelos desechables. Está sorbiendo y sonándose permanentemente. Se siente muy molesta, además de que esta situación le produce mucha vergüenza. Cuando su nariz fluye como si fuera un grifo, es difícil sentirse atractiva, realizada, profesional o muy maternal.

"Una nariz así suele estar ligada a las alergias", asegura la doctora Karin Pacheco, médica de planta en la División de Alergias e Inmunología del Centro Nacional Judío para Medicina Respiratoria e Inmunológica en Denver. "La culpa la tienen las histaminas: sustancias producidas por el cuerpo como respuesta a los alergenos."

SOLUCIONES QUE USTED JAMÁS IMAGINÓ

Si tiene la nariz permanentemente en ese estado, consulte a su médico para averiguar el porqué, sugiere la doctora Pacheco. Mientras tanto, estos consejos le ayudarán a mantenerla seca.

¿Piensa hacer el amor? Prepárese. Según la doctora Barbara P. Yawn, profesora asociada de medicina familiar y salud comunitaria en la Universidad de Minnesota y directora de investigaciones en el Centro Médico Olmsted, en Rochester, también en Minnesota, tener relaciones sexuales verdaderamente buenas suele aflojar la mucosidad de la nariz. "Las mismas sustancias que dilatan y relajan su vagina cuando está excitada sexualmente, también hacen que su nariz fluya." El consejo de esta doctora para combatir esta molestia provocada por las relaciones sexuales: "Ponga unos pañuelos desechables en su mesita de noche."

Coma alimentos picantes. La recomendación de comer alimentos picantes y condimentados cuando su nariz fluye incansablemente puede parecer una cura absurda, pero la doctora Carol Fleischman, médica de planta en la Escuela de Medicina MCP-Hahnemann de la Universidad Allegheny de las Ciencias de la Salud en el Centro para la Salud de la Mujer, ambos en Filadelfia, argumenta que es una buena alternativa para que deje de hacerlo. "Soy partidaria de un *curry* picoso del tipo que sirven en los restaurantes de la India para acabar rápido con una nariz que fluye." En un apuro, rocíe una cantidad generosa de trocitos de chile sobre su comida y obtendrá el mismo efecto.

Use un inhalador. "Los inhaladores de mentol patentizados dan cierto alivio cuando se tiene escurrimiento de nariz", comenta la doctora Yawn. "Primero suénese, después use el inhalador siguiendo las instrucciones de su médico."

Pruebe un ungüento para nariz. "Un poquito de Vick Vaporub en las aletas de la nariz detiene la mucosidad siempre y cuando la piel no esté irritada", señala la doctora Yawn.

LA RUTA DE LA FARMACIA

Si obtiene resultados satisfactorios con tratamientos caseros, ¡qué bueno! Si no, las doctoras ofrecen estas alternativas.

Tome un antihistamínico. "Un antihistamínico detiene el flujo de mucosidad provocado por alergias", asegura la doctora Pacheco. "Actifed, Drixoral o Tavist-D, al parecer, son los preferidos por los pacientes."

***Para un apuro, use un* spray.** Cuando deba tener su nariz seca y presentable para algunas ocasión especial, use el rocío nasal Afrin en el último minuto, enfatiza la doctora Pacheco. "Pero no lo aplique más de tres días, para evitar el rebote", aconsejan las expertas. En otras palabras, cuando lo deja, su problema vuelve con más virulencia que antes.

Náuseas

Contrólelas

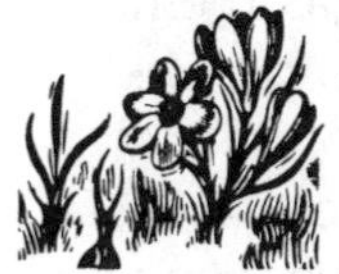

¿En qué se parece el humo de los autobuses, el embarazo y un guisado de atún de la semana pasada? En que los tres le producirán náuseas. Éstas también se presentan cuando da un paseo en un barco que se mueve mucho, con el exceso de coñac y algunas medicinas muy fuertes.

Una forma de atacarlas consiste en vomitar, aunque en ciertas ocasiones, se sentirá mejor después de hacerlo, y en otras no.

ASIENTE SU ESTÓMAGO

Las náuseas son un malestar muy personal, no existe una cura única que le funcione a todo el mundo con total seguridad y todas las veces que sea necesaria.

Ponga los pies en alto. "A veces, lo mejor es no hacer nada", apunta la doctora Wanda Filer, médica familiar de York, Pennsylvania. Ponga los pies en alto, quédese quieta y no se mueva para nada. Esto asentará su estómago, agrega la doctora.

Mate a su estómago de hambre. Si ha vomitado o piensa que está a punto de hacerlo, no coma ni beba nada durante un par de horas, así le dará a su estómago tiempo para asentarse, expresa la doctora Filer.

Después beba a sorbitos. Cuando su estómago deje de estar revuelto, beba traguitos pequeños de agua de manantial, agua simple, bebida para restituir líquidos tipo Gatorade o caldo de pollo; tome uno o dos traguitos cada cinco minutos. "Pero que sean pequeños para que el líquido le caiga bien", previene la doctora.

Coma un tentempié. Cuando tiene el estómago alterado, la comida es en lo último en que piensa. Mas, cuando empiece a sentirlo un poco mejor, coma algo.

"Muchas veces, sentirá el estómago menos alterado si come un poco de algo ligero –por ejemplo, galletas saladas–", expone la doctora Sheila Crowe, gastroenteróloga y ayudante de profesor de medicina en el Departamento de Medicina Interna en la División de Gastroenterología de la División Médica de la Universidad de Texas, en Galveston. Pero no vaya a hacerlo en demasía.

"Mientras sienta náuseas, consuma raciones pequeñas de alimentos con poca grasa", observa la doctora Crowe.

Retire los platillos pesados y muy condimentados. Los alimentos grasosos y con muchos condimentos, como la carne con chile y la *pizza,* son difíciles de digerir cuando se tienen náuseas, afirma la doctora Crow.

Por el momento, olvídese de la leche. La leche y sus derivados –por ejemplo, el queso *cottage*– contienen proteínas y grasas que hacen que el aparato digestivo trabaje de más, argumenta la doctora Crowe. Por tanto,

CUÁNDO CONSULTAR AL MÉDICO

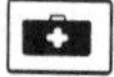

Cuando sufre náuseas un par de días y las relaciona con algo que comió, el embarazo u otra posible causa, realmente no es una situación seria. Sin embargo, al sentirse mareada más de tres días o con náuseas frecuentes, sin motivo aparente, consulte a su doctora. También si a esos síntomas se añade el del vómito, dolor en el abdomen o baja de peso sin intención. Ella averiguará qué ocurre para así controlar el problema.

mientras no cedan sus náuseas, limítese a ingerir líquidos –por ejemplo, agua y caldo– y evite cualquier forma de lácteo.

Échese un traguito de un compuesto de bismuto o un antiácido. Los productos de patente –por ejemplo, marca Pepto-Bismol y Mylanta– muchas veces calman los malestares estomacales, manifiesta la doctora Crowe.

Tome jengibre. "El jengibre combate las náuseas padecidas durante el embarazo, el mareo en el mar, en el auto y, prácticamente, todos los demás mareos, menos las náuseas relacionadas con la quimioterapia", expone Tori Hudson, médica naturópata y profesora en la Escuela Nacional de Medicina Naturópata, en Portland, Oregon.

El jengibre en forma de cápsula –se vende en las tiendas de productos naturistas– es el más apropiado: tiene más efectos medicinales, asegura la doctora Hudson. "Tome una o dos cápsulas, tres veces al día, mientras sienta náuseas."

Si prefiere beberlo, en la sección de verduras de su supermercado compre un poco de raíz de jengibre fresca, propone la doctora Hudson. Después, ya en casa, corte una parte, de un tamaño equivalente más o menos al largo de su índice, y póngala a remojar en medio litro de agua caliente, durante 15 minutos. "Cantidad que le rendirá alrededor de dos tazas de té de jengibre: es muy calmante", señala la doctora Hudson.

También pruebe la combinación de galletas saladas y jengibre. Si necesita ayuda para pasar la infusión de jengibre, la doctora Hudson sugiere que lo haga con algún alimento ligero –por ejemplo, una galleta salada– al mismo tiempo.

Prepárese una bebida de jugo de jengibre. Cuando el té de jengibre no desaparezca sus náuseas, entonces pruebe la tintura del mismo –se vende también en las tiendas de productos naturistas–, enfatiza la doctora Hudsun. Ponga 30 gotas en unos cuantos decilitros de agua o jugo y bébase la mezcla, tres o cuatro veces al día, hasta que no haya náuseas.

Beba* ginger-ale *a traguitos. La doctora Hudson aconseja también tomar un poco de *ginger-ale;* así es, la misma bebida que le daba su madre cuando se quedaba en casa sin ir a la escuela, dice la doctora. No contiene mucho jengibre, pero sí lo suficiente como para asentar su estómago en un caso leve.

(Para más detalles acerca de cómo manejar las náuseas ligadas al embarazo, vea "Mareos por las mañanas", en la página 425, y para las producidas por viajes y transportes, vea "Mareo por el movimiento", en la página 421.)

Nervios por tomar café

Calme la temblorina producida por la cafeína

Si beber una lata de refresco de cola, una taza de té o un jarro de café, de vez en cuando, le levanta el ánimo, debe saber que el exceso de cualquier bebida con cafeína también hace que el corazón le lata en forma veloz o irregular, le tiemble el pulso, sienta angustia, tenga problemas para concentrarse, alteraciones gastrointestinales y jaquecas: síntomas todos de lo que generalmente se conoce como nervios por tomar café.

"La cafeína es estimulante y si ingiere demasiada –sea en forma de café, té o refresco de cola– estimulará también demasiado su sistema", explica la doctora Kathleen Zelman, nutrióloga de Atlanta y vocera de la Asociación Dietética Americana.

¿Cuánta cafeína es demasiada? Esto dependerá de lo que acostumbre beber. Como su organismo desarrolla tolerancia a la cantidad que bebe normalmente, el pulso no le temblará a menos de que ingiera una dosis superior a la acostumbrada, explica la doctora Suzette Evans, profesora de psiquiatría en el Colegio de Médicos y Cirujanos de la Universidad de Columbia, en la ciudad de Nueva York, y estudiosa del efecto de ese alcaloide en el organismo.

"Alguien que nunca bebe café puede tener un ataque de temblorina después de tomar tan sólo una taza", agrega la doctora Elizabeth Ward, nutrióloga de Boston. Para que este efecto se dé en las personas que beben mucho –normalmente toman tres tazas, cuando menos–, tendrían que tomar más. (Si está ingiriendo esa cantidad de tazas y siente o no nervios, según muchas expertas, mejor debería tratar de beber menos. Para saber por qué –y cómo–, véase la página 3.)

Cuando esté tomando anticonceptivos orales, por ejemplo, su cuerpo metabolizará la cafeína más lentamente, expresa la doctora Evans. Si es su caso, disminuya la cantidad de cafeína que toma, aproximadamente, una tercera parte. Al igual, si empieza a tomar la píldora, expresa la doctora.

Los estudios han demostrado que hombres y mujeres que no fuman metabolizan la cafeína más lentamente que los fumadores, afirma la doctora Evans.

La doctora Jo-Ellyn Ryall, médica psiquiatra particular de St. Louis, explica que la nicotina estimula las enzimas del hígado para metabolizar ese alcaloide y otras sustancias a mayor velocidad. Al eliminar la nicotina, se desacelera el metabolismo y ello origina un nivel más alto de cafeína en la sangre.

Conozca sus límites desde este momento

Doctora Erica Frank

La doctora Erica Frank, cuando estaba en la universidad, se puso a estudiar en serio: sin comer nada, después de haber velado toda la noche, se tomó tres latas de coca de dieta, una tras otra, y aprendió por experiencia propia que una sobredosis de cafeína es, en verdad, terrible.

"Se me aceleró el corazón a más de 160 latidos por minuto, y tuve que recibir tratamiento para esa arritmia", explica la doctora Frank, quien superó el mal, terminó sus estudios de medicina y, en la actualidad, es ayudante de profesor en el Departamento de Medicina Familiar y Preventiva de la Escuela de Medicina de la Universidad de Emory, en Atlanta.

La doctora Frank hizo lo correcto: cuando su corazón lata a más de 90 pulsaciones por minuto, como consecuencia de la ingestión de bebidas con cafeína (no por realizar ejercicio ni otras actividades extenuantes), sométase a una revisión. El malestar podría ser algo más serio que una simple alteración de nervios por tomar café, por ejemplo, una anomalía del corazón o la tiroides.

En el caso de la doctora Frank, el problema fue transitorio, de nervios, por lo que bebió, pero no de riesgo. Ahora sabe que no debe ingerir tanta cafeína en un plazo tan corto de tiempo.

ANTÍDOTOS PARA EL EXCESO DE CAFEÍNA

Por fortuna, el nerviosismo producto del café se calma conforme pasa el tiempo, normalmente en un par de horas, señala la doctora Erica Frank, ayudante de profesor en el Departamento de Medicina Familiar y Preventiva de la Escuela de Medicina de la Universidad de Emory, en Atlanta. Mientras tanto, esto es lo que puede hacer para mejorar su nerviosismo.

Tómese un descanso. Al sentirse temblorosa o angustiada, o con problemas para concentrarse, dése un respiro, indica la doctora Evans. Dé un paseo, escuche música suave, encuentre un lugar apacible y siéntese o recuéstese para relajarse. "Realice una actividad tranquilizante que desvíe lejos sus pensamientos de estos síntomas."

Cuide su sistema digestivo. Si consumir café le ha producido diarrea, pruebe un remedio de patente, por ejemplo, Kaopectate, sugiere la doctora Ryall.

Administre su cafeína. La mejor manera de evitar que se vuelva a presentar una alteración de nervios por tomar café es llevar la cuenta de la cantidad de cafeína que ingiere a lo largo de un día, señala Ward.

Si normalmente bebe dos tazas de café en la mañana y una Coca en la cena, entonces el día que tome un capuchino con sus amigas después de comer, usted deberá hacer una pequeña variación a la hora de la cena: pedir Coca sin cafeína. Esto con el objetivo de que mantenga su consumo diario de ese estimulante.

Sume sus cafés. Para llevar la cuenta de la cafeína que ingiere, recuerde estas cifras: una taza de café de 150 decilitros contiene entre 70 y 115 miligramos de cafeína (los jarros, mucho más). Una taza de té negro de 150 decilitros, aproximadamente 50. Una coca de 360 decilitros, entre 40 y 50, y un chocolate obscuro de 30 gramos, 24. Para su información, los estimulantes de patente –por ejemplo, marca Vivarin y No Doz–, contienen entre 100 y 200 miligramos de cafeína.

Nerviosismo ante la exploración ginecológica

Alternativas para controlar el temor

Su corazón late aceleradamente y le falta el aire. Tiene la boca reseca, los músculos tensos y las palmas de las manos sudorosas. Siente vergüenza, la consume el miedo, cuenta los minutos que faltan para que la doctora acabe de obtener la muestra para el Papanicolau, de mirar y tocar sus genitales, de palpar sus senos en busca de irregularidades, de revisarle el recto... Por fin, gracias a Dios, pronuncia esas palabras maravillosas: "Ya terminamos. Se puede vestir."

Cuando menos una de cada diez mujeres consideran que la exploración ginecológica es una experiencia traumática, manifiesta la doctora Charanjeet Ray, ginecóloga-obstetra y profesora asociada en el Departamento de Ginecología y Obstetricia de la Escuela Rush de Medicina de la Universidad de Rush, y ayudante de médico en el Hospital Mason de Illinois, ambos en Chicago. "Lo veo en las mujeres año tras año. Se ponen pálidas. Algunas se llegan a desmayar."

Su doctora la tiene que examinar, cuando menos, una vez al año para detectar problemas en sus órganos de reproducción y en otros puntos de la zona pélvica, así como los bultitos en los senos o indicios de enfermedades de transmisión sexual, además de hacerle un chequeo general de su estado de salud. Empero, hay mujeres que evitan la revisión pélvica completamente debido a que han vivido una experiencia desagradable, expresa la doctora Lila A. Wallis, profesora de medicina y directora de "Actualice su Medicina", una serie de programas de educación continua para médicos en la Escuela de Medicina de la Universidad de Cornell, en la ciudad de Nueva York. Dice la doctora que los problemas de salud que requieren atención médica pasan inadvertidos.

UN RITUAL NECESARIO

Si le da pavor ir al ginecólogo y se tensa antes de ponerle un dedo encima, las doctoras aconsejan que realice lo siguiente para conservar la calma.

Prográmelo bien. Algunas mujeres tienen los senos muy sensibles justo antes o durante la menstruación, expone la doctora Mary Lang Carney, directora médica del Centro de Salud de la Mujer del Hospital St. Francis, en Evanston, Illinois. Programe su cita después de terminado su periodo para no *saltar* cuando la doctora explore sus senos.

Vacíe la vejiga. Orinar antes de la exploración permitirá que se sienta más cómoda, asegura la doctora Wallis. También facilitará el tacto del útero, de los ovarios y las trompas de falopio y garantizará la confiabilidad de los resultados de sus exámenes.

No se quite los calcetines. Si siente los pies fríos e incómodos cuando los coloca sobre los soportes para los talones, póngase calcetines o coloque una toalla de papel doblada entre su talón y el metal de éstos. Además, si lleva zapatos de tacón, sujetará correctamente su talón en los mismos. Por último, indica la doctora Wallis, pida a su médica que ajuste las abrazaderas de los soportes para que doble las rodillas con más comodidad. Cabe señalar que los consultorios de muchos médicos cuentan con soportes para rodillas en sus mesas de exploración, con lo que se logra una posición más cómoda, agrega la doctora.

Acepte que está intranquila. Si su ginecóloga sabe que usted se halla nerviosa, actuará de una manera más tranquila y comprensiva para relajarla, dice la doctora Ray.

Inhale, exhale y repita nuevamente. Para muchas mujeres, el peor momento de la exploración es la introducción del espéculo, es decir, el aparato metálico o de plástico desechable que sirve para explorar y obtener una muestra de mucosidad vaginal. Ese instrumento puede producir una sensación extraña, advierte la doctora Ray. La tensión de los músculos del aparato reproductor dificulta la introducción del mismo, por no decir que la impide totalmente, afirma la doctora Carney. Ello, a su vez, prolonga la exploración. No obstante, la relajación no siempre es fácil. "En ocasiones, ayuda mucho el recostarse y respirar profundamente unas cuantas veces", asegura la doctora Carney.

Relaje los músculos. Coloque la mano sobre los músculos de su abdomen y cuando advierta qué tan tensos están empezará a relajarlos, observa la doctora Carney. La doctora Wallis sugiere la siguiente técnica para destensarlos: apriete los músculos que sirven para controlar la orina y después relájelos. Repita varias veces antes de que le introduzcan el espéculo.

Olvídese de ese momento y traiga otros mentalmente. Al concentrarse en la exploración sólo empeora la situación, manifiesta la doctora Ray. En cambio, lo mejor es imaginarse que se halla asoleándose en una playa en Hawaii, o haciendo algo que le gusta mucho.

Si le duele, dígalo. Su médica no sabe leer la mente. Por ende, si le produce dolor, dígaselo, exhorta la doctora Ray. Por ejemplo, al introducir el espéculo podría jalar un vello púbico. Manifiésteselo a la doctora y ella, tal vez, le pida que la ayude dirigiendo la introducción. Además, debe saber que al expresarle que algo le produce dolor, podría estar ofreciéndole información valiosa para conocer más ampliamente su estado de salud.

Piense que será rápido. "Una gran ayuda es pensar que el proceso de auscultación no tardará mucho", indica la doctora Carney. Obtener la muestra para el Papanicolau únicamente tarda unos segundos. Esto termina antes de que se dé cuenta.

Nerviosismo en las piernas

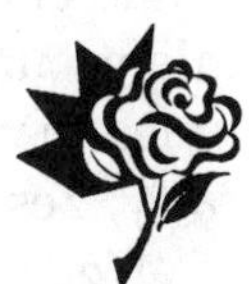

Calme el hormigueo y la alteración

Claudia llevaba una hora sentada en su escritorio, recorría hileras de datos en la pantalla de su computadora, cuando una sensación extraña empezó a subirle por las pantorrillas. Cambió las piernas de posición y trató de ignorarla, pero el ansia por moverse le volvía una y otra vez.

Con el tiempo, se dio por vencida, echó hacia atrás la silla y se estiró, y la sensación extraña –la que, en ocasiones, describe "como si un ejército de hormigas recorriera mis huesos"– desapareció.

La sensación de hormigas caminando que sintió Claudia y su necesidad de estirarse son síntomas típicos del síndrome de nerviosismo en las piernas –que también se conoce como *anxietas tibiarum*–, expone la doctora Sheryl Siegel, ayudante de profesor de neurología de la Escuela de Medicina de Nueva York, en Valhalla, Nueva York.

Este problema llega a presentarse siempre que alguien lleva un buen rato sentada o acostada. "No tenemos idea de cuál sea la causa", manifiesta la doctora Sarah Stolz, neuróloga del Centro de Desórdenes del Sueño en el Centro Médico Providence, en Seattle. "Pero si lo padece, hará que se sienta verdaderamente mal."

Las mujeres embarazadas, al parecer, tienen una probabilidad de uno a diez de padecer nerviosismo en las piernas, comenta la doctora Stolz. Las personas que tienen los nervios de las piernas dañados por la diabetes o un problema en los discos lumbares, por ejemplo, también propenden a esa alteración. Asimismo, algunas otras, con problemas renales, no pueden filtrar los desechos metabólicos de su torrente sanguíneo, asi que sienten constantemente la necesidad de cambiar sus piernas de posición las 24 horas del día.

PRUEBA Y ERROR

Como el nerviosismo en las piernas tiene diferentes causas, no hay un tratamiento único que le sirva a todo el mundo, las doctoras coinciden en que la única manera de encontrar un remedio efectivo es probando diversas tácticas y, después, practicar las que funcionen.

Haga puntas. Si el cosquilleo se presenta cuando está sentada, haga puntas con los pies y estire las dos piernas, desde los pies hasta la cadera, señala la doctora Siegel.

La gran mayoría de las que sienten este nerviosismo trata de aguantar el impulso de mover sus piernas. Sin embargo, si lo hace, sólo se irá acumulando, hasta que lo único que la calme sea una caminata de un día. Es más conveniente ceder ante el primer impulso de movimiento, aconseja la doctora. Así probablemente *recorrerá* una distancia más corta.

Levántese. Si la ansiedad se presenta cuando está acostada, tampoco aguante el impulso por moverse, observa la doctora Siegel. "Levántese de la

Estírese, camine, lea

Doctora Sheryl Siegel

La doctora Sheryl Siegel, ayudante de profesor de neurología en la Escuela de Medicina de Nueva York, en Valhalla, Nueva York, siente nerviosismo en las piernas un par de veces al año. Esto es a lo que ella recurre para aliviarlo.

"Sólo experimento síntomas menores, muy lejos de lo que sienten algunas mujeres", manifiesta la doctora. "Mi rutina es sencilla. Estiro las piernas y subo y bajo las escaleras unas cuantas veces. Después tomo un libro y lo leo hasta que empiezo a tener sueño."

La doctora Siegel recomienda, como alternativa, una técnica llamada relajación muscular progresiva consistente en esto: recuéstese boca arriba, con los brazos a los lados, y cierre los ojos. Respire profundamente, después exhale. A continuación, tense y relaje los grupos de músculos; empiece por los dedos de los pies y termine con el cuero cabelludo, grupo por grupo. Hágalo cuando menos durante cinco minutos.

cama y camine por el pasillo, recórralo un par de veces, o, si hay escaleras, suba y bájelas."

Concéntrese en las vitaminas B y el hierro. Algunos científicos sospechan que la deficiencia de folato (vitamina B) o hierro –o de las dos– podría tener relación con la causa del nerviosismo en las piernas. La doctora Stolz manifiesta que es aconsejable asegurarse de que su dieta contenga fuentes ricas en las dos. Las leguminosas, las naranjas y el jugo de naranja, las coles de bruselas, las espinacas, los espárragos y las fresas son fuentes abundantes en folatos. Las almejas al vapor, la carne de res magra, el pavo, el pollo, el tofu, el pan integral de trigo y también las leguminosas ofrecen una buena ración de hierro.

Incluya en su dieta la cantidad diaria establecida de hierro –18 miligramos– y ácido fólico (folato en forma de complemento) –400 microgramos–, dice la doctora Stolz. También es aconsejable tomar un comple-

CUÁNDO CONSULTAR AL MÉDICO

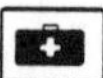

Al sentir nerviosismo en las piernas al grado que afecta su sueño, su trabajo o cualquier otra actividad cotidiana, pida una opinión médica. Después de descartar la posibilidad de un problema de salud, tal vez le recete alguna medicina o recomiende una técnica para controlar el problema.

Asimismo, pida asesoría si en la actualidad recibe tratamiento para algún problema renal y siente un molesto adormecimiento o cosquilleo en los pies.

mento multivitamínico/mineral para asegurarse de que ingiere esas cantidades, pero no abuse. Un complemento que las contenga es más que suficiente.

Pruebe calor o frío. Algunas mujeres encuentran que los baños calientes les alivian el malestar de las piernas, mientras que otras con las bolsas frías lo logran, señala la doctora Stolz. Ésta recomienda que cada una experimente para saber qué le funciona.

Evite el ejercicio aeróbico por la noche. Si bien el movimiento es importante, procure programar el ejercicio que aumenta su frecuencia cardiaca durante el día y no por la noche, comenta la doctora Siegel. Al parecer, algunas mujeres sienten la alteración con más frecuencia después de hacer ejercicio por la tarde.

Relájese. Cuando haya apagado la luz y esté entre las sábanas, pruebe un ejercicio de relajación –por ejemplo, la relajación muscular progresiva–, propone la doctora Siegel. "Esta es un proceso de dos pasos: la relajación muscular y después la respiración constante." Primero, recuéstese boca arriba, con los brazos a los lados, y cierre los ojos. Inhale profundamente y exhale. Después, contraiga y relaje cada uno de los grupos de músculos que logre identificar, de uno en uno; inicie por los dedos de los pies y avance hasta el cuero cabelludo. A continuación, empiece a contar cada inhalación y exhalación por separado, de tal manera que en la primera inhalación cuente *uno* y en la primera exhalación también *uno*. Cuente hasta ocho y después vuelva a empezar. Cuando los pensamientos o los ruidos interrumpan su ritmo respiratorio, descártelos y vuelva a concentrarse en contar y respirar. Hágalo entre 5 y 20 minutos: depende del tiempo que tenga.

Oído de nadador

No sólo para los enamorados del agua

Si le duele mucho el oído cuando se lo jala, lo toca, o lo presiona, así como también ese montecito (llamado el trago) en la parte delantera de la oreja, entonces usted no tiene un malestar de oído cualquiera. Padece lo que se llama *oído de nadador*, es decir, una inflamación del canal externo del oído (llamada otitis externa en círculos médicos).

Este padecimiento suele presentarse cuando queda agua dentro del oído después de nadar, bañarse o lavarse el cabello. El ambiente oscuro y húmedo es ideal para la proliferación de bacterias y hongos.

Al principio, lo sentirá tapado o con picazón. En esta etapa, los remedios caseros llegan a funcionar, pero si no se atiende, el canal del oído se inflamará y, posiblemente, llegue a cerrarse. Así un líquido lechoso o amarillento saldrá del interior y además le dolerá si se toca la oreja. Ante esto último, necesitará tratamiento médico.

CÓMO NO TENER PROBLEMAS EN LOS OÍDOS

Para casos leves de oído de nadador, las doctoras comparten estos remedios ya probados y efectivos.

Prepárese unas gotas para los oídos. "Combine cantidades iguales de alcohol de uso casero y vinagre blanco en una botella limpia y con gotero", indica la doctora Jennifer Derebery, ayudante de profesor de otolaringología en la Universidad del Sur de California, en Los Ángeles; compre esas botellas en las farmacias.

"Si está segura de que nunca se le ha reventado el tímpano (por ejemplo, a causa de un accidente, o una infección anterior), póngase unas cuantas gotas en cada oído", advierte la doctora Derebery. "Cuando es una infección leve, no se necesita mayor tratamiento."

Este remedio casero funciona, asegura la doctora Derebery, porque el alcohol mata las bacterias y evapora el agua, y el vinagre cambia el pH del oído externo, lo hace menos hospitalario para las bacterias y los hongos generados por el oído de nadador.

CUÁNDO CONSULTAR AL MÉDICO

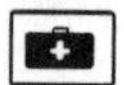

Los siguientes síntomas requieren atención especializada inmediata, asegura la doctora Laura Orvidas, asesora asociada e instructora en el Departamento de Otorrinolaringología en la Clínica Mayo, en Rochester, Minnesota.

- Supuración del oído (sobre todo cuando es un líquido amarillento o lechoso que huele muy mal).
- Pérdida de la capacidad auditiva.
- Dolor agudo y repentino en el oído.

Aunque no haya presencia de fiebre, estos malestares indican una infección grave que requiere tratamiento médico, observa la doctora Orvidas. Lo más probable es que le receten un antibiótico y gotas para oído con cortisona.

Para prevenir otros problemas, o si padece oído de nadador crónico, la doctora Derebery recomienda ponerse las gotas cada vez que nade o se duche.

Pruebe un poco de peróxido. Póngase unas cuantas gotas de agua oxigenada en el oído, orienta la doctora Laura Orvidas, asesora asociada *senior* e instructora en el Departamento de Otorrinolaringología de la Clínica Mayo, en Rochester, Minnesota. Su acción antibacteriana acabará con casos leves de oído de nadador.

Ojeras

Acabe con esas sombras de cansancio

Las maquillistas tuvieron que esforzarse mucho para que Sally Field se viera lo bastante vieja como para ser la madre de Tom Hanks en la película *Forrest Gump*, ganadora de un Oscar. Le pintaron enormes ojeras. Sin embargo, si usted las presenta, el único reconocimiento que escuchará serán comentarios de preocupación como: "¿Estás muy cansada?"

Las ojeras se acentúan a causa de la fatiga, las alergias, la exposición desmedida al sol, la menstruación o el embarazo. No obstante, generalmente son hereditarias: si sus padres las tienen o tuvieron, es muy probable que también usted, aclara la doctora Marianne O'Donoghue, profesora asociada de dermatología en el Centro Médico Rush-Presbiteriano-St. Luke, de Chicago.

En ocasiones, lo que usted ve no es, en realidad, piel oscurecida, sino los vasos sanguíneos abultados debajo de ésta. Esto debido a que la dermis de los ojos es más delgada que la de cualquier otra parte del cuerpo, por ello se notan más, sobre todo si la tiene muy blanca, explica la doctora Monica L. Monica, oftalmóloga de Nueva Orleans y vocera de la Academia Americana de Oftalmología.

Por lo general, las ojeras son ocasionadas por una hiperpigmentación –cantidades de melanina, sustancia que pigmenta la piel, por arriba de la media–. Éstas se suelen presentar en personas de ascendencia mediterránea y por cuestiones de genética familiar.

DE LA OBSCURIDAD A LA CLARIDAD

En términos médicos, las ojeras son inofensivas, aseguran las especialistas. Mas si usted prefiere no tenerlas, estos son algunos consejos esperanzadores.

Póngase compresas frías. Cierre los ojos y cúbralos con una toallita fría durante unos cinco minutos, indica la doctora Monica. Repita varias veces esto a lo largo del día: contribuirá a constreñir sus vasos sanguíneos y, por lo tanto, a disminuir la obscuridad y, tal vez, también, a reducir la inflamación de los tejidos.

Ocúltelas. Existe una crema correctora, más opaca que la base del maquillaje, fabricada, especialmente, para las ojeras. Elija una que sea un poco más clara que su piel cuando se la aplique debajo de la base (o del mismo color cuando sólo use el corrector), expone Fatima Olive, de desarrollo de productos de Aveda Corporation, fabricante de cosméticos y productos para la salud en Blaine, Minnesota. Póngase el corrector con un cepillo pequeño, en las zonas obscuras. Después, con el dedo meñique, dé unos golpecitos muy suaves para uniformarlo con la piel. Por último, aplíquese un poco de polvo para que se fije bien.

Úntese un filtro solar. Use un filtro solar especial para el rostro, con un factor de protección solar (SPF por sus siglas en inglés), cuando menos, del 15, aunque de preferencia debe ser del 20, todo el día, durante los siete de la semana, para prevenir que los rayos del sol obscurezcan la piel que se encuentra en la parte inferior de los ojos, señala la doctora O'Donoghue.

Complemente su base. Algunos maquillajes de base contienen SPF del 6 o el 8, indica la doctora O'Donoghue. Para una protección completa usted necesita una loción humectante o un protector solar con un SPF del 15.

Crema para ojos: la opción más reciente y viable. Si sus ojeras persisten, ocupe una crema opaca, por ejemplo, Expressive de Lancôme, propone la doctora O'Donoghue.

Los ácidos alfa hidróxicos, empleados en muchas cremas actuales para ojos, disminuyen las arrugas y aclaran y emparejan la piel, señala la doctora Wilma Bergfeld, jefa de investigaciones clínicas en el Departamento de Dermatología de la Fundación Clínica Cleveland. Los ácidos alfa hidróxicos más comunes son los glicólicos (extractos derivados de las frutas y otras plantas). Otros productos recientes para ojos que parecen muy prometedores incluyen la marca Renova, que presenta la crema o gel cosmético para el contorno de los ojos, Cellex-C (vitamina C tópica).

Ojos cansados

Alivio para los que han trabajado demasiado

De nueva cuenta, sus ojos se esforzaron demasiado anoche. Estuvo leyendo la novela rosa más reciente de Judith Krantz. Cuando suspiró al encontrar *Fin*, ya entrada la madrugada, su corazón estaba alegre, pero sus ojos le dolían mucho.

Pasar horas con los ojos atentos en una novela rosa o en otro trabajo cansa los músculos de aquéllos.

"Cualquier músculo que se mantenga en una sola posición, durante mucho tiempo, se debilita", señala la doctora Charlotte Saxby, oftalmóloga del Grupo Cooperativa para la Salud, de Puget Sound, en Seattle. Es un tipo de tensión muscular parecida a la que se presenta, por decir algo, al patinar, una y otra vez, con una sola pierna cuando apenas está aprendiendo esta disciplina (a escala mucho menor, evidentemente).

Al transcurrir su día normal, pasando de un quehacer a otro, los músculos internos de sus ojos se flexionan y contraen, una y otra vez, para enfocar y volver a enfocar numerosos y diversos objetos –cercanos, un poco alejados y distantes–. Cuando se concentra en una determinada tarea –leer, trabajar en la computadora o ver televisión– durante un buen tiempo, los músculos oculares se tensionan y no se parpadea. "Por consiguiente, los ojos se irritan, resecan y sienten molestos", expone la doctora Saxby.

Otro factor es cuando el sol lastima sus ojos; usted tal vez tensiona los músculos faciales en torno a los mismos y los entrecierra, añade la doctora Saxby.

GUIÑE, PARPADEE Y ASIENTA

Si usted tiene más de 40 años, su cansancio de ojos posiblemente indica que necesita lentes para leer o tiene resequedad crónica por algún motivo. En general, el cansancio de la vista es producto de un uso excesivo. Por tanto, las soluciones son sencillas.

Esto es lo que recomiendan algunas especialistas.

Cierre los ojos. Cerrar los ojos unos cuantos minutos –o incluso varios segundos– sirve para que éstos vuelvan a enfocar adecuadamente al disminuir su tensión, dice la doctora Saxby.

Parpadee mucho. Cada parpadeo humedece los ojos y afloja sus músculos tensos, asegura la doctora Silvia Orengo-Nania, ayudante de profesor del área de oftalmología en la Escuela de Medicina Baylor, en Houston.

Mójelos. Los ojos tienden a resecarse cuando están tensos y, a su vez, la resequedad les produce cansancio, enfatiza la doctora Orengo-Nania. Después de parpadear, las lágrimas artificiales –se venden sin receta en cualquier farmacia– son las más adecuadas para rehumectar sus ojos y aliviar la tensión. Evite ciertos productos –como la marca Murine o Visine–, que son únicamente descongestionantes y suelen resercarle los ojos aún más.

Descanse un poco. Brinde a sus ojos la oportunidad de restablecerse una o dos veces por hora, es decir, suspenda lo que esté haciendo durante cinco minutos –leer, bordar o ver la pantalla de la computadora–, recomienda la doctora Kathleen Lamping, oftalmóloga y profesora asociada de la especialidad de oftalmología en la Universidad Case Western Reserve, en Cleveland. "Mire hacia el otro extremo de la habitación o a través de la ventana, prepárese una taza de café o camine un rato."

Aumente el contraste de su computadora. Las palabras y los números de su pantalla están compuestos por rayos de luz difusos, mucho más difíciles de leer que los impresos en papel. Para reducir la tensión de los ojos, coloque la perilla del contraste del monitor en máximo, propone la doctora Dickie McMullan, oftalmóloga con consultorio particular en Atlanta.

Quítese del reflejo. "Si puede, coloque la pantalla de su computadora de tal forma que la luz no rebote, es decir se refleje", indica la doctora McMullan. Algunas expertas recomiendan colocar una cubierta antirreflejante en la pantalla.

Use vestimenta de tonos oscuros. "La ropa blanca, brillante, se reflejará en la pantalla, lo que producirá un relumbrón que le cansará la vista", previene la doctora McMullan. Una blusa blanca es contraproducente, pero si

CUÁNDO CONSULTAR AL MÉDICO

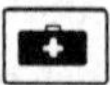

Con descansar sus ojos, por lo general, les quita el cansancio; a no ser que use unos lentes no adecuados, con una graduación vieja (o no se haya dado cuenta de que necesita lentes).

La doctora Kathleen Lamping, oftalmóloga y profesora asociada de oftalmología en la Universidad Case Western Reserve, en Cleveland, sugiere que consulte a un especialista si padece alguno de los problemas siguientes:

- Tiene los ojos cansados permanentemente y éstos no responden a los remedios caseros.
- Sus ojos son extremadamente sensibles a la luz (los cierra cuando sale a la luz del sol, por ejemplo).
- No ve tan bien como antes.

se la pone con una chamarra café o una pañoleta de color oscuro, disminuirá el resplandor.

Quizá necesite lentes para leer. "Si tiene 40 años, más o menos, y de repente tiene dificultad para leer o ver de cerca, probablemente haya llegado el momento de usar lentes bifocales o para leer", expresa la doctora Saxby. Cuando su vista a distancia sea de 20/20, entonces pruebe unos anteojos para leer del tipo que venden en las farmacias. Empiece con la graduación más baja para así ir aumentándola y encontrar la que mejor le acomode. En caso de que sea miope –no ve bien de lejos– consulte a su optometrista.

Use lentes oscuros todo el año. Sea que vaya a nadar, esquiar o, simplemente, hacer mandados, los rayos ultravioleta del sol llegan a provocar que entrecierre los ojos, lo que tensiona los músculos alrededor de los mismos. Para evitar esto, adquiera un buen par de lentes oscuros, de los que especifican en su etiqueta el máximo bloqueo de luz ultravioleta, señala la doctora Saxby.

Póngase un sombrero de ala ancha. Lo atractivo de las gorras de beisbolista es que, sumadas a los lentes oscuros, con sus viseras anchas ayudan a dar sombra a sus ojos: reducen los reflejos y, por lo tanto, el entrecerrarlos, enfatiza la doctora McMullan. Por consiguiente, si tiene una, póngasela como debe ir.

Ojos enrojecidos

Quíteles lo rojo

Por cuanto se refiere a problemas oculares visibles, una misma diagnostica fácilmente el de los ojos irritados: la pequeña red de vasos sanguíneos en la superficie del globo ocular (casi no se ven normalmente) se inflama y sus ojos lucen enrojecidos. Todo lo que los irrite les dará esa apariencia de inmediato: el aire, llanto, una habitación llena de humo, una reacción alérgica a los animales, los hongos, incluso al maquillaje.

También beber demasiado alcohol hace que los vasos sanguíneos oculares se dilaten y enrojezcan, enfatiza la doctora Anne Sumers, oftalmóloga de Ridgewood, Nueva Jersey, y vocera de la Academia Americana de Oftalmología. Con frecuencia, cuando sus ojos están irritados, también se encuentran resecos, por lo que se sienten y se ven desagradables.

SI QUIERE OJOS LIMPIOS, LEA LO QUE SIGUE

Para contraer esos vasos y eliminar el enrojecimiento, siga los consejos siguientes:

Enfríelos. Aplíqueles una compresa fría durante 30 minutos, sus vasos sanguíneos inflamados se contraerán, manifiesta la doctora Sumers. "Póngales encima cubos de hielo envueltos en un trapo limpio, o simplemente uno que esté húmedo. Con ello disminuirá enormemente la inflamación."

Lágrimas artificiales al rescate. Éstas no los limpiarán de inmediato, pero los lubricarán y humidificarán: aliviarán esa sensación molesta y dis-

CUÁNDO CONSULTAR AL MÉDICO 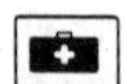

Si sus ojos siguen enrojecidos después de todo un día, consulte a su especialista. Los ojos irritados suelen ser aviso de que ha entrado un objeto extraño o de que existe una alergia o infección, argumenta la doctora Anne Sumers, oftalmóloga de Ridgewood, Nueva Jersey y vocera de la Academia Americana de Oftalmología.

Cuando entra al ojo algún veneno o sustancia química fuerte —por ejemplo, amoniaco—, láveselo con agua normal y llame al número de urgencias en seguida (o pida que alguien lo haga en su nombre).

En caso de que registre dolor o pérdida de la vista debido a una lesión (por ejemplo, al picarle una rama) acuda con su oftalmólogo de inmediato.

En casi todos los demás casos, los ojos irritados no son motivo de preocupación, enfatiza la doctora Sumers.

minuirán la irritación de sus ojos, señala la doctora Sumers. Adquiera lágrimas artificiales –por ejemplo, marca Moisture Drops, Hypotears y Tears Naturale–. Éstas no requieren receta para su venta.

Si usa lentes de contacto, las gotas humectantes le servirán. Éstas tienen la misma función que las lágrimas artificiales, afirma la doctora Sumers.

Use gotas medicadas sólo en caso de urgencia. Las gotas patentizadas y de venta libre –por ejemplo, marca Murine y Visine– contienen una sustancia vasoconstructora que reducirá sus vasos sanguíneos durante unos 45 minutos. En el caso de que deba presentarse en una junta importante y quiera que sus ojos estén completamente normales, póngase unas cuantas gotas, sugiere la doctora Sumers. No obstante, no abuse de éstas, pues cuanto más la use, más las necesitará, expresa la doctora Sumers. "Es un cuadro médico conocido como hiperemia de rebote". Si su irritación es crónica, es preciso que averigüe el porqué y no sólo oculte el síntoma.

Ojos hinchados

Un plan de acción rápido para las bolsas de la mañana

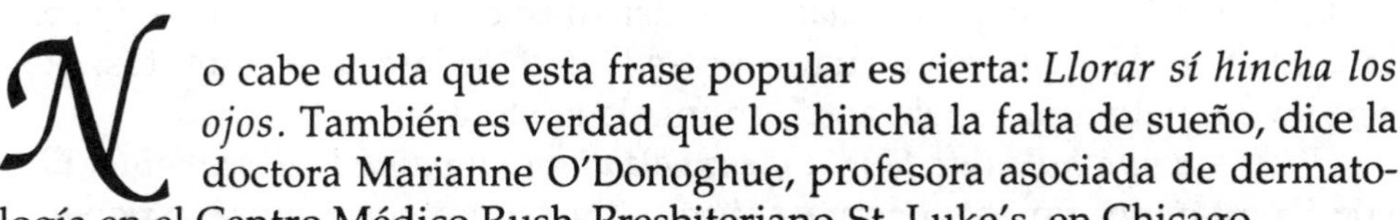

No cabe duda que esta frase popular es cierta: *Llorar sí hincha los ojos*. También es verdad que los hincha la falta de sueño, dice la doctora Marianne O'Donoghue, profesora asociada de dermatología en el Centro Médico Rush-Presbiteriano-St. Luke's, en Chicago.

Sin embargo, el llanto y la falta de sueño no son las causas más comunes. "Dormir boca abajo suele ser el camino más rápido para ello", expresa la doctora O'Donoghue. Probablemente también despertará con bolsas si está menstruando o embarazada, es decir, si retiene líquidos, manifiestan las doctoras. Lo mismo ocurre si come alimentos salados o bebe cualquier líquido –por ejemplo, agua simple– menos de dos horas antes de dormirse.

CUÁNDO CONSULTAR AL MÉDICO

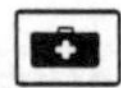

Al despertar con un párpado inflamado al triple de tamaño que el otro, acuda a revisión médica. Posiblemente sea señal de urticaria o una reacción alérgica al piquete de un insecto, apunta la doctora Marianne O'Donoghue, profesora de dermatología en el Centro Médico Rush-Presbiteriano-St. Luke's, en Chicago.

No deje de asistir, también, si los párpados no le cierran completamente sobre el globo ocular (indicio de un posible problema de tiroides).

El líquido, sencillamente, tiene que quedarse en alguna parte y, en ocasiones, se concentra en las bolsas temporales que se le forman bajo los ojos, observa la doctora O'Donoghue.

QUÉ HACER O NO HACER PARA UN ALIVIO INMEDIATO

Si quiere borrar la hinchazón antes de iniciar su día, las especialistas aconsejan seguir los siguientes pasos.

No se talle. Al hacerlo, detalla la doctora O'Donoghue, sus ojos se irritarán, pondrán rojos y seguirán hinchados.

Póngase una compresa fría. Remoje un trapo en agua fría (o envuelva unos cubitos de hielo en una toalla) y colóquelo sobre sus párpados, propone la doctora O'Donoghue. Cuando el lienzo se caliente, exprímalo y repita la operación. Hágalo tres o cuatro veces. "Sólo tardará unos minutos, pero servirá para quitar la hinchazón", apunta la doctora.

Póngase una bolsa de té fría y envuelta con un pañuelo desechable. El té contiene tanino, un astringente natural. "El tanino contribuirá a poner la piel tensa y disminuirá la inflamación", dice la doctora O'Donoghue. En cinco minutos quedará lista.

Es aconsejable envolver la bolsa de té con un pañuelo desechable. De lo contrario, se manchará la piel y dará el aspecto de un mapache. Asimismo, el ácido tánico (derivado de la tanina) llega a producir ardor, explica la doctora O'Donoghue. Por ello, cierre bien los ojos.

JAMÁS OTRA HINCHAZÓN

Eso es todo lo referente para deshinchar los ojos. Para evitar que el caso se repita, pruebe lo que sigue.

Eleve su cabeza con almohadas. Poner dos o tres almohadas debajo de su cabeza contribuirá a que los líquidos no se concentren bajo sus ojos, señala la doctora Monica L. Monica, oftalmóloga de Nueva Orleans y vocera de la Academia Americana de Oftalmología. Eso requiere de muchas horas.

Evite los alimentos salados y el alcohol. Al comer muchos alimentos salados (por ejemplo, papas y pepinillos) y tomar bebidas alcohólicas, retendrá líquidos, los que se pueden acumular en la zona de los ojos (y en otras partes del cuerpo), advierte la doctora O'Donoghue.

Ojos irritados

Acabe con este tormento de inmediato

Aunque usted use lentes de protección las 24 horas del día, lo más probable es que, antes o después, le entrará algo al ojo: por ejemplo, una basurita, polvo, suciedad o maquillaje. Sea lo que sea, el tormento es enorme.

Aun si sus ojos tienen la inmensa suerte de eludir cualquier objeto extraño, no dejan de estar propensos a la resequedad y las alergias, ambas son muy irritantes.

SÁQUELA DE UNA BUENA VEZ

Por fortuna, tenemos al alcance soluciones sencillas.

Parpadee. Al parpadear se producen lágrimas, éstas ayudan a sacar los objetos extraños, por ejemplo, la mugre, el polvo y una basurita, expresa la

CUÁNDO CONSULTAR AL MÉDICO

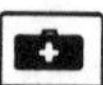

Cuando le entra algo al ojo y logra sacarlo, pero, a pesar de esto, siente como si aún lo tuviera adentro, quizá se haya lastimado la córnea; es decir, la membrana dura y transparente que protege el globo del ojo. Ante esto, mantenga los ojos cerrados durante media hora. Después, consulte a su oftalmóloga si, al abrirlos:

- Le duelen.
- Los tiene rojos.
- Ve borroso.

doctora Silvia Orengo-Nania, ayudante de profesor de la especialidad de oftalmología en la Escuela de Medicina Baylor, en Houston.

Vaya sacando el objeto hacia abajo. Si el parpadeo no le ayuda, utilice los párpados para empujar el objeto suavemente hacia abajo y afuera, indica la doctora Kathleen Lampin, profesora asociada del área de oftalmología en la Universidad Case Western Reserve, de Cleveland. Sujete las pestañas del párpado superior con las puntas de los dedos y estírelo hasta colocarlo sobre el inferior. Esto permitirá que las pestañas inferiores cepillen y saquen la basurita. Después parpadee unas cuantas veces más.

En ocasiones, esta maniobra desplaza la partícula hacia el rabillo del ojo, observa la doctora Lamping. Si así fuera, use la esquina de un pañuelo de tela o de papel humedecidos para sacarla. Si no tiene a la mano ninguno de los dos, use la punta del dedo, con suavidad.

Sáquela con agua. El agua normal de la llave puede ayudarle. "Diríjase a una llave y échese tanta agua como se requiera para sacar la basurita", expresa la doctora Lamping.

Pruebe las lágrimas artificiales. Las lágrimas artificiales –se adquieren sin receta– no sólo sacan los objetos extraños, sino que ayudan a aliviar y rehumectar sus ojos, asegura la doctora Orengo-Nania. Si las tiene, úselas.

¿Lleva lentes de contacto? Quíteselos. Cuando sus ojos están irritados, los lentes de contacto empeoran la situación. "La basurita podría estar en el lente de contacto y no en el ojo", dice la doctora Lamping. "Quíteselos de inmediato."

Táctica común y corriente: una compresa fría. Las alergias –a la ambrosía (planta de flores amarillas que despiden olor suave), al maquillaje, al pelo de mascotas o a cualquier otra cosa– producen picor en los ojos. Una compresa fría disminuirá la comezón y le calmará el malestar. Moje un trapo o una toallita y colóquesela sobre los ojos cerrados siempre que le piquen: mínimo durante 2 minutos y máximo de 20, aconseja la doctora Orengo-Nania.

Use lentes de protección cuando trabaje. Podar el césped y deshierbarlo es una alternativa magnífica de hacer ejercicio con regularidad y, por consiguiente, los mantendrá a usted y a su jardín en buena forma. No obstante, al remover el césped y la tierra lo más probable es que se le meta una basurita a los ojos. Los lentes de protección acabarán con el problema, dice la doctora Dickie McMullan, oftalmóloga con consultorio particular en Atlanta. También es buena idea ponérselos cuando se ocupan o limpian brochas y rodillos de pintura.

Póngase* goggles *antes de saltar. El cloro de las piscinas pica e irrita los ojos. Por tanto, protéjalos con *goggles* recomienda Anne-Marie Cavallero, optometrista con consultorio particular en Houston.

Ojos resecos

Más humedad en segundos

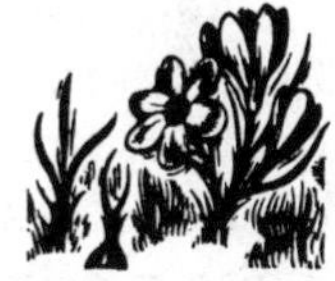

Cuando los ojos están resecos, las causas son muchas habitaciones excesivamente calientes o con aire acondicionado, autos también con este tipo de ventilación, la contaminación, trabajar en la computadora por muchas horas, una basurita en el ojo, las alergias de medicinas u otras circunstancias.

Además, no nos olvidemos de la edad, porque al ir envejeciendo producimos menos lágrimas y, por consiguiente, tenemos menos humedad. Ante esto cabe aclarar que las mujeres padecemos más este problema que los hombres, debido a los cambios hormonales: la mujer con el paso del tiempo produce menos estrógeno, es decir, durante la menopausia.

"La mayoría de las mujeres que pasan de los 40 años tienen ojos resecos", manifiesta la doctora Anne Sumers, oftalmóloga de Ridgewood, Nueva Jersey, y vocera de la Academia Americana de Oftalmología. Si usa lentes de contacto, la resequedad de los ojos se presentará antes, alrededor de los 35 años, observa la doctora Monica L. Monica, oftalmóloga de Nueva Orleans y vocera de la Academia Americana de Oftalmología. Ese tipo de lentes es muy incómodo cuando los ojos se hallan resecos, por tanto, el problema es más notorio.

Cabe aclarar que el llanto o el lagrimeo excesivo, irónicamente, no lo resuelven: normalmente, cada vez que parpadea, sus ojos producen lágrimas para mantenerse húmedos. No obstante, cuando llora, o le entra una basurita en un ojo o en ambos, éstos vierten lágrimas más diluidas, como un reflejo natural, que salen tan rápidamente como para humectarlos.

Hay un aspecto innegable: los ojos resecos duelen.

"Los ojos resecos se ponen rojos y arden, lagrimean demasiado o se sienten como tiesos", señala la doctora Monica.

H_2O AL RESCATE

Sea cual fuere la causa, el alivio está en sus manos.

Salpíquese un poco de agua. Si cierra los ojos unos minutos y no logra lubricarlos, diríjase al lavabo y salpíquelos con un poco de agua, expone la doctora Monica. (En caso de que use pupilentes, omita este remedio. De lo contrario, las bacterias del agua contaminarán la solución humectante, o se alojarán debajo de sus lentes, ocasionando una infección.)

Aplíquese una compresa fría. Cuando tenga tiempo, moje una toalla, o un trapo, y póngala sobre el ojo durante unos cuantos minutos, dos o tres veces, señala la doctora Monica.

Compre lágrimas artificiales. Use lágrimas artificiales para humectar sus ojos en caso de que use lentes de contacto. Y sobre todo porque el agua de la llave y las compresas no son aconsejables. Adquiera productos patentizados –por ejemplo, marca Moisture Drops, Hypotears o Tears Naturale–.

Aplique inmediatamente y repita tantas veces como sea necesario, apunta la doctora Monica.

ESTRATEGIAS DIARIAS

Cuando haya encontrado un alivio inmediato, siga estos consejos para que sea duradero.

Ponga las gotas lo más que pueda. Aplíqueselas tantas veces como quiera; las doctoras opinan que la mayoría de las personas lo hacen muy poco. "Empléelas con la frecuencia que las requiera; desde una o dos veces al día, hasta cada 20 minutos", enfatiza la doctora Monica. Estas gotas limpiarán sus ojos y restablecerán la segregación correcta de sus lágrimas.

No las use con sustancias preservativas. Si usa pupilentes y lágrimas artificiales más de una a dos veces al día, elija una marca que no contenga preservativos –por ejemplo, Hypotears Pf o Celluvise. De lo contrario, tal vez sentirá piquetes en los ojos o sus lentes se afectarán por esas sustancias, indica la doctora Monica.

CUÁNDO CONSULTAR AL MÉDICO

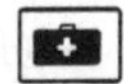

Muchos medicamentos —los descongestionantes, antihistamínicos, auxiliares del sueño o sedantes— resecan los ojos. Las lágrimas artificiales son de gran ayuda. Si no lo son tanto, comuníqueselo a su médica, ella le sugerirá otra alternativa.

La molestia de los ojos resecos, cuando va acompañada de otros síntomas, es señal de una infección que, al no tratarse, afecta la vista. Acuda a la oftalmóloga si:

- Sus ojos siguen con un color entre rosado y rojizo, a pesar del uso frecuente de lágrimas artificiales.
- Le lastiman los ojos.
- Su visión cambia.
- Advierte pus u otra supuración en un ojo o ambos.
- Tiene los ojos y la boca resecos y artritis (estos síntomas pueden ser indicio del síndrome de Sjögren: enfermedad rara, pero tratable, que en ocasiones afecta a las mujeres de mediana edad).

No use gotas medicadas –por ejemplo, marca Murine o Visine–. Estas son descongestionantes y contraen los vasos sanguíneos del ojo, quitan el enrojecimiento, pero no la resequedad, aclara la doctora Silvia Orengo-Nania, ayudante de profesor de oftalmología en la Escuela Baylor de Medicina, en Houston.

Humedézcase los ojos antes de usar el secador de cabello. ¿Emplea el secador de cabello todas las mañanas? Para evitar simultáneamente secar sus ojos, póngase lágrimas artificiales antes y después de secar su cabello, propone la doctora Monica. Como medida extra, también hágalo a la mitad de la operación.

Humecte el espacio donde trabaja. Cuando perciba que el ambiente del lugar donde labora está muy reseco y esto contribuye a su problema, coloque un humidificador cerca de su escritorio o, de ser posible, abra una ventana, aconseja la doctora Sumers.

Olvídese del alcohol. Las bebidas alcohólicas suelen dejar la boca reseca. También los ojos. Si sale con amigos a tomar unos tragos, beber lo menos posible (o tomar una bebida sin alcohol) es una buena medida para el bienestar de su vista, asegura la doctora Monica.

Aléjese del humo. "Es bien sabido que fumar reseca los ojos", enfatiza la doctora Monica. Si fuma, o vive con alguien que lo hace, las lágrimas artificiales mantendrán sus ojos húmedos. Evidentemente, dejar de fumar resuelve el problema fundamental.

Use sus lentes únicamente medio tiempo. Para aliviar las molestias de resequedad de los ojos, "quítese sus lentes al término de su jornada laboral, igual que lo hace con los zapatos", señala la doctora Monica. Esto es muy recomendable, independientemente de que los use durante mucho tiempo o poco.

Bríndeles atención antes de irse a dormir. Si se levanta con los ojos resecos e irritados, use un ungüento de lágrimas –por ejemplo, marca Lacri-Lube–, antes de dormir, enfatiza la doctora Monica. Este es más efectivo que las lágrimas artificiales y se adquiere sin receta médica. El ungüento mantendrá sus ojos lubricados, pero recuerde que sólo se usa por la noche, porque afecta la vista (verá borroso).

(Para otras soluciones relacionadas con los problemas derivados de los lentes de contacto, véase la página 562.)

Olvidos

Soluciones rápidas para fallas de la memoria

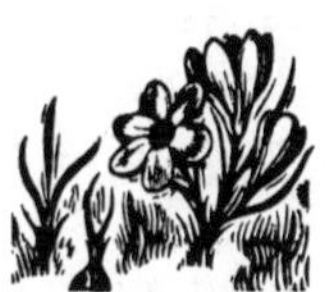

¿Quién de nosotras no ha olvidado un nombre en medio de una presentación, o pasado un buen rato de la tarde buscando un auto en el estacionamiento de un centro comercial?

No se preocupe. Los olvidos de este tipo no significan que esté perdiendo la memoria, pues está comprobado que la capacidad para recordar sigue hasta bien entrados los sesenta años, expresa la doctora Elizabeth Loftus, profesora de psicología en la Universidad de Washington, en Seattle, y autora de *Memory (Memoria)*.

Aun cuando sabemos que la memoria registra cambios naturales conforme envejecemos, normalmente nos alarmamos, es decir, con el paso del tiempo aumenta la angustia de que nos falle la memoria, y ante este temor se distorsiona y exagera la forma en que percibimos el hecho de no recordar, asegura Danielle Lapp, especialista en entrenamiento de la memoria e investigadora en la Universidad de Stanford, así como autora de *Don't Forget! (¡No olvide!)* y *(Nearly) Total Recall (Recuerdos completos [casi])*. Algunas mujeres se quejan de periodos temporales de falta de memoria durante la menopausia, esto tal vez sea consecuencia del sudor nocturno, lo que impide que duerman bien.

NO ES EL MAL DE ALZHEIMER

"Sea cual fuere su edad, usted puede mejorar su memoria", asegura Lapp. Sin embargo, primero enlistaremos unos cuantos consejos, para casos de urgencia, acerca de lo que debe hacer cuando experimente una laguna mental.

Espere 30 segundos. Al olvidarse del nombre de alguien, no se rinda de entrada, propone Lapp. Y siga hablando. La mayoría de las veces aquél no tarda en llegar a la mente, sobre todo si no se halla tensa.

Eche marcha atrás. ¿Da vueltas y vueltas en círculo en el estacionamiento del centro comercial para encontrar su auto? Mejor deténgase y recorra con la mente el camino en retroceso, sugiere la doctora en pedagogía Irene Colsky, profesora adjunta de psicología y pedagogía en el Colegio Comunitario de Miami-Dade, y presidenta de Colsky Associates, una empresa que imparte seminarios de aprendizaje y memoria.

Al visualizar su llegada al centro comercial es probable que sobresalga alguna información clave que active la memoria de dónde dejó su carro. Por ejemplo, recuerde lo que vio cuando salió de la calzada y se dirigió hacia occidente por la calle Elm y entró a la Plaza South View, así es probable que identifique la Farmacia Good Friend justo en frente de usted. Magnífico. Ahora busque su auto cerca de ese comercio.

Retroceder en el tiempo también le ayuda cuando entra en una habitación o –su recámara, por ejemplo– y no recuerda para qué, señala la doctora Colsky. Pregúntese: "¿Dónde estaba antes de entrar aquí y qué hacía?"

ENTRENE SU MENTE PARA QUE RECUERDE

Lo anterior basta para los olvidos inmediatos. Por otro lado, las lagunas mentales futuras se pueden prevenir así.

Preste atención. Si no presta atención a lo que esté haciendo, ya sea leer, ver o escuchar, no lo recordará después. El consejo de Lapp es que usted al hacer algo, debe fijarse muy bien en el entorno y activar los sentidos: el ver, oír y sentir. Cuando se estacione en el centro comercial, fíjese en las señales, escuche si hay sonidos específicos y sienta la temperatura, para después guiarse mediante lo que le indican sus sentidos. Dígase mentalmente: "Estoy estacionando el auto de frente a la farmacia. El área del estacionamiento queda cerca de la guardería –ya que escucha gritar a los niños muy cerca–. Hace calor, porque no hay sombra de árboles." La información procesada de forma visual y verbal queda muy grabada en la memoria y da buenos resultados, enfatiza Lapp.

Evite las distracciones. "Tome nota mental de todo lo que vaya a hacer, antes de llevarlo a cabo", propone la doctora Colsky. "Esto disminuirá las distracciones, que originan el olvido; por ejemplo, por qué se quedó en la sala si usted se dirigía a una recámara para buscar algo concreto: permaneció en la estancia porque hubo algo que captó su atención."

Para evitar este tipo de situaciones, dígase a sí misma: "Voy a pasar por la sala para recoger el álbum de fotos que se encuentra en una recámara", por ejemplo. Así es menos probable que las revistas y el papelerío que se hallan sobre la mesita de centro la distraigan.

Establezca relaciones que tengan sentido. Para recordar situaciones, datos, tareas, direcciones de calles o listas de compra, propone Lapp, invéntese un relato o una frase que ligue la información de forma lógica. Si no quiere olvidar la dirección de alguien –por ejemplo, Calle Sur 65–, dígase: "Sesenta y cinco es la edad de jubilación y muchas personas se van al sur cuando la alcanzan."

Asimismo, para recordar lo que debe comprar (huevos, leche y cuatro latas de insecticida) durante el camino hacia casa, haga un acróstico con la lista HUELELAAAA (HUE de huevos, LE de leche y LAAAA de cuatro latas de insecticida).

Arme una imagen mental. Las imágenes visuales concretas ayudan a recordar rostros y nombres nuevos, asegura la doctora Loftus. Suponga que conoce a su posible jefa, la señora Cuadros, en una entrevista laboral, y que su característica más sobresaliente son sus ojos verdes. Imagínese cuadros llenos de éstos. Así, más adelante durante la conversación, o la próxima vez que se la encuentre, sus ojos le recordarán que su apellido es *Cuadros*.

Aumente su ingestión de minerales para la memoria. Hay estudios que especifican que la deficiencia de hierro, zinc y boro suele afectar la capacidad de concentración y la de la memoria. Para asegurar una ingestión correcta de esos minerales, manifiestan los investigadores, es necesario comer, cuando menos, tres raciones de carnes rojas (excelente fuente de hierro y zinc) a la semana y, mínimamente, cinco diarias de frutas y vegetales (proveedoras del boro).

Agudice la memoria haciendo ejercicio. En otro estudio, los investigadores descubrieron que las personas voluntarias que efectuaban una hora de rutina aeróbica, tres veces por semana, obtenían mejores resultados en los exámenes de memoria que aquellas que no lo hacían. Suponen que el ejercicio aumenta la cantidad de oxígeno que fluye al cerebro y acelera el metabolismo de la glucosa, mejorando la memoria. Al mismo tiempo que disminuye la tensión, uno de los factores que afectan la memoria.

Orzuelos y diviesos

Écheles una mano a los granos de los párpados

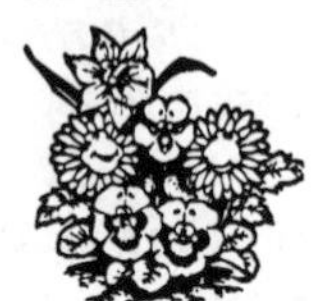

Después de los barros y espinillas junto a la nariz, los orzuelos (granillos que nacen en el borde de los párpados) y los diviesos (pequeños tumorcillos por inflamación) se cuentan entre los que más molestias dan. Al igual que los granos de la cara, éstos se presentan en el momento más inoportuno, y lo peor es que duelen.

Los orzuelos se forman cuando se infecta un folículo de una pestaña. Entre las causas más comunes están: haber usado un cepillo de rimel contaminado, o porque unas escamas parecidas a las de la caspa lo han obstruido. Usted advertirá un bulto rojo y doloroso, como una ampollita, en la orilla del párpado, sobre la base de las pestañas, con una cabeza blanca de pus en la punta del grano.

Por otro lado, los diviesos se forman dentro de los párpados, cuando una o varias glándulas sebáceas se obstruyen, quizá, por residuos de maquillaje. Por lo regular, no duelen, aunque en algunos casos sí provocan que el párpado se inflame, pique y duela.

Cada párpado tiene entre 20 y 30 glándulas sebáceas, por esto es factible que se desarrolle más de un divieso al mismo tiempo. Lo mismo ocurre con los orzuelos.

ELIMINE LAS BOLITAS

Los tratamientos caseros para los orzuelos y diviesos son los mismos.

Drene con compresas calientes. A la primera señal de un orzuelo o divieso, coloque un trapo húmedo, caliente, sobre los ojos cerrados, mínimamente cinco minutos cada vez, cuatro veces al día, durante dos semanas, observa la doctora Monica L. Monica, oftalmóloga de Nueva Orleans y vocera de la Academia Americana de Oftalmología. Esto hará que el orzuelo se reviente o que el divieso se absorba, detalla la doctora Monica.

CUÁNDO CONSULTAR AL MÉDICO

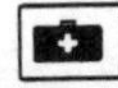

Un divieso persistente requiere atención médica; podría ser un quiste u otro problema grave.

Cabe decir lo mismo de los orzuelos recurrentes que, en ocasiones, son indicio de diabetes.

La mayoría de las veces un orzuelo es sólo eso y puede ser drenado. Un divieso, extraído. Consulte a su médica si un orzuelo o un divieso:

- No mejora —o empeora— en dos días.
- Crece a toda velocidad, a pesar de las compresas.
- Sangra.

Para mantener el lienzo caliente, envuelva con éste una papa o un huevo cocidos y calientes. Así conservará el calor más tiempo, señala la doctora Monica Dweck, oftalmóloga de Allentown, Pennsylvania, y especialista en problemas de párpados.

No meta las manos. Como en el caso de los granos del rostro, si trata de reventar un orzuelo, podría lograrlo, pero abajo de la superficie de la piel y agravaría la situación, previene la doctora Dweck.

Déle unas vacaciones a su maquillaje. Deje que su ojo se cure (y que sus glándulas sebáceas obstruidas se destapen) antes de volver a maquillarlos. Esto significa que no debe ponerse rímel, delineador ni sombras. De lo contrario, acabará con varios orzuelos y diviesos en lugar de uno, previene la doctora Dweck.

Osteoporosis

Prevenga *el síndrome de la viejecita*

Si usted tiene 45 años o menos y considera que es demasiado pronto (o tarde) para empezar a preocuparse por la osteoporosis, piénselo dos veces. Cuanto antes la considere, tanto mejor, opina la doctora Susan Allen, profesora asociada de medicina interna en el Departamento de Medicina Interna en el hospital y clínica de la Universidad de Missouri, en Columbia. Según algunas doctoras prestigiadas, especialistas en osteoporosis, este mal podría pasar a ser preocupación del pasado si, a partir de hoy, empieza a comer alimentos con mucho calcio y también practica, con regularidad, ejercicio para fortalecer los huesos.

"La osteoporosis se puede prevenir al 100 por ciento", afirma la doctora Susan Ward, ayudante de profesor de la especialidad de medicina y directora asociada del Centro Jefferson para la Osteoporosis, en el Hospital Universitario Thomas Jefferson, en Filadelfia. Según esta doctora, los cuerpos de las mujeres fueron diseñados, originalmente, para no durar mucho tiempo después de la menopausia, por la disminución de la producción de estrógeno y, finalmente, pérdida total del mismo. La falta de esta hormona provoca que el organismo tome de los huesos el calcio que necesita; es decir, la pérdida de hueso.

ESTABLEZCA UN BANCO DE HUESOS DESDE AHORA

Una noticia buena es que el momento adecuado para disminuir el riesgo de la osteoporosis es a partir de ahora. Las expertas ofrecen las siguientes medidas para evitarla o detener su avance.

Llene sus huesos de calcio. Las mujeres premenopáusicas necesitan, cuando menos, 1,000 miligramos de calcio al día, afirma la doctora Doris Gorka Bartuska, directora de servicios clínicos para endocrinología, diabetes y metabolismo en la Universidad Allegheny de las Ciencias de la Salud, en Filadelfia. Al pasar esa etapa, deben ingerir entre 1,200 y 1,500 miligramos al día, indica la doctora.

CUÁNDO CONSULTAR AL MÉDICO

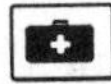

Como la osteoporosis al principio no produce dolor, es importante conocer los indicios de riesgo para evitar la enfermedad a través de determinadas precauciones desde ahora. Un sencillo análisis, que dura 15 minutos y se llama tele DEXA (medición de absorción de energía dual con rayos X) mide la densidad de sus huesos e indica si tiene la posibilidad de padecer osteoporosis.

Pida a su especialista que le efectúe un estudio DEXA si:

- Es pequeña, es decir, tiene huesos pequeños.
- Menstrúa en forma irregular o menos de diez veces al año.
- Su historial registra problemas de ingestión con determinados alimentos.
- En su familia hay un historial de osteoporosis.
- Toma corticoesteriodes, anticonvulsivos —como la fenitoina (Dilantin)—, medicamentos para la tiroides o adelgazantes de la sangre.
- Tiene dolor y sensibilidad en los huesos, en general.
- Padece fracturas de huesos con frecuencia.

¿Las mejores fuentes de calcio? Productos lácteos con pocas grasas. Encabezan la lista el yogur desgrasado (una taza tiene 452 miligramos), la leche descremada (una taza tiene 302) y el queso *mozzarella* medio descremado (300 gramos equivalen a 181 miligramos). Evidentemente, tomar carbonato de calcio, gluconato de calcio y otras formas de complementos de calcio es el camino más indicado para asegurarse de que realmente da a su organismo el calcio que necesita cada uno de los días de la semana.

Siga siendo (o empiece a ser) activa. "Incorpore el ejercicio a su vida desde ahora", señala la doctora Susan A. Bloomfield, ayudante de profesor de cinesiología en la Universidad A & M de Texas, en College Station. "Lo más importante es tener actividad todos los días." La doctora Bloomfield aconseja modificar las rutinas sedentarias; por ejemplo, dice: "Jamás se siente si puede estar de pie, ni viaje en coche si puede ir caminando. Cualquier cantidad de ejercicio es mejor que ninguna."

Dé un paseo. "Toda mujer debe tener un programa de ejercicio para fortalecer los huesos", manifiesta la doctora Allen. "Uno de los mejores y más fáciles es caminar. Programe para ello 20 minutos todos los días", sugiere la doctora Ward.

Inscríbase en un programa para dejar de fumar. "Fumar cigarrillos disminuye los niveles de estrógeno", afirma la doctora Bartuska, "además, tiene consecuencias negativas para la densidad de los huesos." En un estudio se comprobó que la mujer que fuma una cajetilla de cigarrillos al día podría registrar una disminución de entre 5 y 10 por ciento en la densidad de huesos en la etapa de la menopausia, pérdida que aumenta el riesgo de padecer fracturas.

No tome café ni alcohol. "Anote el alcohol y la cafeína en su lista de lo que no debe comer ni hacer", propone la doctora Bartuska. "Los dos son diuréticos: extraen el calcio de sus huesos."

Asimismo, las expertas indican que el alcohol podría resultar tóxico para las células de los huesos y afectar la absorción de calcio en los intestinos. Por otro lado, las bebidas alcohólicas también afectan el equilibrio al caminar y, conforme una envejece, aumenta la posibilidad de un accidente: caer y romperse un hueso.

Padrastros

Sea su propia manicurista

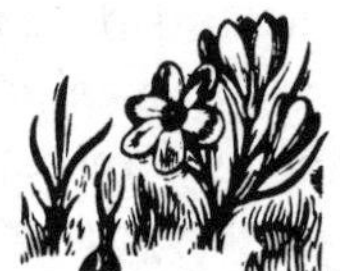

Como los padrastros son piel muerta, no duelen. Usted tal vez ni siquiera sepa que tiene uno hasta que se le engancha en las pantimedias.

"El padrastro se forma cuando la cutícula alrededor de la uña crece e invade la superficie de la misma", indica la doctora Phoebe Rich, ayudante de profesor de dermatología en el Centro Oregon de las Ciencias para la Salud, en Portland.

No trate de arrancarlos con los dientes ni a jalones, advierte la doctora Loretta Davis, profesora asociada de dermatología en el Colegio de Medicina de la Escuela de Medicina de Georgia, en Augusta. Cuando aquéllos no se quitan correctamente provocan una aguda molestia en su dedo y llegan a infectarse.

CONSEJOS SABIOS

"Cuando se da un cuidado correcto a las cutículas, los padrastros no representan un problema jamás", expresa la doctora Rich. Para ello, siga los siguientes consejos de las expertas.

Cúbralos. Se requiere mucha fuerza de voluntad para resistirse a la tentación de mordisquear o jalonearse un padrastro, señala la doctora Davis. "Una buena idea es tener una o dos curitas en su bolsa de cosméticos para este propósito. Si se detecta uno, cúbralo con el curita para no tratar de arrancarlo mientras no cuente con el instrumento correcto para hacerlo."

Aplique crema a sus cutículas. "La primera estrategia de defensa es una buena manicura", afirma Lia Schorr, especialista en el cuidado de la piel y propietaria del Salon Lia Schorr para el Cuidado de la Piel, en la ciudad de Nueva York. "También es muy útil dar un masaje suave con crema, para pulir toda la superficie de la uña."

Remoje y después recorte. "Jamás recorte las cutículas cuando están secas", previene Trisha Webster, modelo de manos de la conocida Agencia de Modelos Wilhelmina de la ciudad de Nueva York. "Yo recomiendo ablandarlas primero: remójelas en agua tibia con aceite de oliva. Como lo importante es retirar exclusivamente la piel muerta, córtela bien, sin lastimar el tejido vivo. No deje ningún resto con el que pueda seguir jugando."

Aplíquese una pomada antibacteriana. Si se le infectara un padrastro, aplíquese una pomada antibiótica de patente y consérvelo cubierto con un curita, propone la doctora Davis.

Palpitación cardiaca

Calme ese latir acelerado

Son más de las doce de la noche y usted está metida en la cama, totalmente despierta y asustada. No puede conciliar el sueño porque le parece que algo anda mal con su corazón. Cuando se despertó, fue porque éste se saltó un latido y, ahora, usted permanece despierta en la obscuridad esperando para ver si tiene un ritmo normal —*¡tac, tac... tac!*– otra vez.

Así es. Entonces piensa que, a) Le va a dar un infarto, b) Se va a morir, o c) Se morirá de vergüenza si acude a una sala de urgencias y descubre que, al final de cuentas, no era nada.

Lo más probable es que no pase ninguna de las tres situaciones arriba señaladas.

"Los latidos irregulares –normalmente llamados taquicardia– son algo común y corriente", expone la doctora Vera Bittner, profesora asociada de medicina en la Escuela de Medicina de la Universidad de Alabama, en Birmingham. Además, no tienen por qué asustarla.

NOTORIOS, PERO INDEFENSOS

Cuando su corazón se salta uno o dos latidos y usted lo nota, cabría decir que se trata de palpitación cardiaca, explica la doctora Bittner. De hecho, realmente no se salta ninguno; lo que usted cree que es un salto, no es sino un latido muy débil y, a continuación, viene uno más fuerte que los que siente normalmente. No se angustie si le parece que su corazón salta, brinca o sube a su garganta, lo verdaderamente importante es que no corre peligro alguno.

"Las personas muchas veces sienten como si su corazón se hubiera saltado un latido cuando se despiertan por una pesadilla, sobre todo si han estado acostadas del lado izquierdo", observa la doctora Deborah L. Keefe, profesora de medicina en el Centro Médico de Cornell y cardióloga del Centro Oncológico Memorial Sloan-Kettering, ambos en la ciudad de Nueva York.

CUÁNDO CONSULTAR AL MÉDICO

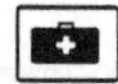

Al percibir que su corazón se salta un latido "no sólo momentáneamente" ni "de vez en cuando", consulte a su médica, propone la doctora Vera Bittner, profesora asociada de medicina en la Escuela de Medicina de la Universidad de Alabama, en Birmingham. Sobre todo, hágalo cuando su corazón omite un latido y:

- Siente que está a punto de desmayarse.
- Tiene los tobillos hinchados, o le falta el aire.
- Padece una enfermedad cardiovascular.
- Experimenta dolor o presión en el pecho.

"El corazón se encuentra cerca de la pared del pecho, en el lado izquierdo, y si se acuesta de ese lado, es más probable que note un salto."

CÓMO CALMAR LOS LATIDOS IRREGULARES

¿Qué hacer para evitar que se vuelvan a presentar esas taquicardias inofensivas que tanto la asustan? Esto es lo que sugieren las doctoras.

Respire profundamente. La angustia produce cierta taquicardia, afirma la doctora Bittner. En ocasiones, basta con inhalar a fondo y después exhalar lentamente para aliviar la tensión y evitar los saltos futuros.

Vuelva a acondicionar su corazón con ejercicio. Dedicar poco tiempo al ejercicio (caminar) y otras tareas activas (la jardinería) suele producir taquicardia, simplemente porque su corazón –que, al final de cuentas, es un músculo– ha perdido su condición, añade la doctora Bittner.

La Asociación Americana de Cardiología sugiere que, para que su corazón vuelva a estar en condición óptima, haga ejercicio tres o cuatro veces por semana, durante 30 minutos. Debe poner a trabajar su cuerpo al 50 o 75 por ciento de su capacidad aeróbica. Esto se reduce así: si camina, hágalo a una velocidad adecuada como para poder hablar, pero no para cantar.

Tome pocas bebidas alcohólicas. Ingerir demasiado alcohol llega a producir taquicardia, indica la doctora Bittner. El exceso de bebida lleva a lo que los médicos han bautizado con el nombre de *corazón festivo:* la arritmia experimentada por quienes se exceden en las fiestas y terminan en una sala de urgencias. Sin embargo, también ocurre en cualquier momento del año.

Es imposible saber con precisión cuánto vino se requiere para afectar el ritmo de su corazón, continúa la doctora Bittner. Los médicos tampoco saben, por adelantado, quién tendrá taquicardia a causa de la bebida y quién no. Ante esto, para contribuir a que su corazón se mantenga normal, las expertas recomiendan no tomarse más de uno o dos tragos al día. Por lo general, se considera que uno equivale a una determinada cantidad de una bebida fuerte o la misma pero mezclada: una lata de 360 decilitros, una botella o un tarro de cerveza, o 150 decilitros de vino de mesa.

Bájele a la cafeína. La cafeína es la que da un efecto estimulante al café, té, chocolate e, incluso, a algunos fármacos de patente, que no requieren receta médica –por ejemplo, pastillas para el dolor de cabeza–, indica la doctora Bittner. Por consiguiente, si la espanta la taquicardia, lo más sensato es evitar todo lo que contenga cafeína.

No piense siquiera en encenderlo. La nicotina y otras sustancias químicas del humo de los cigarrillos constriñen las arterias y propician la taquicardia, expone la doctora Bittner. Así pues, si fuma, deje de hacerlo.

Si todo lo demás está bien, haga caso omiso de los saltos. Si hace ejercicio con regularidad, no se exceda, y si su médico ha determinado que no padece problema cardiaco alguno, no se preocupe. Sin embargo, si parece que su corazón, de repente, se olvida de dar un latido, realmente no es motivo de alarma, aseguran las doctoras Bittner y Keefe. No piense demasiado en ello, así es menos probable notar cuando se repita el caso.

Pánico

Técnicas para calmarse en seguida

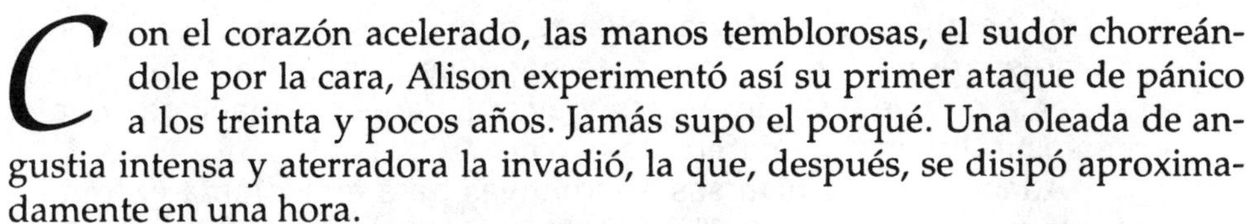

Con el corazón acelerado, las manos temblorosas, el sudor chorreándole por la cara, Alison experimentó así su primer ataque de pánico a los treinta y pocos años. Jamás supo el porqué. Una oleada de angustia intensa y aterradora la invadió, la que, después, se disipó aproximadamente en una hora.

Varios años después, el pánico volvió: primero un ataque, después otro, hasta el punto en que tuvo terror de ir a trabajar. Alison (no es el nombre real), ejecutiva de alto nivel en una empresa multinacional importante, no deseaba experimentar uno de estos ataques delante de su personal.

"Ella se reportaba enferma con tanta frecuencia que se quedó sin trabajo", expone la doctora Irene S. Vogel, psicóloga y directora de Asociados Vogel en Psicología, en la zona metropolitana de Washington, D.C., quien trató este caso con éxito.

Los ataques de pánico, tan desgastantes como impronosticables, son relativamente comunes. Le ocurren a personas totalmente razonables, como usted. "Una gran cantidad de adultos han sufrido éstos en algún momento de su vida", señala la doctora Vogel. "Algunos jamás pasan de uno o dos, y ni siquiera se enteran de que sufrieron uno." Quizá achacan sus molestias a otras circunstancias como haber bebido demasiado café.

Todos tendemos a padecerlos en épocas de tensión. Sin embargo, según los investigadores, algunos, aparentemente, heredamos una susceptibilidad a ello, pues es una característica de familia. Por motivos que los científicos desconocen, el pánico es más común en las mujeres que en los hombres.

MÁS QUE UN CASO DE NERVIOSISMO

Los síntomas del pánico varían de una persona a otra, aunque generalmente son una combinación de los siguientes malestares: dificultad para respirar, sudor, dolor u opresión en el pecho, falta de equilibrio, sentimiento de irrealidad, temblores, cosquilleo o adormecimiento de las extremidades, náu-

CUÁNDO CONSULTAR AL MÉDICO 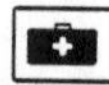

Si cree que sufre ataques de pánico, pero no está segura, consulte a su doctora. Ciertos tratamientos médicos producen síntomas parecidos.

Cuando el problema es, en realidad, el pánico, las expertas recomiendan recibir ayuda profesional en seguida, porque la curación se dificulta conforme avanza el padecimiento. Este mal si se presenta de forma recurrente conduce a la agorafobia, consistente en miedos irracionales y evita lugares o situaciones que representen una atmósfera de pánico.

Además de las diversas alternativas para ayudarse a enfrentar la situación, el tratamiento integra una serie de fases, desde terapia conductual hasta medicamentos (cuando menos temporalmente).

seas, palpitaciones, sensación de ahogo y brotes de frío o calor. Siempre se presentan con una angustia abrumadora. La mayoría de éstos duran apenas unos minutos y muy pocos, más de una hora.

Las personas que padecen este problema piensan, preocupadas, en el momento que lo experimentan, que es un infarto y morirán, explica la doctora Heitler. Esta creencia agudiza la angustia y perpetúa los síntomas –el corazón acelerado, el sudor, la falta de aire–, lo que las convence más de que en realidad morirán.

Cabe señalar que preocuparse por la posibilidad de padecer uno aumenta el riesgo de que en verdad ocurra, advierte la doctora Vogel.

MÉTODOS PARA ACABAR CON EL PÁNICO, COMPROBADOS CIENTÍFICAMENTE

Sí es posible ganar la partida a este problema. Cuando su médico confirma que son síntomas de pánico solamente y no otra afección, manéjelos con calma. Así es como debe hacerlo.

Atrévase a acabarlo usted misma. "Dígase: 'Está bien, estoy pasando por un momento de pánico. Sé perfectamente bien que no es un infarto, ni estoy a punto de morir. Sé que no durará mucho. Pasará. Lo superaré'", manifiesta la doctora Vogel. Esta forma de hablar consigo misma –que es parte de un enfoque llamado terapia conductual cognoscitiva– servirá para ganarle a la angustia: sus síntomas empezarán a desaparecer.

Asimismo, el monólogo le permitirá superar su temor de tener este problema en el futuro. Investigadores suecos reportaron un notable éxito después de enseñar la técnica a personas propensas a los ataques de pánico. Después del tratamiento casi todas habían dejado de sentir miedo.

Relájese, músculo por músculo. Mientras se convence de que no pasa nada, trate de respirar profundamente o de usar otra técnica para relajarse –por ejemplo, el relajamiento progresivo–, indica la doctora Vogel. El relajamiento disminuye los síntomas y reduce la probabilidad de experimentarlos a futuro.

Ahora bien, practique el relajamiento progresivo. Siéntese en una silla cómoda, cierre los ojos y siga estas instrucciones, dadas por la doctora Martha Davis, psicóloga en el Centro Médico Kaiser Permanente, en Santa Clara, California, y coautora de *The Relaxation and Stress Reduction Workbook (El cuaderno de trabajo para el relajamiento y la reducción de la tensión).*

Para empezar, cierre su puño derecho. Manténgalo firmemente apretado alrededor de diez segundos, después relájelo y déjelo inerte. Repita, pero ahora, con la mano izquierda y, después, con las dos al mismo tiempo. A continuación, doble los codos y tense sus brazos. Después relájelos y déjelos colgando inertes a su lado. Para continuar, tense y luego relaje los hombros y el cuello; arrugue y posteriormente relaje la frente y el ceño; cierre los ojos apretándolos y tense la quijada, relájelos. Prosiga, tense y relaje su estómago, la parte baja de la espalda, los dos muslos, los glúteos, las dos pantorrillas y los dos pies. El proceso entero debe tomarle alrededor de diez minutos. Lleve a cabo estos ejercicios unas dos veces al día.

Papada

Desaparézcala u ocúltela

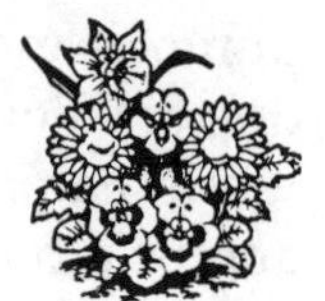

¿Quién habría dicho, allá cuando usted tenía 20 años y junto con sus amigas envolvían las cubiertas de los discos con papel de aluminio para asolearse más el cuello, que lo que estaban haciendo –sin querer– contribuiría a una papada?

Los rayos solares descomponen las fibras de colágeno y elastina de su piel, que son las que conservan su cuello firme y terso, explica la doctora Alison Vidimos, dermatóloga de planta de la Fundación Clínica de Cleveland. Aquéllos son los que hacen que su piel se cuelgue. Sin embargo, no son la causa principal, afirma la doctora Vidimos.

"Las papadas son producto del exceso de grasa, o de una combinación de exceso de grasa y falta de firmeza muscular que se presenta con la edad", expresa la doctora Vidimos. Además, como otras de las características faciales, las papadas, en ocasiones, son cuestión de familia. Ahora sume la piel colgada, dañada por el sol, más un poco de grasa excedente y tendrá una papada.

OPCIONES NO QUIRÚRGICAS

Esto es lo que puede hacer para acabar con su papada.

Deshágase de los kilos de más. Es poco probable que tenga papada si no tiene, cuando menos, un poco de exceso de grasa, señala la doctora Debra Price, ayudante de profesor del área de dermatología en la Escuela de Medicina de la Universidad de Miami y dermatóloga del sur de esa misma ciudad. Su consejo: "Trate de volver a recuperar un peso normal."

Coma menos y haga más ejercicio. Tome su papada como motivación para bajar la cantidad de calorías y elevar la de actividad física de su vida, expresa la doctora Maria Simonson, directora de la Clínica de Salud, Peso y Tensión de las instituciones médicas Johns Hopkins, en Baltimore.

Reduzca a la mitad la cantidad de comida que se sirve en el plato, por ejemplo. También beba un vaso de agua antes de comer para que la llene.

Aprenda a paladear el sabor y la textura de sus alimentos. Así comerá más despacio.

Aplíquese un filtro solar. Para impedir que los rayos del sol dañen su piel aún más y agrave el problema, úntese un protector solar de amplio espectro, que refleje los rayos ultravioleta A y B, señala la doctora Price. La doctora recomienda productos de protección solar que contengan bióxido de titanio, partículas microscópicas que reflejan la luz ultravioleta. Aplique el protector solar en su cuello todos los días. (Además, no olvide ponerlo en su rostro también.)

Patas de gallo

Retrase esas arruguitas indefinidamente

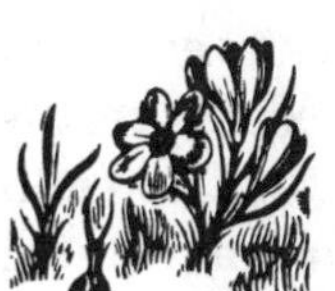

Para empezar, tomemos el caso de unas hermanas gemelas: una de ellas se dedica a trabajar de salvavidas, mientras que la otra se vuelve oficinista. Lo más probable es que cuando cumplan 30 años, la salvavidas tenga más patas de gallo –las arruguitas que salen del rabillo del ojo– que la oficinista. Además, si la primera fuma, la diferencia será aún más notoria.

"Las patas de gallo suelen ser las primeras arrugas que aparecen en el rostro de una mujer", dice la doctora Debra Price, ayudante de profesor del área de dermatología en la Escuela de Medicina de la Universidad de Miami y dermatóloga del sur de esa ciudad. Sin embargo, no siempre son indicio de envejecimiento. "Las patas de gallo son producidas, primordialmente, por la exposición al sol, lo que se llama fotoenvejecimiento."

Entrecerrar los ojos a causa del sol también contribuye al proceso, lo que explica el porqué las amantes del aire libre son más susceptibles a esas arrugas que las mujeres que se exponen menos, explica la doctora Margaret A.

Weiss, ayudante de profesor de dermatología en las instituciones médicas Johns Hopkins, en Baltimore. Cuando la piel ha estado expuesta a los rayos solares durante muchos años, pierde elasticidad. Asimismo, al entrecerrar los ojos frecuentemente y durante mucho tiempo, hace que se formen arrugas temporales en el rabillo de sus ojos, que con el tiempo se volverán permanentes.

Las fumadoras suelen presentar patas de gallo antes que las que no fuman. Según la doctora Weiss, el fumar hace que usted entrecierre los ojos, inconscientemente, tratando de evitar las consecuencias irritantes y resecantes del humo.

TOME MEDIDAS PARA EVITAR LAS PATAS DE GALLO

Las dermatólogas están de acuerdo en que si no ha fumado nunca, no ha entrecerrado los ojos ni se ha quemado el rostro con el sol, usted tendrá menos patas de gallo. Cuanto antes tome medidas para evitarlas, tanto más joven será el aspecto de la piel alrededor de sus ojos. Si el daño ya está hecho, existen recursos para minimizar su apariencia.

Esto es lo que las especialistas sugieren para evitar esas arrugas en primera instancia, o que las líneas existentes se acentúen.

Opte por el glicólico. Usted disminuirá las patas de gallo que ya tiene humectando la zona con una crema para ojos que contenga ácido glicólico –perteneciente al grupo de ácidos alfa hidróxicos–, originalmente derivado del azúcar de la caña, afirma la doctora Weiss.

Este ácido propicia el desprendimiento de las células muertas y permite que surjan otras más jóvenes. Los agentes humectantes de la crema desvanecerán las arrugas producto de la resequedad.

No hay muchas cremas de patente para ojos que contengan ácido glicólico, señala la doctora Weiss. Una de ellas es Murasome Eye Complex 10, de Murad (inventada por un dermatólogo de la Universidad de California, en Los Ángeles). Si quiere contactar con una tienda que esté cerca de usted y venda productos Murad, llame al teléfono 1-800-33MURAD o búsquelos en su ciudad.

Haga lo que haga, *jamás* use lociones para la piel que contengan ácido glicólico muy elevado (más del 10 por ciento de la fórmula para usarse en rostro y cuello), mucho menos para aplicar alrededor de los ojos sin la supervisión de un dermatólogo. Se puede quemar terriblemente. Para el contorno de los ojos, prefiera un nivel del 5 por ciento.

Déle la espalda al sol. Como las patas de gallo se definen después de que los rayos solares han empezado a destruir las fibras de elastina y colágeno de la piel, con el tiempo, la mejor manera de prevenirlas es usando un filtro solar en el área de los ojos, dice la doctora Price.

Emplee un filtro solar de amplio espectro, fabricado especialmente para la zona de los ojos. Aplíquelo con golpecitos suaves alrededor de la misma, incluyendo los párpados superiores e inferiores. Vuelva a ponerlo pasadas pocas horas. La doctora Price recomienda que sólo se ocupen filtros solares sin aroma, pues algunas personas podrían sufrir por los aromas irritación en el delicado tejido de los ojos.

Póngase sombrero y lentes para el sol. Además de aplicarse el filtro solar, use lentes oscuros y sombreros de ala ancha para que le protejan una amplia zona de los ojos, es decir, lo más que sea posible, señala la doctora Price.

Evite fumar. Otro motivo para dejar de fumar, o pasar mucho tiempo en un lugar lleno de humo, es que usted ya no entrecerrará los ojos para evitar el humo del tabaco. Eso contribuirá a prevenir la formación de las patas de gallo, agrega la doctora Weiss.

Pesimismo

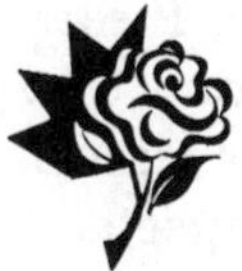

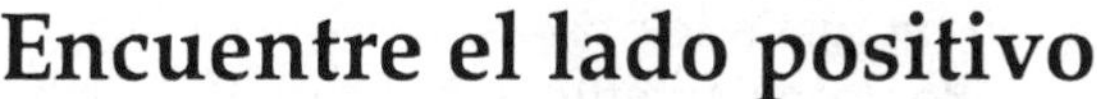

Encuentre el lado positivo

En ocasiones, tiene sentido pensar que algo malo ocurra, por ejemplo, que su corredor de bolsa huya del país o Mike Wallace entreviste al director de su compañía.

No obstante, algunas personas sudamos aunque nuestro destino haya sido entretejido con intervalos de tiempo muy tranquilos. Si usted es pesimista, encontrará amenazas ahí donde los optimistas ven desafíos. Los optimistas siempre esperan que las cosas funcionen bien; piensan que tienen capacidad para controlar cualquier percance que les ocurra, y atribuyen los desastres inesperados a circunstancias que ellos pueden cambiar.

Usted dice, ¿ingenuos?

Si bien el optimismo, algunas veces, alienta falsas esperanzas, no deja de ser una perspectiva más sana, observa la doctora Susan Jeffers, psicoterapeuta de Los Ángeles y autora de *Feel the Fear and Do It Anyway (Sienta miedo y, no obstante, hágalo)*. "Probablemente, el 95 por ciento de lo que nos preocupa jamás llegue a ocurrir."

El pesimismo es una profecía que se cumple por sí sola. Incluso en dosis bastante limitadas. Si es profundo, suele privarla de gozar todo lo que le rodea, convertirla en una compañía desagradable, impedir que intente actividades nuevas y, si las ha llevado a cabo, evitar que persevere. "Si las personas esperan obtener buenos resultados, harán un esfuerzo por llegar a éstos", argumenta la doctora Lisa Aspinwall, ayudante de profesor de psicología en la Universidad de Maryland College Park. Además, sumado a la depresión, el pesimismo arraigado socava su sistema inmunológico y la salud de su corazón.

HACER MENOS PUCHEROS Y RESOLVER MÁS PROBLEMAS

Cuando los pronósticos sombríos lanzan una sombra demasiado oscura sobre su vida, cultive una actitud más positiva, enfatiza la doctora Jeffers. Así es como debe hacerlo.

Piense lo peor. No todos los que son negativos piensan que todo es sombrío y está predestinado al fracaso, asegura la doctora Julie K. Norem, profesora asociada de psicología en la Escuela Wellesley, en Wellesley, Massachusetts. "Se sienten angustiados por situaciones concretas –por ejemplo, hablar en público–. Por consiguiente, consideran el desastre: imaginan el peor resultado de aquello que temen –por ejemplo, olvidar lo que van a decir–; después, proyectan un plan para evitarlo. En este caso, ensayan hasta que el discurso les sale sin esfuerzo."

Esta estrategia funciona porque aminora su angustia, la que favorece su actuación: lo hacen bien. La doctora Norem opina que la estrategia es especialmente adecuada para cambiar el pesimismo respecto a una situación concreta, transformándola en algo constructivo.

Fortalézcase con afirmaciones. El pesimismo, en general, presupone la impotencia: "No puedo hacer nada para impedir que estas cosas horrorosas ocurran." Es menos probable que se quede esperando a escuchar cómo cae el otro zapato si se siente una persona capaz, asegura la doctora Jeffers. Ésta propone recurrir a las afirmaciones positivas acerca de usted misma: "Pase lo que pase, yo lo lograré", esto redundará en que sienta que tiene más control y más confianza respecto al futuro.

Aprenda tácticas para enfrentar determinadas situaciones. Cuando se encuentre en situaciones difíciles e inevitables, unas cuantas tácticas para enfrentarlas le serán muy útiles, considera la doctora Margaret Chesney, profesora de medicina en la escuela de Medicina de la Universidad de California, en San Francisco. Empiece por clasificar aquello que puede cambiar y lo que no. El solo hecho de analizar la situación le permitirá sentir mayor control. Cuando sepa que tiene la capacidad de modificar, provocará cambios y con ello resolverá problemas.

Supongamos que todo el personal de su departamento, aun usted, es despedido, expone la doctora Chesney, objetivamente, no puede hacer nada al respecto. Pero sí tiene la alternativa de conseguir otro empleo: actualice su currículum, póngase en contacto con sus amistades, asista a seminarios para cambio de carrera y piense que es una buena oportunidad para llevar a cabo actividades nuevas.

Júntese con los optimistas. El pesimismo, al igual que el optimismo, es contagioso, afirma la doctora Jeffers. Lo mejor es pasar su tiempo con gente positiva.

Deshágase de la desesperanza con ejercicio. Hay estudios que indican que un optimista realiza más ejercicio con regularidad que un pesimista (este último ni siquiera lo intenta). Los investigadores no saben a ciencia cierta si la ejercitación contribuye para que las personas sean optimistas o si cuando inician ya lo son y siguen practicando porque esperan vivir más tiempo. A pesar de que no se sabe eso, sí hay evidencia de que mejora el humor, dice la doctora Aspinwall.

¡Oiga!, realmente vale la pena probar, ¿o no?

Peso bajo

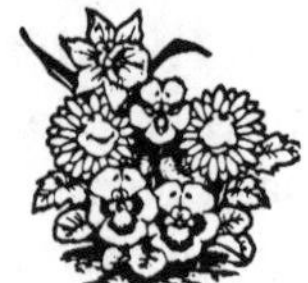

Véase esbelta, no flaca

La mayoría de las mujeres suben con demasiada facilidad varios kilitos, no obstante, hay algunas que por más que coman como locas no pueden aumentarlos.

Si usted está baja de peso, probablemente ya se acostumbró a los comentarios de envidia de sus amigas. Aunque en algunas investigaciones se señala que un peso ligeramente por abajo del normal que le corresponde disminuye la posibilidad de enfermedades del corazón, el colesterol elevado y la diabetes, la delgadez excesiva es de cuidado.

"En el caso específico del sexo femenino, el indicador más importante de que están bajas de peso, en términos médicos, es que empiezan a tener menstruaciones irregulares", señala la doctora Mary Ellen Sweeney, investigadora de la obesidad en la Escuela de Medicina de la Universidad de Emory, endocrinóloga y directora de las clínicas del Metabolismo de Lípidos, en el Centro Médico de Asuntos de Veteranos, ambos en Atlanta. Esto le ocurre, en especial, a las que realizan demasiado ejercicio, como las corredoras de la maratón. Además, los niveles de estrógeno bajan cuando no comen lo suficiente para satisfacer las necesidades de su organismo.

Todas las que están por abajo de su peso y no menstrúan bien tendrán muchos problemas para embarazarse más adelante, agrega la doctora Sweeney. Cabe señalar que, con el tiempo, los niveles bajos de estrógeno erosionan la densidad ósea, es decir, desembocan en osteoporosis (huesos frágiles).

DÉSE GUSTOS SABIOS

Si piensa que le vendrían bien unos cuantos kilitos de más, estas son algunas sugerencias de las doctoras para lograrlo.

Coma un poco de grasa. "Todo el mundo se inclina por comer menos grasas, pero una disminución de éstas, por lo general, equivale a una cantidad menor de calorías", dice la doctora Bonnie Worthington-Roberts, profesora

CUÁNDO CONSULTAR AL MÉDICO

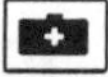

Algunas mujeres son delgadas por naturaleza y no les importa mucho. No es motivo de alarma. Sin embargo, otras tienen terror de aumentar de peso o ponerse gordas, aun cuando ya pesan menos de lo normal. Si usted entra en esta última descripción, entonces tiene un problema con su forma de alimentarse, indica la doctora Bonnie Worthington-Roberts, profesora en el Programa de Ciencias de la Nutrición, en la Universidad de Washington, en Seattle. Consulte a su médica o póngase en contacto con la Asociación Nacional para la Anorexia Nerviosa y Problemas Derivados, Box 7, Highland Park, Illinois 60035; o busque una institución similar en su comunidad.

Asimismo, cualquier baja de peso no intencional, que pase de los 5 kilos, amerita atención médica.

en el Programa de Ciencias de la Nutrición en la Universidad de Washington, en Seattle. "Si su nivel de colesterol en la sangre se halla dentro del límite normal, entonces sea menos rígida con las grasas."

Empiece con un régimen de vegetales –gramíneas–, leguminosas, pero también con un poco de mantequilla a sus papas al horno, y dígale sí a un postre lleno de calorías, propone la doctora Worthington-Roberts. Únicamente asegúrese de que las grasas no pasen del 40 por ciento de su dieta y que las calorías ingeridas al día no sean sólo 600 en vez de las 1,500 que le corresponden.

Pruebe un complemento. Los complementos alimenticios líquidos –por ejemplo, Ensure o Sustacal–, se venden en los supermercados y las farmacias, contienen alrededor de 250 calorías por lata y, por lo general, están elaborados con todas las vitaminas y los minerales esenciales. "Una lata representa una excelente fuente de nutrición", enfatiza la doctora Worthington-Roberts.

En un plano objetivo, los complementos se deben emplear como lo que son, refuerzos alimenticios, y no como sustitutos de comidas normales, argumenta la doctora Worthington-Roberts. Empero, si usted sencillamente no se pudo desayunar, consumir uno es mejor que nada, porque dará a su organismo las calorías que necesita.

LO QUE HACEN LAS DOCTORAS

Diga que sí a los gustos dulces

Doctora Bonnie Worthington-Roberts

Achánquelo a lo que ella llama un metabolismo activo. La doctora Bonnie Worthington-Roberts, profesora en el Programa de Ciencias de la Nutrición en la Universidad de Washington, en Seattle, sabe qué difícil es aumentar de peso, porque lo ha estado intentando: quiere subir unos kilitos. ¿Su método? Consentirse. Consume toda clase de antojos dulces después de haber comido sus alimentos normales.

"Mido 1.68 y peso 54 kilos", observa la doctora Worthington-Roberts. "En algunas partes soy demasiado huesuda y me gustaría llenarme un poquito, por eso quiero subir entre 3 y 5 kilos."

"Cuando he cumplido con el aspecto de la nutrición, ataco al helado. Los pasados cinco meses he sido muy afecta a los pasteles, las tartas y los helados."

La doctora Worthington-Roberts sabe que aún le falta aumentar varios kilos. "Mientras tanto, estoy encantada comiendo estas cosas."

Aumente con pesas. Si se siente débil y flacucha, un programa de ejercicio con pesas le ayudará a estar más fuerte, opina la doctora Kathleen Little, fisióloga del ejercicio y profesora de la Universidad de Carolina, en Chapel Hill. Ella sugiere que trabaje con barras o mancuernas o –si tiene acceso a un gimnasio– con equipo de resistencia de pesas, dos o tres veces por semana, durante 30 minutos.

Picaduras de abejas

Alivie el picor que dejan esos insectos

Las picaduras de una abeja, un avispón, una avispa (o una hormiga roja, que pertenece a la misma clase de insectos venenosos), la mayoría de las veces originan síntomas muy parecidos: dolor, enrojecimiento, inflamación y ardor en el punto de la picadura.

En el caso específico de la abeja, se inflama el área lesionada porque ésta inyecta veneno en la piel. Por cierto, sólo las hembras pican, detalla la doctora Mary R. Berenbaum, especialista en insectos y directora del Departamento de Entomología de la Universidad de Illinois, en Urbana-Champaign.

ATAQUES DE KAMIKAZES

La abeja es una de entre las muchas criaturas que se suicidan al picar. Ello se debe a que su aguijón tiene púas, y ésta no tiene la capacidad para sacarlo de donde lo enterró. Cuando trata de retirarse, lo deja junto con el saco que contiene el veneno. Pero no se alarme, pues hay una noticia buena: la abeja muere. También, una mala: el saco del aguijón continúa enviando veneno a la zona dañada. Si no lo extrae rápidamente, empeorará la picadura, enfatiza la doctora Saralyn R. Williams, toxicóloga y médica de urgencias en el Centro Regional de Venenos, en San Diego.

Todos los demás –las avispas, los avispones y las avispas amarillas– son capaces de sacar su aguijón. El problema radica en que no mueren, por lo que picarán una y otra vez si no se aleja de ellas, afirma la doctora Williams.

QUITE EL PICOR DE LAS PICADURAS

"Ante la picadura de una abeja, no existe antídoto alguno para el veneno, como tampoco hay manera de extraerlo de su piel", informa la doctora Williams. "Ante esta situación, lo que requiere es una receta para aliviar los síntomas." Esto es lo que las especialistas sugieren para quitar el ardor de las picaduras.

Primero, extraiga el aguijón. Debe extraerlo, junto con el saco de veneno, correcta y rápidamente. "Si lo hace debidamente, se liberará muy poco veneno. No obstante, si espera, tendrá una reacción mucho peor", previene la doctora Leslie Boyer, directora médica del Centro de Información sobre Drogas y Envenenamiento de Arizona, en Tucson.

¿Cuál es la mejor forma de extraer el aguijón y el saco? Use el revés de la uña del dedo gordo, o una tarjeta de crédito, o un cuchillo sin filo, para deslizarla por su piel debajo de la púa y extraerla, sin apretar el saco del veneno, recomienda la doctora Williams.

No utilice los dedos ni pinzas para tratar de sacar la parte peluda que queda a la vista, agrega la doctora Williams. "Ese es el saco del veneno. Si lo aprieta, inyectará más veneno a su organismo."

Ponga hielo en la parte dolorida. Un cubo de hielo en el área lesionada evitará el dolor y la inflamación. "Póngase y quítese el hielo durante unos diez minutos: colóquelo algunos minutos, y retírelo otros tantos, y así sucesivamente", enfatiza la doctora Boyer. Pero no lo deje sobre su piel una hora seguida, porque además de congelarla le producirá quemaduras.

Úntese una pasta de bicarbonato. "Hay personas que encuentran alivio para las molestias con una pasta preparada con base en bicarbonato y agua, la que se extiende sobre el piquete", expresa la doctora Boyer.

Póngase una compresa. Para el dolor y el picor, nada como una compresa hecha con un trapo mojado y agua fría. También moje una minicompresa en una solución de Burow (de venta en las farmacias en forma de paquetes de solución astringente en polvo, marca Domeboro) y manténgala en la parte molesta, opina la doctora Williams.

Alivie el picor. Aliviará más rápido el picor al aplicarse una loción de calamina sobre la zona afectada, o dándole un baño preparado con avena en polvo –por ejemplo, de la marca Aveeno–, expone la doctora Williams.

Ingiera un antihistamínico. Hay personas que tienen una reacción alérgica local grave a causa del ataque, la que resulta muy incómoda, mas no representa peligro de muerte, siempre y cuando abarque el miembro o zona de la picadura. "En lugar de sólo experimentar una inflamación de entre dos y cinco centímetros alrededor de la picadura, estas personas tal vez lleguen a tener medio brazo hinchado", afirma la doctora Boyer. Si siente que le pica mucho y esa parte de su cuerpo se inflama rápidamente, tome

CUÁNDO CONSULTAR AL MÉDICO

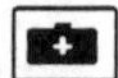

Las personas alérgicas al veneno de las abejas sufren reacciones graves ante una picadura, ésta puede llevarlas incluso a la muerte. "Sus vías respiratorias se cierran: situación que es fatal", apunta la doctora Saralyn R. Williams, toxicóloga y médica de urgencias en el Centro Regional para Envenenamientos, en San Diego.

Si le pica una abeja (u otro insecto venenoso, como un avispón, avispa, abeja amarilla u hormiga roja) y le sale una serie de ronchas en su brazo, pierna o todo el cuerpo, o empieza a respirar con dificultad, diríjase inmediatamente a urgencias médicas de cualquier hospital.

Todas las personas alérgicas a las picaduras, indica la doctora Constance Nichols, directora asociada de residentes y médicos en el Departamento de Medicina de Urgencias del Centro Médico de la Universidad de Massachusetts, en Amherst, deben llevar siempre un Epipen —aparato que requiere receta médica para su venta, pues contiene epinefrina— para combatir el piquete rápida y fácilmente mediante la inyección de esta sustancia ante el ataque del insecto. "Su médico le enseñará cómo usarlo."

"Lleve siempre uno en su bolsa, portafolio o mochila y otro en su auto y tenga uno más en casa", apunta la doctora Nichols. A pesar de usarlo, de cualquier manera, tendrá que recibir ayuda de urgencia, manifiesta la doctora Williams. "El aparato no contiene suficiente epinefrina para salvarle la vida, sino sólo la cantidad justa para darle tiempo de llegar a un hospital."

Asimismo, diríjase a un hospital cuando sea picoteada por cientos de abejas, aunque no sea alérgica. Además, consulte a su médico si la pequeña lesión se infecta, aumenta el enrojecimiento, le empiezan a salir estrías rojizas en torno al piquete o si éste tiene exudación o costración. Todo ello es señal de que existe una infección.

un antihistamínico de patente, de venta libre, por ejemplo, la marca Benadryl (el ingrediente activo es la difinidramina), aclara la doctora.

Ponga la parte lesionada en alto. Si la picadura se inflama tanto que produce dolor agudo, ponga en alto el brazo, la pierna, o la parte del cuerpo lastimada para que la gravedad ayude al líquido a salir de la zona: así se reduce la hinchazón y el malestar, explica la doctora Constance Nichols, directora de residentes y médica de urgencias en el Departamento de Medicina de Urgencia del Centro Médico de la Universidad de Massachusetts, en Amherst.

Pie de atleta

Acabe con esa picazón infernal

No cometa el error de pensar que el pie de atleta es problema exclusivo de un tipo sudoroso y maloliente. Los hongos que ocasionan el problema (alrededor de seis) son organismos que aprovechan todas las oportunidades y su lugar para vivir es la piel húmeda entre los dedos de los pies, así como la planta y los lados de éstos, sean de hombre o de mujer. Algo peor es que estos microorganismos llegan a desplazarse y dan grandes sorpresas: ¡una infección vaginal!, enfatiza la doctora Teresa G. Conroy, podiatra con consultorio particular en Filadelfia. Tomar baños en lugar de ducharse aumenta su riesgo de padecer este problema.

PRIMERO ATAQUE LOS PIES

Las mujeres se contagian de pie de atleta de la misma manera que los hombres: en piscinas, vestidores y duchas; incluso en sus propios baños si es que algún miembro de su familia lo padece. Las desagradables escamas blancas, las grietas y los pellejos, así como el picor persistente pueden volverla loca. Por tanto, deportista o no, querrá encontrar alivio. Este requiere un verda-

CUÁNDO CONSULTAR AL MÉDICO 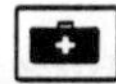

Si ha seguido todas las recomendaciones correctamente durante 10 o 14 días pero sus pies siguen picándole y ardiendo, consulte a una podiatra (especialista en el cuidado de los pies) o a su doctora familiar.

Un análisis de la piel determinará el tipo de hongo y el medicamento antifungicida correcto que debe usar. Posiblemente no tenga nada, sino únicamente una infección bacteriana que atacarán con un ungüento antibiótico. En ocasiones, aclaran las doctoras, las reacciones alérgicas de la piel se confunden con un caso de pie de atleta.

dero esfuerzo: erradicar los hongos de sus pies y desaparecerlos de su calzado y hogar para siempre. Esto es lo que debe hacer.

Séquese bien y use talco. Los hongos del pie de atleta no sobreviven sin humedad, así que lo mejor es mantener sus pies secos como un desierto, señala la doctora Cheryl Weiner, podiatra de Columbus, Ohio, y presidenta de la Asociación Americana de Mujeres Podiatras. Recomienda usar un polvo medicinal de marca comercial –Zeasorb-AF–. Aplíquelo directamente a sus pies, dos veces al día. "Este es el talco para pies más absorbente que adquirirá sin receta médica."

Póngase un ungüento y no se dé por vencida. Las pomadas antimicóticas vendidas sin receta, por ejemplo, el tolnaftato (Aftato o Tinactina) y el nitrato de miconazola (en los productos Micatin) suelen funcionar si se emplean debidamente, opina la doctora Weiner.

"La mayoría de las personas dejan de utilizar la pomada tan pronto como desaparecen las superficies blancas, escamosas, de la piel", declara la doctora. "No obstante, para sanar de manera permanente, siga aplicándose el ungüento durante un tiempo equivalente al 50 por ciento más del que requirió para resolver el problema." Si necesitó un mes para acabar con un hongo atrincherado, por ejemplo, ocupe la pomada con constancia durante dos semanas más, para así realmente destruirlo.

Cuanto más seco, mejor. Los pies afectados por hongos presentan grietas, despellejamiento y un aspecto de resequedad. No obstante, no les unte cremas humectantes ni vaselina, pues éstos atrapan la humedad y propician la aparición de esas bacterias, previene la doctora Weiner. Quédese con las pomadas contra hongos.

Utilice prendas de algodón en la medida de lo posible. "Cuando se trata de la proliferación del pie de atleta, las pantimedias de nylon son las mayores propagadoras", manifiesta la doctora Weiner. "Mejor use calcetines o mallones de algodón."

El nylon no deja evaporar la humedad, mientras que el algodón la absorbe. Si durante su horario de trabajo requiere llevar medias y tacones, la doctora Weiner aconseja que se ponga calcetines de algodón en lugar de medias para ir y volver del lugar donde labora.

Adquiera calcetines y mallones de polipropileno. Las fibras torcidas –polipropileno, capileno y otras similares– que extraen la humedad de la piel y la liberan al ambiente también los mantendrán secos, incluso más que el algodón, afirma la doctora Phyllis Ragley, vicepresidenta de la Academia Americana de Medicina Podiátrica del Deporte, con consultorio particular en Lawrence, Kansas. "A diferencia del algodón, estos materiales se ventilan velozmente." Busque calcetines de polipropileno y de otras fibras recomendables para los pies en tiendas de artículos deportivos.

Cambie de calcetines. Es importante cambiarse de calcetines una vez al día, opina la doctora Conroy. De lo contrario, vuelve a exponer sus pies a la humedad y los hongos del interior.

Lave sus calcetines con un desinfectante. Cuando lave sus calcetines y pantimedias, añada una tapa de desinfectante líquido, marca Lysol: el enjuague final para acabar de destruir las bacterias, apunta la doctora Conroy. También remójelos en una solución desinfectante durante unos cuantos minutos antes de secarlos.

Aumente el calor. Secar sus calcetines en un ambiente de calor terminará con esos microorganismos, manifiesta la doctora Conroy.

Primero los calcetines, después la ropa interior. Las estrategias contra esas bacterias no terminan con el cuidado de sus calcetines. "Si tiene los pies muy infectados", el hecho de ponerse su ropa interior pasando por encima de los pies desnudos es un camino seguro para contagiar también sus partes íntimas, asegura la doctora Conroy. Evítelo, pues se volverá loca. Vístase después de haberse colocado los calcetines. Si usa pantimedias: 1) Protéjase los pies con calcetines, 2) Póngase los calzones, 3) Quítese los calcetines y 4) Póngase las pantimedias.

Fumigue su calzado. Las mismas bacterias que gozan comistrajeando sus deditos, también hallan refugio en su calzado. ¿La mejor manera de exterminarlas para siempre? Rocíe el interior de sus zapatos con un líquido desinfectante, por ejemplo, el Lysol, recomienda la doctora Conroy. Déjelos que se sequen toda la noche antes de volver a ponérselos. En caso de que tenga una infección realice lo anterior todos los días con todos los pares que vaya a usar. No deje de hacerlo con sus pantuflas también.

Ventile sus zapatos. "Si el día está con sol, aproveche y desate los cordones de sus zapatos y asoléelos", indica la doctora Conroy.

Cuando no haya sol, rellénelos con periódico, éste absorberá la humedad: deje que su interior se seque, expresa la doctora Weiner. También recomienda alternar los zapatos, de tal manera que jamás los use mojados.

Piel reseca

Acabe con el círculo *me pica-me rasco*

Realmente no necesita acudir a una experta para que le diga que tiene reseca la piel. Fíjese si presenta zonas escamosas y rugosas en las piernas, espalda, brazos o cintura. Éstas son las áreas principales que olvida humectar al concentrarse sólo en su rostro y manos. Además, estas zonas suelen picarle mucho y usted tal vez se rasque. "Con frecuencia encuentro que las personas se arañan por rascarse", manifiesta la doctora Dee Anna Glaser, ayudante de profesor de dermatología en la Escuela de Medicina de la Universidad de San Louis. Algunas mujeres incluso se sacan sangre. Tenga en cuenta que si usted se rasca demasiado la zona que le pica, se provocará una infección y, por consiguiente, una cicatriz para siempre.

¡AH, QUÉ ALIVIO!

No es necesario llegar a esos extremos, apunta la doctora Mary Lupo, profesora asociada de dermatología en la Escuela de Medicina de la Universidad de Tulane, en Nueva Orleans. "Las mujeres pueden hacer mucho para resolver el problema de la resequedad; mucho más que para el de la piel grasosa. Existe toda una nueva y gran variedad de productos humectantes que sirven para la piel reseca, así que ésta ya no es un problema."

Algunas reglas de oro *viejitas* que aún funcionan es lo que recomiendan las doctoras.

Mitíguelo con leche. Si la piel reseca la está volviendo loca en invierno, "saque del refrigerador un litro de leche. Viértalo en una palangana. Remoje en ésta una toallita o un trozo de gasa y colóquela sobre su piel durante cinco minutos", expone la doctora Susan C. Taylor, ayudante de profesor del área de medicina en el Departamento de Dermatología de la Escuela de Medicina de la Universidad de Pennsylvania, en Filadelfia. "La leche posee propiedades desinflamatorias que, con frecuencia, acaban con el picor, y detiene el círulo vicioso de *me-pica-me-rasco.*"

"La leche es buen calmante para la piel", observa la doctora Karen S. Harkaway, instructora de la especialidad de dermatología en la Escuela de Medicina de la Universidad de Pennsylvania y dermatóloga del Hospital Pennsylvania, ambos en Filadelfia. "La leche contiene ácido láctico, que es muy benéfico para la piel."

Embadúrnese. Para una piel seca y que pica, el mejor humectante será uno grasoso y denso. "Las lociones líquidas aromatizadas son prácticamente inútiles para la resequedad", manifiesta la doctora Diane L. Kallgren, dermatóloga con consultorio particular en Boulder, Colorado. "Yo recomiendo cremas y emolientes bastante grasosos y espesos." El menos caro es el petrolato puro, aunque éste llega a ser demasiado espeso y grasoso para algunas mujeres. "En tal caso, caliéntelo con las manos un poco y lo untará con más facilidad", sugiere la doctora Taylor. Si encuentra que con el petrolato puro embarra todo a su alrededor, úselo por la noche cuando se mete en la cama.

Huméctese mientras sigue húmeda. El mejor momento para untar aceite o crema en el rostro o cuerpo es después del baño mientras su piel está rebosante de humedad, observa la doctora Glaser. Las lociones humectantes han sido formuladas con el propósito de conservar la humedad e impedir su evaporación.

Opte por el tratamiento nocturno. Este tratamiento de la doctora Glaser "hará que su piel reseca se sienta notablemente diferente al día siguiente", señala la doctora.

"Primero remójese en una bañera con agua tibia, hasta que sus dedos se empiecen a arrugar como si fueran ciruelas –su piel estará plenamente hidratada–. Sálgase de la bañera y medio séquese con pequeños golpecitos; después, aplíquese una capa de aceite. No tiene que ser caro: la marca Crisco para cocina es uno de los mejores, porque es sólido y usted podrá untarse una capa gruesa. Posteriormente, póngase su pijama y métase a la cama." Como ensuciará todo un poco, elija un pijama y sábanas viejos. Haga esto cuando tenga la piel muy reseca. Sentirá la diferencia.

Engrase y selle las partes supersecas. Con frecuencia, la piel más reseca es la de los talones, las manos y los codos. Sin embargo, séllela también con una crema grasosa, indica la doctora Glaser. Si sus manos están escoriadas y enrojecidas, úntelas y póngase guantes para dormir. También calcetines para proteger los talones cuarteados. Métase en un pijama con camisa de

LO QUE HACEN LAS DOCTORAS

Vuélvalo una costumbre

Doctora Susan C. Taylor

Filadelfia no es igual que Fairbanks, Alaska, pero sus inviernos son muy duros y dañinos para la piel. La doctora Susan C. Taylor, ayudante de profesor de medicina en el Departamento de Dermatología de la Escuela de Medicina, de la Universidad de Pennsylvania, en Filadelfia, toma estas medidas para protegerla.

"De entrada, me aplico un humectante dos veces al día: en la mañana, después de ducharme, y por la noche, cuando me desvisto. Este es el momento cuando se me presenta más comezón, por ello es recomendable volver a aplicárselo."

"No pasa un solo día en el que no me lo ponga después de bañarme. Es el momento adecuado, porque éste bloquea la humedad de la piel y así actúa con gran eficacia."

"Acostúmbrese a humectarse, hágalo como si se tratara de un desodorante", exhorta la doctora. Los resultados hacen que ella se aferre a su rutina después de bañarse. "Además, empleo un humectante más espeso a mediados de invierno, cuando el aire es muy seco."

manga larga o una de manga que le quede cómoda y cubra los codos maltratados.

ESTRATEGIAS PARA CUIDAR LA PIEL

Cuando ya ha resuelto el picor de la piel, manténgala suave con estas técnicas.

Busque los AHAs. Cuando se trata de prevenir la resequedad de la piel, las doctoras se vuelven locas con los humectantes que contienen ácidos alfa hidróxicos (AHAs por sus siglas en inglés), originalmente derivados de la leche, la fruta o la caña de azúcar. Los productos con AHA cumplen una doble función. "Eliminan la piel escamosa, costrosa, muerta y seca y retienen la humedad en la misma", observa la doctora Taylor.

"Algunos productos de patente con AHAs son mejores que otros", manifiesta la doctora Harkaway. "En términos generales, cuanto más espeso el humectante, tanto mejor."

Báñese o dúchese con agua tibia y jabón suave. El agua debe estar a una temperatura tibia, indica la doctora Harkaway. "Use un jabón muy suave, por ejemplo, marca Dove, Lever 2000, Tone o Caress. Si su piel está reseca, no se le ocurra bañarse con jabones antibacterianos fuertes", señala.

Pies doloridos

Caminos fáciles para reanimarlos

Pobres podiatras. Igual que las meseras, las aeromozas y las enfermeras, están mucho tiempo de pie.

"Hay días que atiendo a pacientes en asilos muy poblados, y eso significa que paso casi todo el tiempo de un lado a otro y, por consiguiente, de pie", expresa la doctora Teresa G. Conroy, podiatra con consultorio particular en Filadelfia. La doctora controla el malestar al agregar dos piezas importantes en su atuendo: medias elásticas y zapatos para correr. "Las medias impiden que se me hinchen los pies y los zapatos amortiguan el golpe al caminar y hacen que no me duelan", explica la doctora Conroy. "Se los recomiendo a muchas de las mujeres que atiendo."

En verdad, la prevención es el mejor camino para acabar con el dolor de pies. Nadie debe descartar este problema al pensar que es un malestar normal, a pesar de que una haya estado de pie todo el día.

PASOS EFECTIVOS PARA UN ALIVIO INMEDIATO

Cuando le duelen los pies, instintivamente, se quita los zapatos para hallar alivio. Pero lo mejor es practicar lo que a continuación se expone.

Remójelos a gusto. Nada es más reconfortante que remojarlos en agua para quitarles rápidamente el dolor, dice la doctora Cheryl Winer, podiatra de Columbus, Ohio, y presidenta de la Asociación Americana de Mujeres Podiatras. "Sencillamente, esto hace que los pies doloridos se sientan mejor."

Algunas personas prefieren el agua caliente, otras, la fría. Las dos alternativas están bien, manifiesta la doctora Weiner. Solamente evítela demasiado caliente, o fría, sobre todo si tiene diabetes, porque afectará los nervios de sus pies o su circulación.

Si quiere un remedio particularmente vigorizante, dice la doctora Weiner, ponga dos bandejas de agua, una caliente y otra fría, y alterne las dos.

Póngalos en alto. Cuando tenga los pies doloridos e hinchados después de un largo día de recorrer las aceras, recuéstese y colóquelos en alto, mínimamente unos 30 centímetros sobre el nivel de su cabeza, indica la fisioterapeuta Marika Molnar, directora de Terapia Física West Side para Bailarines en la ciudad de Nueva York. "Esta posición permite que la sangre y el líquido acumulados en sus pies y piernas vuelvan a fluir hacia su corazón."

Déles masaje con una pelota de tenis. Este masaje realícelo con una Super Pinky (pelota de goma sólida, del tamaño de una de tenis, pero más blanda, que se vende en algunas tiendas de artículos deportivos), o con una de tenis. Párese y oprima su pie contra la pelota.

"Trabájela en el centro del talón, muévala por uno de los lados del pie hasta llegar a la punta del mismo", sugiere Helen Drusine, masajista que da

CUÁNDO CONSULTAR AL MÉDICO

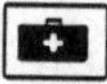

La fatiga de pies persistente, con frecuencia, es resultado de una biomecánica incorrecta: su pie no se mueve como debe cuando camina. Si los consejos para encontrar alivio en el hogar no funcionan, consulte a una podiatra. Ésta, dependiendo de su problema, le recetará plantillas ortopédicas: hechas a su medida para corregir su pisada. También revisará si hay huesos rotos o articulaciones dislocadas, pequeñas fracturas por tensión. Diagnosticará y tratará los nervios mordidos, los tendones inflamados y otros problemas de los huesos.

terapia a bailarines profesionales de ballet y de Broadway en la ciudad de Nueva York. Un masaje así ayuda a soltar y relajar los músculos y el tejido conjuntivo del arco del pie, extiende los huesos de la punta del pie (llamados metatarsos) y energiza los nervios, expone Drusine.

SEA COMPRENSIVA CON SUS PIES

En algunos casos, los zapatos que no quedan bien contribuyen al dolor de pies. Para comprar los adecuados –de su medida– siga los siguientes pasos.

Compre su calzado por la tarde. A esas horas es cuando sus pies han alcanzado su máximo tamaño, asegura Nancy Elftman, ortotista-pedortista titulada (profesional en probar calzado) de La Verne, California.

En caso de que los pies se le hinchen considerablemente unos cuantos días antes de la menstruación, sería conveniente que tuviera un par especialmente cómodo, del tipo que se ata con cordones, para esos días, agrega la doctora Weiner.

Trace el tamaño perfecto. Tome una hoja de papel, y parada, sobre su peso completo, trace la silueta de su pie. Después, revise que los zapatos que va a comprar cubran la silueta completamente. Si un trazo del dibujo se sale del calzado, esto significa que es demasiado pequeño o estrecho, advierte la doctora Weiner.

Escoja calzado que sujete bien. Si fuerza los arcos, sus pies enteros le dolerán y sentirá las piernas acalambradas y cansadas, previene la doctora

LO QUE HACEN LAS DOCTORAS

Póngase cómoda

F.T. Marika Molnar

La fisioterapeuta Marika Molnar, directora de Terapia Física West Side para Bailarines, en la ciudad de Nueva York, se pasa el día entero atendiendo a las bailarinas de la ciudad y los bailarines de Broadway. Los ayuda con ejercicios y tratamientos para aliviar los malestares de los pies que usan tanto. ¿Pero qué hace cuando le duelen a ella?

"Me acuesto con las caderas bien apoyadas y las rodillas dobladas y coloco los pies sobre una silla o cama para elevar los pies sobre el nivel de mi cabeza", expone Molnar. Después, respirando rítmicamente, gira y flexiona los tobillos y pies, suave y lentamente, para que la sangre circule, es decir, enviarla de regreso al corazón. "Lo hago alrededor de diez minutos y siempre alivia mis pies y piernas", enfatiza Molnar.

Para fortalecer los músculos de los pies, Molnar sugiere que una se pare debajo de una puerta y, sujetándose de los lados, levante un pie y mantenga el equilibrio unos 30 segundos. Repita con el otro. "Los músculos del pie trabajan cuando mantiene el *equilibrio del peso*", asevera la doctora.

Weiner. Ésta señala que para un buen soporte de los arcos se deben usar tenis de tecnología avanzada: zapatos para correr o caminar. Además, si piensa comprar para vestir o el trabajo, pida que le muestren modelos con buen soporte en el arco. Los que sirven para correr también amortiguan los impactos: son ideales para proteger los pies de personas artríticas o diabéticas, agrega la doctora Weiner.

De ser necesario, aumente el soporte. Para mejorar el soporte del arco en zapatos no deportivos, introduzca plantillas de arco (adquiéralas en las tiendas de artículos deportivos y zapaterías), dice la doctora Weiner. Si el dolor de piernas continúa, consulte a su podiatra. Ella le recetará plantillas de arco hechas a su medida, llamadas ortóticas.

Acojínelos. Mientras que la mayor parte de nuestro cuerpo acumula grasa conforme envejecemos, nuestros pies pierden su cojín grasoso, el que absorbe los impactos. Así, el aumento de presión en los huesos de la punta y el talón del pie se traduce en dolor.

Para acojinar un zapato, introduzca plantillas sólidas de hule –por ejemplo, Sorbothane. "Sin embargo, cuide que al colocarlas el calzado no le quede demasiado apretado", previene la doctora Weiner. Para que éste le quede bien, primero compre las plantillas y después insértelas en el que se vaya a probar.

Olvídese de los tacones. "Jamás use zapatillas con tacón de más de cuatro centímetros de alto", enfatiza la doctora Kathleen Stone, podiatra con consultorio particular en Glendale, Arizona. Todas las que pasen de esta medida cargarán su peso hacia adelante, sobre la punta del pie: esto ejerce una terrible presión en los huesitos de esa zona. En el caso de muchas mujeres el resultado es el dolor, y en otros un daño irreversible para los pies.

Piquetes de insectos

Calme el picor

Los bultos inflamados y rojizos de los piquetes de muchos insectos comunes y corrientes como las moscas y los mosquitos son síntomas innegables y molestos, pero no dañinos para la salud.

Los insectos pican porque tienen hambre. Como minivampiros, quieren chuparle la sangre. Por lo general, uno ni siquiera sabe qué bicho le picó, pues comen y huyen antes de que se dé cuenta del ataque. "La mayoría de las personas descubren que han sido picadas cuando les arde y duele un punto específico", expresa la doctora Leslie Boyer, directora médica del Centro de Información de Venenos y Medicamentos de Arizona, en Tucson.

Existen otros bichos que causan muchas molestias y son muy persistentes –por ejemplo, los jejenes, los moscardones y los tábanos–. Estos no son tan sutiles, ya que atacan con todo lo que tienen: producen un piquete profundo y beben sangre hasta quedar satisfechos, detalla la doctora May R. Berenbaum, especialista en insectos y jefa del Departamento de Entomología de la Universidad de Illinois, en Urbana-Champaign.

Sea lo que fuere que picara, la inflamación, la comezón y la vejiga roja aparecidas son reacciones a las extrañas proteínas inyectadas en su piel por el insecto, indica la doctora Berenbaum.

ESCOJA SU DEFENSA

No importa qué bicho le haya picado, el tratamiento es siempre el mismo, enfatiza la doctora Boyer. Esto es lo que se recomienda hacer.

Lávese el área picada. Aunque el piquete sea pequeño, láveselo con agua y jabón. "El aseo elimina de la superficie de su piel los gérmenes y las sustancias que producen alergia y, en consecuencia, la picadura no se agrava", manifiesta la doctora Boyer. Cuando los piquetes son leves, tal vez únicamente tenga que lavarse y éstos se curarán solos, indica la doctora.

Enjuáguese con agua fría. ¿Le sigue molestando? "Enjuagarse con agua fría le ayudará a aminorar la comezón e inflamación", expresa la doctora Boyer.

Póngase un poco de hielo. "Si el piquete le produce molestias debido a la inflamación y al picor, coloque un poco de hielo para enfriar la piel afectada, disminuir la inflamación y calmar sus ganas de rascarse", recomienda la doctora Constance Nichols, médica de urgencias y directora de residentes en el Departamento de Medicina de Urgencias del Centro Médico de la Universidad de Massachusetts, en Amherst.

Póngase un cubito de hielo unos cuantos minutos y retírelo (no lo deje mucho tiempo, porque podría quemarle), expone la doctora Boyer. Siga este tratamiento a lo largo de todo el día, conforme lo necesite. Asimismo, envuelva hielo con una toalla para hacer una compresa fría.

No se rasque. Cuanto más se rasque, tanto más le picará, así que mejor aguántese las ganas, propone la doctora Nichols. Rascarse un piquete desembocará en una infección colateral, porque las bacterias y los gérmenes que hay debajo de las uñas entrarán por la herida de la piel, advierte la doctora.

Para reducir la tendencia a rascarse, córtese las uñas al ras, aconseja la doctora Boyer.

CUÁNDO CONSULTAR AL MÉDICO 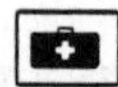

La mayoría de los piquetes de insectos son una lata sin importancia y se curan fácilmente en casa. No obstante, las siguientes situaciones requieren de una opinión médica.

- La piel se le pone roja alrededor del piquete y supura pus, y usted tiene fiebre. Todos ello es señal de que existe una infección.
- De repente, se le dificulta respirar, presenta salpullido en todo el cuerpo o siente que se va a desmayar. Esto puede ser una reacción alérgica en todo el cuerpo: provocará que sus vías respiratorias se inflamen y cierren. Llame de inmediato a urgencias médicas de su localidad o diríjase al hospital sin tardanza.
- Presenta una inflamación considerable —una reacción alérgica local— y no le sirve tomar un antihistamínico, por ejemplo, Benadryl.
- Tiene reacciones alérgicas locales, con frecuencia, a causa de los piquetes de insectos. Su doctora podría mandarle vacunas o medicamentos.

¿Sigue teniendo dudas?

Entonces, señala la doctora Leslie Boyer, directora médica del Centro de Información sobre Venenos y Medicamentos, en Tucson, "llame a una especialista o a un centro de control de envenenamiento siempre que sufra un piquete y manifieste una reacción alarmante en un plazo de entre 12 y 24 horas."

Aplíquese una pomada de hidrocortisona. Unte suavemente una pomada de hidrocortisona sobre los piquetes para quitar la inflamación y el enrojecimiento. "Póngase un poco en la punta de un dedo y frote hasta que desaparezca, o sea, que la pomada sea absorbida", dice la doctora Boyer. "El masaje suave le dará la misma sensación de satisfacción que el rascarse, sólo que el método primero es mucho más seguro."

Para una aplicación fácil, busque la marca Cortaid FastStick: una presentación de hidrocortisona muy cómoda, en forma de bolita. Se expende en las farmacias.

Úntese calamina. Extienda sobre los piquetes de insectos preparaciones farmacéuticas como la vieja y segura loción de calamina o la solución de Burow para calmar el picor, sugiere la doctora Saralyn R. Williams, toxicóloga y médica de urgencias en el Centro Regional de Envenenamiento, en San Diego.

Dése un baño de avena. Para calmar el picor de la piel, la doctora Nichols recomienda el tratamiento Aveeno para baño, una preparación de avena en polvo que se vierte en una bañera con agua tibia. También se vende en las farmacias.

Piquetes, quemadas y cortadas acuáticas

Cómo tratar estas molestias

Si le encanta nadar y bucear a profundidad en el mar, entonces usted debe conocer lo esencial de la vida marina en su zona y de qué debe hacer en caso de urgencia si sufriera un piquete, una mordida o una cortada, expresa la doctora Constance Nichols, médica de urgencias y directora asociada de residentes del Departamento de Medicina de Urgencias en el Centro Médico de la Universidad de Massachusetts, en Amherst.

"Los animales de mar que pican" -por ejemplo, las medusas o las anémonas marinas- "se defienden descargando de sus minúsculas células, llamadas nematocistos, veneno, localizado en la punta de sus tentáculos o puntas", explica la doctora Saralyn R. Williams, toxicóloga y médica de urgencias en el Centro Regional para Venenos, en San Diego.

"Usted se puede picar con sólo rozar alguna parte de los tentáculos que se han roto y flotan en el agua", expone la doctora Williams. Sentirá mucho dolor y sensación de ardor y le saldrán estrías, manchas o ampollas rojas en los puntos donde los tentáculos dañaron la piel.

ACTÚE Y NO SE QUEDE PARALIZADA POR EL MIEDO

Aunque algunos de estos encuentros acuáticos son terribles, las expertas coinciden en que si los maneja de forma rápida y acertada, logrará que el dolor y la lesión no sean tan graves.

LO QUE HACEN LAS DOCTORAS

Los consejos de un salvavidas

Doctora May R. Berenbaum

Durante sus vacaciones en Honolulu, Hawaii, la doctora May R. Berenbaum, jefa del Departamento de Entomología de la Universidad de Illinois, en Urbana-Champaign, se metió a nadar en las azules aguas tropicales de la playa de Waikiki. Cinco minutos después, se rozó con los tentáculos de una medusa que flotaba en el agua. Salió del mar sintiendo un gran dolor y con una raya de ampollitas rojas en la piel.

El salvavidas de la playa le aconsejó que se cubriera la quemadura con una pasta preparada con base en alcohol para fricciones y ablandador para carnes.

"Pensé que me estaba tomando el pelo, usted sabe: 'Bien, esta turista viene del continente. Divirtámonos un poco con ella'", enfatiza la doctora. "Sin embargo, me convenció de que era en serio." Así, la doctora compró los ingredientes necesarios en una tienda cercana y se untó la pasta sobre el área lesionada. "Fue asombroso, en cuestión de 15 minutos la quemadura ya no me dolía."

Después, cuando volvió a la universidad, la doctora Berenbaum analizó el remedio y constató científicamente que el ablandador para carnes es un excelente remedio para las quemaduras de medusas. "Un ingrediente de éste —la enzima llamada papaína— descompone rápidamente las proteínas del veneno de la medusa: así la lesión deja de doler", explica la doctora. El alcohol disminuye la posibilidad de infecciones y al mezclarse con el polvo del ablandador forma la pasta. "En mi caso, funcionó muy bien", expresa la doctora.

Lávese con agua salada. Cuando la ha quemado una medusa o picado otra criatura cualquiera, lávese inmediatamente la zona dañada metiéndose al mar, sugiere la doctora Williams. Tenga cuidado antes de zambullirse nuevamente en el agua: fíjese que no haya más medusas. Cuanto antes se quite los tentáculos de la piel, tanto menos daño le producirán.

No se meta a la piscina. No se enjuague con agua dulce ni se meta en la piscina, porque este tipo de agua hace que las células descarguen más veneno.

CUÁNDO CONSULTAR AL MÉDICO 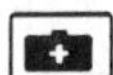

Como en el caso de las picaduras de abeja, algunas personas tienen reacciones alérgicas (pueden ser mortales) por el veneno de los animales acuáticos. Al manifestar un brote de granos, insuficiencia respiratoria, náuseas o el cuerpo entero se le empieza a enrojecer e inflamar a partir del punto del piquete, acuda a un hospital rápidamente.

Asimismo, consiga ayuda si se le dificulta quitarse los tentáculos de la piel, o no soporta el dolor ocasionado por la quemadura.

Los heridas de mantarraya, por lo general, son profundas, irregulares y están contaminadas con suciedad, por no hablar del gran dolor que producen. Ante el ataque de una de estas aladas criaturas marinas, acuda a revisión médica, indica la doctora Constance Nichols, médica de urgencias y directora asociada de residentes del Departamento de Medicina de Urgencias en el Centro Médico de la Universidad de Massachusetts, en Amherst.

También hágalo si se corta o sufre un piquete que le perfora la piel. "Corre el riesgo de infectarse a causa de las bacterias que hay en el agua salada y, también, de contagiarse de tétanos", previene la doctora Saralyn R. Williams, toxicóloga y médica de urgencias en el Centro Regional de Envenenamientos, en San Diego. Cerciórese de que la herida quede bien limpia e irrigada, de que le saquen toda la suciedad. Ante esta circunstancia, no olvide vacunarse contra el tétanos.

Erradique el dolor con vinagre. El vinagre contiene ácido acético, el que inactiva los nematocistos de los tentáculos y calma el dolor, expone la doctora Williams. (Para encontrar vinagre en una urgencia, diríjase al puesto de comida más cercano que haya en la playa.)

Ese producto también es un remedio efectivo para las cortadas de erizos de mar. "Al pisar o rozar uno, las púas se le introducen en la piel; el vinagre le ayudará a aflojarlas, lo que hace más fácil extraerlas", dice la doctora May R. Berenbaum, jefe del Departamento de Entomología de la Universidad de Illinois, en Urbana-Champaign.

Quítese los tentáculos de la medusa. De ser posible, póngase guantes quirúrgicos de goma y retire de la piel los tentáculos grandes de la medusa, use unas pinzas para depilar, aconseja la doctora Nichols. Si le llegasen a quedar algunos muy pequeños, *rasúrelos,* úntese crema para ello y recorra la piel suavemente con un cuchillo limpio, sin filo, o con la orilla de una tarjeta de crédito, en el mismo sentido en que quedaron y no en el contrario, sugiere la doctora Williams. No los pellizque, frote ni apriete cuando esté tratando de quitárselos. El trato rudo provocará que descarguen más veneno sobre su piel. Si no puede retirarlos todos, solicite la ayuda de un médico.

Quédese quieta. Recuéstese y repose la zona afectada durante una hora, más o menos, para que el veneno no circule hacia otras partes de su cuerpo, previene la doctora Nichols.

Tenga cuidado cuando se corte con un coral. Si siente una sensación punzante después de rasparse con un coral, pruebe ponerse un poco de vinagre y/o ablandador para carne –aunque algunas personas afirman que este último les irrita la piel– y retire con suavidad todo resto de coral o suciedad, propone la doctora Williams. Limpie suavemente con agua y jabón y aplíquese una pomada antibacteriana sobre la cortada. "Éstas suelen infectarse con mucha facilidad debido a los microbios que hay en el agua: límpiese muy bien", sugiere la doctora Williams.

Poca concentración

Estrategias para las distraídas

Si usted no se puede concentrar, le será imposible realizar tareas como terminar el trabajo oportunamente, con todos los detalles requeridos, para que su jefe no la mire feo; disfrutar de los libros, por no hablar de las películas, las obras de teatro, los conciertos y la danza. Al igual, no podrá aprender otras materias, idiomas, deportes, manualidades y aficiones, o simplemente recordar los nombres de las personas, o seguir instrucciones.

Cuando su atención se desvía, la causa puede ser una u otra como preocupación, tensión, hambre o simplemente un gato que se rasca frente a la puerta.

La falta de sueño también suele ser un factor para no concentrarse, detalla la doctora Irene Colsky, profesora adjunta de psicología y pedagogía en la Escuela Comunitaria de Miami-Dade, y presidenta de Colsky Associates, empresa que ofrece seminarios para aprender y memorizar. A algunas mujeres les cuesta mucho trabajo concentrarse en los últimos meses del embarazo, o durante la menopausia cuando el insomnio es un problema común.

Otro motivo, evidentemente, es la falta de interés por el tema tratado, seguramente esto disipará su atención, expresa la doctora Miriam Ehrenberg, psicóloga clínica y profesora adjunta de la especialidad Ehrenberg de psicología en la Escuela de la Ciudad, de la Universidad de la Ciudad de Nueva York, y coautora de *Uptimum Brian Power (Potencia cerebral óptima).*

CONCÉNTRESE, CONCÉNTRESE, CONCÉNTRESE

Usted puede mejorar su capacidad de concentración, manifiestan las doctoras. "Todo el mundo tiene esta capacidad, no es únicamente un don concedido a un puñado de suertudos", asevera la doctora Ehrenberg.

Así es como lo logrará.

Deje afuera las distracciones. Cierre la puerta, apague el televisor y descuelgue el teléfono, así acabará con muchas distracciones, argumenta la doc-

CUÁNDO CONSULTAR AL MÉDICO 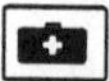

Si cuando era niña tenía problemas para concentrarse en el trabajo escolar y ahora como adulta sigue en las mismas, quizá la causa sea un asunto de hiperactividad, también llamado Mal de la Falta de Atención (MFA). Los síntomas característicos son impulsividad, falta de atención e hiperactividad, los que ocasionan fricciones en el trabajo y las relaciones interpersonales.

Acuda a su médica general, ésta lo atacará mediante una terapia encaminada a modificar la conducta, medicamentos, o con ambos.

Otras causas posibles son la depresión, reacciones a fármacos o problemas de salud. Todos ellos deben ser descartados o tratados.

tora Ehrenberg. Si fuera necesario, dígale a las personas que comparten un espacio con usted que les agradecería no la molestaran.

Haga sus actividades de una en una. Es difícil concentrarse en una tarea dada cuando una efectúa varias al mismo tiempo, apunta la doctora Ehrenberg. Probablemente se tardará más y cometerá más errores, porque es imposible, sencillamente, que su mente esté en dos labores al mismo tiempo. En cambio, si da cierto tiempo para cada tarea o proyecto, los resolverá uno a uno, por turno.

Respire hondo. La angustia ensombrece la concentración, señala la doctora Ehrenberg. La respiración profunda acalla esa voz interna insidiosa que repite: "¿Podré acabar esto? ¿Quedará tan bien como se requiere?" Respire hondo y retenga el aire cinco segundos mientras oprime una mano contra la otra: dedos contra dedos y palma contra palma. Después, exhale lentamente por la boca, al mismo tiempo que relaja las manos. Hágalo cinco o seis veces, hasta que comience a relajarse.

Sorprenda a su cerebro. Las actividades que ponen a trabajar su cerebro –leer libros acerca de temas nuevos para usted, resolver crucigramas, aprender otros idiomas o instrumentos– se traducen en un razonamiento más lúcido, según arrojan algunos estudios.

Ambiente con un poco de música. Hay personas que trabajan mejor en completo silencio, mientras que otras lo hacen con música de fondo, dice la doctora Ehrenberg. Ciertas investigaciones señalan que la barroca –particularmente la de Juan Sebastián Bach– propicia el aprendizaje. Haga lo que le funcione mejor.

Después de una hora, tómese un descanso. Concentrarse es una cosa, pero mantener la atención es otra. Después de un rato, su cerebro (y el resto de su cuerpo) necesita un descanso, señala la doctora Ehrenberg. Para despejarse y volver a concentrarse, dé un paseo alrededor de la manzana.

Concéntrese en el ejercicio. Un programa de ejercicio regular –rutinas constantes de 45 minutos cada una– también mejorarán su capacidad de concentración. Un grupo de investigadores de la Escuela de Medicina de la Universidad de Pittsburgh puso a unas cuantas mujeres a caminar sobre bandas, y les pidió que continuaran hasta que quemaron 350 calorías. Después de eso, ellas dijeron que sentían la cabeza más despejada. Esa cantidad de calorías equivale a caminar tres millas en unos 45 minutos, a un ritmo de cuatro millas por hora.

Al parecer, el ejercicio mejora el flujo de oxígeno hacia el cerebro, apunta la doctora Ehrenberg. Asimismo, contribuye a desaparecer la angustia y depresión que distraen la atención.

Coma algo. La concentración decae cuando bajan sus niveles de azúcar en la sangre. Por otro lado, las comidas frecuentes, en poca cantidad, mantienen esos niveles, expone la doctora Colsky. Por tanto, si está a punto de dedicarse a una tarea que exige concentración, coma algo –medio sandwich de atún, por ejemplo, o alguna otra combinación de proteínas y carbohidratos–. Los estudios concluyen que una combinación de proteínas y carbohidratos es más adecuado que consumir sólo proteínas o sólo carbohidratos.

Recuerde los alimentos con muchos minerales. También hay datos que confirman que en las dietas hay falta de boro (contenido en frutas, especialmente ciruelas, dátiles y pasas), hierro y zinc (los tienen las carnes rojas). La ausencia de estos minerales dificulta la concentración. Por tanto, debe ingerirlos regularmente en sus alimentos. Si no es así, entonces un complejo multivitamínico con hierro le será muy útil, propone la doctora Gail Mattox, profesora asociada de psiquiatría en la Escuela de Medicina Morehouse, en Atlanta.

Poros abiertos

Tácticas para disimularlos

Usted tiene una piel estupenda, una magnífica cabellera y un cuerpo despampanante. No obstante, lo único que se interpone entre su perfección y la de la modelo de una revista serían los poros abiertos en torno a su nariz, los que desvían la atención de sus dulces y chispeantes ojos.

Casi todo el mundo se enfrenta a este problema, observa la doctora Deborah S. Sarnoff, ayudante de profesor del área de dermatología de la Universidad de Nueva York. Ello se debe a que los poros son pequeñas aberturas de la piel que ofrecen una vía para que las glándulas sebáceas, localizadas abajo de la piel, la lubriquen y protejan su superficie.

Los poros se dilatan en la pubertad cuando las glándulas sebáceas aumentan la producción de grasa: ello con la finalidad de tener la suficiente capacidad para sacarla al exterior de la piel. Cabe señalar que se quedan así, en el caso de las mujeres, hasta que en cierto momento, cercano a la menopausia, disminuyen al tamaño perfecto, casi imperceptible, que usted siempre ha soñado.

CIERRE, RELLENE Y CUBRA

No es raro que usted los advierta a simple vista en torno a la nariz porque esa superficie tiene más glándulas sebáceas por pulgada cuadrada que cualesquiera de las demás partes del cuerpo, expone la doctora Sarnoff. Sin embargo, sí es posible cerrarlos y, por consiguiente, disimular su aspecto. "Incluso las modelos tienen poros abiertos, pero ellas saben cómo atenuarlos."

Lo que recomiendan las expertas es esto.

Use el producto correcto para su tipo de piel. Después de lavarse la cara, aplíquese una loción que contenga ácidos alfa hidróxicos (AHAs por sus siglas en inglés), la que le servirá para exfoliar las células muertas acumuladas alrededor de sus poros, manifiesta la doctora Mary Stone, profesora asociada de dermatología en la Universidad de Iowa. Los AHAs son ácidos de la fruta y leche que remueven las impurezas y dejan una piel más joven y tersa. Adquiera una loción que contenga AHAs en cualquier farmacia.

Use un producto de ácidos alfa hidróxicos con ácido glicólico al 10 por ciento y siga las instrucciones del empaque. "Mejorará el aspecto de sus poros si se deshace de las células muertas de la piel", asegura la doctora Stone.

Aplíquese una crema que disimule los poros. "Use una base de polvo mezclada en líquido y extiéndala como si fuera plastilina", sugiere Carole Walderman, directora de educación nacional de Matrix Skin Care Products, en Solon, Ohio. Asegúrese de que la base no sea comedogénica y no tenga aceite, previene la doctora Stone.

"Clinique tiene un producto reductor de poros", señala Walderman. Después de untarlo, el líquido se evapora y los deja llenos de polvo, como si introdujera plastilina en el orificio de un muro.

Póngase una base de agua. Deje pasar entre tres y cinco minutos para que la crema reductora de poros se seque y, sobre ésta, aplíquese una base de agua, señala Walderman. Su rostro –inclusive la zona de los poros abiertos– se verá tan tersa como la seda.

Postración por el calor

El rescate de sí misma tiene un premio

Es sábado, al mediodía, y usted sale disparada de su casa para correr un rato, como siempre. Hace un calor terrible para esta época del año y hay mucha humedad, pero eso no la detiene, pues trata de adquirir condición física y no se puede dar el lujo de suspender su entrenamiento. Casi sin darse cuenta ya tiene calor, está sudando y tiene muchísima sed. Pero persiste en su preparación: empieza a sentirse mal, tiene la piel de gallina y siente náuseas.

Por los síntomas es probable que tenga un caso de postración por el calor. La pérdida de líquidos a causa del sudor puede llevar a la deshidratación.

"La humedad desempeña un papel central en la postración por el calor", explica la doctora Amy Morgan, fisióloga del ejercicio en el Centro Noll de Investigaciones Fisiológicas de la Universidad Estatal de Pennsylvania, en University Park. "Si hay mucha humedad en el ambiente, el sudor del cuerpo no se evapora y usted no se enfría rápidamente."

EL PELIGRO DE JUGAR O TRABAJAR

Los síntomas clásicos de la postración por el calor incluyen escalofríos, fatiga, mareo ligero, sed, náuseas, confusión, desfallecimiento, debilidad y jaqueca. Las mujeres corren el riesgo de padecerla al esforzarse demasiado cuando hace calor en verano –jugando tenis o trabajando en su jardín–, señala la doctora Morgan. Aunque no lo crea, usted también corre el riesgo de padecerla si trabaja en un edificio donde hace mucho calor y hay poca circulación de aire, por ejemplo, en una fábrica, durante muchas horas.

Si la evolución del malestar no se detiene, entonces puede convertirse en un fuerte problema por calor, peligroso para la salud: la insolación, misma que requiere atención médica de urgencia. Para evitar lo anterior, las doctoras y las fisiólogas del ejercicio consideran que se deben tomar medidas de inmediato para atacar la postración (o, mejor dicho, evitarla en primera instancia).

Esto es lo que debe llevar a cabo para enfriarse.

Quítese del sol. "Suspenda lo que esté haciendo y póngase a la sombra o métase a una habitación con aire acondicionado lo antes posible", observa la doctora Morgan. El ambiente fresco bajará la temperatura de su cuerpo en seguida. En caso de que esté muy lejos de su casa como para regresar pronto, entre en el centro comercial, supermercado, tienda de abarrotes, cine o cualquier edificio público más cercano, hasta que empiece a sentirse mejor.

Beba líquidos tanto como sea posible. "Además de quitarse del sol, simultáneamente lo que debe hacer es beber muchos líquidos, con el propósito de hidratar su cuerpo y aumentar la cantidad de sangre que fluye a su piel, lo que contribuirá a lograr el enfriamiento", expresa la doctora Susi U. Vassallo, ayudante de profesor de cirugía en la División de Medicina de Urgencias de la Escuela de Medicina de la Universidad de Nueva York, y en la misma ciudad miembro del Colegio Americano de Médicos de Urgencia.

"La cantidad de líquidos que se debe beber dependerá del calor y de la humedad que imperen en el ambiente, así como del esfuerzo hecho durante su ejercitación", expone la doctora Vassallo, quien recomienda empezar a tomar líquidos para apagar la sed tan pronto como una se sienta mal y, después, seguirlos tomando con la mayor frecuencia posible a lo largo de todo el día. (Por ejemplo, la doctora toma un litro de líquido.)

Tome una bebida para deportistas. Algunas especialistas aconsejan ingerir bebidas rehidratantes para deportistas mientras que otras opinan que el agua es igual de buena.

"En diferentes investigaciones se ha llegado a la conclusión de que las bebidas para después de hacer deporte le ayudarán a hidratarse más rápido que el agua simple", indica la doctora Morgan. "Por el propósito que conlle-

CUÁNDO CONSULTAR AL MÉDICO

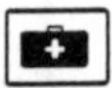

Acuda a su doctora si padece alguno de los siguientes síntomas:

- Desmayos.
- Vómitos.
- Náuseas.

Los siguientes indicios corresponden a una insolación, la que es más grave que la postración por el calor, y representa una urgencia médica si:

- Está atontada.
- Se le barren las palabras.
- Se comporta de manera extraña (por ejemplo, incoherente).
- Tiene las pupilas dilatadas.
- Sufre de espasmos musculares.
- Deja de sudar. (A estas alturas, estará muy mal.)

Cuando ya ha tomado medidas para aliviar la postración por el calor y sus molestias se acentúan o no mejoran, acuda a su doctora sin demora, pues padece insolación. No debe esperar a que se cumplan 24 horas: no es lo adecuado.

van esas bebidas suelen contener muchos carbohidratos, a saber: los azúcares como la fructosa, glucosa y sucrosa. Así como sodio y otros electrólitos que, tal vez, se eliminen con el sudor.

"El sodio y los carbohidratos se agregan a las bebidas para deportistas con el objetivo de que el organismo absorba más rápidamente los líquidos del torrente sanguíneo que cuando lo hace con el agua simple. Así, el líquido circula en el cuerpo inmediatamente o impide la deshidratación", dice la doctora Morgan. "El lado negativo de lo anterior es que el exceso de carbohidratos llega a demorar la liberación de líquidos que van del estómago al torrente sanguíneo."

Como aún faltan estudios que demuestren si las bebidas para deportistas ayudan o no, la doctora Morgan aconseja que lea las etiquetas y elija los productos con menos carbohidratos (medidos en gramos). El agua también evita la deshidratación y será efectiva en el supuesto de que no le gusten esas bebidas o no las tenga a la mano.

LO QUE HACEN LAS DOCTORAS

Un turbante helado me ayudó

Doctora Susi U. Vassallo

Cuando volvió a jugar tenis después de no hacerlo durante mucho tiempo (se esforzó mucho para volver a estar en forma), quedó postrada por calor la doctora Susi U. Vassallo, ayudante de profesor de cirugía en la División de Medicina de Urgencias de la Escuela de Medicina de la Universidad de Nueva York, en esta misma ciudad, y miembro del Colegio Americano de Médicos de Urgencias. Ella aplicó sus conocimientos e hizo exactamente lo que las expertas recomiendan cuando se presenta esta afección.

"Abandoné la cancha y me senté bajo la sombra de un árbol", expresa la doctora. "Bebí mucha agua helada. Pero también me puse una toalla mojada en agua helada alrededor de la cabeza."

"Además, claro está, no jugué más tenis ese día", agrega.

Otros remedios para la postración por el calor son tomar una bebida para deportistas, baja en carbohidratos, echarse agua con un rociador y sentarse con los pies en alto.

Rocíese y refrésquese. De ser posible, échese agua con un rociador. Concéntrelo en la cabeza y cuello y siéntese delante de un ventilador, sugiere la doctora Morgan.

Enfríese la cabeza. "La cabeza tiene muchísimos vasos sanguíneos", explica la doctora Vassallo. "Cuando se la moja, la sangre fría circula y baja el calor del resto del cuerpo. Mi recomendación es que se coloque una bolsa de hielo, un trapo mojado o algo muy frío en la cabeza o en la parte posterior del cuello hasta que empiece a sentirse mejor."

Hágase un turbante para enfriar. También bajará la temperatura de su cabeza rápidamente si moja una banda, una sudadera de toalla o una toalla en agua fría y después se la coloca, señala la doctora Morgan. Usted también podrá realizar su ejercicio con ella puesta para que su cuerpo no se caliente demasiado.

Relájese y ponga los pies en alto. "Elevar sus pies aumentará el flujo de sangre que llega a su cerebro, y ello le ayudará a acabar con su mareo", expresa la doctora Morgan. "Acuéstese, colocando los pies en alto, entre 50 y 75 centímetros arriba de su cabeza." Por ejemplo, colóquese boca arriba sobre el piso y suba sus pies sobre un sofá o una silla.

Postura

Siéntese y párese en forma recta

En el caso concreto de muchas mujeres, los problemas de postura tienen su origen en los años cuando estaban en la escuela secundaria. Usted tal vez se desarrolló pronto y adquirió la costumbre de encorvarse para ocultar sus senos, o porque pasaba de altura, aproximadamente la medida de una cabeza, o un poco más, a la mayoría de sus amigas y a la mitad de los muchachos de su escuela: así disimulaba su estatura; o porque era chaparra y al usar muchos años tacones altos para compensar la falta de estatura, éstos le impulsaron las caderas hacia adelante, provocando que se formara su *chepa* (joroba).

Sea cual fuere el motivo, la postura incorrecta produce dolor de espalda, una de las causas que llevan a las mujeres a acudir al médico con mayor frecuencia. Conforme tiene más años, esa postura puede ser resultado de la osteoporosis -descalcificación de la espina dorsal-, la que hace que las viejecitas adquieran una posición encorvada, con los hombros echados hacia adelante (también llamada *cifosis* o *joroba de viuda*).

"La joroba se forma cuando su espina dorsal se dobla por la parte superior", indica la doctora Irene Von Estorff, fisiatra y ayudante de profesor de medicina de rehabilitación en el Centro Médico Cornell, en la ciudad de Nueva York. El resultado: sus hombros se encorvan.

Debe tener en cuenta que está en juego algo más que el aspecto físico.

"La postura incorrecta es un serio problema", enfatiza la doctora Shirley Sahrmann, profesora asociada de terapia física en la Escuela de Medicina de la Universidad Washington, en St. Louis. "Las mujeres, a cierta edad, de por sí padecen de osteoporosis y adquieren una postura cifótica (encorvada). Si ésta ya la tienen desde antes, el problema es mayor."

PÁRESE ERGUIDA POR CUESTIÓN DE SALUD Y BELLEZA

Las doctoras aseguran que nunca es demasiado tarde para aprender a pararse erguida y mejorar la postura. De hecho, cuanto antes empiece, tendrá más probabilidades de evitar la postura de viejecita asociada con la osteoporosis.

Hágase la prueba de la cuerda. "El primer paso para aprender a tener una postura correcta es adquirir conciencia de su aspecto", afirma la doctora Von Estorff. Así pues, párese delante de un espejo y estúdiese. De cara al espejo, observe si sus hombros están a la misma altura, propone la doctora. Después, hágalo lateralmente.

"Cuando vea que los hombros se le encorvan y tiene la cabeza agachada, imagine que una cuerda cuelga del techo y que ésta la estira a usted hacia arriba, por la coronilla de su cabeza, y la deja erguida otra vez", propone Rebecca Gorrell, directora de educación en el programa de bienestar del Rancho Canyon, en Tucson, Arizona.

Su peso debe quedar distribuido equitativamente entre los dos pies, su pecho levantado y sus músculos abdominales ligeramente contraídos para sostener la parte baja de su espalda. Al elevar y presionar su esternón ligeramente hacia adelante, sus hombros se relajarán, detalla Gorrell.

Apóyese contra la pared. La postura correcta no consiste en pararse en posición de firmes, a punto de saludar al oficial en mando, sino pararse recta, pero relajada, al mismo tiempo que se aprietan los músculos abdominales para contraer la panza hacia adentro y hacia arriba, manifiesta la doctora Sahrmann.

¿Cómo saber si está bien? "Párese con la espalda contra la pared y los talones a ocho centímetros de distancia", indica la doctora Sahrmann. Debe quedar un espacio que le permita introducir su mano entre la pared y su espalda, a la altura de la cintura, mientras su cabeza y hombros deben estar cerca del muro, aunque sin tocarlo.

"Asegúrese de tener las rodillas rectas. Si éstas están bien alineadas, es verdaderamente difícil no pararse correctamente", expresa la doctora Sahrmann.

También practique este ejercicio, propone la doctora: párese con la espalda contra la pared, apriete sus músculos abdominales y eleve sus brazos sobre la cabeza. No separe su espalda de la pared.

Levante una pierna. "Cuando está de pie mucho tiempo, suba un pie en una barra o un banquito con el fin de aliviar el malestar de la espalda y conservar una postura adecuada", explica Gorrell.

No se meza con su criatura. Para aliviar el dolor de espalda y conservar una postura correcta, debe cargar cualquier peso justo delante del cuerpo con las dos manos. Esto incluye a su bebé. "Si lo sostiene sobre una cadera provocará un cambio permanente en la alineación de la espalda y la cadera", previene la doctora Sahrmann.

Siéntese correctamente. "Para tener una posición correcta y evitar el dolor de espalda es muy importante sentarse en una silla de oficina, con un buen respaldo", sugiere la doctora Sahrmann. Esto quiere decir, en una en la que sus brazos tengan soporte (así sus hombros no se encorbarán), sus muslos queden paralelos con el suelo, sus rodillas queden un poco más alto que sus caderas y sus pies descansen en el piso. En caso de que éstos no lleguen al suelo, use un banquito.

Instale una buena silla en su oficina de casa. Si, como millones de personas más, usted cae presa de la seducción de pasar muchas horas enfrente de su computadora casera, las doctoras opinan que, en su oficina de casa, al igual, necesitará una silla adecuada. Por eso, no arrime una ya vieja, asegúrese de sentarse en una con buen respaldo.

Gire con la silla. Si la distribución de su escritorio y demás accesorios de trabajo requieren que gire su cuerpo, use una silla que también gire. "Es muy importante que no doble ni gire el cuerpo con movimientos muy bruscos mientras está sentada", dice la doctora Sahrmann.

Muévase constantemente. No se quede en una sola posición durante mucho tiempo. "Como cuando nos inclinamos para trabajar sobre el escritorio", señala la doctora Von Estorff. Es importante que se ponga de pie y estire, incluso muévase y estirese en la silla.

Use una almohadilla. Cuando maneje, viaje en avión o esté sentada en la oficina mucho rato, una almohadita del tamaño de las de los aviones, un cojín o una toalla enrollada, colocados detrás de la cintura, contribuirán a tener una postura correcta porque mantienen la curvatura natural de la espina dorsal, expone Gorrell.

Relaje sus hombros. "No existe un motivo concreto, pero las mujeres tienden a echar los hombros hacia adelante cuando se hallan sentadas detrás de sus escritorios, o simplemente concentrándose", manifiesta la doctora Von Estorff. Si tiene esa mala costumbre, procure advertirla y relajar sus hombros tan pronto como note que se ha encorvado.

Cuádrese. Un ejercicio muy sencillo para contrarrestar el encorvamiento: póngase de pie y trate de juntar los omóplatos estirando sus brazos hacia atrás. Aguante diez segundos y relájese. Repita, cuando menos, tres o cuatro veces. Esto contribuirá a fortalecer los músculos de su espalda e impedirá que los hombros se le vayan hacia adelante, enfatiza la doctora Von Estorff.

Encójase de hombros. La doctora Von Estorff también recomienda que encoja sus hombros: elévelos hacia sus orejas y después bájelos. Repita dos o tres veces.

Adquiera un* brassière *bien diseñado. Si tiene senos grandes y usa un *brassière* que no debe, éste tira de sus hombros hacia abajo, entonces tendrá una postura incorrecta, opina la doctora Sahrmann. Ella sugiere que se ponga uno de aro o con tirantes cruzados en la espalda, le ayudará a elevar su pecho y a tener una postura firme en la parte superior del cuerpo.

Evite los tacones. Los tacones altos tensionan la parte baja de su espalda y, con regularidad, producen una *chepa,* explica la doctora Von Estorff. Con éstos su cuerpo pierde el equilibrio porque la hacen sacar la pelvis, cuando ésta debería estar hacia atrás. "Deje los tacones altos para ocasiones especiales y use zapatos que la mantengan firmemente plantada sobre el piso el resto del tiempo", aconseja la doctora Von Estorff.

Arquee la espalda como un gato. Tener músculos abdominales fuertes es fundamental para corregir la *chepa* y tener una postura correcta, observa la doctora Von Estorff. Pruebe un ejercicio llamado lomo de gato: póngase en posición de cuatro patas y arquee su espalda, al mismo tiempo meta la panza, y cuente hasta 12. Hágalo tres o cuatro veces al día, al principio, y gradualmente auméntelo hasta realizarlo el doble de veces.

Tonifique su tronco. "Para mantener una buena postura, también necesita que los músculos de su espalda estén fuertes", asegura la doctora Debra Zillmer, cirujana ortopédica y directora médica de la Clínica de Medicina del Deporte Luterana Gundersen, en La Crosse, Wisconsin.

"Los ejercicios para fortalecer ayudan a conservar firme la espina dorsal; aseguran una postura correcta y disminuyen los dolores en la parte baja de la espalda", opina la doctora Zillmer. Ella recomienda las lagartijas o las pesas, ya sean libres o con aparatos. "Estos ejercicios hechos con las instrucciones correctas, le proporcionarán el máximo de beneficios. Consulte a una entrenadora deportiva titulada o a una fisicoterapeuta para que le brinden una adecuada asesoría."

Mueva todo el cuerpo. La doctora Von Estorff aclara que llevar a cabo ejercicio en forma regular contribuirá a mejorar su postura.

"Los deportistas siempre tienen una postura correcta", asegura Gorrell. ¿Ha visto a alguien, alguna vez, encestar con los hombros encorvados y echados hacia adelante?

Lo más conveniente es una combinación de ejercicios aeróbicos –por ejemplo, nadar o caminar– con entrenamiento de fuerza –por ejemplo, hacer pesas libres, con aparatos o poleas de resistencia–, dice Gorrell. Este último entrenamiento se debe realizar dos o tres veces por semana: cada tercer día más o menos, así el cuerpo tiene tiempo para recuperarse entre una sesión y otra. El aeróbico se debe llevar a cabo, cuando menos, 30 minutos cada vez, y mínimamente tres veces por semana.

Duerma correctamente. "Al dormir boca abajo exagera la curva de la parte baja de la espalda", apunta Gorrell. Mejor duerma de lado, con una almohada debajo de la cabeza y otra entre las rodillas, para mantener sus muslos y caderas alineados; o boca arriba, con una almohada debajo de las rodillas para aliviar la presión de la parte baja de la espalda. Asimismo, opte por una almohada de fibras naturales (por ejemplo, de pluma de ganso) que se adapte a la forma de su cuerpo, en lugar de una sintética tiesa, ésta podría arquear su cuello y cabeza en forma poco natural.

(Para otras formas prácticas acerca de cómo prevenir la osteoporosis, véase la página 498.)

Problemas al amamantar

Desempolve su habilidad para criar

El amamantar es tan normal como el caminar. Sin embargo, el hacerlo no siempre le resulta fácil a la madre, o al infante. Un recién nacido no constantemente lo hace bien. Usted tal vez piense que su cuerpo no produce la leche suficiente como para satisfacer a su bebé. Quizá después de darle de comer sienta los senos doloridos. No se desespere, las doctoras tienen muchos consejos útiles para esta situación.

REMEDIOS PARA LOS CÓLICOS Y LOS QUISQUILLOSOS

La leche materna es el nutriente ideal para las criaturas y amamantarlas es una parte importante de la relación emocional entre la madre y el infante, explica la doctora Ruth Lawrence, profesora de pediatría en la División de Neonatología de la Escuela de Medicina y Odontología de la Universidad de Rochester. Sin embargo, el amamantar no siempre resulta fácil. "No se trata de un reflejo natural, sino de una habilidad que se debe aprender", aclara la doctora. Usted enfrentará algunos de los desafíos que se presentan cuando quiere alimentar a su hijo, pero ella piensa lo contrario, de la siguiente manera.

Descanse, mézase, relájese. Los bebés sienten la inseguridad y la tensión de sus madres, asegura la doctora Lawrence. "Los cólicos infantiles suelen estar relacionados con la tensión materna", agrega la doctora, "la que además afecta la baja producción de la leche; es decir, las glándulas que la producen no lo hacen adecuadamente." Por ello, lo mejor es que encuentre un lugar tranquilo para alimentar a su bebé, uno donde haya luz tenue y, también, música suave, sobre todo para los primeros días del amamantamiento.

Recurrir a una mecedora es de gran ayuda, agrega la doctora Lawrence, porque el diseño de la estructura la obliga a echarse hacia atrás y a relajarse.

CUÁNDO CONSULTAR AL MÉDICO

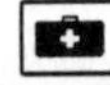

Al amamantar no debe sentirse ningún malestar, dice la doctora Ruth Lawrence, profesora de pediatría en la División de Neonatología de la Escuela de Medicina y Odontología de la Universidad de Rochester. Cuando nada de lo que prueba alivia sus molestias, producto de la lactancia, consulte a su médica, sobre todo si después de hacerlo sus senos se ponen rojos, calientes, inflamados y doloridos. Probablemente padezca mastitis, infección de los senos que requiere atención inmediata.

Amamante pronto y con frecuencia. El apetito del bebé varía muchísimo, aclara la doctora Susan Schulman, ayudante de médico en el Departamento de Pediatría del Centro Médico Maimonides de Brooklyn. Jaimito tal vez requiera seis comidas al día, mientras que Juanito 16. No se preocupe, dice la doctora: la alimentación frecuente hace que se genere más leche. Cuanto mayor la continuidad con la que coma su bebé, tanto mayor la cantidad de leche que fluye. Una idea equivocada, muy generalizada, presupone que los amamantamientos, con regularidad, propician una producción excesiva de leche y, en consecuencia, congestión, pero no es cierto, aclara la doctora Schulman.

Muévase y cambie de pecho. Algunos bebés no quedan satisfechos porque únicamente comen de un seno, se quedan dormidos, y después se despiertan con hambre una hora más tarde, observa la doctora Schulman. Intente lo siguiente: cuando note que su criatura empieza a entrar en el mundo de los sueños, para despertarla, muévala suavemente hacia arriba y hacia abajo, hasta que abra sus ojitos, entonces acomódela en el otro seno. No acepte una respuesta negativa. "Termine de amamantarla con los dos pechos", enfatiza la doctora Schulman.

Al principio, olvídese de los biberones. Los infantes que, en parte, son alimentados con biberón en las primeras semanas, se confuden cuando se les da leche del seno, agrega la doctora Schulman. "Empiezan a buscar la mamila de goma en su madre y se sienten molestos al no encontrarla", señala la doctora. Antes de introducir un biberón, espérese a que su bebé tenga, cuando menos, tres semanas.

Desalinice su leche. Hay niños que se niegan a comer después de que su madre ha hecho ejercicio, expresa la doctora Lawrence. Para deshacerse del sodio acumulado en sus pezones cuando suda por llevar a cabo su rutina de acondicionamiento físico, extraiga una cucharadita o dos de leche, deshágase de ella y lávese los senos después de esa actividad y antes de amamantar.

Beba un vaso de agua antes y después de hacer ejercicio. Cuando suda, sus senos, que no son más que glándulas sudoríparas, necesitan agua para producir leche, dice la doctora Schulman. Para estar hidratada, beba mucha agua.

PURGUE LA BOMBA

En ocasiones, usted sabe que tiene leche, pero ésta no fluye. Para lograrlo, pruebe estas alternativas.

Dése un poco de masaje. Un masaje suave a los senos logrará que la leche fluya, afirma Elaine Stillerman, masajista terapeuta titulada, integrante del personal de planta del Instituto Sueco de Masaje, en la ciudad de Nueva York, y autora de *Mother-Massage (Madre-Masaje)*. Con la punta de los dedos, trabaje en forma de círculos sobre la base de un seno y luego en la del otro. Después, coloque cada una de las manos, en forma plana, en cada lado de un seno y, lentamente, deslícelas hacia adelante, hacia la areola –la superficie obscura que rodea el pezón–. Repita en el otro seno.

Caliente un conducto obstruido. No es rara la obstrucción de un conducto galactóforo: impide el libre flujo de la leche. Una toallita o una ducha caliente y un poco de masaje suave lo destaparán, porque aumentan la cantidad de sangre que fluye a la zona, explica la doctora Lawrence. Una vez que su seno está blando, alimente a su bebé, o extraiga la leche excedente.

Enfríe los congestionamientos. La doctora Lawrence recomienda un viejo remedio popular para los pechos congestionados y sensibles de los primeros días después del alumbramiento: colóqueles hojas de col frías y frescas, déjelas ahí hasta que se marchiten completamente. (Las hojas, no sus senos.) Si sencillamente no tiene a la mano las hojas o prefiere otro enfoque menos exótico, entonces ponga una compresa fría durante 15 y 20 minutos cada vez para reducir la cantidad de sangre que fluye a los senos y evitar que se congestionen, señala la doctora Lawrence. Sin embargo, no lo haga antes de amamantar, pues afectará el flujo de la leche.

Deje de fumar. Fumar minutos antes de alimentar al bebé afecta la cantidad de leche que liberan las glándulas galactóforas, manifiesta la doctora Lawrence. En caso de que usted fume y haya tenido la intención de dejar de hacerlo, la lactancia es un buen pretexto para no seguir con ese hábito.

¿SENOS DOLORIDOS? HAGA LO SIGUIENTE

Posiblemente su bebé está comiendo entusiasmado, pero sus senos se encuentran sumamente dañados y sensibles, las doctoras ofrecen las siguientes estrategias.

Cambie de posición. Al adoptar una serie de posiciones diferentes propicia que la boca de la criatura ejerza presión en varias partes de su pezón, lo que evitará el dolor y la obstrucción de los conductos, explica la doctora Schulman. Dos posiciones muy eficaces son lo normal para arrullar, en cuyo caso usted sostiene la cabeza del bebé en el punto donde se dobla el brazo mientras lo amamanta; o la recostada: el bebé debe estar a su lado en la cama. La doctora Schulman también propone la posición de futbol. Sujete la cabeza de la criatura con la mano, de tal manera que su cuerpo y piernas descansen sobre la cadera de usted, tal como si llevara un balón entre el brazo.

Humedézcase. Si sus pezones están resecos y agrietados –caso muy frecuente cuando se vive en un lugar de clima seco y, a la vez se amamanta, dice la doctora Lawrence– aplíquese lanolina pura entre cada amamantamiento, por ejemplo, la marca Lansinoh, fabricada especialmente para madres que padecen ese problema. Antes de volver a alimentar al bebé, lávese bien para quitársela.

Problemas auditivos

Alternativas para que escuchen bien quienes tienen afectado ese sentido

¿A últimas fechas le pide a otros con frecuencia que hablen más fuerte o repitan lo que han dicho? ¿Se pregunta por qué parece que el volumen de su televisor se va bajando constantemente? ¿o por qué murmuran su marido y sus amigos? Tal vez todo el mundo decidió, de repente, bajar la voz. Pero lo más probable es que su capacidad auditiva sea la que esté fallando.

"¿Qué?", dirá usted. "¿Quedándome sorda a mi edad? ¡Soy demasiado joven!"

No apueste sus posters de Grateful Dead (grupo de rock) por llevar la contraria.

"Actualmente, hay jóvenes de 20 años que padecen una pérdida auditiva típica de personas de 60 años", expone Kathy Peck, directora ejecutiva de H.E.A.R. (Hearing, Education and Awareness for Rockers [Audición, Educación y Conciencia para Rockeros]), en San Francisco. "La sordera originada por ruido se está presentando en los jóvenes con más frecuencia que antes". La doctora opina que el problema se debe, en gran parte, a la potente tecnología de sonido que se emplea a todo volumen en los conciertos de rock.

Otras causas posibles de la sordera incluyen la exposición diaria a niveles elevados de ruido, la acumulación de cerumen, los efectos secundarios de medicamentos o los golpes en el oído. Si la causa es por cerumen o medicamento, la sordera es temporal y se corregirá. Cuando es producida por el ruido, permanente: el nervio auditivo ha sufrido daños irreparables.

EL JUEGO SE LLAMA PROTECCIÓN

Para prevenir la pérdida de oído a causa del ruido, o para evitar que ésta empeore, siga los siguientes consejos de las especialistas.

CUÁNDO CONSULTAR AL MÉDICO

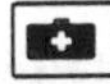

Cuando de repente registra una pérdida considerable de la capacidad auditiva de un oído o de los dos, acuda para que una profesional la revise.

"Haga lo que haga, no se asuste", enfatiza Barbara Hopson, enfermera titulada que ejerce en la Unidad de Salud Ocupacional del Centro Médico de Administración para Veteranos, en Dallas. El problema podría ser, simplemente, exceso de cerumen en lugar de uno grave de oído.

Sin embargo, tampoco lo deje para después. "¿Dejaría para más adelante un estudio de los ojos si estuviera perdiendo la vista? Segurísimo que no", observa la doctora Carol Flexer, audióloga y profesora de esta especialidad en la Escuela de Desórdenes de la Comunicación de la Universidad de Akron, en Ohio. "Tampoco es justificable demorar la revisión de los oídos cuando se está perdiendo este sentido."

Empiece por visitar a una audióloga, quien evaluará el porqué de la pérdida de su capacidad auditiva, apunta la doctora Flexer. Ella, si es necesario, le recetará un aparato para la sordera, adaptará tapones para oídos hechos a su medida o la enviará con otra especialista en caso de necesitarlo.

"La tecnología avanzada de los aparatos para sordera es en la actualidad una esperanza para todos los que padecen este problema", expone la doctora Flexer.

Invierta en un par de protectores para oídos. Según la doctora Harriet Kaplan, profesora de audiología y directora de servicios clínicos en la Universidad de Gallaudet (dedicada a las humanidades, única en su género porque es para sordos, y ubicada en Washington, D.C.), una misma propicia ese problema si escucha un sonido a 85 decibeles, constantemente, durante ocho horas.

¿Qué tan fuerte es eso? Bastante, pues se ubica en el rango de ruido de una aspiradora, una podadora de césped o una licuadora.

"Cuando pode el césped, trabaje o juegue en un ambiente de ruidos de maquinaria y de otro tipo, utilice protectores de oídos recubiertos, en forma de copa, éstos se adquieren en muchos centros de artículos para el hogar; también existen los tapones para los oídos, cómprelos en farmacias", propone la doctora Carol Flexer, profesora de audiología en la Escuela de Desórdenes de la Comunicación de la Universidad de Akron, en Ohio.

Tápelos. En la actualidad, los conciertos de rock (y algunos aparatos estereofónicos caseros) tienen una capacidad de volumen exageradamente alta. Los rockeros inteligentes, sean músicos o espectadores, saben que los buenos tapones para oídos son obligatorios cuando se trata de conciertos, dice Peck, ex música que padece un grado de sordera considerable. "Si el volumen de la música es tan alto que la puede escuchar con tapones, no se los quite."

Los tapones hechos a la medida por un audiólogo son mejores y llegan a costar $100 dólares. Amortiguan el sonido y a la vez le permiten escuchar las frecuencias altas, medias y bajas y una transmisión más fidedigna. Empero, usted, al igual puede usar de los baratos, hechos de masilla o material esponjoso, de los que se expanden en las farmacias.

Siga con su rutina para la buena condición física. Hay investigaciones que arrojan resultados como el siguiente: las personas que tienen buena condición física pierden menos capacidad auditiva que las que no la tienen, en proporción de dos a uno; sin embargo, usted no debe correr la maratón para obtener ese beneficio. Un estudio realizado por la doctora Helaine M. Alessio, profesora asociada de educación física y estudios deportivos en la Universidad Miami, en Oxford, Ohio, concluye que las personas que practican ejercicio vigoroso tres o cuatro veces por semana mejoran su capacidad auditiva: revierten cierto grado de su sordera.

El ejercicio quizá propicia que una mayor cantidad de sangre bien oxigenada llegue a zonas distantes y pequeñas, como lo es el oído interno, expone la doctora Alessio. Asimismo, se da una mayor circulación de proteínas, las que lo defienden de los ruidos tensionantes, así es como conserva más tiempo su audición.

Olvídese de los audífonos individuales. O, mínimamente, asegúrese de que escucha a alguien hablar mientras los tiene puestos, sobre todo cuando camine, corra o ande en bicicleta, sugiere la doctora Kathleen Hutchinson, audióloga de la Universidad Miami, en Oxford, Ohio, y coautora del estudio antes mencionado.

Toda exposición al ruido, durante largo tiempo, daña sus oídos, asegura la doctora Hutchinson.

Problemas con la cutícula

Evite los pellejos, las mordidas y las rasgaduras

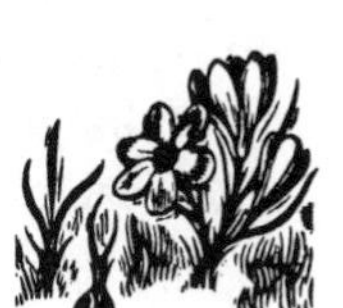

Cutícula significa *pielecilla* y se refiere a ese delgado reborde de tejido casi transparente que sale de abajo de la piel y cubre la parte inferior de sus uñas.

A diferencia de su apéndice y otros órganos del cuerpo que le permiten vivir a pesar de no verlos, la cutícula se encuentra donde está por un motivo: sirve de barrera para proteger a las uñas contra infecciones, informa la doctora Loretta Davis, profesora asociada de dermatología en el Colegio Médico de la Escuela de Medicina de Georgia, en Augusta.

NO SE OPERE

Muchas mujeres insisten en recortarse la cutícula, retirarla de la curvatura de las uñas para que sus manos se vean mejor. Sin embargo, no es aconsejable. "La cirugía puede provocarle problemas, inclusive sangrado e inflamación", previene la doctora Davis.

Lo que aconsejan las doctoras para que usted no tenga problemas con sus cutículas es lo siguiente.

Remójelas en agua jabonosa. Ablande las cutículas remojándolas en agua tibia y jabonosa durante varios minutos. Esto evita la resequedad y los rasgones, asegura la doctora Marianne O'Donoghue, profesora asociada de dermatología en el Centro Médico Rush-Presbiteriano-St. Luke, en Chicago.

Siga con petrolato puro. Conservar las cutículas suaves es la clave para tenerlas sanas, según la doctora O'Donoghue. "Empujo las mías hacia atrás con un palito de naranja envuelto en una toallita y después las cubro con petrolato puro. Éste ayuda a conservar la humedad." Humectar sus cutículas todas las noches evitará que se le resequen, sobre todo en invierno.

Empújelas suavemente hacia atrás. "Sus uñas se verán estupendas con la cutícula natural justo donde debe estar", indica Trisha Webster, modelo de manos en la conocida Agencia de Modelos Wilhelmina, de la ciudad de Nueva York. "Permanentemente me sacan fotos de las manos y sé que se ven perfectas con la cutícula simplemente empujada hacia atrás."

Webster empuja sus cutículas hacia atrás con un palito de naranja envuelto en gasa de algodón.

Problemas con la textura del cabello

Soluciones para cabello hirsuto o delgado

Todas tenemos alrededor de 100,000 cabellos en la cabeza, pero si usted es una de las que poseen una cabellera sedosa y delgada, entonces puede sentir que apenas llega a la mitad. Por otra parte, si su cabello es hirsuto y rizado, lo más seguro es que parezca que tiene más de la cantidad arriba señalada.

La textura de su cabello –sea hirsuto o delgado– es heredada, señala la doctora Elizabeth Whitmore, ayudante de profesor de dermatología en la Escuela de Medicina de la Universidad Johns Hopkins, en Baltimore. El que es más grueso suele sentirse hirsuto y rasposo, mientras que el delgado, fino y sedoso. Los patrones genéticos que le transmitieron sus progenitores son los que marcan la diferencia entre el hirsuto y el sedoso.

Por fortuna, la industria para el cuidado del cabello se ha dedicado a buscar alternativas que ayuden a las mujeres que tienen problemas con la textura del que tienen, con el propósito de que le saquen el mayor provecho posible.

CABELLO HIRSUTO: TRABÁJELO

Esto es lo que aconsejan las especialistas para el cabello hirsuto.

Huméctelo. En el caso de que lo tenga así, no olvide aplicarse, después de cada champú, un acondicionador humectante, enfatiza Elizabeth Hartley, directora creativa de Vidal Sassoon, para la Costa Oeste, en San Francisco. Éste le ayudará a controlar la tendencia a enmarañarse, porque le da un poco más de peso.

Dado que este tipo de cabello refleja poca luz, use un acondicionador que le dé brillo, aconseja Hartley. Cualquiera llegará a las células de su cabello, dando por resultado una cabellera no esponjada y muy brillante, sea que contenga silicona, aceite o lanolina. Pruébelos todos y elija el que le funcione mejor.

Deje que su cabello se seque solo. Asimismo, aplíquese un acondicionador y acomode sus rizos, después deje que el aire natural lo seque, indica Hartley. Cuanto más manipule la cabellera hirsuta mientras se seca, tanto más tenderá a enmarañarse.

Corte su cabello. Es más fácil alaciar al cabello hirsuto cuando está corto que largo. Si usted lo tiene así lo más aconsejable es que lo corte, afirma Hartley.

ARREGLO ADECUADO PARA CABELLO DELGADO

Las doctoras también tienen consejos prácticos para el cabello delgado.

Córtelo. Parecerá más grueso y abundante estando corto, dice Hartley.

Déjelo suelto. También refleja mucha luz así: los cortes que lo dejan largo y libre junto al rostro reflejan su brillo, dice Hartley.

Aplíquese un champú con enjuague. El cabello delgado propende a verse muerto cuando le quedan residuos de diversos productos, éstos se suman a su apariencia natural de verse grasoso, señala Hartley. Para que su cabello quede completamente limpio, ella aconseja que se lo lave con un champú con enjuague, que contenga un detergente de base fuerte –por ejemplo sodio-lauril-sulfato– para eliminar el gel, las lacas o los residuos que se hayan ido acumulando.

***Use un* mousse.** Para aumentar el volumen de este tipo de cabellera, aplique un *mousse* a las raíces, propone Hartley. Agáchese hacia adelante doblando la cintura, ponga en la palma de su mano una cantidad apropiada de este producto, equivalente al tamaño de una moneda pequeña, frótese las manos y después aplíquelo desde la raíz. Cuando esté bien distribuido, aviente su cabello hacia atrás y sacúdalo.

Evite usar gel en el cabello delgado, agrega Hartley. Este es tan pesado que provocará que se vea lacio.

Deje tranquilo el cabello cuando está mojado. Si tiene el cabello delgado, después de haberlo lavado y de aplicarle el *mousse*, peínelo como quiera y déjelo en paz, cuando menos, durante unos diez minutos, dice Hartley. Mientras, vístase, maquíllese o realice alguna actividad de la casa. Su cabello necesita un tiempo de reposo, de lo contrario tendrá una apariencia demasiado lacia y como pegajosa.

Séquelo con mucho cariño. Al cabello delgado no se le debe secar rudamente, previene Hartley. No lo peine con la secadora a mucha velocidad. Regúlela a una temperatura y velocidad bajas para no maltratarlo: en lugar de peinar las puntas con un cepillo, use los dedos para desenredarlo o rizarlo como quiera. El resultado será mayor cuerpo y ondulación.

Recúbralo con un tinte. El tinte para cabello le dará más volumen, detalla la doctora Diana Bihova, dermatóloga de la ciudad de Nueva York y autora de *Beauty from the Inside Out (Belleza de dentro hacia afuera).* El tinte penetra en la corteza del cabello durante la coloración: el resultado es que tenga más grosor.

Problemas con las cejas

Trucos para tenerlas más atractivas

Ya sea que usted quiera tener las cejas cerradas y definidas de Madonna, o las curvas finas, como pintadas a lápiz, de Drew Barrymore, lo realmente importante es que sabe que las cejas llamativas son tan favorecedoras como una buena manicura. El truco es muy simple y radica en saber por dónde empezar, qué hacer y dónde detenerse.

"Normalmente, lo único que se necesita es quitar unas cuantas cejas o añadir una línea aquí o alla", enfatiza Natasha Salman, especialista en cera y tratamientos faciales del salón Red Door de Elizabeth Arden, en la ciudad de Nueva York.

CÓMO DOMAR LAS CEJAS MUY POBLADAS

En el caso de que su problema sea el exceso de vello, este es el camino más fácil para quitarlo.

Déles diez días. Si piensa que sus cejas están demasiado pobladas y no está satisfecha con su actual estrategia de depilación, déjelas crecer, cuando menos, diez días antes de cambiarlas de forma, observa Salman. De esta manera, usted estará segura de que tiene suficiente vello para depilarlas adecuadamente y con gran arte.

Fíjese en la dirección. A menos de que le depilen las cejas con cera en un salón, la hecha con pinzas es la técnica más práctica de darles forma. Salman asegura que, para obtener mejores resultados, usted debe jalarlas en el mismo sentido de su crecimiento. Para que sus pinzas agarren mejor las cejas (a veces éstas resultan resbaladizas a causa del aceite de la piel y el vello natural), aplique en el área un poco de polvo antes de depilar.

Déles una forma natural, fina. Cuando dé forma a sus cejas, el arco de cada una debe alcanzar su máxima altura en el punto equivalente al extremo exterior de la pupila, señala Marcia Turnier, artista de maquillaje y especialista en cejas del salón Red Door, de Elizabeth Arden. Si su rostro es muy largo, disminuya el arco quitando un poco de vello de la parte superior. En caso de que sea demasiado redondo, elimínelo de la parte inferior para acentuar la largura. Si da la impresión de tener los ojos demasiado juntos, déles forma de tal manera que aumente la distancia entre ellos.

Mitigue el dolor. Hay mujeres que llevan las cejas al natural porque no soportan el dolor de depilarse con las pinzas. Para aliviarlo presione con los dedos la zona de las cejas durante unos 10 o 15 segundos luego de que extrae cada vello, observa Salman. Después, si sigue sintiendo que la zona está un poco dolorida, aplique una compresa fría durante 5 minutos para calmar la molestia.

CEJAS DEMASIADO DEPILADAS O POCO POBLADAS

Cuando se ha depilado demasiado las cejas, la única solución viable es dejarlas crecer de nueva cuenta durante cuatro o cinco semanas. Si, por el contrario, la línea natural de sus cejas es poco poblada, temporal o permanentemente, las expertas ofrecen estos consejos para que parezcan abundantes.

Ocupe un lápiz. Rellene el espacio donde hay faltantes con un lápiz para ojos bien puntiagudo y de un tono más obscuro que el color de sus cejas, sugiere Turnier. Si son negras, use negro, para evitar que el relleno resulte demasiado evidente; use líneas cortas, livianas y, con un cepillito, péinelas.

Prolongue las cejas. Para quienes tienen los ojos muy separados, es conveniente que con un lápiz para cejas las prolonguen hacia un punto más cercano al puente de la nariz, señala Turnier. Si terminan en la línea que se extiende desde el extremo exterior de sus ojos, márquelas hacia afuera.

Contrólelas. Cuando algunas cejas tienden a salirse de su lugar durante el día, recórtelas con unas tijeritas para cutícula y cepíllelas hacia abajo con un cepillo de dientes viejo, recubierto con un poco de laca para el cabello, recomienda Turnier.

Problemas con los lentes de contacto

Consejos para una total comodidad

Desechables, de uso prolongado, blandos, duros, permeables al gas. Sea cual fuere el tipo de lentes de contacto que usa, éstos no dejan de ser un objeto extraño dentro del ojo. Por tanto, lo más sensato es evitar problemas –por ejemplo, enrojecimiento, irritación e infección–

dando cuidados especiales a sus ojos. Usted ya lo sabe. Sin embargo, lo que no, es que las mujeres presentan una serie única de problemas.

Los cambios hormonales que se presentan como resultado del embarazo y la menopausia originan que los lentes que usaba a la perfección, de repente, dejen de serlo. Además de que algunos ingredientes del maquillaje y las lacas para el cabello llegan a entrar en sus ojos, que ya tienen puestos los lentes, ocasionando infecciones que afectarán su vista, explica la doctora Anne Sumers, oftalmóloga de Ridgewood, Nueva Jersey, y vocera de la Academia Americana de Oftalmología.

"Las sustancias químicas de las lacas para el cabello recubren sus lentes, igual que su cabello", señala Sumers. "Si usted rociara ese tipo de laca en el parabrisas de su auto, no vería bien a través del mismo."

Tampoco pueden faltar los problemas generales. Casi todo el mundo que usa lentes de contacto ha experimentado resequedad, enrojecimiento o irritación a causa de una basurita atrapada entre el ojo y éste.

QUÉ HACER DE INMEDIATO

Cuando sus lentes le saquen lágrimas, literalmente, y requiera ayuda, esto es lo que debe hacer.

Quítese el lente. Si se talla el ojo en un intento por sacar cualquier basurita, pero no se quita el lente, aumentará la irritación e incluso podría provocar una infección en sus ojos, dice la doctora Sumers. Al molestarle un lente, quíteselo.

Enjuague, limpie y (si se puede) vuelva a colocar. Al colocar nuevamente un lente sucio en el ojo, quizá ni siquiera se haya desecho de lo que le entró y podría originarle una infección, advierte la doctora Sumers. Por ello, asegúrese de limpiarlo bien con una solución salina esterilizada. "Recuerde, las bacterias viven en el agua y la destilada no es esterilizada."

Asegúrese de que se ha puesto el lente correctamente. Un lente blando invertido (colocado con la curva convexa contra el ojo) le molestará. "Es obvio, pero sucede con mucha frecuencia, sobre todo si lleva prisa o es la primera vez que los usa", comenta la doctora Gerri Goodman, oftalmóloga e instructora del Hospital Johns Hopkins, en Baltimore. Los lentes blandos de contacto son precisamente para que no se sientan incómodos. Usted inmediatamente sabrá que se lo ha colocado mal cuando sienta mucha molestia en el ojo. Quíteselo y constate si está bien colocado.

¿Lente derecho, ojo derecho? También llega a suceder que sienta los lentes bien, mas tiene la vista nublada, si es así constate si el lente izquierdo está en el ojo izquierdo y si el derecho está en el que le corresponde, apunta la doctora Goodman.

De seguir teniendo la misma molestia, quítese los lentes, pues podrían haber acumulado depósitos de proteína: dan la impresión de que se está viendo a través de un parabrisas chorreado. Cuando se han formado esos depósitos en sus lentes, es inútil limpiarlos. Tendrá que comprar otro par. El proceso de acumulación puede tardar meses o años, dependiendo, entre otros factores, de su grado de cuidado. "Las personas alérgicas forman depósitos antes. Lo mismo ocurre con las que no son tan meticulosas para limpiar sus lentes", afirma la doctora Goodman.

Busque basuritas. Las pestañas, los trocitos de maquillaje, la mugre, la arena o incluso los bichitos al entrar en el ojo provocan molestias severas cuando se usan lentes de contacto, declara la doctora Sumers. Para sacar al intruso, quítese el lente, enjuáguese el ojo y el lente con una solución salina esterilizada y vuelva a colocarlo.

Refresque con lágrimas artificiales. Estas rehumectarán su ojo y contribuirán a sacar la basurita que no puede ver, apunta la doctora Sumers.

Si le sigue molestando, vuelva a quitárselo. Si usted no se quita el lente del lado donde se produce la molestia, éste podría raspar la córnea, es decir, la parte del frente del ojo. Las cortadas y los rasguños son muy dolorosos. Además, llegan a convertirse en una infección secundaria y producir cicatri-

CUÁNDO CONSULTAR AL MÉDICO

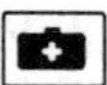

Los siguientes síntomas son indicio de una posible infección, la que puede afectar la vista.

Consulte a la oftalmóloga si usa lentes de contacto y experimenta cualesquiera de ellos.

- Enrojecimiento persistente o irritación.
- Dolor.
- Vista borrosa.
- Pérdida de vista.
- Ojos llorosos.

ces que desembocarán en una visión muy borrosa, expresa la doctora Penny Asbell, profesora asociada en el Centro Médico Monte Sinaí, de la ciudad de Nueva York, y presidenta de la Asociación de Oftalmólogos para Lentes de Contacto. "Al quitar el lente, el ojo se debe sentir bien", afirma la doctora Asbell. "De lo contrario, no vuelva a colocarlo."

El dolor o la molestia deben desaparecer en un plazo de 30 minutos, si no es así, de inmediato, haga una cita con su oftalmólogo con el objetivo de descartar problemas serios como las infecciones de la cornea, previene la doctora Asbell. Es aconsejable llevar siempre un par de anteojos en su estuche, por si se presentara un caso como este.

CÓMO ENCONTRAR UN LENTE PERDIDO

Realmente es imposible que un lente se pierda en su ojo, comenta la doctora Sumers. Una membrana gruesa, llamada conjuntiva, evita que éste se deslice hacia atrás del ojo y llegue al cerebro. Sin embargo, sí pueden resbalarse de la córnea y perderse en el párpado superior, donde parece como si se hubieran perdido.

Usted tal vez tenga que intentar más de una táctica para recuperar al lente pródigo. Esto es lo que debe hacer, y en este mismo orden.

Vuelva a mojarse el ojo. Una o dos gotas de lágrimas artificiales le ayudarán a despegar el lente, dice la doctora Sumers, sobre todo si su ojo está reseco.

Ejerza una presión suave. Si su lente se ha resbalado de la córnea hacia la parte más plana del globo del ojo, no meta el dedo. "Cierre el ojo, ejerza un poco de presión sobre el lente que está abajo del párpado y guíelo de nueva cuenta a la córnea, que por ser más curva, lo mantiene en su lugar", explica la doctora Sumers.

Problemas en los lóbulos de las orejas

Primeros auxilios para urticarias y cortaduras

Si hablamos de las partes del cuerpo, los lóbulos de las orejas son una de las que requieren un mínimo de cuidado, pues ocasionan muy pocos problemas. Por consiguiente, usted no piensa demasiado en éstos hasta que un día, por accidente, empiezan a supurar o presentan una erupción costrosa que le pica mucho, como consecuencia de que "los pendientes se llegan a atorar en la ropa, enredar en el cabello largo, son jalados por cepillos o, en raras ocasiones, porque se agrietan en los días que hace mucho viento", explica la doctora Hilary E. Baldwin, ayudante de profesor de dermatología y directora de cirugía dermatológica en el Centro para las Ciencias de la Salud de la Universidad Estatal de Nueva York, en Brooklyn.

ACCIÓN RÁPIDA CUANDO SE RASGA UN LÓBULO

Al rasgarse un lóbulo, éste sangrará copiosamente, mas no se asuste, previene la doctora Baldwin. Esto es lo que debe hacer.

Aplique presión. Primero, oprímalo con fuerza con un pañuelo, toalla o trapo limpio durante cinco minutos. "No lo revise. Si retira la presión y el pañuelo muy pronto, no permitirá que se coagule la sangre", explica la doctora Baldwin.

Repita las veces que sean necesarias. Si pasados los cinco minutos retira el pañuelo y su lóbulo sigue sangrando, vuelva a intentarlo, en esta ocasión durante diez minutos. De nueva cuenta, no lo revise.

Unte pomada contra la infección. Cuando se haya detenido el sangrado, conserve húmeda la herida con un ungüento antibacteriano –por ejemplo, la marca Polysporin.

ALIVIE LA IRRITACIÓN

En caso de que se enrojezcan, le piquen o supuren, el problema podría ser sus pendientes o una alergia a la pomada antibacteriana que se untó. Esto es lo que debe hacer.

Rechace el níquel. "Los pendientes que se elaboran con níquel pueden provocar reacciones alérgicas en muchas mujeres", señala la doctora Baldwin. "La mayor parte de la bisutería está hecha con níquel. Algunas mujeres tienen problemas incluso con el oro de 14 quilates, porque éste llega a conte-

Información para las afroamericanas: Usen pendientes de clip

Los investigadores desconocen el motivo, pero la melanina —sustancia que produce la pigmentación de la piel—, al parecer, influye para que una gran cantidad de mujeres afroamericanas tengan excrecencias en la piel, parecidas a una cicatriz de forma irregular, conocidas como queloides, expone la doctora Hilary E. Baldwin, ayudante de profesor de dermatología y directora de cirugía dermatológica en el Centro para las Ciencias de la Salud de la Universidad Estatal de Nueva York, en Brooklyn. En su estudio, ella encontró que estas mujeres tienen 25 por ciento más de probabilidades de padecer esta alteración que la población en general.

Dado que el estrógeno, la hormona femenina, parece tener un papel en la producción de los queloides, la doctora Baldwin aconseja a las féminas afroamericanas que no se perforen las orejas si:

- Están embarazadas.
- Ingieren píldoras anticonceptivas.
- Están en un tratamiento de sustitución de estrógeno.

También les recomienda que si han tenido este problema antes, eviten más perforaciones. "Si ya tiene un queloide, existe 50 por ciento de probabilidad de volver a formarse otro", manifiesta la doctora.

ner rastros de ese metal. Por ello, es más aconsejable limitarse a los de plata esterlina o de acero inoxidable hipoalergénicos. De hecho, (añade la doctora), si su piel es sensible, ninguna de las partes del pendiente que toquen su oreja debe contener níquel.

Limpie sus pendientes. Para evitar infecciones, la doctora Baldwin aconseja a las mujeres que conserven sus pendientes tan limpios como sea posible: limpie los postes o los clips con hisopo remojado con alcohol alcanforado antes y cada vez que se los ponga.

PERFORACIÓN SIN PROBLEMAS

Para reducir al mínimo los problemas derivados de las orejas recién perforadas, siga estos consejos de la doctora Baldwin.

Disminuya la cantidad de gérmenes. Para evitar las infecciones, limpie los lóbulos recién perforados con alcohol alcanforado y aplíquese una po-

CUÁNDO CONSULTAR AL MÉDICO

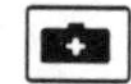

Al rasgarse un lóbulo y dejarlo curar solo, el orificio, si es que lo tiene, se cerrará. Por tanto, si quiere volver a usar aretes que pendan de éste, acuda al médico en un plazo de 24 horas. Unos puntos mantendrán la perforación abierta mientras se cura, expresa la doctora Hilary E. Baldwin.

En caso de que se cierre, no vuelva a perforar usted sola, pida a su doctora que lo haga.

También acuda a consulta médica si:

- Al tocar el lóbulo lo siente caliente.
- Está enrojecido o inflamado.
- Tiene pus.

Lo más probable es que esté infectado. Asimismo, la doctora Baldwin advierte que a las que se les han alargado los orificios no deben ponerse pendientes pesados. "Así es más factible que se rasgue el lóbulo", enfatiza la doctora. "Tampoco son gratos a la vista: pero se pueden normalizar con bastante facilidad. Hágalo antes de que no tengan remedio."

mada antibiótica de patente –por ejemplo, marca Polysporin–, cuando menos una vez al día.

Evite los pendientes muy grandes y pesados. Los lóbulos recién perforados requieren tiempo para endurecerse, por tanto no use pendientes pesados, cuando menos, hasta dos meses después de la perforación, dice la doctora Baldwin.

Sólo perfore el lóbulo, por favor. "Mi consejo para las mujeres es que sólo se perforen los lóbulos, mas no el cartílago: parte superior de la oreja", propone la doctora Baldwin. "El cartílago tiene más probabilidades de infectarse; la sangre que circula por éste no es mucha, por ende será menor la cantidad de glóbulos blancos que le llegarán para combatir las infecciones que los que fluirían al lóbulo que es más carnoso. Por consiguiente, si el cartílago se infectase, el tratamiento sería más difícil. Además de que podría deformarse fácilmente; es decir, se colgará."

Problemas en los párpados

Estrategias contra la comezón que sí funcionan

La delgada piel de sus párpados es todo lo que protege a sus ojos contra el viento, la basura y las inclemencias del ambiente. Por ello, están expuestos a irritaciones o infecciones, expone la doctora Monica Dweck, oftalmóloga de Allentown, Pennsylvania, especialista en problemas de párpados. En ocasiones, añade la doctora, el solo hecho de dejarse el maquillaje de ojos toda la noche los irrita en lugar de embellecerlos.

PROBLEMAS EN LOS PÁRPADOS

Los problemas más comunes de los párpados, señalan las oftalmólogas, serían:

- Comezón (producida por reacciones alérgicas al maquillaje, barniz de uñas –cuando se talla los ojos– o a los animales, o tal vez a la fiebre del heno).
- La dermatitis (párpados resecos, escamosos, generalmente ocasionada por reacciones también alérgicas al maquillaje, limpiador de maquillaje, barniz de uñas, perfume, loción crema para la piel).
- La blefaritis (inflamación de las glándulas sebáceas, caracterizada por párpados escamosos y con costras). Ésta parece una caspa grasosa, detalla la doctora Charlotte Saxby, oftalmóloga del Grupo Cooperativa para la Salud, de Puget Sound, en Seattle.

Cada párpado integra entre 20 y 30 glándulas sebáceas. Cuando el maquillaje se deja toda la noche o no se limpia adecuadamente, se llega a introducir en las glándulas y las obstruye, expone la doctora Dweck. La tensión y las fluctuaciones del estrógeno durante la menstruación y el embarazo también suelen ocasionar blefaritis.

- La conjuntivitis (infección bacteriana del recubrimiento interior del ojo, llamado la conjuntiva). Esta infección, generalmente conocida como ojos irritados, es sumamente contagiosa y requiere atención médica, porque es segurísimo que origine problemas a largo plazo que siempre deben ser controlados. (Para formas prácticas acerca de cómo tratar los ojos rojos, véase la página 149.)
- Los orzuelos (inflamación de los folículos de las pestañas, parecidas a un barro). (Véase la página 496 para más información acerca de los orzuelos).

CÓMO ALIVIAR LA IRRITACIÓN YA

Sea que sus párpados estén simplemente resecos e irritados, o que usted padezca alguna alergia o inflamación, debe aliviar, antes que nada, la irritación. Esto es lo que tiene que hacer.

Ocupe las manos en otra cosa. Trate de no frotarse los ojos ni rascarse, previene la doctora Dweck. Si toca constantemente los párpados con sus dedos, sólo los irritará más: podría lesionarse la córnea, lo que desembocaría en una cicatriz o pérdida de la vista.

Ponga una compresa fría. Moje una gasa de 10 X 10 centímetros, o un trapo limpio, en agua fría y colóquela sobre sus ojos, aconseja la doctora Monica L. Monica, oftalmóloga de Nueva Orleans y vocera de la Academia Americana de Oftalmología. "Las compresas dan mejores resultados si se adaptan a la forma de su ojo. Úselas con frecuencia, durante todo el tiempo que pueda", expresa la doctora Monica. Tiempo: un mínimo de 2 minutos, un máximo de 20.

Póngase bolsas de té húmedas y frías. "El ácido tánico de las bolsas de té (otra forma de compresa fría) aliviará y reducirá la comezón", enfatiza la doctora Wilma Bergfeld, jefa de investigaciones clínicas en el Departamento de Dermatología de la Fundación Clínica de Cleveland. Envuelva las bolsas de té en toallas de papel para evitar que le manchen el párpado.

Aplíquese gotas. La superficie del ojo está cubierta por una capa delgadísima del líquido acuoso que producen las lágrimas. Éstas lubrican el ojo, por lo que el párpado tiene la capacidad para moverse sobre él sin problemas, y arrastrar cualquier cuerpo extraño. Cuando no se producen suficientes lágrimas, no se pueden sacar los objetos irritantes cuando se parpadea.

Las lágrimas artificiales –por ejemplo, marca Moisture Drops, Hypotears o Tears Naturale– que no requieren receta médica humedecen y calman el malestar del ojo, a la vez que permiten que el párpado se desplace suavemente sobre éste, expone la doctora Dweck.

Use lágrimas artificiales siempre que sienta los ojos irritados o resecos; una vez al día y de preferencia con un intervalo de 20 minutos, propone la doctora Dweck.

Si usa lentes de contacto, póngase lágrimas que no contengan preservativos, advierte la doctora Anne Sumers, oftalmóloga de Ridgewood, Nueva

CUÁNDO CONSULTAR AL MÉDICO 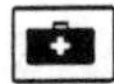

Una comezón persistente, escamación y otros malestares de los párpados requieren atención médica si:

- Le siguen doliendo después de aplicarles lágrimas artificiales o un ungüento de lágrimas durante dos días.
- Tiene una protuberancia que le produce dolor, cambia de forma o de color y no desaparece, pues sale una y otra vez.

Jersey, y vocera de la Academia Americana de Oftalmología. De lo contrario, esas sustancias podrían producirle comezón. Si su médico le ha recetado gotas rehumectantes, éstas funcionan igual de bien que las otras, manifiesta la doctora Sumers.

Unte un ungüento para lágrimas al acostarse. En caso de que siga con los ojos irritados, una pomada para lágrimas –por ejemplo, marca Lacrilube– le ayudará aliviar la molestia mientras duerme, indica la doctora Dweck. Los ungüentos difieren de las lágrimas artificiales: éstos lubrican sus ojos durante más tiempo. Sin embargo, producen vista borrosa, por lo que sólo deben usarse para dormir.

Problemas después del parto

Curas para el dolor y los malestares

Por algún motivo o circunstancia, las mujeres se han hecho a la idea de que deben estar plenamente recuperadas y del todo bien en tan solo seis semanas después del alumbramiento, expone la doctora Mindy Smith, profesora asociada de medicina familiar en la Universidad de Michigan, en Ann Arbor, y ella misma, una madre principiante, lo creía. "Pero no es cierto, seis semanas es demasiado pronto para una persona que trata de integrar a su existencia un nuevo ser humano y, a la vez, recuperarse físicamente."

UN EQUIPO DE REPARACIÓN PARA LA NUEVA MAMÁ

Póngase de plazo entre seis y ocho *meses*, indica la doctora Smith. Mientras tanto, esta doctora y otras expertas le ofrecen las siguientes sugerencias para que se atienda las molestias que quedan después del parto.

Concéntrese en las tres "des". Es decir, descansar, descansar y descansar. "En la primera semana, cuando menos, no salga de su cama", señala la enfermera titulada Martha Barry, profesora adjunta en la Escuela de Enfermería de la Universidad de Illinois, y partera titulada en el Hospital Mason de Illinois, ambos en Chicago. "Levántese para hacer exclusivamente lo que urge en ese momento, pero sólo eso."

Solicite ayuda. Pida a su esposo o compañero, a un familiar o amiga, que la ayuden a cuidar al bebé, a hacer el quehacer de la casa y atender a las visitas, aconseja Barry.

Coma, beba y aliméntese. "Coma bien mínimamente tres veces al día", dice Barry. Los alimentos con muchas proteínas (por ejemplo, pollo y pescado magros) y la vitamina C (por ejemplo, la toronja y las naranjas) le ayudan a recuperarse más pronto, comenta la enfermera. También beba un vaso de agua o de otro líquido cada hora, especialmente si está amamantando.

No olvide las infusiones de hierbas. Tener poco sangrado del útero o de la episiotomía (incisión hecha para un mejor alumbramiento) son cosa muy normal. Al beber té de zurrón de pastor los dos primeros días y después cambiar por uno preparado con partes iguales de hojas de frambuesa, almez, flores de milenrama y hierba tora, ayuda a su curación, enfatiza Mary Bove, médica naturópata en la Clínica Naturópata Brattleboro, en Vermont, y partera titulada.

CUÁNDO CONSULTAR AL MÉDICO

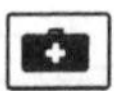

Visite a su obstetra para una revisión general seis semanas después de haber tenido a su bebé, observa la doctora Mindy Smith, profesora de medicina familiar en la Universidad de Michigan, en Ann Arbor. Acuda antes si:

- El sangrado vaginal aumenta considerablemente. (Por lo general, disminuye y es de color más claro en un plazo de entre tres y seis semanas.)
- Tiene mucha sensibilidad en el útero, o le duelen los senos y los siente calientes (sobre todo si también tiene fiebre). En concreto, podría tener una infección.

Tome vitamina E. La dosis diaria de 800 unidades, establecida internacionalmente, de vitamina E, tomada durante dos o tres semanas, contribuye a disminuir también el sangrado, expone la doctora Bove. La vitamina E restablece los vasos sanguíneos de la pared del útero. No deje de consultar al médico antes de ingerir esa cantidad de vitamina o de cualquier otra.

Aplique calor y frío. Ponga una bolsa de hielo (envuelta con una toalla) y quítela durante unas cuantas horas para disminuir el dolor y la inflamación alrededor de la vagina, propone Barry. Después cámbiela por un trapo caliente para aumentar la circulación y sentirse mejor.

Use toallas sanitarias. Para absorber el sangrado –como el de la menstruación– que normalmente se expulsa después del parto, las doctoras aconsejan usar toallas sanitarias en lugar de tampones. ¿Por qué? Principalmente para no agudizar el dolor y evitar una infección debido a que la abertura del cérvix está más grande de lo normal, explica la doctora Smith.

Riéguese. Si siente dolor al orinar, Barry sugiere que use una botella de plástico con agua y que rocíe ésta sobre la uretra mientras fluye la orina, así diluye lo ácido.

Contrarreste la incontinencia. Vuelva a tener el canal vaginal en buena forma y recupere el control al orinar mediante los ejercicios Kegel, manifiesta la enfermera titulada Julie Tupler, educadora titulada para ayudar en partos y fundadora y directora de Condición Materna, un programa de la ciudad de Nueva York que prepara a las mujeres para el parto. Los Kegel ponen a trabajar los músculos que permiten orinar y detienen el flujo de la misma. Cuando esté sentada, apriete esos músculos y cuente hasta diez. Relaje y repita 20 veces. Haga cinco series al día. "Un buen momento para llevar a cabo estos ejercicios es mientras alimenta a la criatura", sugiere Tupler.

Reduzca las hemorroides. Remoje trocitos de gasa, de 10 x 10 centímetros, en hamamelis, que es astringente. Colóquelos sobre papel encerado y congélelos, después póngalos directamente sobre las hemorroides entre 10 y 20 minutos, dos o tres veces al día, recomienda la doctora Bove.

Tome un analgésico. Regulamente, los cólicos uterinos y otros dolores que se presentan después del parto se combaten tomando acetaminofeno o ibuprofeno, apunta la doctora Smith. Ninguno de los dos repercute en la lactancia del infante.

Duerma boca abajo. Ayude al útero a volver a su tamaño normal: duerma boca abajo, propone Barry.

Amamante. El útero de una mujer que amamanta volverá a su tamaño normal más rápidamente que el de la que no lo hace, asegura la doctora Yvonne S. Thornton, medica asociada eventual en el Hospital Universitario Rockefeller, en la ciudad de Nueva York, y directora del Centro de Análisis y Diagnósticos perinatales en el Hospital Morristown Memorial, en Nueva Jersey.

Déle masaje al útero. Para contraer aún más el útero, déle masaje a su abdomen en círculos, en el sentido de las manecillas del reloj, cada cuatro horas, expresa Elaine Stillerman, terapeuta titulada en masajes, integrante del personal de planta del Instituto Sueco de Masaje, de la ciudad de Nueva York, y autora de *Mother-Massage (Madre-Masaje).* Realice esta técnica durante dos semanas o hasta que el sangrado adquiera un color rosado.

Ventile su sección C. En caso de que le hayan hecho cesárea, ésta requiere mucho cuidado. Si está húmeda a causa del calor o sudor, séquela varias veces al día con una lámpara de calor o un secador de cabello a baja temperatura, sugiere la doctora Smith. Al hacerlo, asegúrese de haber separado muy bien los pliegues colgados de la piel abdominal, retírelos de la incisión.

Problemas para llegar al orgasmo

Obtenga el placer máximo

Si las relaciones sexuales fueran un banquete, el orgasmo sería el postre. Si fueran un viaje por Europa, sería París. Si fueran una novela rosa, sería la parte donde el sino de los amantes los lleva a suspirar y, por fin, a encontrarse el uno al otro.

Así como es un error tomarse un aperitivo de un sorbo, también lo es dedicarle poco tiempo a Florencia, o saltarse esas conmovedoras escenas donde el galán mira a la dama con deseo y ella le devuelve la mirada, o pasar por alto el placer de los juegos sexuales –y todo lo que sigue– por concentrarse únicamente en lograr el orgasmo.

"Si una mujer se empeña en alcanzar un orgasmo, tal vez pierda el placer de todo lo demás y no logre tenerlo", dice la doctora Sharon Nathan, terapeuta sexual y ayudante de profesor de la especialidad de psicología en la carrera de psiquiatría en la escuela de Medicina de la Universidad de Cornell, en la ciudad de Nueva York. "No obstante, si se concentra en obtener placer, no acabará demasiado lejos de un orgasmo."

La verdad es que la mayoría de las mujeres no llegan al orgasmo todas las veces, aunque sí disfrutan del juego sexual inmensamente. Según una encuesta realizada en Estados Unidos, un 29 por ciento, del total de la muestra, manifestó que siempre llega al clímax, mientras que un 40 por ciento afirmó estar sumamente satisfecha con sus vidas sexuales. Al hacer la resta, resulta que muchas mujeres disfrutan de sus relaciones sexuales, lleguen o no al orgasmo.

Esto no significa que el orgasmo no sea especialmente placentero. Es la culminación extraordinaria de una tensión deliciosa que inicia y se acrecenta a lo largo de la relación sexual. Cuando está excitada, aumenta el flujo sanguíneo y llega a sus genitales: y ello produce tensión. En el momento que la libera, los músculos de la vagina se contraen y relajan, rápidamente, con espasmos que originan enorme placer, explica la doctora Nathan.

SECRETOS DE UN CLÍMAX GRATIFICANTE

Supongamos que desde el punto de vista médico ha sido descartado su problema orgásmico, dice la doctora Barbara Bartlik, psiquiatra y terapeuta sexual en el Programa de la Sexualidad Humana del Centro Médico de Cornell-Hospital de Nueva York, en esta misma ciudad, por ello en realidad no hay nada que impida que experimente un buen clímax, o varios.

Los obstáculos que influyen la mayoría de las veces –inhibiciones, problemas de comunicación, falta de experiencia, miedo a abandonarse, tensión y depresión– se superan, asegura la doctora Barbara Keesling, terapeuta sexual de Orange, California, y autora de *Sexual Pleasure (Placer sexual)* y *Talk Sexy to the One You Love (Háblele sensualmente a su ser querido)*. Para salir adelante, esto es lo que debe hacer.

Convénzase de ello. "La causa más frecuente por la que la mayoría de las mujeres no llegan al orgasmo es porque no se lo permiten", expresa la doctora Keesling. "Esto se deriva de que han aprendido que 'las mujeres buenas no hacen esas cosas'."

El truco para saltar este obstáculo radica en analizar y enfrentar las ideas que se tienen referentes al sexo y que se traen desde la infancia. Si lo hace, seguramente descubrirá que muchas de sus creencias no son válidas. Pregúntese: ¿Las reglas sexuales que sus padres le enseñaron siguen teniendo sentido ahora que es adulta? ¿Por qué no puede disfrutar con las relaciones sexuales actualmente?

Conózcase. Una tiene que estar excitada lo suficiente para llegar al orgasmo y, para excitarse, debe saber qué le gusta sentir. La mejor forma de averiguarlo es explorando su cuerpo, propone la doctora Bartlik.

Para empezar, aparte 20 minutos en los que está segura que nadie ni nada la interrumpirá

"Primero, realice una actividad relajante, por ejemplo, dése un baño caliente", explica la doctora Bartlik. "Después, contemple sus genitales en un espejo. Póngase algo de lubricante en el dedo y tóquelos: la entrada de su vagina, su clítoris y su vagina. Detecte qué zonas son más sensibles y el tipo de tacto que le agrada. En ocasiones, un vibrador le servirá para este fin, aun si, al principio, no se siente bien al usarlo."

Siga practicando de modo que, poco a poco, se vaya excitando al punto de tener un orgasmo. Cuando lo experimente sentirá cómo se contraen los músculos de la vagina, más o menos una vez por segundo, alrededor del dedo que introdujo, explica la doctora Merle S. Kroop, psiquiatra y terapeuta sexual de la ciudad de Nueva York.

Hable claro. Cuando haya averiguado qué le agrada, comuníqueselo a su pareja, enfatiza la doctora Nathan. Acostúmbrese a hablar de todas las facetas de su relación con su pareja. Los conflictos sin resolver entorpecen las relaciones sexuales y, consecuentemente, el orgasmo, agrega la doctora Bartlik.

Pruebe posiciones nuevas. En caso de que sea como la mayoría de las mujeres que necesitan estimulación en el clítoris para llegar al clímax, dice la doctora Bartlik, el camino más seguro para ello es que su pareja se lo acaricie con los dedos o la lengua, o hacerlo usted misma. (Tal vez sea más fácil obtener este tipo de estimulación durante la copulación si usted está arriba.)

Algunas mujeres tienen un punto extra sensible en la pared de la vagina, aproximadamente unos 5 centímetros adentro de la misma. La estimulación de éste, llamado el punto G, al igual, conduce al orgasmo. Éste recibe mucha fricción cuando la penetración es por atrás, por tanto, si su pared vaginal responde a esto, pruebe esta posición, sugiere la doctora Keesling.

Al intentar diferentes posiciones, encontrará aquellas que seguramente la llevarán al clímax, asegura la doctora Keesling.

Problemas y desastres de los permanentes

La salvación es sencilla

Las mujeres mayores siguen teniendo pesadillas con los permanentes caseros que les hacían sus madres allá en la década de 1950 –generalmente, justo antes de que les sacaran las fotos del recuerdo de la escuela–. En lugar de los adorables ricitos de la graciosa niñita que aparecía retratada en la caja del producto, normalmente terminaban con unos terribles rizos encrespados y con ¡la horrible peste!

Por fortuna, los permanentes han avanzado mucho desde entonces. De entrada, huelen mejor. No obstante, de repente sí quedan desastrosos. De hecho, la revista *Modern Salon* reporta que los rizos encrespados son la queja principal contra el permanente.

Por regla general, es difícil corregir los errores del permanente, porque éste, lógicamente, pretende un cambio duradero en su cabello, expresa la doctora Rebecca Caserio, profesora asociada del área de dermatología en la Universidad de Pittsburgh, quien se ha hecho más de uno.

CUÁNDO CONSULTAR AL MÉDICO

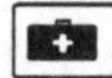

En caso de que un permanente le deje el cuero cabelludo enrojecido y sensible, consulte a una especialista, sugiere la doctora Diana Bihova, dermatóloga de la ciudad de Nueva York y autora de *Beauty from the Inside Out (Belleza de adentro hacia afuera).* Las sustancias químicas de la solución del permanente llegan a irritar el cuero cabelludo. Ante esto, al aplicar una loción o *spray* de patente que contenga hidrocortisona la disminuirá y evitará las cicatrices, que pueden desembocar en la caída del cabello.

TÉCNICAS DE RESCATE

La mayoría de las veces el permanente resulta justo como lo quería, sobre todo si un profesional del cabello se lo hizo, observa Liz Cunnane, asesora tricóloga (especialista en el cuidado del cabello) en el Centro Tricológico Philip Kingsley, en la ciudad de Nueva York. Sin embargo, si le queda el cabello demasiado rizado, o suelto, o encrespado, o con alguna otra falla, esto es lo que proponen las expertas.

No pierda la calma. Cuando le haya caído un desastre en la cabeza, no permita que la adrenalina que recorre todo su cuerpo la coloque en un estado de pánico, expresa Cunnane. "La mayoría de las mujeres se asustan y hacen cosas como tratar de poner más solución de permanente en su cabello, o de volver a hacérselo. Así acaban por empeorar la situación, mucho más de lo que estaba." Aplicar más líquido de permanente a un cabello recién rizado con permanente lo daña muchísimo.

Levante el teléfono. Si ha aplicado un permanente casero, llame al número gratis que aparece en la caja, propone Cunnane. Es como si fuera un número 911, pero para urgencias en caso de permanentes. Una experta del producto específico que usó estará al teléfono en cuestión de segundos, lista para explicarle la medida correctiva que debe tomar.

En caso de que un profesional se lo haya hecho y aun así se presente un problema, llame al salón y pregunte qué pueden hacer para corregirlo. Como ahí saben exactamente qué sustancias químicas usaron y cómo procesaron su cabello, lo más probable es que la saquen de su problema.

Aplique acondicionador a los rizos demasiado apretados. Para aflojar un rizado demasiado apretado, compre un acondicionador fuerte y aplíqueselo, propone Cunnane. Enjuague y peine. Después use su champú y acondicionador normales todos los días, durante dos semanas; de preferencia, sustituya su acondicionador normal por uno fuerte una vez a la semana.

Peine los rizos demasiado sueltos. Si el permanente, en apariencia, no rizó u onduló como lo esperaba, simplemente péinelo de la mejor forma que pueda y déjelo en paz, dice Cunnane. Use un acondicionador fuerte dos veces durante la semana siguiente. Después, si el cabello sigue sin rizarse como debería, vuelva a hacerse el permanente. Pero, en esta ocasión, lea bien las instrucciones del producto. Cuando un permanente no resulta, dice Cunnane, generalmente es porque el neutralizador –sustancia química que da forma nueva a su cabello– no fue aplicado correctamente.

Prolapso uterino

Gánele la batalla a la gravedad

Cabría decir que el prolapso uterino es el secreto de salud mejor guardado de la mujer. Este padecimiento se presenta cuando el útero pierde la batalla contra la gravedad y desciende hacia la vagina. Ante esto, resulta del todo lógico que las mujeres sean reticentes a hablar de este problema, aun con sus mejores amigas.

"Las mujeres no hablan con sus amigas de este problema", dice la doctora Linda Brubaker, directora de la Sección de Uroginecología y Cirugía Pélvica Reconstructiva en el Centro Médico Presbiteriano-Rush-St. Luke's, en Chicago. "Platican de sus menstruaciones irregulares, de su cáncer de mama, pero no de que su útero se empieza a colgar tanto como si quisiera asomarse por la vagina. No hay grupos de apoyo para el caso. Piensan: '¡Cie-

CUÁNDO CONSULTAR AL MÉDICO

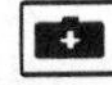

Los siguientes malestares podrían estar indicando un prolapso uterino, por lo que ameritan que visite a una experta de la salud:

- Dolor o sensación de pesadez o de tener llena la parte baja del abdomen.
- Dolor en la parte baja de la espalda.
- La sensación de estar "sentada en una pelota".
- Presión pélvica al estar de pie, que disminuye al acostarse.

Las doctoras coinciden en que, en casos extremos, se llega a ver el útero saliendo por la vagina.

Ante una situación así, le recomendarán un pesario, un aparato de plástico parecido a un diafragma o un anillo de goma o silicón que se introduce en la vagina y coloca contra el cérvix para darle sostén al útero levemente prolapsado. Si tiene adaptado uno, acuda a revisión médica con regularidad para comprobar que el dispositivo está limpio y en su lugar.

los!, en verdad soy diferente a las demás'. Existe un verdadero sentimiento de vulnerabilidad."

El prolapso del útero no es lo mismo que un útero invertido o inclinado (cuando lo hace hacia el recto: posición que resulta perfectamente normal) que se presenta en la tercera parte de las mujeres. El primer caso también es un padecimiento bastante común, a pesar de que antes jamás haya oído hablar de éste.

Cabe señalar que en un prolapso leve, éste sólo desciende en parte. En uno extremo, el útero cae completamente, al grado que se puede ver por la vagina. Algo peor es que este problema rara vez se presenta aislado, pues el útero comparte los mismos músculos de sostén con la vagina, la vejiga y el recto, y cuando se desplaza de su lugar, afecta a éstos. Por ejemplo, la vejiga también puede ser arrastrada hacia abajo, o quedar presionada, lo que lleva a la incontinencia.

El prolapso uterino, ante todo, es consecuencia de los partos, "sobre todo cuando la mujer ha tenido que pujar muchas horas", argumenta la doctora Yvonne S. Thornton, médica asociada visitante en el Hospital Universitario Rockefeller, en la ciudad de Nueva York, y directora del Centro de Pruebas Diagnósticas Perinatales en el Hospital Memorial Morristown, en Nueva Jersey. "La cabeza del bebé actúa como una especie de tronco que golpea contra el músculo perineo, ubicado entre la vagina y el ano, distendiendo así los ligamentos que sostienen al útero."

AGUANTE SU ÚTERO

Aproximadamente una de cada diez mujeres sufren algún tipo de prolapso en algún momento de su vida, asegura la doctora Brubaker. Mientras usted y su médico deciden cuál es el mejor tratamiento a seguir, estas son unas cuantas estrategias que las doctoras dicen que debe poner en práctica para evitar que el problema se agrave, o impedir que se presente.

Practique los Kegel. "Es muy raro encontrar a una mujer que tenga músculos pélvicos muy fuertes y con prolapso uterino", enfatiza la doctora Brubaker. El útero y otras estructuras pélvicas –por ejemplo, la vejiga– se mantienen en su lugar gracias a los músculos. Cuando éstos se debilitan o están dañados, la responsabilidad de sostener el útero queda en los ligamentos conjuntivos de los músculos. Si éstos también se llegan a dañar, el resultado es el prolapso que ocasiona incontinencia, es decir, algunas salidas accidentales de orina.

"Imagine que su útero es un trasatlántico atracado en un muelle", sugiere la doctora Brubaker. "Que el agua que lo mantiene sobre su nivel es el músculo, pero que también hay muchas cuerdas –los ligamentos– que lo atan al muelle. Éstas no lo sujetarían si no hubiera agua."

Fortalezca los músculos que constituyen la base pélvica con ejercicios Kegel hoy y todos los demás días de su existencia, aconseja la doctora Thornton. Los Kegel (llamados así por el doctor que los inventó) ejercitan y fortalecen los músculos que controlan el acto de orinar. Para llevarlos a cabo, orine poco a poco. Contraiga y suelte los músculos de la base de la pelvis 10 veces de forma lenta. Cuando controle el proceso, los practicará aunque no esté orinando. Trate de realizar 300 Kegel al día.

"Cada vez que pueda, contraiga los músculos y mantenga esta posición mientras cuenta hasta cinco o diez, o tanto como aguante", exhorta la doctora Thornton. "Repita entre 100 y 200 veces al día." No tiene que hacerlos todos en un rato.

Distribúyalos en 30 por la mañana, otros 30 a media mañana y así sucesivamente. La regla de oro es practicarlos a lo largo de todo el día mientras está sentada en el auto esperando a que cambie el semáforo, o arregla papeles en su escritorio.

No levante objetos pesados. Cargar cosas pesadas –un niño de 15 kilos, o una bolsa de arena para el gato– "podría sobrepasar los límites fisiológicos de los ligamentos", es decir, los rasgará y empeorará el prolapso, manifiesta la doctora Brubaker. El transportar charolas pesadas de alimentos en un empleo de mesera, también llega a sobrepasar los límites de peso.

Cuando levante algo, propone la doctora Thornton, "cuando menos hágalo como se debe. Póngase en cuclillas y ocupe los músculos de las piernas y no los de su espalda o abdomen."

Si ya la han operado de un prolapso, no cargue objetos pesados durante varios meses: dése tiempo suficiente para sanar, previene la doctora Brubaker.

Viva sin humo. Seguramente ignora que el dejar de fumar guarda relación con la buena salud de su útero.

La tos por fumar aumenta la presión interabdominal, enfatiza la doctora Thornton. "Las mujeres fumadoras tienden más a un prolapso uterino", observa la doctora Thornton. Por ello, si deja el cigarrillo, beneficiará a su útero.

Adopte la posición de los misioneros. Muchas mujeres con este problema no se sienten deseables sexualmente, porque piensan que durante la relación sexual su pareja sentirá el útero en su vagina, apunta la doctora Brubaker. Relájese. La fuerza de la gravedad sólo lo jala cuando está de pie, detalla la doctora. Al recostarse, éste retrocede bastante a su posición normal.

"La mayoría de los hombres no detectan que el útero no está en su lugar", enfatiza la doctora Brubaker.

Psoriasis

Alivio para una piel escamosa y dolorida

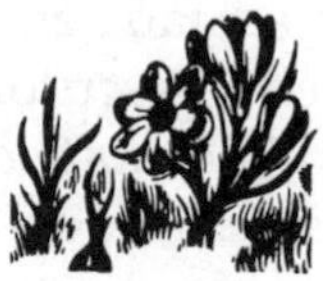

Las mujeres no la señalan gratuitamente como la angustia de la psoriasis, pues es un problema grave de la piel, tan molesto que usted probablemente quisiera quitársela. Los síntomas irrefutables de este padecimiento son: piel seca, rojiza y agrietada; escamas como plateadas por todas partes, aun justo donde no se quiere, y placas redondas, protuberantes, que pican. Éstos se manifiestan en su cuero cabelludo, codos, rodillas, estómago, entrepierna o en el cuerpo entero.

SIÉNTASE MEJOR

¿Por qué está así su piel y qué debe hacer para aliviarla?

"Con la psoriasis, las células de la piel se sustituyen demasiado pronto, por lo que se acumulan sobre la misma. Cuando se exfolia, en lugar de quitarlas en forma de pequeñas partículas delgadas, las desprenden en trozos grandes. El resultado son las áreas de piel gruesas e inflamadas, así como el enrojecimiento y las escamas plateadas", expone la doctora Kristin Leiferman, profesora de dermatología en la Escuela de Medicina Mayo, en Rochester, Minnesota.

La psoriasis no es contagiosa, pero se desconocen sus causas, opina la doctora D'Anne Kleinsmith, dermatóloga de planta en el Hospital William Beaumont en Royal Oak, Michigan. "Suele aparecer y desaparecer: aunque hoy se presente de manera terrible, puede desaparecer en uno o dos meses", dice la doctora. "Con frecuencia, se da en los meses de invierno y mejora en verano."

"Algunas mujeres advierten que se agudiza justo antes de su menstruación", advierte la doctora Karen K. Deasey, jefa de dermatología en el Hospital Bryn Mawr, en Pennsylvania.

CUÁNDO CONSULTAR AL MÉDICO

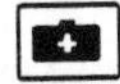

Las dermatólogas opinan que debe consultar a una especialista de la piel si:

- Tiene un caso grave de psoriasis en la palma de las manos o la planta de los pies, o ésta cubre una parte importante de su cuerpo.
- Usted observa ampollas, o éstas llenas de pus, o granitos de cabeza blanca que se revientan con facilidad.
- Su piel presenta una señal de infección: una costra amarillenta, pus o manchas rojizas en forma de panal.

También debe hacerlo de inmediato cuando presenta una urticaria que se extiende rápidamente y cubre casi todo su cuerpo: podría tener una infección ocasionada por estreptococos u otro mal grave.

RESISTENTE PERO TRATABLE

Esto es lo que las dermatólogas recomiendan que ponga en práctica para mejorar su piel agrietada y escamosa.

Cubra su piel de alquitrán. Recorra las estanterías de productos para el cuidado personal en su farmacia y detecte los aceites para baños, cremas preparadas y lociones elaborados con base en ingredientes derivados del alquitrán de carbón, éstos sanan la psoriasis. "Algunas personas encuentran alivio en un baño con alquitrán de carbón o al untarse, sobre las zonas afectadas, una crema o loción que contenga esa sustancia", asegura la doctora Deasey. Ésta y la doctora Kleinsmith recomiendan las marcas Psorigel, Fototar y Balnetar. Pida a su farmaceuta que se las consiga y siga las instrucciones del empaque, pero no las aplique cuando tenga ampollas, supure, esté infectada o abierta su piel.

"Experimente con diferentes productos hasta encontrar el que le funcione mejor a usted", propone la doctora Deasey. Ensucian mucho pero son muy efectivos, comenta la doctora Kleinsmith. Siempre lea las instrucciones con cuidado antes de aplicarlos.

Remójese y después humléctese. Si se sumerge en una bañera hidratará su piel, asegura la doctora Leiferman. Mas tenga cuidado con los baños de aceite: si añade éste cuando se acaba de meter a la tina le puede hacer más daño que bien. "Los aceites para el baño suelen recubrir la piel y no dejan entrar el agua, es decir, no se hidratan sus células", explica la doctora. Primero, remójese unos diez minutos para que su piel absorba el agua y después añada el aceite, quédese dentro cinco minutos más para que el aceite selle su piel, recomienda la doctora. "Los aceites para baño ponen resbaladiza la bañera, así que tenga mucho cuidado al salirse."

Hidrátese bien después del baño. "Es muy importante aplicarse un humectante después de bañarse, pues esto sellará el agua que su piel acaba de absorber", manifiesta la doctora Leiferman. La humectación conserva su dermis hidratada, así hay menos probabilidades de que se agriete. "Para obtener un mejor resultado, elija una crema o pomada humectante espesa, que verdaderamente recubra la piel. Las lociones se evaporan demasiado rápido como para beneficiar la piel superseca", asegura la doctora.

Recubra su piel con crema de cortisona. Las cremas patentizadas hechas con base en hidrocortisona al 1 por ciento –por ejemplo, marca Cortaid– le calmarán la comezón y aminorarán la inflamación, indica la doctora Kleinsmith. Úselas únicamente cuando las necesite de verdad. El empleo regular de este tipo de crema, durante mucho tiempo, adelgazará y ocasionará estrías a su piel.

Pruebe champús especiales. "La psoriasis es particularmente resistente en el cuero cabelludo. Así no es nada fácil desaparecerla, pero sí calmarla durante un tiempo si usa champús especiales", detalla la doctora Deasey. "Busque en las farmacias alguno que contenga alquitrán de carbón o ácido salicílico y uno normal contra la caspa."

Cambie de champú con frecuencia. "En mi charla con muchas doctoras, éstas coinciden en recomendar el cambio de champú con la finalidad de obtener mejores resultados", comenta la doctora Leiferman. "Al parecer, el cuero cabelludo al acostumbrarse a determinados ingredientes, hace que éste pierda su efectividad. Si cambia a otros volverá a obtener buenos resultados."

Cuando se termine una botella de champú, cambie a otra marca. "Pruebe así hasta que encuentre los cuatro o cinco que le agradan y, a partir de ahí, sólo rótelos: úselos y déjelos de usar", aconseja la doctora Leiferman.

Córtese el cabello. "Un cabello largo, con un corte complicado, dificulta la aplicación diaria del tratamiento para el cuero cabelludo", observa la doctora Leiferman. Ella recomienda que las mujeres que padecen psoriasis opten por el cabello corto.

Asoléese unos cuantos minutos. Dado que, aparentemente, la psoriasis mejora con la exposición a los rayos ultravioleta, algunas dermatólogas piensan que entonces la piel amerita un baño de sol. En verano, le digo a las que enfrentan este problema, que se asoleen lo suficiente para obtener un beneficio de los rayos ultravioleta, pero que no tanto, pues pueden quemarse –un máximo de 15 minutos, más o menos–, aclara la doctora Deasey.

"Siempre les advierto que se unten un filtro solar en el rostro y en las zonas que no están dañadas para protegerlas", apunta la doctora Kleinsmith.

Quemaduras

Apague el ardor y alivie su piel

Incluso la más pequeña de las quemaduras por accidente –agarrar una parrilla del horno al rojo vivo con una mano, o chamuscarse el cuello con un rizador de cabello– produce un gran dolor, enrojecimiento, pulsaciones, inflamación e incluso ampollas. "Las quemaduras padecidas por las mujeres, con más frecuencia, se deben a sus actividades en la cocina (lesiones al guisar y escaldaduras con líquidos calientes) y a los rizadores de cabello", explica la doctora D'Anne Kleinsmith, dermatóloga de planta del Hospital William Beaumont, en Royal Oak, Michigan.

A pesar de su comodidad, los hornos de microondas representan una fuente enorme de quemaduras en la cocina y su cantidad va en aumento, dice la enfermera titulada Candy Kuehn, jefa de enfermeras en el Centro para Quemaduras del Centro Médico St. Paul-Ramsey, en Minnesota. "Las personas calientan líquidos en el microondas más allá del punto de ebullición y, después, sacan la taza sin darse cuenta de que está ardiendo, o se les derrama, y se queman."

Cómo borrar las cicatrices de los rizadores de cabello

Al usar un rizador de cabello se requiere mucho cuidado: un movimiento en falso y la varilla metálica caliente se podría atorar en su oreja o cuello, donde dejaría una mancha rojiza que, después, se convertiría en ampolla. Las quemaduras de los rizadores, a no ser que se atiendan debidamente, llegan a dejar una cicatriz café.

Para ayudar a reducir ésta, desagradable a la vista, la doctora D'Anne Kleinsmith, dermatóloga de planta en el Hospital William Beaumont de Royal Oak, Michigan, ofrece los siguientes consejos.

Aclare la cicatriz. Primero, indica la doctora Kleinsmith, aplíquese una crema hecha con base en hidroquinona (por ejemplo, Porcelana) sobre la superficie afectada para aclararla. "No la use sino hasta que la quemadura esté curada, porque si aún está abierta le picará e irritará: retrasará su curación. En cambio, si la extiende en una cicatriz cerrada y de tiempo, es difícil que la piel se irrite."

Use ácido glicólico. Como alternativa, la doctora Kleinsmith propone que pruebe un producto elaborado con ácido glicólico —por ejemplo, Alpha-Hydroxil—, que servirá para quitar la capa superior de su piel: borrará la cicatriz antes si usa ácido glicólico y una crema blanqueadora, asegura la doctora.

ENFRIÉLAS

Las quemaduras grandes requieren atención médica. En cuanto a las lesiones menores, una acción inmediata contribuye para que el dolor y los daños a la piel sean mínimos, manifiestan las doctoras y otras profesionales del cuidado de la salud. Estos son sus consejos.

Póngala bajo el chorro de agua fría. Deje caer inmediatamente agua fría sobre la quemadura para detener su proceso de dolor y deterioro, dice Kuehn. "No use hielo porque es demasiado frío y podría provocar mayor trauma en la piel de por sí ya dañada."

La leche y los refrescos también sirven. En caso de no tener agua a la mano, use lo que pueda para enfriar rápidamente la lesión, incluso leche o una lata de refresco envuelta en una toalla limpia, expresa la doctora Kleinsmith. Después, enjuáguela con agua fría lo antes posible.

Enfríe con una compresa. Póngale un trapo o una toallita remojada en agua fría (no congelada), quite y póngala sucesivamente durante varias horas, recomienda la doctora Evelyn Placek, dermatóloga y especialista en medicina interna, con consultorio particular en Scarsdale, Nueva York.

Tómese una aspirina o ibuprofeno. Al ingerir un medicamento antiinflamatorio en su debida oportunidad –aproximadamente, dentro de la primera hora después haber sufrido el accidente–, éste no únicamente le aliviará el dolor sino que evitará que el daño a la piel empeore, afirma la doctora Placek. Si no padece úlcera de estómago, la doctora receta que siga tomando dos tabletas o cápsulas de 200 miligramos cada seis horas, durante uno o dos días, con la finalidad de controlar la inflamación, así como de disminuir la gravedad de la herida.

LO QUE HACEN LAS DOCTORAS

Piense rápido

Doctora D'Anne Kleinsmith

Un día, a la hora de la comida, la doctora D'Anne Kleinsmith, dermatóloga de planta en el Hospital Beaumont de Royal Oak, Michigan, derramó café hirviendo sobre uno de sus dedos. Por fortuna, pensó rápido y salvó el pellejo.

"De inmediato, sumergí el dedo en un vaso de agua helada que estaba sobre la mesa que ocupaba y así lo dejé hasta que empezó a calmarse el dolor", enfatiza la doctora Kleinsmith.

Otras opciones son:

- Meter el dedo o el área dañada del cuerpo bajo el chorro de agua fría.
- Sumergir el dedo o área quemada en un vaso de leche fría.
- Cubrir el dedo o zona afectada con un trapo húmedo en agua fría.

Después, aplique un ungüento antibacteriano y véndese la quemadura sin apretar.

Trate las ampollas con cuidado. En general, deje intacta la ampolla de la quemadura –es la forma en que su cuerpo le proporciona un vendaje de protección, aclara Kuehn. "El líquido que esa bolsa encierra está compuesto de glóbulos blancos producidos por el cuerpo para protegerse contra las in-

CUÁNDO CONSULTAR AL MÉDICO

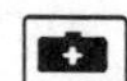

Cuando trata de decidir si una quemadura requiere acudir o no al médico, las doctoras y otras especialistas de la salud exponen los siguientes puntos que la harán ir.

- Cuando la quemadura cubre una superficie mayor a la de la palma de su mano y es profunda; es decir, presenta ulceración y llagas abiertas.
- Si es pequeña, pero profunda; es decir, tiene mucha sensibilidad y es dolorosa, o está hinchada y ampulosa.
- En caso de que le haya afectado el rostro, manos, pies o genitales.
- Si tiene pus: un líquido amarillento o una costra del mismo color.
- La superficie alrededor de la llaga esté roja o caliente.
- Usted tenga fiebre.
- La lesión produzca un dolor insoportable.

Las quemaduras por electricidad o sustancias químicas siempre deben ser atendidas por un profesional de la medicina, porque la mayoría de las veces son más graves de lo que aparentan, observa la enfermera titulada Candy Kuehn, jefa de enfermeras del Centro para Quemaduras en el Centro Médico St. Paul-Ramsey de Minnesota. Cabe señalar que las que sufren niños menores de cinco años o ancianos (tienen su sistema inmunológico más débil), por regla general, deben ser atendidas médicamente.

En caso de tener alguna duda, llame a su doctora o a un centro para quemaduras y solicite ayuda para determinar la gravedad de la lesión. Por ejemplo, el Centro para Quemaduras St. Paul-Ramsey cuenta con una línea gratuita las 24 horas del día, 1-800-922-BURN, a la que puede llamar (para que le den asesoría) desde cualquier parte de Estados Unidos, o bien, acuda a la institución médica más cercana a su localidad.

fecciones y contribuir al proceso de curación", explica Kuehn. Si la ampolla es pequeña, su cuerpo, por naturaleza, irá reabsorbiendo el líquido en unos cuantos días. (Para más consejos acerca de cómo tratar correctamente las ampollas, véase la página 25.)

Limpie la quemadura. Limpie con mucho cuidado la superficie lesionada cuando menos dos veces al día. Use un jabón suave y agua fría, u oxigenada, la que mata los gérmenes, sugiere la doctora Kleinsmith.

"Algunos centros especializados en quemaduras recomiendan limpiarlas dos veces al día, sobre todo si parece que la herida está infectada, o si el vendaje protector se ensucia por las actividades diarias", observa Kuehn.

Aplíquese una pomada antibacteriana. Estos ungüentos de patente contribuirán a acabar con los gérmenes y evitarán la infección, expone la doctora Kleinsmith. Evite la remocina (ingrediente de algunas pomadas), pues a algunas personas les produce una reacción alérgica con mucho picor.

Vende la quemadura. "Tratándose de quemaduras pequeñas bastará con una tirita adhesiva", comenta la doctora Kleinsmith. "En el caso de ser muy grandes, las curaciones con gasa y cinta adhesiva funcionan mejor."

Deje espacio para el movimiento. No apriete mucho los vendajes y mueva la articulación o la parte quemada lo más posible, de tal manera que no se entuma y su piel no pierda flexibilidad, apunta Kuehn. El movimiento también aumenta la circulación de sangre a la zona, esto contribuye a la curación y limpia la acumulación de líquido.

Humedezca la piel. Cuando ya se haya curado la herida, aplique una porción de loción humectante. "Una quemadura que está cicatrizando produce mucha comezón y cuarteaduras, lo que disminuye la capacidad de la piel para humectarse", afirma Kuehn. Los humectantes restituyen la elasticidad de la piel y, por ende, reducen la resequedad y las escamas. Las lociones sin fragancia son las más recomendables.

Tome muchos líquidos. El agua mantiene hidratada la piel y ayuda a curar las quemaduras, señala la doctora Michele M. Gottschlich, directora de Servicios de Nutrición del Instituto para Quemaduras de los Shriners, en Cincinnati. Beba ocho vasos de un cuarto de litro al día.

Coma muchas proteínas. Mientras está sanando la llaga, ingiera muchos alimentos que contengan mucha proteína, por ejemplo, leche descremada, carnes magras, nueces, leguminosas, huevos, crema de cacahuate y quesos sin grasa, sugiere la doctora Gottschlich. "La proteína cura la quemadura porque reconstituye el colágeno, una sustancia básica de los tejidos de la piel. Por tanto, ante una lesión así, usted necesitará más proteína y, cuanto mayor sea ésta, requerirá una cantidad mayor."

Coma C. Para que su piel dañada se cure de adentro hacia afuera, la doctora Gottschlich recomienda ingerir una serie de alimentos, inclusive fruta y vegetales. "La buena nutrición es tan importante para que se cure la quemadura como lo es el limpiar la herida." La vitamina C (que podemos encontrar en alimentos como la naranja, toronja, brócoli, jugo de naranja y jitomates) nos ayuda a reconstruir el colágeno en los tejidos y acelera la curación. "Si tiene problemas para cambiar sus hábitos alimenticios, considere la posibilidad de tomar un complemento multivitamínico", propone la doctora.

Quemaduras de sol

Consejos frescos para piel tostada

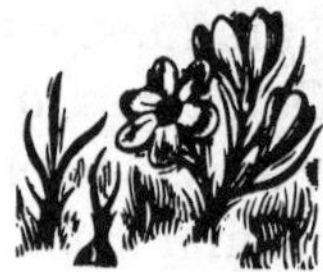

Acaba de llegar a casa después de pasar un día en la playa, y su piel mejor que nadie lo sabe. Si olvidó su filtro solar y se quemó –o no lo untó correctamente y tiene una raya roja que le cubre el rostro o los hombros–, está pagando las consecuencias con su piel quemada. ¡Ay! Las señales que indican que se estuvo demasiado tiempo bajo el sol, sin protección, son el enrojecimiento, el dolor, la inflamación, el ardor y, tal vez, unas ámpulas.

Las mujeres que usan maquillaje y humectantes con filtro solar tienen una ventaja cuando se trata de prevenir las quemaduras de sol, expresa la doctora D'Anne Kleinsmith, dermatóloga de planta en el Hospital William Beaumont, en Royal Oak, Michigan. El filtro solar también protege contra las arrugas y el cáncer de piel, detalla la doctora.

Cuando se trata de quemaduras de sol, una cantidad mayor del pigmento protector llamado melanina da a las mujeres de piel y cabello oscuros

LO QUE HACEN LAS DOCTORAS

También proteja la piel morena

Doctora Patricia Farris Walters

Cuando era estudiante universitaria, la doctora Patricia Farris Walters, ayudante de profesor de dermatología en la Escuela de Medicina de la Universidad de Tulane, en Nueva Orleans, y vocera de la Academia Americana de Dermatología, fue a Florida en unas vacaciones de invierno. Ahí creyó que como era morena de ascendencia grecoamericana, su piel obscura la hacía inmune a los duros rayos del sol. No fue así. Después de pasar un día en la playa, a mediados del invierno, padeció la peor quemadura de sol de su vida. Este es su relato.

"Tenía el rostro lleno de ampollas y, a la vez, despellejado", recuerda la doctora. "Me veía horrorosa y estuve enferma toda la noche, con fiebre y escalofríos." Ante esta experiencia, ella exhorta a las mujeres a que, sea cual fuere su color, protejan su piel.

(Cabe recordar que no debe engañarse pensando que las casetas para broncearse son una alternativa de bronceado a prueba de quemaduras. Usted se puede quemar tanto como con el sol.)

una ligera ventaja sobre las de piel blanca y cabello rubio, pelirrojo o castaño. Sin embargo, cualquiera se puede quemar al exponerse al sol, aclara la doctora Patricia Farris Walters, ayudante de profesor de dermatología en la Escuela de Medicina de la Universidad de Tulane, en Nueva Orleans, y vocera de la Academia Americana de Dermatología. Cabe señalar que ciertos medicamentos interactúan de forma negativa con la luz ultravioleta (del sol o las casetas para broncearse), lo que produce quemaduras más graves. Cualquier medicamento que contenga hormonas –por ejemplo, las píldoras para el control de la natalidad y las de sustitución del estrógeno– hacen que las mujeres sean más sensibles al sol: aparece en su piel una pigmentación de manchas cafés, sobre todo en el rostro o, en ocasiones, enrojecimiento y sensibilidad, añade la doctora Kleinsmith.

CUÁNDO CONSULTAR AL MÉDICO

Una quemadura de sol no suele ser lo bastante grave como para requerir atención médica, salvo que empiece a ampularse.

Cuando esto sucede, hay que tener cuidado, pues hay la probabilidad potencial de que se convierta en una herida más profunda y en una puerta a las infecciones. Al acudir a una especialista de la salud, ésta le recetará pomadas o lociones de cortisona para disminuir el enrojecimiento y antibióticos para prevenir un contagio.

"Por otro lado, en caso de que esté tomando medicinas, pregúntele si puede exponerse al sol", previene la doctora D'Anne Kleinsmith, dermatóloga de planta en el Hospital William Beaumont, en Royal Oak, Michigan. "Los antibióticos comunes —por ejemplo, la tetraciclina, las sulfonamidas, y algunas medicinas para la diabetes y la hipertensión— hacen a las personas más sensibles a los rayos solares, situación que otras ni siquiera sienten, así que cuídese de no quemarse demasiado", expresa la doctora. Lo expuesto arriba se aplica doblemente cuando se trata de un fármaco llamado Psoralén y recetado para problemas de la piel, inclusive la psoriasis y el vitiligo. Usado indebidamente, puede causar quemaduras graves, advierte la doctora Kleinsmith.

AYUDA PARA CRUDAS Y COCIDAS

Si está roja como una langosta y le duelen las quemaduras del sol, las expertas ofrecen estas alternativas para aliviar su malestar.

Tome analgésicos. La doctora Walters sugiere que tome un par de aspirinas o ibuprofeno (por ejemplo, Advil) cuando se dé cuenta que se pasó de exposición al sol: hágalo antes de que empiece a sentir el ardor. "La aspirina o el ibuprofeno dan alivio en dos aspectos", enfatiza la doctora. Acaban con el dolor y también disminuyen la inflamación.

"Si toma los analgésicos con anticipación, la aspirina o el ibuprofeno, evitarán un poco la inflamación y prevendrán que la quemadura empeore", apunta la doctora Kleinsmith.

Ingiera dos pastillas de 200 miligramos cada 6 horas, durante 24 o 48 horas, para controlar la inflamación, sugiere la doctora Evelyn Placek, dermatóloga y especialista en medicina interna, con consultorio particular en Scarsdale, Nueva York.

Prepárese una compresa fría. La mejor manera de calmar una lesión por el sol es ponerle agua fría (no helada, pues podría traumatizar la piel irritada) lo antes posible, para prevenir que se agrave, aconseja la doctora Kleinsmith.

Si la quemadura sólo abarca una superficie pequeña, coloque una compresa, ya sea una toalla, o un trapo, remojada en agua fría, expresa la doctora Placek.

Dése un baño de agua fría. Si las llagas cubren la mayor parte de su cuerpo, sumérjase en una bañera con agua fría. "Probablemente no tendrá ganas de darse un regaderazo frío, ya que el golpe del agua contra su piel dañada le dolerá", expone la doctora Placek.

Dése un baño de avena en polvo. Para aliviar la comezón de la piel seca y quemada, agregue una preparación de avena en polvo –por ejemplo, Aveeno, adquiérala en las farmacias– a una bañera de agua fría y métase para calmar el malestar, propone la doctora Walters.

Úntese pomada de cortisona. Este ungüento antiinflamatorio ayuda a controlar la hinchazón. Para la piel quemada por el sol, use una pomada en lugar de una crema. "Las cremas contienen preservativos que suelen producir ardor si tiene la piel irritada o ampulada", previene la doctora Placek. "Hace unos años, cuando olvidé ponerme bloqueador solar en una parte del hombro, el sol me quemó, así que me puse pomada de cortisona, ésta me ayudó a aliviarlo y sanarlo", argumenta la doctora.

Quemaduras por el aire

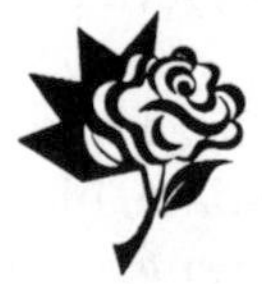

No más piel agrietada por la brisa seca

No es preciso que usted sea fanática del esquí o los veleros para que el aire la queme. "Siempre que su piel queda expuesta a vientos fuertes pierde su humedad, es decir, se reseca y agrieta, especialmente si hace frío", señala la doctora Patricia Farris Walters, ayudante de profesor de dermatología en la Escuela de Medicina de la Universidad de Tulane, en Nueva Orleans, y vocera de la Academia Americana de Dermatología. El golpe del viento, además, se la agrieta. Con frecuencia, las quemaduras de aire van de la mano con las del sol, por lo que la piel recibe una dosis doble de resequedad y enrojecimiento.

Cuando una esquía, por lo regular lo hace a altitudes muy elevadas, donde el aire es muy seco, esto aumenta el daño a la piel, expone la doctora D'Anne Kleinsmith, dermatóloga de planta del Hospital William Beaumont en Royal Oak, Michigan.

CONSEJOS PARA PIELES SENSIBLES

Según las doctoras, los siguientes pasos aliviarán la piel reseca y cuarteada: le devolverán su humedad.

Póngase una compresa caliente. "Primero, caliente la superficie afectada para quitarle el ardor", sugiere la doctora Evelyn Placek, dermatóloga y especialista en medicina interna con consultorio particular en Scarsdale, Nueva York.

Métase en una habitación donde el ambiente esté caliente y colóquese una compresa tibia (una toallita remojada en agua caliente) sobre la piel. "No ponga la compresa demasiado caliente, porque ello resecará más su piel y acabará con los aceites de la superficie", manifiesta la doctora.

Lávese suavemente. Limpie la piel sensible con agua tibia –no caliente– y un jabón suave y cremoso que no la reseque –por ejemplo, marca

Basis, Dove, limpiador líquido de Oil of Olay o Cetaphil líquido–, recomienda la doctora Kleinsmith. Trate su piel con cuidado, sin tallarla. No se lave demasiado, pues el agua quita el aceite de su piel y el que retiene la humedad, aconseja la doctora.

Ponga un humectante denso. Justo después de lavarse, cuando su piel sigue húmeda, póngase un humectante, le ayudará a retener y reponer la humedad. "La marca Vaseline y otros petrolatos puros son mejores que los que contienen ingredientes irritantes", aclara la doctora Placek.

"Una capa delgada de petrolato puro sirve de mucho", enfatiza la doctora Walters. "Es calmante y también protege."

No obstante, si propende al acné, elija una crema humectante que en la etiqueta indique *no-comedogénica* (la que no forma acné) en lugar de Vaseline o petrolato puro, puesto que empeorará o exacerbará el problema, aduce la doctora Kleinsmith.

Vuelva a aplicar. Póngase lo que se ponga, vuelva a aplicarlo dos o tres veces al día, hasta que su quemadura de aire quede curada, expone la doctora Placek.

Refuerce la curación con una pomada antibiótica. "Una pomada antibiótica tópica, como Bacitracin, Polysporin o alguna otra, junto con una base de petrolato, combatirá la infección al tiempo que hidratará la piel", explica la doctora Placek.

Opte por una pomada con vitamina D. La marca Aquaphor Healing Ointment, sanará este tipo de quemaduras. "Es una combinación del antibiótico Polysporin y un ingrediente de vitamina D, el pantenol, que cura la piel reseca y maltratada", asegura la doctora Placek. Además, se presenta con un poco de petrolato puro y aceite mineral, que la hidrata.

Las pomadas de vitamina D y antibióticas se pueden combinar para una protección y curación extra, observa la doctora.

Recubra la piel inflamada con cortisona. Una pomada de cortisona disminuye la inflamación y el enrojecimiento. "Use pomada en lugar de crema, ya que ésta contiene conservadores que llegan a arder", previene la doctora Walters.

Racimos de venitas

Oculte los vasos sanguíneos dilatados

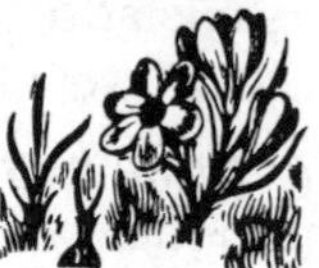

Usted no tiene la más remota idea del momento en que una redecilla de venitas rojas le aparecieron en el muslo izquierdo. El día anterior no estaban ahí, y ahora se hicieron visibles. ¿Qué son y de dónde salieron?

"Ese enramaje son venas muy, pero muy, superficiales que no tienen función alguna", expresa la doctora Lenise Banse, dermatóloga y experta en venas en el Centro Dermatológico Familiar Northeast, en Clinton Township, Michigan, quien las identifica fácilmente con esta descripción.

"Parecen telarañas (o estrellas explotadas) y son originadas por una lesión leve e inadvertida que va desde el golpe de una pelota de tenis hasta por el salto de una mascota", explica la doctora. Probablemente ni siquiera recuerde cuándo y cómo ocurrió, agrega la doctora Banse. No se requiere de un accidente que llame nuestra atención mediante un dolor agudo. Cabe señalar que llegan a aparecer en cualquier parte del cuerpo.

También que es más probable que se presenten durante el embarazo, aunque nadie conoce el motivo exacto.

OCULTE Y VENCERÁ

"Tratándose de este problema, pareciera que cuando una lo va a tener, lo va a tener", enfatiza la doctora Margaret A. Weiss, ayudante de profesor de dermatología en las instituciones médicas Johns Hopkins en Baltimore. Cuando se ha formado, la redecilla de venitas suele ser permanente, salvo que opte porque se las quite una dermatóloga, con rayo láser o inyecciones. De lo contrario, su mejor recurso es disfrazarlas o evitar que se hagan visibles otras nuevas. Esto es lo que sugieren las doctoras para ello.

Busque una buena base. Es difícil ocultar este padecimiento con maquillaje: lo que requiere es una base pesada como Dermablen, búsquela en las tiendas departamentales, orienta la doctora Allison Vidimos, dermatóloga de planta y experta en venas en la Fundación Clínica Cleveland. Por regla general, prosigue, los ramajes de venitas moradas se notan menos si se cubren con una base de tono verde. Esto suele parecer extraño, agrega la doctora, pero este color al mezclarse con el morado-rojizo de las venitas produce la ilusión óptica de tonos color piel. Con seguridad, las vendedoras le ayudarán a elegir la base correcta.

Use medias elásticas. "Compre medias elásticas elaboradas en una compañía de productos médicos", propone la doctora Weiss. Éstas le deben apretar con fuerza en el tobillo y no tanto en el muslo. Esto impide que la sangre se riegue en cualquier vena debilitada y evita que se formen los racimos.

Evite las elásticas brillantes expendidas en las tiendas departamentales, agrega la doctora Weiss, porque no son eficaces. Estas son más elegantes y suelen verse bien, pero la doctora reitera que, en realidad, no sirven de mucho para este problema.

Muévase un poco. Evite estar de pie en un mismo lugar durante varios minutos, aconseja la doctora Weiss. El movimiento propicia que la sangre de las venas circule; en cambio, mientras esté quieta, no fluye y ello lleva a los racimos de venitas.

Arranque y flexione. Si debe permanecer de pie ratos largos –por ejemplo, ya sea que trabaje de cajera o camarera–, la doctora Weiss propone que efectúe, periódicamente, un estiramiento llamado *arranque* que consiste en lo siguiente.

Parada, con los pies juntos, explica la doctora Weiss, deslice un pie unos 30 centímetros hacia adelante y cargue su peso sobre éste; a continuación doble la pierna de atrás hasta alcanzar un ángulo de 45° en la rodilla. Aguante así un segundo, después póngase derecha y vuelva a la posición inicial. Deslice el otro pie hacia adelante y repita el ejercicio con la otra rodilla. Este movimiento impulsa la circulación de la sangre e impide que su flujo se desacelere lo suficiente como para llenar esas venitas problemáticas, expone la doctora Weiss.

Ponga los pies sobre el suelo. En cambio, si tiene un trabajo en el que está mucho tiempo sentada, hágalo de forma recta, con los pies firmes en el suelo, indica la doctora Weiss. Si su posición es con las piernas cruzadas en las rodillas, aumentará la presión sobre las primeras y la posibilidad de que se le formen esas venitas.

Rechinar los dientes

No lo haga más

La mayoría de las mujeres que rechinan los dientes mientras duermen ni siquiera lo saben hasta que sus maridos se lo dicen, o sus dentistas detectan que tienen gastada la superficie de los mismos.

Algunas lo hacen cuando están nerviosas o concentrándose mucho en su trabajo. Usted, tal vez, apriete la quijada cuando hay mucho tránsito o su vecina tiene una actitud o acción que la molesta.

Rechinar los dientes (o burxismo, como se llama) no es normal, afirma la doctora Geraldine Morrow, ex presidenta de la Asociación Odontológica Americana y miembro de la Asociación Americana de Mujeres Odontólogas, así como dentista de Anchorage, Alaska. Eso no es nada bueno.

"Se supone que los dientes no deben tocarse salvo por fracciones de segundo, cuando usted come", apunta la doctora Morrow.

CUÁNDO CONSULTAR AL MÉDICO

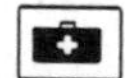

Cuando le duela la mandíbula por la mañana o padezca de jaquecas con frecuencia, y sobre todo, su compañero le diga que rechina los dientes por la noche, vaya a la dentista para saber si este problema perjudica su dentadura, sugiere la doctora Geraldine Morrow, ex presidenta de la Asociación Odontológica Americana, miembro de la Asociación Americana de Mujeres Odontólogas y dentista en Anchorage, Alaska.

Una especialista tratará su caso (burxismo) con un aparato especial para la boca, hecho a su medida para proteger su dentadura mientras duerme, con terapias de relajación, bioinformación o (de ser necesario) recetándole medicinas.

POR QUÉ APRIETAN LOS DIENTES LAS MUJERES

Un estudio realizado en la Universidad de Duquesne, en Pittsburg, arrojó datos acerca de las mujeres que aprietan la dentadura: son muy activas, impacientes y preocuponas. Si encaja en esta descripción, el esmalte desgastado y el dolor de mandíbula le indica que debe relajarse un poco y apaciguar sus emociones.

El estrés contribuye a que rechinemos los dientes, pero no es la única causa. La mala alineación de los mismos y de la mandíbula también tienen su parte. Sea cual fuere la causa, este problema debe ser controlado o desembocará en situaciones graves como dolor de cabeza y mandíbula, fatiga, sensibilidad y desgaste de los dientes, mal temporomandibular y cambios en el aspecto del rostro por la pérdida de hueso.

MÁS QUE UNA LATA

Si su dentista ha confirmado que rechina los dientes y debe poner remedio a esta situación, las doctoras le ofrecen los siguientes puntos para ponerlos en práctica y deshacerse del hábito.

Relaje su mandíbula. "Conscientemente mantenga su mandíbula relajada y sus dientes separados", indica la doctora Morrow.

Realice esta estrategia. Para recordarse que debe aflojar los dientes, la doctora Heidi K. Hausauer, instructora de odontología operativa en la Escuela de Odontología de la Universidad del Pacífico, en San Francisco, y vocera de la Academia de Odontología General, sugiere que compre una o dos hojas de calcomanías pequeñas y las pegue por todas partes: en su espejo, el tablero de su coche, su televisor y la puerta de su refrigerador. Cada vez que vea una, dice la doctora Hausauer, separe los dientes.

Sople y sople. "¡Haga ejercicio!", aconseja la doctora Marian R. Stuart, psicóloga en ejercicio y profesora de medicina familiar en la Universidad de Medicina y Odontología de la Escuela de Medicina Robert Wood Johnson de Nueva Jersey, en Nueva Brunswick, y coautora de *Coping with the Stressd-Out People in Your Life (Cómo enfrentar a las personas tensionadas que forman parte de su vida).* "Es bueno para la tensión, le despeja la cabeza, y si lo practica más de 25 minutos, envía señales a su cerebro para que libere las sustancias llamadas endorfinas: las que nos hacen sentir bien." Éstas también actúan como analgésicos cuando su cabeza y mandíbula le recuerdan que ha rechinado los dientes toda la noche.

Ingiera infusiones de hierbas o leche caliente antes de dormirse. Hay investigaciones donde se expone que tomar alcohol antes de dormirse exacerba el rechinar y apretar la dentadura. Tómese una taza de infusión de hierbas relajantes, o leche caliente, con un poco de miel, sugiere la doctora Stuart.

Báñese para encontrar alivio. "Los músculos doloridos responden al calor húmedo", observa la doctora Carol Bibb, profesora asociada adjunta en la Escuela de Odontología de la Universidad de California, en Los Ángeles. Afirma que estirarse suavemente bajo la ducha hace que su mandíbula y cuello se sientan mejor, es como si pusiera una compresa caliente y húmeda.

(Para formas prácticas acerca de cómo manejar la tensión, véase la página 650. Para información respecto al mal temporomandibular, véase la página 412.)

Relaciones sexuales dolorosas

Cambie el *¡ay!* por el *¡ah!*

Si bien es cierto que las relaciones sexuales son sumamente placenteras, también lo es que, a veces, son terriblemente dolorosas.

Infinidad de factores influyen para que durante éstas haya dolor: infecciones vaginales, lesiones, reacciones alérgicas y falta de lubricación, detalla la doctora Barbara Bartlik, psiquiatra y terapeuta sexual en el Programa para la Sexualidad Humana en el Centro Médico Cornell-Hospital de Nueva York, en esta misma ciudad. Las enfermedades de transmisión sexual, las cicatrices de cirugía de abdomen no curadas correctamente, los problemas de la vejiga, el estreñimiento crónico y las alteraciones de los órganos reproductivos –por ejemplo, la endometriosis y los quistes fibroides– también originan malestar durante o después de la copulación. Asimismo, cabe mencionar los conflictos psicológicos.

HAGA EL AMOR CÓMODAMENTE

Si tiene este problema y su médico ha descartado todas las causas médicas básicas, usted volverá a sentirse bien con sólo seguir estas sencillas estrategias.

Revise su botiquín. La irritación vaginal hace que las relaciones sexuales sean terribles, observa la doctora Sharon Nathan, terapeuta sexual y ayudante de profesor del área de psicología en la carrera de psiquiatría en la Escuela de Medicina de la Universidad de Cornell, en la ciudad de Nueva York. Algunos productos irritantes comunes son los condones de látex, ingredientes de detergentes para ropa, sales de baño, productos para irrigación, pomadas anticonceptivas y espermaticidas. Considere y elimine los posibles causantes durante una semana, más o menos, y observe si la irritación o el dolor aminoran, sugiere la doctora Nathan. Báñese sin sales. Use otra pomada anticonceptiva. Pruebe un condón de los nuevos, que no son de látex.

Sin embargo, no opte por los de carnero, salvo que esté completamente segura de que su compañero no es seropositivo y monógamo. Los condones de carnero bloquean los espermas, pero no el virus de la inmunodeficiencia humana (VIH), afirma la doctora Gretchen Lentz, ayudante de ginecología y obstetricia en el Centro Médico de la Universidad de Washington, en Seattle.

CUÁNDO CONSULTAR AL MÉDICO

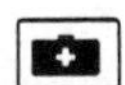

Al padecer dolor leve durante las relaciones sexuales, pruebe estrategias para ayudarse sola.

Si no obtiene resultados y el dolor se agudiza, consulte a su ginecóloga para que la explore de inmediato, aconseja la doctora Barbara Bartlix, psiquiatra y terapeuta sexual en el Programa para la Sexualidad Humana en el Centro Médico Cornell-Hospital de Nueva York, en esta misma ciudad.

Prolongue el escarceo. En caso que requiera más tiempo para excitarse y lubricarse, prolongue los abrazos, las caricias y los besos antes de la unión, recomienda la doctora Bartlik, cuando no hay suficiente lubricación, le causará irritación y dolor.

Usted y su pareja traten de estimularse con la boca y las manos y dejen el coito hasta el final si siempre siente dolor, sugiere la doctora Bartlik. Si aun así la penetración le provoca dolor, sáltenselo y lleguen al clímax en forma oral o manual.

Adopte una o dos posiciones nuevas. Hay posiciones que permiten copular más cómodamente que otras. Experimente varias hasta encontrar aquellas que le funcionen mejor, aconseja la doctora Bartlik.

Pruebe un lubricante. Los cambios hormonales que conllevan la lactancia y la menopausia resecan los tejidos de la vagina y los adelgazan, lo que hace que su relación sexual resulte dolorosa, indica la doctora Bartlik. Asimismo, ciertos medicamentos –por ejemplo, los antihistamínicos– provocan resequedad vaginal.

Sea cual fuere la causa, tal vez le sirva aplicarse un lubricante soluble en agua (por ejemplo, jalea K-Y, Replens o Gyne-Moistrin) antes del coito, propone la doctora Bartlik. De hecho, un estudio realizado en la Universidad de Nueva York, en el que se compararon los lubricantes de patentes de venta libre con los que requieren receta médica, arrojó que los primeros son igual de buenos que los segundos. Siga las instrucciones del empaque.

Póngase cómoda. La combinación de factores físicos y psicológicos ocasionan un problema llamado vaginismo: los músculos alrededor de la entrada de la vagina se contraen involuntariamente, dando como resultado una copulación sumamente dolorosa, si no es que imposible, explica la doctora Merle S. Kroop, psiquiatra y terapeuta sexual de la ciudad de Nueva York.

Con frecuencia, las mujeres que padecen el vaginismo se sienten muy angustiadas ante la idea de una penetración. Algunas de ellas fueron criadas en hogares donde se consideraba que las relaciones sexuales eran malas o degradantes. Otras, porque han tenido experiencias sexuales traumáticas, expresa la doctora Kroop.

El siguiente ejercicio es especialmente para disipar el temor a la penetración sexual y lograr un control durante la misma. Le será de gran ayuda, manifiesta la doctora Nathan.

Escoja un momento en el que esté sola y relájese. Desvístase y recuéstese en la posición donde las rodillas las tenga dobladas y los pies planos, ya sea sobre el piso o la cama. Póngase un poco de lubricante en su dedo índice e introduzca únicamente la punta en su vagina, empujándola hacia abajo como si tratara de defecar. (Este procedimiento relaja los músculos de esa zona sin ocasionar daño a los intestinos.) Déjelo dentro durante un minuto, siéntalo. Después, introduzca más el dedo, a la altura del primer nudillo. Ahora, contraiga y relaje sus músculos vaginales alrededor de su dedo. Para contraerlos, apriete los que le permiten detener el flujo de orina cuando va al baño.

Continúe así la técnica: introduzca su dedo cada vez un poco más y después contraiga y relaje sus músculos alrededor del mismo. Con la práctica, tendrá cada vez más confianza de poder controlar sus músculos, lo que la hará sentirse más relajada, aunque sepa que tendrá el pene de su compañero adentro.

Cuando lo haga ya fácilmente con un dedo, pruebe introducir, ahora, dos. Cuando ya se sienta cómoda con éstos, pida a su pareja que introduzca uno de sus dedos y después dos. Con el tiempo, él introducirá su pene, sin ningún problema, asegura la doctora Nathan.

Resaca

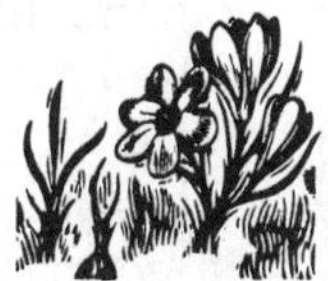

Vuelva a la vida

Anoche se fue con un compañero a tomar unas copas al salir del trabajo. Se sentía estupendamente cuando volvió a casa. Ahora está toda temblorosa y con dolor de cabeza. Tiene el estómago revuelto (o siente que está a punto de tenerlo), su corazón está agitado y tiene la boca reseca; estos malestares son los efectos de rebote que su cuerpo siente después de una noche de beber demasiado. ¿Qué ocurrió?

"El exceso de alcohol deprime las células nerviosas del cerebro", explica la doctora Anne Geller, neuróloga y jefa del Centro Smithers para el Tratamiento y la Rehabilitación del Alcoholismo del Centro Hospitalario St. Luke's-Roosevelt, en la ciudad de Nueva York, y ex presidenta de la Sociedad Americana de Medicina para las Adicciones. "Cuando su organismo elimina el alcohol, las células nerviosas dejan de estar sedadas y usted se siente angustiada e irritable." Además, el vino irrita el recubrimiento del estómago (consecuencia de tenerlo revuelto) y dilata los vasos sanguíneos de la cabeza (consecuencia de la jaqueca).

Mientras tanto, su amigo de francachela está entero. ¿Por qué?

Las mujeres reaccionan al alcohol con más intensidad que los hombres. A los pocos segundos de haber bebido la misma cantidad de cerveza, vino o licor que su compañero, el nivel de alcohol en su sangre es superior al de él. Además, los efectos tóxicos de lo bebido atacan antes a los órganos sensibles, como su hígado y cerebro.

LO QUE HACEN LAS DOCTORAS

Cura de la escuela de medicina

Doctora Anne Geller

La doctora Anne Geller, neuróloga y en la actualidad jefa del Centro Smithers para el Tratamiento y la Rehabilitación del Alcoholismo en el Centro Hospitalario St. Luke's-Roosevelt, en la ciudad de Nueva York, y ex presidenta de la Sociedad Americana de Medicina para las Adicciones, ya no padece resacas. Sin embargo, como muchas otras personas, transmite la experiencia adquirida.

"Cuando estudiaba medicina padecía terribles resacas", expresa la doctora Geller. "Hoy, las mujeres tienen más suerte; en ese entonces no sabíamos mucho de cómo atacar una. No obstante, yo sí conocía un poco más: bebía dos enormes vasos de agua al día siguiente. Tampoco me quedaba en la cama, pues era contraproducente, y como a mí me producía irritación estomacal, jamás comía demasiado, sino ligeramente."

Hoy, estos son los consejos básicos que la doctora Geller ofrece a otras mujeres que padecen las consecuencias de haber bebido demasiado.

Una explicación de por qué las mujeres tienen peores resacas que los hombres podría ser la diferencia de grasa y agua contenida en sus cuerpos. Como las mujeres tienen un porcentaje mayor de grasa corporal y uno menor de agua en su organismo, el alcohol está menos diluido en agua cuando llega a su cerebro, hígado, riñones y demás órganos.

VUELTA A LA NORMALIDAD

Si tiene una terrible resaca, realmente no necesita que un médico diagnostique qué tiene. Con respecto a qué hacer, la doctora Geller aconseja que la ataque desde las primeras etapas, en lugar de dejarlo para después. "Sin duda, cuanto antes actúe y empiece a atacarla mejor se sentirá." Estos son sus consejos.

Llénese de líquidos. "El alcohol estimula los riñones para que produzcan más orina", afirma la doctora Geller. "En consecuencia, una se deshidrata y debe reponer los líquidos eliminados." Así pues, tan pronto como se levante en la mañana siguiente, beba dos vasos de agua de 250 decilitros. Tampoco le hará daño beber algo de agua la noche anterior, antes de dormirse.

Despierte y levántese. "Ejercicio es lo mejor que puede hacer cuando tenga resaca", manifiesta la doctora Geller. "El exceso de alcohol agota la cantidad de endorfinas –las hormonas que suben el ánimo– que tiene su cuerpo."

Aumente la cantidad de endorfinas de su organismo haciendo un ejercicio entre ligero y moderado durante 20 minutos. La doctora Geller recomienda dar un paseo a ritmo veloz, trabajar en el gimnasio o trotar un poco.

Alivie su malestar estomacal. "El exceso de vino llega a inflamar el recubrimiento del estómago", observa la doctora Geller. "Si siente el estómago mal, tómese un antiácido. Siga las instrucciones del empaque."

Coma algo ligero. "La mayoría de las mujeres no tienen demasiadas ganas de comer cuando están bajo los efectos de una resaca", comenta la doctora Geller. "En caso de que tenga ganas de comer, opte por alimentos ligeros, por una dieta blanda que es más fácil de digerir –por ejemplo, pan tostado, arroz y galletas– y tome bebidas como *ginger-ale* y caldo."

Pele un plátano. "El exceso de alcohol disminuye los niveles de carbohidratos", dice la doctora Geller. "Los plátanos son una fuente nutritiva de carbohidratos complejos y proporcionan energía, la que brilla por su ausencia en la mañana siguiente después de haber pasado una noche de copas."

Calme los latidos de la cabeza. "Para el dolor de cabeza, tome aspirina con capa entérica, formulada para digerirse en los intestinos y no en su estómago que ya está, de por sí, dañado", propone la doctora Geller.

Y LA PRÓXIMA VEZ...

Si acaba de experimentar una resaca terrible, es probable que haya decidido que la próxima vez beberá menos (o tal vez nada). Estos son algunos remedios para asegurarse de que la acabada de pasar sea la última.

Conozca sus límites. "Su cuerpo se deshace del alcohol a un ritmo de tres cuartos de trago por hora", expone la doctora Geller. "Un trago es el equivalente a una copa de vino de 150 decilitros, una lata de cerveza, una medida de ginebra, bourbon, whiskey o alguna otra bebida fuerte. Las mujeres que beben más de tres tragos por hora se colocarán más allá del límite que toleran."

Adminístrese. "Alterne bebidas que contengan y no alcohol a lo largo de la noche", sugiere la doctora Geller. También puede olvidarse del alcohol y beber sólo *ginger-ale.*

Rodillas flácidas

Una rutina para reafirmarlas y darles forma

Las pantimedias abolsadas tienen fácil remedio: estírelas hacia arriba o compre otro par. Las bolsas en las rodillas son otra situación. ¿Quién quiere andar por ahí viéndose como si la piel de las rodillas fuera una talla más grande: colgada y arrugada como la de un elefante en lugar de tersa y tensa como un panecillo francés? No obstante, conforme pasan los años, la piel de esa zona de su cuerpo empieza a parecer que requiere una estiradita.

¿Por qué se cuelga la piel?

Las bolsas de las rodillas son resultado de que, con el envejecimiento y en forma natural, disminuyen dos sustancias que dan firmeza a la piel: el colágeno y la elastina, aclara la doctora Anita Cela ayudante de profesor de dermatología en el Hospital Nueva York del Centro Médico Cornell.

TRABAJE SUS RODILLAS CON SUAVIDAD

Cuando la firmeza natural de su piel empieza a desaparecer, no hay manera de que la recupere. Por suerte, afirman las doctoras, sí se pueden reafirmar los músculos debajo de ella –los cuatro cuadriceps que constituyen el frente de su muslo–, lo que le dará firmeza alrededor de las rodillas y con ello mejorará su aspecto.

"El ejercicio hace una gran diferencia", apunta la doctora Cela. Así se debe empezar.

Haga ligeras flexiones de rodillas. Haga cuclillas para reforzar el músculo cuadriceps que corre a lo largo del frente de su muslo, arriba de la rodilla, sugiere Peggy Norwood-Keating, directora de condición física del Centro de Dieta y Condición Física de la Universidad de Duke, en Durham, Carolina del Norte. El cuadriceps, debidamente desarrollado, rellenará la piel colgada que forma las bolsas de las rodillas.

Para empezar el ejercicio, póngase de pie, bien derecha, y sujétese del respaldo de una silla, colocada justo delante de usted, especifica Norwood-Keating. Es aconsejable que trabaje ante un espejo de cuerpo entero para estudiar sus movimientos y cerciorarse de que los hace correctamente. Ahora, doble sus rodillas e impulse su trasero hacia atrás, como si estuviera a punto de sentarse. Mírese en el espejo –si tiene uno– para detectar que las coordenadas de su cuerpo se encuentran en línea recta –es decir, directamente– sobre sus tobillos o el empeine de sus pies. No deje que las rodillas se hagan hacia adelante, más allá de los dedos de los pies, pues ello inhabilita el ejercicio y las lastima, asegura Norwood-Keating.

Acuclíllese lo más que pueda, pero –sin perder de vista su cuerpo en el espejo– no permita que el ángulo que forman sus piernas y muslos pase de 90 grados, observa Norwood-Keating. Después, de nueva cuenta, viéndose en el espejo para conservar las rodillas y los tobillos en línea, póngase de pie lentamente. Vuelva a mirar hacia abajo para confirmar que sus rodillas están apuntando sobre los pies y no hacia adentro o afuera.

Empiece con dos series de entre 12 y 15 cuclillas cada una (o menos si le resulta demasiado difícil al principio), sugiere la doctora. Cuando este ejercicio empiece a resultarle fácil, sume otra serie.

Agregue un poco de peso. Cuando la tercera serie de cuclillas ya no le resulta difícil, trate de soltar la silla y de guardar el equilibrio sin sostenerse, sugiere Norwood-Keating. Después de lograr esto, tome un par de pesas de entre tres y cinco libras con las manos y los brazos colgando junto a su cuerpo. Sume dos o tres libras cada vez que domine cada modalidad de las cuclillas.

Al hacer este ejercicio dos o tres veces por semana, no sólo conservará la piel de las rodillas agradable y fuerte, sino que brincará cuando se levante de las sillas, incluso a los 80 años como si tuviera 20.

Lleve un poco de protector solar en su bolsa de golf. Como los rayos ultravioleta del sol aceleran la destrucción de la elastina de la piel, la doctora Cela decididamente recomienda que las mujeres se apliquen un protector solar, o SPF por sus siglas en inglés, del 25 en sus piernas cuando se pongan traje de baño o pantalones cortos con el propósito de evitar que la piel de alrededor de las rodillas se les ponga más flácida. Aplique (y vuelva a aplicar) con regularidad. Siga las instrucciones del empaque.

Ronquidos

Problema tanto de él como de usted

Una mujer de Davis, California, roncaba tan fuerte que un vecino pidió que la aprehendieran, a media noche, basándose en el nuevo reglamento contra el ruido de esa ciudad.

"Pensamos que roncar es cosa normal, en ocasiones hasta simpática", dice la doctora Kristyna M. Hartse, profesora asociada de psiquiatría, conducta humana y otolaringología, y directora del Centro de Problemas del

Sueño en el Centro de las Ciencias de la Salud, en St. Louis. "Pero sinceramente no tiene nada de normal ni de simpático."

Según esta doctora y otras expertas en sueño, los ronquidos fuertes afectan a los matrimonios que tienen buenas relaciones y empeoran a los que las tienen malas.

Pero, ¿quién ronca más, los hombres o las mujeres?

Es muy frecuente que los hombres sean exhortados por sus mujeres a recibir tratamiento, según la doctora Nancy Collop, profesora asociada de medicina pulmonar y atención en urgencias y directora de la clínica de Problemas del Sueño en la Universidad Médica de Carolina del Sur, en Charleston. No obstante, la doctora Collop con lo anterior no atribuye a los hombres el que ronquen más que las mujeres. Probablemente éstas lo hacen tanto y tan fuerte como ellos, sobre todo conforme tienen más años; pero al parecer, éstos duermen más profundamente que ellas, por eso los alteran menos los ronquidos de sus esposas.

GIRE UN POCO

Para restaurar esa relación amorosa —y de reposo–, pruebe estos remedios caseros. Todos son aplicables a los roncadores, no importa del sexo que sean.

Duerma de lado. "Los ronquidos, generalmente, son peores cuando se duerme boca arriba", afirma la doctora Laurel Wiegand, profesora asociada de medicina en la División de Medicina Pulmonar y Atención Crítica en el Departamento de Medicina del Centro Médico Milton S. Hershey, en la Universidad Estatal de Pennsylvania, en Hershey. "Trate de que el ruidoso duerma de lado o boca bajo."

Cosa una pelota en un pijama. "Cosa una bolsa en la espalda de la camisa de un pijama o una camiseta y métale una pelota de tenis", propone la doctora Hartse. "Así, el que no la deja dormir, tendrá que hacerlo de lado."

Tenga a la mano sus tapones para los oídos. Si el ruido de su pareja sólo la molesta de vez en cuando, pruebe un par de tapones suaves para oídos, de espuma, sugiere la doctora Wiegand. "Tenga un par en la mesilla de noche y póngaselos cuando su acompañante la tenga con los ojos abiertos."

Olvídese de ese traguito. "El alcohol relaja todos los músculos de la garganta", expone la doctora Wiegand. "Además, los ronquidos guardan relación con la dosis: cuanto más beba, más fuertes serán éstos."

CUÁNDO CONSULTAR AL MÉDICO

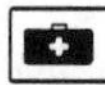

Los ronquidos suelen ser síntomas de apnea del sueño, un problema respiratorio caracterizado por ruidos explosivamente fuertes, entremezclados con pausas de silencio. En éstas, que llegan a durar entre diez segundos o más, la persona que ronca deja de respirar durante decenas o más veces cada noche. En consecuencia, cuando despierta se siente agotada, como si no hubiera descansado. Algo peor es que la apnea del sueño conduce a accidentes relacionados con la fatiga.

"Si su compañero de cama o usted hacen mucho ruido al roncar y no encuentran solución en los remedios caseros en un par de semanas, consulte a una especialista en sueño para que le haga una evaluación completa", propone la doctora Laurel Wiegand, profesora de medicina en la División de Medicina de Atención Crítica y Pulmonar en el Departamento de Medicina del Centro Médico Milton S. Hershey, en la Universidad Estatal de Pennsylvania. "En la actualidad", agrega la doctora Wiegand "existe una serie de estrategias efectivas para que la mayoría de las personas se conviertan en ex roncadoras."

Baje esa pancita. "Bajar unos cuantos kilos llega a disminuir el problema, incluso hace que desaparezca", argumenta la doctora Wiegand.

Nada de colillas. "El humo hincha los tejidos de la garganta, éstos, una vez inflamados, tienen mayor probabilidad de vibrar y producir fuertes ronquidos", enfatiza la doctora Wiegand.

Entablíllese la nariz. Un producto llamado Breathe le funciona a algunas personas. "Se trata de pequeñas tiritas que se adhieren al lado de la nariz para mantener las aletas más abiertas. El resultado: los ronquidos disminuyen. Sin duda alguna vale la pena probarlo", asegura la doctora Wiegand.

Pruebe un* spray *nasal. Cuando los ronquidos ocasionales son producto de un catarro, el que los origina, estos podrán desaparecer con sólo usar un *spray* nasal o descongestionante antes de meterse en la cama, sugiere la doctora Wiegand. Tome las medicinas sin olvidarse de seguir las instrucciones del empaque, dice la doctora.

Roséola

Acabe con el rubor y el sonrojo

La piel de Elizabeth es tan blanca que parece transparente y se pone de un color rosa subido cada vez que tiene calor, se sonroja, se avergüenza o el alcohol la pone un poco alegre.

Sin embargo, a sus treinta y pocos años, el rosa se está convirtiendo en rojo y éste, cada vez con más frecuencia, se presenta en forma de bolitas, granitos y vasos sanguíneos rotos en su nariz.

La doctora que lleva su caso explica que todos sus síntomas han sido un preámbulo para la roséola, un problema de la piel en la que los vasos sanguíneos del rostro suelen ensancharse, llenarse de sangre y ponerle el rostro tan rojo como un camión de bomberos.

En realidad, nadie sabe qué la produce, aunque sí se ha detectado que las mujeres de piel muy blanca con antepasados irlandeses o celtas tienen una predisposición genética mayor, observa la doctora Karen S. Harkaway, instructora de la especialidad de dermatología en la Escuela de Medicina de la Universidad de Pennsylvania y dermatóloga en el Hospital de Pennsylvania, los dos en Filadelfia.

¿Qué motiva el sonrojo en primera instancia? "Las cinco causas más importantes son los alimentos muy condimentados, el alcohol, la tensión emocional, el calor y la humedad", expone la doctora Mary Lupo, ayudante de profesor de dermatología en la Escuela de Medicina de la Universidad de Tulane, en Nueva Orleans.

Por desgracia, la roséola es un padecimiento crónico que viene y va, manifiesta la doctora Deborah S. Sarnoff, ayudante de profesor de dermatología en la Universidad de Nueva York, en esta misma ciudad. Las doctoras, con frecuencia, la tratan con antibióticos que requieren receta médica –por ejemplo, la tetraciclina o el Metrogel, un medicamento tópico inventado originalmente para infecciones parasitarias.

NO SIGA PONIÉNDOSE ROJA DE FRÍO

En ocasiones, los medicamentos no funcionan, observa la doctora Sarnoff. Por ello, cuando se le presente el rubor, esto es lo que debe hacer.

Ponga una compresa fría. Remoje un trapo o una toalla de papel en agua de hielo y colóquelo sobre las áreas ruborizadas de su rostro, indica la doctora Harkaway. El frío contraerá los vasos sanguíneos y detendrá el proceso inflamatorio.

Use maquillaje con diferentes tonos. Si propende a sonrojarse con frecuencia, use diariamente una base con tono verde, la encontrará en las tiendas de artículos de belleza, propone la doctora Harkaway. El color verde se mezcla con el rojo de su rostro y lo neutraliza totalmente.

EVITE ENROJECIMIENTOS FUTUROS

Por fortuna, controlar la roséola muchas veces es tan sencillo como tratar su piel con suavidad, pues con ello se evitan los rubores, argumentan las doctoras. Esto es lo que sugieren.

Encuentre un limpiador suave. Use un producto facial líquido elaborado con sodio-lauryl-sulfato o disodio-lauryl-sulfosucinato –por ejemplo, Gentle Purifying Cleanser de Skincare System–, apunta la doctora Lupo. Los dos ingredientes limpian su piel con suavidad: no hay estimulación que provoque su enrojecimiento.

Cuide su piel con manzanilla. Como es bien sabido, la manzanilla calma la piel propensa a la roséola. La doctora Lupo sugiere usar jabones y humectantes hechos con base en manzanilla, hierba de la familia de la ambrosía. Sin embargo, una advertencia: si es alérgica a ésta, debe evitarlos.

Evite los abrasivos. Cualquier tipo de abrasión provoca el rubor, previene la doctora Lupo. Por eso, olvídese de productos abrasivos como zacates, cojinetes o polvos limpiadores adecuados para otras mujeres.

Use un mínimo de cremas contra arrugas. Si padece roséola y quiere usar una crema contra arrugas que contenga ácidos alfa hidróxicos para prevenirlas, lo mejor es irse con cuidado, enfatiza la doctora Lupo. Lea las etiquetas del producto minuciosamente y sólo compre la que contenga un porcentaje de ácido de menos de 2.5 por ciento, opina la doctora. Si las instrucciones del empaque indican que debe ponérsela dos veces al día, no se acelere creyendo en recetas milagrosas. Úsela una vez al día, máximo. Si se presenta cualquier enrojecimiento, suspéndala.

Aplique suavemente un humectante de pepino. Después de limpiarse el cutis (y también si se aplica una preparación de ácido alfa hidróxico), ponga humectantes con extracto de pepino, aconseja la doctora Lupo. Nadie sabe por qué, pero éstos aminoran la tendencia de la piel a la roséola.

Escoja cosméticos para piel sensible. Como las sustancias químicas que se emplean en casi todos los cosméticos irritan la piel propensa a ese padecimiento, compre únicamente los que lleven la etiqueta *para piel sensible,* dice la doctora Lupo. Aunque tienen algunas sustancias químicas, normalmente es menor la cantidad y, por lo tanto, los irritantes.

Quédese a la sombra. "No tome el sol, punto", enfatiza la doctora Lupo. "El sol propicia el enrojecimiento" y no habrá maquillaje ni protector solar que lo eviten.

Use un filtro solar de bióxido de titanio. Aunque esté a la sombra, está expuesta a los rayos indirectos: póngase un filtro solar siempre que salga, propone la doctora Lupo. Evite los químicos y opte por uno que contenga el bióxido de titanio como ingrediente principal. Este es menos irritante para la piel que padece la roséola.

No se acalore. Como el calor es una de las causas principales de ese problema, vístase con varias prendas ligeras, así se las podrá quitar para mantener el cuerpo fresco, sin importar dónde se encuentre, señala la doctora Lupo. Además, báñese o dúchese con agua tibia (no caliente).

Evite la lana. Hará bien en evitar la lana; ésta tiende a mantenerla demasiado caliente y, al parecer, produce enrojecimiento y erupciones en las personas que la padecen, enfatiza la doctora Lupo.

Opte por alimentos frescos. Se sabe que los alimentos muy condimentados hacen que las personas con roséola se sonrojen. La doctora Lupo recomienda que los eviten en la medida de lo posible. No consuma los preparados con chile, salsa tabasco, rabanillos y demás.

Rozaduras

Lesiones que no debe ignorar

Frote dos palos y producirá fuego. Frote dos muslos y producirá una parte de piel tan enrojecida e inflamada que parecerá como si la hubiera quemado el sol terriblemente.

"Las rozaduras son el resultado de la piel que frota contra piel", explica la doctora Mary Lupo, ayudante de profesor del área de dermatología en la Escuela de Medicina de la Universidad de Tulane, en Nueva Orleans. El calor, la humedad y el sudor facilitan el camino para las rozaduras, particularmente en las superficies húmedas como entre los muslos, debajo de los senos y en las axilas de personas robustas.

Esas lesiones son más pronunciadas si usa materiales sintéticos –por ejemplo, pantalones de poliéster, pantaloncillos de licra, pantimedias de nylon y mallas de *spandex*– que no dejan salir la humedad y, al mismo tiempo obstruyen el flujo de aire a esas zonas vulnerables, dice la doctora Deborah S. Sarnoff, ayudante de profesor de la especialidad de dermatología en la Universidad de Nueva York, en esa ciudad. Por otro lado, si ha estado tomando antibióticos recientemente, la superficie afectada puede ser más suceptible a una infección micótica.

CÓMO CALMAR LA PIEL IRRITADA

Las doctoras expresan que, por fortuna, la piel irritada se alivia fácilmente, por lo que sugieren:

Desnúdese. La mejor forma de atacar las rozaduras es quitarse la ropa y andar desnuda cuando esté en casa, señala la doctora Esta Kronberg, dermatóloga con consultorio particular en Houston. Si el pudor o las circunstancias le impiden hacerlo, póngase un vestido de campesina o un caftán que permita que el aire circule libremente alrededor de su cuerpo. Éste disminuirá el exceso de humedad de la piel que interfiere con la curación.

Aplíquese una pomada. En caso de que sienta que la superficie lesionada está muy irritada, úntese una pomada de patente que contenga cortisona

–por ejemplo, marca Cortaid–, sugiere la doctora Kronberg. La pomada bajará la inflamación y sanará su piel.

Pruebe una pomada antimicótica. "Si la pomada de cortisona no funciona y la sensibilidad y el enrojecimiento se acentúan en las siguientes 24 horas, es probable que tenga una infección micótica", observa la doctora Kronberg. Aplique Lotrimin o Monistat a la superficie dañada; sí, el mismo ungüento que se vende para las micosis vaginales. Simplemente siga las instrucciones de dosificación del empaque.

Enjuague y vuelva a enjuagar. "Después de bañarse, enjuague su cuerpo a conciencia: que no quede nada de jabón sobre su piel", dice la doctora Lupo. Los residuos de jabón empeorarán la rozadura porque irritan la piel y alteran las defensas naturales de su cuerpo contra la humedad: normalmente la protegen de la fricción producida entre su misma piel.

Encienda su secador de cabello. "Cuando haya salido de la ducha, encienda su secador de cabello en temperatura baja y seque todas las superficies que propenden a rozarse o a tener micosis", indica la doctora Sarnoff.

"Séquese meticulosamente", agrega la doctora Lupo. "Levante los pliegues de la barriga si le cuelgan un poco y séquelos por abajo. Levante los senos también. Preste especial atención a sus muslos."

Espolvoree talco absorbente. Espolvoréese una capa ligera de talco Zeabsorb en las superficies tendientes a rozarse, expone la doctora Lupo. El talco, cómprelo en la farmacia, absorberá el exceso de humedad conforme vaya avanzando el día y acabará con los hongos que tengan planes para establecer sus colonias en su piel.

Use tampones en lugar de almohadillas. Como las toallas sanitarias impiden el libre flujo del aire y propician la acumulación de la humedad en el punto donde se unen la entrepierna y los muslos, mejor ocupe tampones, sugiere la doctora Sarnoff. Si no puede usarlos, asegúrese de cambiar su toalla con frecuencia y espolvoree un poco de talco Zeasorb-AF sobre las limpias.

Baje de peso. Si le sobran muchos kilos, la mejor manera de evitar las rozaduras es bajarlos, dice la doctora Sarnoff. Así tendrá menos problemas de piel colgada, la que podría frotarse con otras partes de su cuerpo.

Salpullido

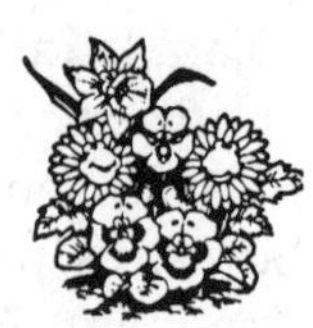

Los deportistas no son los únicos que lo padecen

Los deportistas no son como los bebés que se quejan y lloran, pero sí padecen algo que hace que los bebés se quejen y lloren: el salpullido por el calor.

El problema se presenta cuando los ciclistas y corredores entrenan con apretada ropa de *spandex*. Aun cuando dan la impresión de ser la salud en persona, sus muslos y demás partes del cuerpo están expuestas a un problema: el salpullido.

Éste se origina por el sudor que queda atrapado abajo de la ropa. Normalmente, el sudor regula la temperatura del cuerpo, enfriando la piel cuando se evapora. Sin embargo, si no puede hacerlo, la piel se calienta y llena de bolitas rosas o rojas que pican mucho; es decir, de salpullido.

El calor, el sudor y la ropa apretada prácticamente son garantía de que brote, enfatizan las doctoras. "La piel se inflama y obstruye los poros evitando la salida del sudor. Éste se retrae y produce el salpullido que tanto pica", explica la doctora Karen S. Harkaway, instructora del área de dermatología en la Escuela de Medicina de la Universidad de Pennsylvania y dermatóloga en el Hospital Pennsylvania, ambos en Filadelfia.

Cuando la erupción es grave se conoce con el nombre de salpullido por el calor. Sin embargo, no sólo los deportistas lo padecen. En el caso particular de usted, si sus senos son muy grandes o si es una mujer muy grande, probablemente habrá notado que la piel le pica cuando hace calor, dice la doctora Toby Shaw, profesora asociada de dermatología en la Escuela de Medicina de la Universidad Allegheny para las Ciencias de la Salud MCP-Hahnemann, en Filadelfia. Esto ocurre cuando una piel roza constantemente contra otra piel, trátese de los senos contra el abdomen o de un pliegue de la piel contra otro. El exceso de sol también lo provocará, agrega la doctora.

LIBÉRESE DE LA ERUPCIÓN

Llámelo como lo llame, el salpullido es bastante fácil de aliviar. Estos son algunos consejos.

CUÁNDO CONSULTAR AL MÉDICO

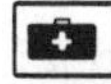

"El salpullido sólo es peligroso cuando está relacionado con la insolación, porque llega a destruir muchas glándulas sudoríparas", explica la doctora Diane L. Kallgren, dermatóloga con consultorio particular en Boulder, Colorado.

Si la erupción se manifiesta con náuseas, resequedad, sed, dolor de cabeza y palidez, diríjase a donde haya aire acondicionado, beba líquidos y saque consulta lo antes posible.

Un salpullido simple desaparece en cuestión de una semana o menos. De lo contrario, a lo mejor tiene otro tipo de problema (eczema). Pida orientación médica si:

- Los bultitos rojos se convierten en pústulas blancas.
- El salpullido persiste después de una o dos semanas.

Póngase un trapo frío. "Tratándose de casos sencillos de erupción, es necesario enfriar la piel", comenta la doctora Diane L. Kallgren, dermatóloga con consultorio particular en Boulder, Colorado. Una simple compresa fría alivia y refresca la piel caliente. Remoje una toallita en agua fría, exprímala y colóquela sobre el área afectada durante cinco o diez minutos.

El hielo resulta efectivo. Cuando la piel está irritada, no hay nada como el hielo para reducir la inflamación, indica la doctora Harkaway. Introduzca unos cuantos cubitos de hielo en una bolsa de plástico bien cerrada, envuélvala con una toalla de cocina y póngala durante cinco minutos cada vez.

Úntese una crema mentolada. El remedio preferido de la doctora Shaw para el salpullido se llama Sarna: una crema mentolada que da alivio a la piel caliente y afectada. Siga las instrucciones del empaque.

Póngase talco después del baño. El talco sirve para enfriar, dice la doctora Harkaway, y además absorbe la humedad que constituye parte del problema; es una buena costumbre que debe sumar a su rutina normal de higiene para el verano.

Aficiónese al algodón. Si es una mujer activa que propende al salpullido, retire sus llamativos pantaloncillos para la bicicleta y sus mallas para correr hasta otoño. "Se ven muy bien, pero la ropa más aconsejable para el ejercicio en época de calor son las playeras de algodón y los pantaloncillos para gimnasia", considera la doctora Harkaway.

"La ropa muy ajustada presiona la piel y propicia la erupción", observa la doctora Mary P. Sheehan, jefa de dermatología pediátrica del Hospital Mercy, en Pittsburgh. Los materiales sintéticos hacen que el sudor permanezca en su piel mientras que el algodón lo absorbe.

Sangrado de nariz

Conténgalo rápidamente

Lo único que hizo fue estornudar y, de repente, un chorro de sangre le escurre por la cara. ¡Caramba! Tiene sangrando de nariz.

"La nariz sangra muy fácilmente, porque en su interior los vasos sanguíneos están muy cerca de la superficie: se revientan con suma facilidad", asegura la doctora Karin Pacheco, médica de planta en la División de Alergias e Inmunología en el Centro Nacional Judío para la Medicina Respiratoria e Inmunológica, en Denver.

TENGA CALMA

"Es importante no asustarse ante esto", expresa la doctora Pacheco. "Noventa y nueve de cada 100 veces usted detendrá el sangrado sin la intervención de un médico, siempre y cuando recuerde qué debe hacer."

Oprímala. "Oprima su nariz con el pulgar e índice, cerrando las aletas", indica la doctora Susan Fuchs, profesora asociada de pediatría en la Escuela de Medicina de la Universidad de Pittsburgh y médica asistente de la sala de urgencias del Hospital Infantil de Pittsburgh.

"Si a pesar de esto le sigue sangrando después de cinco minutos, vuelva a oprimirse las aletas: cierre la nariz y no suelte durante quince minutos", se-

CUÁNDO CONSULTAR AL MÉDICO 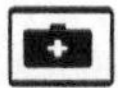

Acuda a consulta urgente para su nariz en caso de que sangre y tenga alguno de estos problemas.

- No puede respirar por ninguna de las dos fosas nasales después de haber recibido un golpe: podría tener la nariz rota. Aplíquese hielo y presión y acuda con una especialista en esa área, o a una sala de urgencias para una evaluación.
- Está tragando mucha sangre: la lesión podría estar en una parte muy profunda de la nariz. (Esto es típico cuando las personas han recibido un golpe en la cara.)

Asimismo, es bueno ir si su nariz sangra con frecuencia, sin motivo aparente.

ñala la doctora Fuchs. Cuando el sangrado continúa después de oprimir durante los 15 minutos, es el momento de acudir al médico.

Póngase hielo. "Al recibir un golpe en la nariz, aplíquese hielo y presione", apunta la doctora Fuchs. "El hielo sirve para disminuir la inflamación y detener el sangrado." Será suficiente con que se recueste con una bolsa llena de cubitos de hielo –envuelta en una toalla– oprimiéndola contra la nariz.

No se suene para no volver a sangrar. "Cuando ya logró detener el sangrado de la nariz –la mantuvo cerrada con los dedos–, no se suene después", previene la doctora Pacheco. "Al hacerlo expulsará el coágulo que se ha formado y empezará a fluir la sangre de nuevo."

Por favor, no use algodón. "No se rellene las fosas nasales con algodón en su intento por controlar el sangrado. Éste se pegará a la costra que se forme, la que arrancará cuando se lo quite, así provocará otro sangrado", advierte la doctora Fuchs.

Senos colgados

Levántelos sin cirugía

Le han dado atractivo sexual y han sido el medio de sustento para sus hijos. Pero ahora, aproximadamente a la injusta edad de los 40 años, sus senos, antes redondos y firmes, están colgando.

Los senos, además de ser atractivos, son, desde el punto de vista biológico, dos unidades funcionales del organismo, compuestos por glándulas galactóforas y grasa, sostenidas por los músculos del pecho. Por desgracia, con el tiempo, éstos se estiran y aflojan, por consiguiente, su busto se cuelga.

"Cuando usted llega a los 40 años, la piel se afloja, los conductos galactóforos se contraen y la grasa ocupa el lugar de éstos", expone la doctora Debra Price, ayudante de profesor de dermatología en la Escuela de Medicina de la Universidad de Miami y dermatóloga del sur de Miami.

Este proceso suele presentarse antes –o es más visible– en el caso de mujeres que han tenido hijos y los han amamantado, según la doctora Anita Cela, ayudante de profesor de dermatología en el Centro Médico Cornell del Hospital de Nueva York, en esta misma ciudad.

LO QUE PUEDE HACER

Además de acudir al cirujano plástico, lo que debe hacer para evitar que se le cuelguen (o para fortalecerlos si ya los tiene así) es reforzar los músculos pectorales, atrás de los senos, y llenar lo flácido con músculo, expresa la doctora Price.

Así es como los levantará.

Practique la mosca. "Para desarrollar más músculos, pruebe lo que se conoce como la mosca de las mancuernas; debe usar un par de pesas de entre una y tres libras", señala Peggy Norwood-Keating, directora de condición física en el Centro de Condición y Dietas de la Universidad de Duke, en Durham, Carolina del Norte.

Para empezar, tome una pesa en cada mano, después acuéstese boca arriba en el suelo. Extienda los brazos a la altura de los hombros sobre el

Ejercicio cada tercer día

Doctora Debra Price

Como muchas otras mujeres de su edad, la doctora Debra Price quiere conservar sus senos firmes y juveniles tanto tiempo como sea posible. Ella es ayudante de profesor de dermatología en la Escuela de Medicina de la Universidad de Miami y dermatóloga del sur de Miami, y depende del ejercicio también para contrarrestar los efectos de la gravedad en el tejido mamario.

"Hago ejercicio cada tercer día", enfatiza la doctora. Su entrenadora, Bini Masin, fisióloga del ejercicio en Coral Gables, Florida, recomienda las lagartijas, en particular.

"Las lagartijas son el mejor ejercicio, el más efectivo, para fortalecer los músculos pectorales, los que se localizan en el pecho, atrás de los senos", expone Masin.

La doctora Price también se aplica filtro solar cuando se pone ropas escotadas, como corpiños o trajes de baño, para proteger sus senos contra los efectos dañinos del sol.

"Siempre uso un factor de protección solar (SPF por sus siglas en inglés) superior al 15", indica. "Sin embargo, en realidad me gustan los bloqueadores solares que no son químicos, que contienen bióxido de titanio, y reflejan los rayos dañinos del sol, los ultravioletas A y B."

piso, con las palmas hacia arriba, agarrando las pesas. Las pesas deben estar paralelas a su cuerpo.

Levante los dos brazos rectos, al mismo tiempo, sobre su cuerpo, conservando los hombros ligeramente encorvados, a efecto de que las pesas choquen, explica Norwood-Keating. Posteriormente, regrese las pesas a los lados, a la altura de los hombros, como si estuviera trazando un semicírculo o media luna sobre su cuerpo.

Repita el ejercicio entre 12 y 15 veces y descanse un minuto y medio, enfatiza Norwood-Keating. Realice dos series más con el mismo número de repeticiones y sus respectivos descansos.

Cuanto más fortalezca esa área del cuerpo, tanto más peso podrá cargar. Esto significa que tendrá que aumentar gradualmente el peso (de 450 gramos a un kilo y medio) al tiempo que disminuye las repeticiones (8 a 10) para trabajar sus músculos gradualmente, añade Norwood-Keating. La meta, en este caso, es de entre 8 y 10 repeticiones en tres series.

Pruebe hacerlo contra el pecho. Una variante de la mosca, que también fortalece los músculos del pecho, es hacer el ejercicio contra el pecho, apunta Norwood-Keating. En esta ocasión, tome una mancuerna de dos y medio kilogramos en cada mano y acuéstese boca arriba sobre el piso. Extienda los brazos y suba las mancuernas al aire, sobre su pecho, en forma paralela al cuerpo. A continuación, doble los codos y baje las pesas hacia su cuerpo, con los codos hacia afuera, lateralmente al nivel de los hombros. Estire sus brazos otra vez sobre su pecho y repita el ejercicio entre 12 y 15 veces. Descanse un minuto y medio, haga una segunda serie con el mismo número de repeticiones. Vuelva a descansar y haga una tercera.

Como en el primer ejercicio, si éste le resulta muy fácil, aumente el peso de medio a un kilogramo. Su meta, aclara Norwood-Keating, es la misma que antes: entre 8 y 10 repeticiones en tres series, con tanto peso como pueda cargar en forma cómoda y segura.

Complemente su rutina. Todos estos ejercicios son magníficos para su pecho, pero tiene que complementar su rutina con uno que fortalezca los músculos de su espalda, dice Norwood-Keating. De lo contrario, es probable que usted se encorve, porque la tiene débil. Por tanto, tome una pesa de entre 2 y 4 kilogramos con la mano izquierda, después recárguese sobre un banco o una mesa baja y resistente: coloque su rodilla y mano derechas sobre su superficie. Su pie izquierdo debe estar sobre el piso.

Doble el codo izquierdo, de tal manera que la pesa quede a la altura de su axila y trate de lanzar su homóplato izquierdo hacia la columna. Resistiendo la gravedad, lentamente vuelva a bajarla, hasta que su brazo quede totalmente extendido. No será fácil, pero no la deje caer, contraiga el homóplato izquierdo mientras la coloca en la posición inicial, explica Norwood-Keating.

Repita el ejercicio entre 12 y 15 veces, descanse un minuto y medio. Posteriormente lleve a cabo dos series más con el mismo número de repeticiones.

No olvide el filtro solar. Como la exposición al sol acelera la laxitud de las fibras de elastina que son las que dan firmeza a su piel, no olvide ponerse un filtro solar siempre que use un vestido ligero, un corpiño o un traje de baño con un escote pronunciado, propone la doctora Price.

Muchos dermatólogos recomiendan un factor de protección solar, o SPF por sus siglas en inglés, de 15, agrega la doctora. Use lo que use, no olvide aplicárselo en forma regular.

***Póngase* brassière.** Para evitar que sus senos se cuelguen más, use *brassière*. "Sí ayuda", enfatiza la doctora Petra Schneider, cirujana plástica con consultorio particular en Melbourne, Florida. "Usar sostén tensiona menos los ligamentos. Cuanto más tiempo use uno durante el día, será mucho mejor."

Si corre, juega tenis, hace aeróbicos o participa en otras formas de ejercicio que hacen rebotar sus senos es especialmente importante que se ponga un *brassière*. Si es copa C o más, busque de los especiales para deporte que tengan buen sostén para controlar el movimiento de su busto, propone la doctora Price. Hay mujeres que consideran que los tirantes no elásticos son mejores, pues reducen el movimiento al mínimo. Los sostenes deportivos se adquieren en el departamento de ropa íntima en algunos almacenes o en tiendas de artículos deportivos.

Sensibilidad en los dientes

Coma y beba sin dolor

Lo molesto de los dientes sensibles es que, a pesar de que el malestar no dura mucho, la descarga de dolor llega cuando menos se espera: al beber un vaso de limonada helada en el porche de su casa, al disfrutar una taza de capuchino con una vieja amiga o al reírse cuando patina en hielo con sus hijos.

Este problema se presenta cuando algo toca las terminales nerviosas de sus dientes.

¿Recuerda que en la primaria aprendió que el esmalte es el material más duro del cuerpo humano? Bueno, pues cuando se desgasta a causa de un cepillado agresivo, trabajos dentales, rechinido de dientes o ingestión de alimentos y bebidas ácidas (por ejemplo, limones y refrescos), deja expuesta toda una red de túneles llenos de líquido, llamados canales de dentina, que van derechito al nervio de su diente.

El motivo del dolor varía mucho de una mujer a otra, asegura la doctora Carole Palmer, profesora y codirectora de la División de Nutrición y Odontología Preventiva en el Departamento de Odontología General de la Escuela de Medicina Odontológica de la Universidad de Tufts, en Boston. Los dulces hacen que algunas salten de sus sillas mientras que los alimentos calientes, o fríos, o los ácidos, o agrios, gritar a otras, enfatiza la doctora.

MEDIDAS DE SALVAGUARDA PARA EL DOLOR DE MUELAS

"La solución evidente es dejar todo aquello que ocasiona la molestia", opina la doctora Palmer. "Si los alimentos fríos o calientes la hacen padecer, no caiga en los extremos."

No deje de acudir a la odontóloga para resolver el problema, pues la sensibilidad de los dientes no es normal, agrega la doctora Palmer. Mientras tanto, estas son algunas alternativas para que goce de las cosas simples de la vida sin padecer un dolor inesperado.

Cuidado con el cepillo. Con mucha frecuencia, las mujeres se cepillan los dientes con mucho vigor, como si estuvieran tallando el suelo, dice Diane Schoen, higienista dental, ayudante de profesor y coordinadora del Programa de Odontología Preventiva en la Universidad de Medicina y Odontología de Nueva Jersey, en Newark. Lavar con suavidad es el mejor camino para eliminar la placa bacteriana, dice Schoen. La técnica correcta, y no la fuerza del lavado, es la clave.

Cambie su cepillo viejo por uno más suave. "Por lo general, a todo el mundo le recomiendo un cepillo suave y un extrasuave para las que ya tienen desgaste", comenta Schoen.

Cambie de dentífrico. Las mujeres suelen caer en la trampa de comprar dentífricos que prometen blanquear y abrillantar sus dientes, observa la doctora Geraldine Morrow, ex presidenta de la Asociación Americana Odontológica, miembro de la Asociación Americana de Mujeres Odontólogas y dentista de Anchorage, Alaska. El problema con algunos de éstos es que son

CUÁNDO CONSULTAR AL MÉDICO

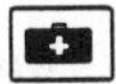

En caso de que una de sus muelas o dientes sea sumamente sensible al frío o calor y el resto de su dentadura no, entonces podría tener esa pieza con caries o rota, argumenta la doctora Mahvash Navazesh, profesora asociada y vicepresidenta del Departamento de Medicina Dental y Salud Pública en la Escuela de Odontología de la Universidad del Sur de California, en Los Ángeles. Siendo así, consulte a su dentista.

También hágalo si padece de sensibilidad general en su dentadura y ésta no desaparece en varias semanas. Su odontóloga le propondrá un tratamiento de flúor, que usted misma podrá aplicarse en casa para reforzar el esmalte de sus dientes y, de ser necesario, ella lo hará para proteger las terminales nerviosas contra los factores externos, expone la doctora Navazesh.

Si su molestia es consecuencia de hábitos como el de apretar o rechinar los dientes, la dentista le hará un protecor de boca para que se lo ponga por las noches, se cerciorará de que no tiene un diente o un empaste asimétrico que ejerza presión en algún punto y origine el malestar, dice la doctora Navazesh.

"Nadie debe considerar los dientes o muelas sensibles como algo normal", previene, la doctora.

tan abrasivos y duros que desgastan el esmalte, considera la doctora Morrow. En cambio, si opta por una marca para dientes sensibles (como Sensodyne, que contiene uno de dos ingredientes protectores –cloruro de estroncio o nitrato de potasio–), con el tiempo bloqueará la sensación de dolor que envían los nervios de sus dientes.

"Estos productos funcionan bastante bien", enfatiza la doctora Caren Barnes, profesora de odontología clínica en la Escuela de Odontología de la Universidad de Alabama, en Birmingham.

Póngase un poco de flúor. El motivo por el cual las dentistas aplican un gel de flúor potente a los dientes es para fortalecerlos. "En casa, use un dentífrico con mucho flúor, aprobado por la Asociación Odontológica Americana, y talle sus sensibles dientes varias veces al día", recomienda la doctora Morrow.

Ojo con lo que come. Un refresco de dieta con una rajita de limón le ahorrará algunas calorías, pero podría costarle su esmalte. En caso de que tenga los dientes sensibles, limite su ingestión de alimentos muy ácidos –por ejemplo, jitomate y cítricos– y bebidas como los refrescos, expresa la doctora Morrow. En cambio, tome leche descremada o agua.

Sentimiento de exclusión

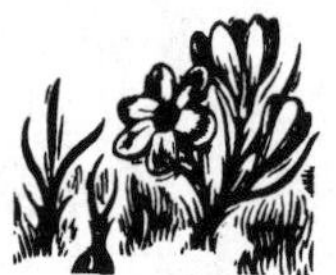

Tome la iniciativa

Las posibilidades de quedar excluida son, en esencia, interminables. No existe ninguna casita en el campo, patio escolar, universidad, fraternidad de estudiantes, liga de boliche u hogar lo bastante grande como para dar cabida a todo el mundo.

"Una de las lecciones más difíciles de la vida es que usted no puede quedar integrada en todo", afirma la doctora Susan Seidman, psicóloga y profesora asociada de la Universidad de Fordham, en la ciudad de Nueva York. "En un momento u otro, el ser humano se siente excluido."

El sólo hecho de reconocer lo anterior provoca dolor, la inseguridad momentánea en una misma y la decepción de haber quedado relegada.

No obstante, algunas de nosotras somos más sensibles al rechazo que otras y lo sentimos como algo cruel, señala la doctora Seidman. Si los miembros de la familia no depositaron su confianza en nosotras, si quedamos excluidas de alguna situación en la infancia o si nuestra autoestima se encuentra muy baja en la actualidad, somos más vulnerables.

"El grado de autoestima que se tenga, por lo general, es un buen indicador de la capacidad que se tiene para manejar el rechazo", manifiesta la doctora Seidman. "Si es muy segura de sí misma, el hecho de quedar fuera de una situación no le producirá gran mella."

En concreto, las mujeres suelen ser más sensibles al rechazo que los hombres: interiorizan más el hecho, señala la doctora Seidman. Si una mujer no aprueba un examen de admisión, por ejemplo, es más probable que se diga a sí misma: "No soy lo bastante lista", mientras que un hombre reconoce que: "No estudié lo suficiente." Pensar que una no tiene la inteligencia necesaria es más dañino que el saber que su agenda social está demasiado llena y por ello no puede contraer más compromisos.

El rechazo, cuando es frecuente, puede llevar a la depresión e incluso representar un peligro para su salud. Por otro lado, hay estudios donde se demuestra que el sentimiento de pertenencia contribuye a elevar la calidad de vida, pues ayuda a manejar la tensión.

BUENOS CONSEJOS

Por fortuna, cualquiera puede reducir el rechazo o, dadas las circunstancias, manejarlo mejor así:

Hágase presente. Nunca será incluida si no está presente, advierte la doctora Myrna Shure, profesora de psicología en la Universidad Allegheny para las Ciencias de la Salud, en Filadelfia. Por ello, circule. En lugar de comer su bocadillo en su escritorio, únase a sus compañeros de oficina en la cafetería. En casa, no se encierre en sí misma. Si sus vecinos están jugando en el jardín con sus niños, salga a charlar con ellos.

"Cuanto más evidente sea su presencia, tantas menos probabilidades tendrá de quedar excluida", señala la doctora Susan Heitler, psicóloga clínica de Denver y autora de la audiocinta *Anxiety: Friend or Foe? (Angustia: ¿Amiga o enemiga?).*

Exprese qué le interesa. Comunique a otros que está entusiasmada en realizar actividades con ellos. Si el grupito de compañeros del trabajo que está tomando agua habla de ir a patinar, diga: "Si piensan ir en grupo, me encantaría unirme a ustedes", sugiere la doctora Heitler.

Evalúe su forma de ser. Puede darse el caso de que aun informando a otros su interés para realizar algo, la sigan excluyendo mucho. Si es así, su personalidad podría ser el problema, advierte la doctora Shure.

"En general, a la gente le gusta la compañía de personas felices, agradables, bien arregladas, que manifiestan interés por otros y no critican, se quejan ni hablan mal de terceros", asegura la doctora Heitler.

"Si no está segura de encajar en esta descripción, pregunte a alguien de su confianza cómo es usted, si regularmente dice: 'Me asombró o confundió un poco que no me invitaran a esto o aquello'", sugiere la doctora Heitler. La respuesta que obtenga le ayudará a detectar el verdadero problema. Quizá sea demasiado exigente o dominante.

Aprenda a escuchar. Posiblemente su problema radica en que tiende a dominar todas las conversaciones, por esto los demás se molestan y empiezan a excluirla, advierte la doctora Shure. Por tanto, antes de conversar, primero escuche.

Considere a los otros. Cambiar el tema a otro que responde también a sus intereses podría no captar la atención de los demás, expresa la doctora Heitler. En cambio, es fundamental que desarrolle el arte de hacer preguntas. Cuando impulse a los otros a hablar de sus actividades y preocupaciones, ellos estarán más interesados en invitarla a sus reuniones. Manifieste curiosidad por sus mundos. (Pero no dé consejos si no se los piden.)

Brinde a todos la oportunidad de hablar. Cuide las conversaciones, enfatiza la doctora Heitler. "Asegúrese de que todo el mundo haya hablado, cuando menos, una vez antes de que usted vuelva a tomar la palabra. En caso de que esté ocupando mayor tiempo del requerido para exponer su punto de vista, deje de expresarse e invite a participar a los otros", recomienda la doctora.

Sea breve. Si varias personas están tratando de hablar, limítese a tres oraciones cada vez que le toque su turno, señala la doctora Heitler.

Elija otra opción. ¿Sigue con problemas? Posiblemente está tratando de encajar en el grupo que no debe. Acepte que algunos son muy cerrados, es decir, que no permiten el ingreso a miembros nuevos o que tienen características diferentes a las suyas.

Envíe invitaciones. Programe actividades y reuniones, y como consecuencia tendrá una invitación asegurada, enfatiza la doctora Shure. ¿Le gusta leer? Integre un grupo para discutir libros. ¿Le encanta el cine? Invite a su vecina a ver la película reciente. ¿Practica tenis? Pida a un compañero que juegue una partida con usted.

"Si aun así sigue siendo rechazada, dice la doctora Shure, pruebe todas las tácticas posibles hasta que una *pegue*."

Síndrome de la fatiga crónica

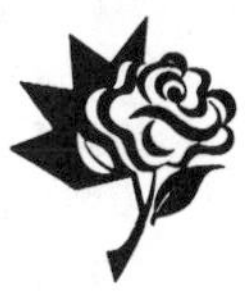

Luche contra el agotamiento interminable

Por sí solo, el nombre de lo que tiene es suficiente como para dejarla extenuada. Su médica lo llama síndrome de disfunción inmunológica por fatiga crónica o SDIFC. Otros, por cuestiones de brevedad, síndrome de fatiga crónica o SFC. Usted no está sólo cansada, sino que lo está tanto que le duelen todos los huesos y lleva mucho tiempo sintiéndose muy mal. Probablemente en ocasiones se siente afiebrada, abandonada u olvidadiza. Siente como si necesitara dormir mucho, pero cuando lo hace, es de forma intranquila.

¿Qué produce el SFC? Nadie lo sabe a ciencia cierta. Algunos investigadores sostienen la teoría de que proviene de una infección viral, de la tensión crónica o algún otro trauma constante que está activando el sistema inmunológico en forma permanente. Sin embargo, los estudios no han detectado el porqué específico, indica la doctora Carol North, ayudante de profesor de psiquiatría en la Escuela de Medicina de la Universidad Washington, en St. Louis.

Según los Centros para la Prevención y el Control de Enfermedades, en Atlanta, la mayoría de los pacientes a los que se les diagnostica un caso de SFC son del sexo femenino; en su mayor parte caucásicas y, sobre todo, entre los 25 y los 45 años.

¿ENFERMA O SIMPLEMENTE AGOTADA?

El indicador del SFC es una fatiga inmensa, inexplicable, que no mejora con el descanso. Con frecuencia, las mujeres recuerdan con exactitud cuándo se empezaron a sentir así e incapaces de proseguir con sus labores diarias.

Si le han diagnosticado un caso de SFC, seguramente ha venido experimentando, cuando menos, cuatro de los síntomas siguientes:

- Mala memoria o poca concentración.
- Dolor de garganta.
- Ganglios linfáticos sensibles (glándulas localizadas en el cuello, las axilas y otras partes del cuerpo.)
- Dolor de articulaciones.
- Dolor muscular.
- Jaquecas.
- Fatiga extraordinaria después de actividades normales.
- Sueño que no repara su energía.

AYÚDESE A SENTIRSE MEJOR

Mientras la causa exacta del SFC siga siendo un misterio, las expertas aseguran que respecto a este problema existen algunas medidas que la ayudarán a sentirse mejor, lo que la colocará en el camino que lleva hacia la recuperación.

Practique la caminata matutina. Los síntomas del SFC varían de una mujer a otra, y de un día a otro, para la misma mujer, explica la doctora Jill Anderson, enfermera especialista del Centro Médico de Chicago, de la Universidad de Illinois. Pruebe el tipo de día que tendrá efectuando una pequeña caminata cada mañana. Usted comprobará si fue bueno o malo, dependiendo de cómo se sienta con las actividades realizadas durante el mismo.

Use estrategias para recordar. Los problemas de memoria ligados al SFC son sumamente perturbadores para las mujeres, manifiesta la doctora Anderson. "Se sienten muy mal cuando se olvidan de quehaceres básicos, como por ejemplo, dónde guardan el café. Así pues, ordene su cocina. Haga listas. Escríbase recados y péguelos en algún lugar destacado. Etiquete los cajones y guarde todo lo indispensable en lugares visibles", sugiere la doctora.

Planee descansos. "Si tiene que asistir a una reunión importante que requerirá mucha energía, por ejemplo, una boda", dice la doctora Anderson, "deje libre el día anterior al acontecimiento –y el posterior– para descansar."

Que trabajen las ruedas. En caso de que tenga que cargar algo –por ejemplo, los abarrotes– ayúdese con un carrito con ruedas, apunta la doctora Anderson. "Si su supermercado cuenta con carritos de compras motorizados, utilice uno."

CUÁNDO CONSULTAR AL MÉDICO

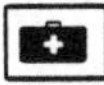

"Al parecer, las personas que superan mejor el síndrome de la fatiga crónica son las que siguen el tratamiento durante seis meses", asegura la doctora Debra Buchwald, directora de la clínica para el Síndrome de la Fatiga Crónica y profesora asociada de medicina en el Centro Médico Harborview, de la Universidad de Washington, en Seattle. "Por ello, le recomiendo consulte a su médica si siente una fatiga inexplicable que le dura más de un mes."

Quien tenga fatiga crónica, después de estar un rato de pie, podría también sufrir un mal que afecta la regulación de la presión arterial: su corazón envía menos sangre en vez de la normal. Este padecimiento, llamado hipotensión, se combate con dieta y medicamentos.

Siéntese para trabajar. Tenga un banquito en la cocina para cocinar y lavar los platos sentada. También coloque uno en el baño para sentarse mientras se ducha, señala la doctora Anderson.

Asimismo, si trabaja en una oficina, la silla adecuada, debidamente alineada con su escritorio o computadora, hará que esté más cómoda, manifiesta la doctora Dedra Buchwald, directora de la clínica para el Síndrome de la Fatiga Crónica y profesora asociada de medicina en el Centro Médico Harborview de la Universidad de Washington, en Seattle. Para encontrar el asiento que le funciona mejor, tal vez tenga que pedir la asesoría de un terapeuta ocupacional, expresa la doctora Buchwald.

Pida a su marido que la ayude. "Las mujeres que padecen el síndrome de la fatiga crónica y se las arreglan mejor son aquellas que tienen maridos amorosos, con ganas de ayudarlas y apoyarlas, y que lo hacen lo más que pueden", asegura la doctora Buchwald.

Pida ayuda por correo electrónico. "Los grupos de apoyo, por línea de computadora, ayudan a las mujeres que padecen este síndrome a mantener un buen estado de ánimo", expresa la doctora Anderson. "Conozco a algunas mujeres que tienen ese padecimiento y usan la computadora para hacer viajes fantásticos, en cruceros, y proyectar fiestas."

Tome mensajes. La doctora Anderson sugiere que pida a la compañía telefónica el servicio de identificación de llamadas, esto con la finalidad de que pueda seleccionarlas y hablar sólo con quien lo desee. Mantenga activada su máquina contestadora, sugiere la doctora. "De esta manera, podrá contestar las llamadas cuando tenga ganas de charlar."

Duerma sus horas. "Si padece el síndrome de la fatiga crónica, necesita dormir bien, es una prioridad", expone la doctora Anderson. (Para más consejos acerca de cómo conseguir un sueño reparador, véase la página 268.)

Síndrome del intestino irritable

Apacigüe el alboroto digestivo

Es innegable que en ocasiones usted tiene un mal conocido como entrañas furibundas, es decir, padece el síndrome del intestino irritable (SII): sus tripas hacen ruido muchas veces. Su aparato digestivo enturbia, retumba y expele gases. Algunas veces, tal vez padezca con frecuencia diarrea alternada con estreñimiento o simplemente éste último. En general, tiene dolor de abdomen y también es probable que gases y flatulencias.

Un problema así le arruinará el día, pues estará pegada al baño cuando podría andar en la calle o tuviera que asistir a una junta importante. Realmente, los intestinos irritables la harán una experta de cómo encontrar un baño público en su población.

El SII suele ser un problema crónico: dura mucho tiempo. Nadie sabe qué lo produce, pero sí que la dieta y tensión agudizan los síntomas.

CÓMO ACALLAR LOS RUGIDOS

Por fortuna, las doctoras dicen que el sólo hecho de hacer unos cuantos cambios sencillos en su dieta y sus hábitos diarios le ayudarán a convertir su intestino furibundo en uno tranquilo.

No abuse de los laxantes. Si el malestar del estreñimiento o diarrea la despiertan por las noches, o se le presenta cuando está a punto de subirse a un avión, o de asistir a un acto importante, tome un medicamento laxante o

Más fibra, lento pero seguro

Las doctoras coinciden en que la cantidad de fibra incluida en la dieta es vital para aliviar el síndrome del intestino irritable (SII). La doctora Jacqueline Wolf, gastroenteróloga, ayudante de profesor de medicina en la Escuela de Medicina de Harvard y codirectora del Centro de Enfermedades Inflamatorias de los Intestinos en el Hospital de la Mujer y Brigham, en Boston, y las nutriólogas de ese centro, ofrecen estas sugerencias.

- Aumente la cantidad de fibra en su régimen alimenticio lentamente, para que al igual su cuerpo se adapte. Empiece con ocho gramos al día (equivale a un tercio de taza de cereal Bran Buds o a dos peras) y aumente su ingestión entre tres y cuatro gramos al día hasta llegar a 30 diarios.
- Si tiene demasiados gases, flatulencia o diarrea, ingiera la fibra en menor cantidad (dos gramos al día, en lugar de cuatro).
- Coma alimentos con mucha fibra antes de probar los complementos, estos son más caros que los primeros.
- Opte por frutas y vegetales frescos en lugar de enlatados, siempre que pueda.
- Rocíe salvado sobre alimentos fríos, al puré de manzana y yogur.
- Eche un poco de salvado en un rollo de carne.
- Agregue salvado al preparar pan en casa, o cómprelo de grano integral 100 por ciento.
- Programe sus comidas con base en leguminosas, por ejemplo frijoles o habas, en lugar de carne.
- Consuma cereales y nueces (éstas tienen mucha fibra) en lugar de golosinas azucaradas.
- Beba cuando menos ocho vasos de 250 decilitros de agua al día para que las heces sean más suaves y voluminosas.

antidiarreico, sugiere la doctora Ernestine Hambrick, cirujana de colon y recto en el Hospital Michael Reese de Chicago. Mas no se habitúe a tomarlos. Sufriría un efecto yo-yo sin atacar el problema fundamental, agrega la doctora Hambrick. Pasará del estreñimiento a la diarrea y viceversa; además de que podría desarrollar un colon perezoso: deja de trabajar por sí solo.

Para un alivio duradero, lo mejor es optar por soluciones naturales, manifiestan las doctoras.

Coma mucha fibra. La fibra es esencial para estabilizar el SII, porque da volumen y suaviza las heces, lo que regulariza la irritabilidad de sus intestinos, dice la doctora Ann Ouyang (titulada en Gran Bretaña), profesora de medicina y jefa de la División de Gastroenterología del Centro Médico Milton S. Hershey del Colegio de Medicina de la Universidad Estatal de Pennsylvania, en Hershey. Por eso, si está estreñida, la fibra le ayudará a ir al baño con más regularidad y, si tiene diarrea, dará solidez a las heces acuosas.

Un ejemplo de la cantidad adecuada de fibra al día es el siguiente: un cereal de salvado a la hora del desayuno, un sandwich de pan integral a la hora de comer y una papa al horno, media taza de chícharos y una taza de fresas a la hora de cenar, detalla la doctora Jacqueline Wolf, gastroenteróloga, ayudante de profesor de medicina en la Escuela de Medicina de Harvard y codirectora del Centro de Enfermedades Inflamatorias de los Intestinos en el Hospital de la Mujer y Brigham, en Boston.

Pruebe un complemento. El lado negativo de los alimentos con mucha fibra es que mientras su organismo los acepta, posiblemente se sienta llena de gases y flatulencias. Para las que no están acostumbradas a comerla, las expertas sugieren que pruebe un complemento de fibra natural –por ejemplo, marcas Fibercon, Metamucil o Citrucel–. De éstas, el Citrucel generalmente forma menos gases, señala la doctora Hambrick.

Los complementos ablandan las heces duras y secas y dan volumen a las acuosas y sueltas. En ambos casos son efectivos. Adquiéralos en los supermercados y las farmacias, en forma granulada o líquida. Elija la presentación que más le agrade. Cabe señalar que todos requieren que se beban muchos líquidos a lo largo del día para que funcionen correctamente. Una manera de lograr esto consiste en beber líquidos una hora sí y otra no, sugiere la doctora Hambrick.

Tome un poco de pectina. La pectina, otra gran fuente de fibra, está presente en fruta como la papaya, las naranjas y las toronjas. Existe la pectina

CUÁNDO CONSULTAR AL MÉDICO

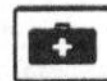

Usted siempre ha ido al baño, como relojito, una vez al día. Actualmente, lo hace cada tercer día o padece de estreñimiento alternado con diarreas. Estos cambios, o cualquier otro, en el funcionamiento intestinal, sobre todo si van acompañados de dolor de abdomen, que se agrava en situaciones de tensión y alivia defecando, son señales concretas del síndrome de los intestinos irritables, expone la doctora Ann Ouyang (titulada en Gran Bretaña), profesora de medicina y jefa de la División de Gastroenterología en el Centro Médico Milton S. Hershey del Colegio de Medicina de la Universidad Estatal de Pennsylvania, en Hershey.

Otros síntomas suelen indicar una afección más grave. Consulte a su médico cuando:

- Haya sangre en las heces.
- Baje de peso inexplicablemente.
- La diarrea la despierte por las noches.
- Tenga estreñimiento, diarrea, dolor de abdomen o una combinación de los tres, tan grave que no trabaje durante varios días ni realice ninguna actividad social.

de manzana. En la mayor parte de las tiendas de productos naturistas se vende este complemento natural en forma de grano, expresa la doctora Wolf. Rocíe un poco de pectina de manzana sobre sus alimentos o disuélvala en un líquido.

Pida agua, y pídala doble. "El agua ayuda a que los alimentos recorran el intestino sin dificultad y da volumen a las heces", señala la doctora Wolf. Trate de tomar entre seis y ocho vasos de un cuarto de litro al día.

Descafeíne su existencia. "La cafeína estimula los intestinos y hace que el sedimento los recorra muy rápido", observa la doctora Hambrick. Sin embargo, no basta con bajarle al café. El chocolate, el té y algunos refrescos, al igual, la contienen, así que también elimínelos de su dieta.

Lleve un diario de su dieta. Si no ha averiguado qué alimentos concretos le producen molestias, lleve un diario donde registre los síntomas y lo que comió el día que aparecieron. Una advertencia: "Los alimentos acabados de comer tal vez no sean los que producen el malestar", argumenta la doctora Wolf. Hay reacciones tardías a ciertos alimentos, se llegan a presentar muchas horas después de haber comido algo, por lo que, no cabe duda, el diario tendrá fallas. Sin embargo, le ofrecerá pistas muy útiles.

No consuma trigo ni productos lácteos. Muchas personas con SII son sensibles al trigo, la leche y demás productos lácteos, observa la doctora Wolf. Si usted forma parte de ellas y compra alimentos ya preparados, quizá no se dé cuenta que éstos están entre los ingredientes que los componen, a menos de que lea bien la etiqueta. Por tanto, lea antes de ingerir. (Para formas prácticas acerca de cómo manejar la intolerancia a la lactosa, que puede contribuir al SII, véase la página 372.)

Coma en casa. El detonante de este padecimiento también podría estar en el hecho de comer fuera de casa, independientemente de lo que come, expone la doctora Sheila Crowe, gastroenteróloga y ayudante de profesor de medicina en el departamento de Medicina Interna de la División de Gastroenterología de la Sucursal Médica de la Universidad de Texas, en Galveston. Incluso en los restaurantes más limpios y agradables, las personas que tienen el SII en ocasiones encuentran que la magnífica comida les genera una serie de problemas. La reacción podría ser por los alimentos pesados o muy condimentados, o por los aderezos que se les ponen.

Muévase. "El ejercicio contribuye muchísimo al funcionamiento normal del colon: hace que se muevan las heces", manifiesta la doctora Hambrick. Realice lo que más le guste –nadar, correr, caminar–, cualquier tipo de ejercicio aeróbico, mínimamente tres veces por semana, o cuatro, o cinco, si le es posible.

Quítese la tensión. Las tensiones acentúan los síntomas del SII. Para aliviar su colon, practique alguna forma de relajarse que realmente le funcione, ya sea que escuche una cinta de relajación, medite o sólo se tome un tiempo de descanso para usted, afirma la doctora Robyn Karlstadt, gastroenteróloga en el Hospital de Posgrado de Filadelfia. "Desconéctese de todo lo que le rodea durante unos 20 minutos todos los días."

Un último consejo: sea realista, dice la doctora Karlstadt. Es segurísimo que no pueda tomarse ese tiempo cuando los niños regresan a casa, de la escuela. Pero, ¿qué tal que ocupe el tiempo en el que ellos hacen su tarea? Analice todas sus opciones.

Síndrome premenstrual

Ayuda para una semana terrible

Le pasa lo mismo cada mes. Todo marcha bien y, de repente, ¡zas!, una o dos semanas antes de su menstruación usted se pone taciturna, irritable, deprimida, tensa, con dolor de cabeza o hinchada y cansada y tiene mucha dificultad para concentrarse. (O, tal vez, tiene la *suerte* de padecer todos estos síntomas al mismo tiempo.)

Sólo entre 1 y 5 por ciento de las mujeres manifiestan síntomas agudos del síndrome premenstrual, o SPM, lo bastante graves como para afectar su trabajo y su vida social o, cuando menos, para que los noten los demás. (Las revistas masculinas también tratan el tema del SPM.) No obstante, la gran mayoría manifiestan estos malestares en grado menor, según la doctora Karen J. Carslon, instructora en la Escuela de Medicina de Harvard y directora de Asociadas para la Salud Femenina en el Hospital General de Massachusetts, en Boston.

UN PROBLEMA QUE NO DEBE AFECTAR SU VIDA

Las doctoras opinan que debe estar segura que el SPM no significa ser neurótica (ni psicótica). Que tampoco padece, necesariamente, niveles hormonales elevados. Las investigadoras suponen que el SPM se dispara a causa de cambios sutiles en la generación de serotonina –sustancia que afecta el estado de ánimo– en el cerebro.

Mientras la ciencia no encuentre una explicación, las doctoras proponen estos remedios para aminorar el SPM.

Su café con cafeína cámbielo a descafeinado. El café –o cualquier otra bebida con cafeína– exacerba la irritabilidad y tensión relacionadas al SPM, indica la doctora Yvonne S. Thornton, médica asociada eventual en el Hospital Universitario Rockefeller, en la ciudad de Nueva York, y directora del

LO QUE HACEN LAS DOCTORAS

Ninguna decisión apresurada

Doctora Ann Honebrink

La codirectora del Centro para la Salud de la Mujer en la Escuela de Medicina MCP-Hahnemann de la Universidad Allegheny para las Ciencias de la Salud, en Filadelfia, no presta demasiada atención a los síntomas de su síndrome premenstrual (SPM). Sin embargo, la doctora Anne Honebrink dice que el escuchar las experiencias de las mujeres que atiende, y sumadas a la propia, es innegable la existencia del SPM. Cuando llega a notar estas molestias, por ejemplo irritabilidad y fatiga, las enfrenta no perdiendo la perspectiva.

"Verdaderamente creo que sirve de mucho poner un límite, es decir, ubicar al SPM en su justo valor", expresa la doctora. "Una tal vez sienta que se quiere divorciar de su marido o renunciar a su empleo. Cuando es así, me digo que reconsideraré el asunto la semana entrante."

"Esto me ayuda a decir: 'Bueno, sé que ahora me siento así, pero estaré mejor cuando me baje la regla'. Ello no logra quitar el SPM", manifiesta la doctora, "mas sí da la posibilidad de manejarlo."

Centro de Análisis Diagnósticos Perinatales en el Hospital Memorial Morristown, en Nueva Jersey. "La cafeína provoca que no duerma bien, lo que la acelerará más." Por eso, cuando sienta que se aproxima el SPM, la doctora Thornton propone que cambie su café normal por Decaf o infusiones de hierbas.

Controle su propensión a lo dulce. Muchas mujeres desean comer dulces antes de la menstruación, pero consumir galletas, pasteles o dulces seguramente aumentará su nerviosismo, porque eleva muchísimo los niveles de azúcar en sangre, detalla la doctora Thornton. Cuando sienta el deseo de algo dulce, cómase una manzana en lugar de una barra de chocolate.

Coma cantidades pequeñas y con frecuencia. Las comidas compuestas de raciones pequeñas e ingeridas con mayor frecuencia conservan estables los niveles de azúcar en la sangre, manifiesta la doctora Ellen Freeman, directora del Programa del SPM en el Centro Médico de la Universidad de Pennsylvania, en Filadelfia. Esto la ayudará a tranquilizarse y también a reducir su deseo por lo dulce.

Coma un poco de espagueti. Una dieta para combatir el SPM con muchos carbohidratos complejos –por ejemplo, el espagueti y pan de trigo integral– desaparece el antojo de ciertos alimentos y el mal humor, afirma la doctora Freeman. Los carbohidratos complejos tienen mucho que ver con los niveles más altos del triptófano: sustancia química del cerebro necesaria para producir serotonina, ésta influye en el estado de ánimo.

Cuide sus minerales. Un complemento diario de 200 miligramos de magnesio, antes de la menstruación, suele contrarrestar los síntomas, expone la doctora Carlson.

Asimismo, una dosis diaria de 1,200 miligramos de calcio alivia las jaquecas y otros malestares relacionados con su periodo, según un estudio realizado por la doctora Susan Thys-Jacobs, médica de la División de Medicina Interna General en el Centro Médico Monte Sinaí, en la ciudad de Nueva York.

Tome sus vitaminas. Hay investigaciones que demuestran que tomar entre 50 y 100 miligramos diarios de vitamina B_6 durante el SPM disminuye la depresión, irritabilidad y otros síntomas, afirman las especialistas, probablemente porque interviene en el metabolismo de la serotonina, apunta la doctora Carlson.

CUÁNDO CONSULTAR AL MÉDICO

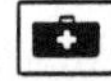

Se supone que el síndrome premenstrual (SPM) es una serie de molestias menores, a no ser que afecte su desempeño en el trabajo o le impida ir al mismo. Cabe decir lo mismo si no controla a sus hijos durante esa época del mes o tiene problemas con su esposo. Si esto le resulta conocido, vaya a consulta médica.

Si está bajo aguna forma de control de la natalidad que no sean las píldoras, su doctora posiblemente le sugiera que las tome. Las píldoras anticonceptivas eliminan las fluctuaciones de los niveles hormonales y, en el caso de algunas mujeres, ayudan a aliviar los síntomas del SPM.

Ingerir entre 150 y 200 unidades, establecidas internacionalmente, de vitamina E antes de la regla, también es de gran ayuda, comenta la doctora Carlson, aunque no se conoce bien el proceso.

Sazone sin sal. Una dieta con poca sal evita la inflamación premenstrual, expresa la doctora Thornton, al igual que las jaquecas y mejora la concentración mental, pues el SPM origina un cierto grado de edema, o inflamación, en el cerebro.

Haga ejercicio para las endorfinas. El ejercicio aeróbico da una enorme sensación de bienestar: estimula la producción, en el cerebro, de las sustancias naturales que nos hacen sentir bien y se llaman endorfinas. El ejercicio en forma regular es más importante y benéfico que realizarlo de forma intensa y esporádica, dice la doctora Freeman. "No tiene que entrenar como si fuera una deportista olímpica", enfatiza la doctora. "Únicamente salga tres o cuatro veces por semana a caminar o correr una media hora."

Si durante su SPM aumenta la cantidad de ejercicio que efectúa regularmente, aliviará muchos síntomas, afirma la doctora Thornton. Si normalmente camina 30 minutos, tres veces por semana, camine un poco más y aumente los días cuando sienta cercano el síndrome premenstrual.

Suba su ánimo con una técnica de brillantez. La depresión del SPM se elimina con luces brillantes, según datos de un estudio realizado en el Departamento de Psiquiatría de la Escuela de Medicina de la Universidad de California, en San Diego. Las investigadoras y doctoras Gabrielle M. Cerda y Barbara L. Parry pidieron a un grupo de mujeres que padecían SPM que se sentaran a un metro de distancia de una serie de luces brillantes y que las miraran de vez en cuando, entre las 6:30 y las 8:30 de la mañana, o las 7:00 y 9:00 de la noche, durante siete o diez días antes de su periodo. Un grupo significativo de ellas manifestó sentirse menos deprimido después de esas sesiones. Los ciclos corporales circadianos (de un día a otro) modificados, que aparentemente guardan relación con las alteraciones del estado de ánimo o la elevada producción de ciertas hormonas antidepresivas, explicaron el cambio de humor de esas mujeres, expresan las investigadoras.

Sinusitis

Alivio para la nariz que siempre está mormada

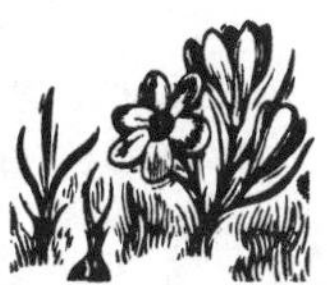

Los senos nasales que no se encuentran en buen estado de salud producen muchísimos problemas, como por ejemplo, jaquecas, dolor facial, tos, congestión y mucosidad postnasal, así como tener una nariz siempre mormada.

Es probable que usted o alguien muy cercano conozca demasiado bien la opresión, el dolor y la sensación de obstrucción que son los síntomas clásicos de la sinusitis (también conocida como problemas en los senos nasales).

La sinusitis es de dos tipos: aguda y crónica. Las dos afectan las cavidades huecas de la estructura ósea en torno a los ojos y la nariz. La primera suele durar poco, es producida por un catarro o gripe y va acompañada de dolor facial, flujo de mucosidad purulenta, congestión y en ocasiones fiebre. Los antibióticos son el tratamiento acostumbrado; pero los descongestionantes y los remedios caseros, al igual, alivian estos malestares. La sinusitis crónica es menos fuerte, pero constante y con frecuencia tiene su origen en alergias y contaminantes ambientales.

DESTAPE LOS SENOS NASALES OBSTRUIDOS

Sea como fuere, no cabe duda que querrá anotar este padecimiento en su lista de problemas médicos personales de riesgo. Siga estas sugerencias que le brinda una de las doctoras más prestigiadas.

Instale un acondicionador de aire en su habitación. "Lo primero que debe hacer es eliminar de su entorno los contaminantes que influyen en su problema de senos nasales", indica la doctora Barbara P. Yawn, profesora asociada de medicina familiar y salud comunitaria en la Universidad de Minnesota, en Minneapolis, y directora de investigaciones en el Centro Médico Olmstead, en Rochester, Minnesota. No olvide cambiar el filtro con regularidad.

CUÁNDO CONSULTAR AL MÉDICO

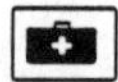

Cuando ya ha intentado todo y el dolor crónico de los senos nasales provoca que la vida le resulte difícil, acuda a su médica, propone la doctora Barbara P. Yawn, profesora de medicina familiar y salud comunitaria en la Universidad de Minnesota, en Minneapolis, y directora de investigaciones en el Centro Médico Olmsted en Rochester, Minnesota. "Existen varias alternativas que aliviarán su malestar rápidamente. Los *sprays* nasales tópicos con cortisona son muy efectivos, pues tienen pocos efectos colaterales", aclara la doctora.

Los síntomas de la sinusitis que requieren atención especializada son:

- Mucosidad purulenta, verde, amarilla o maloliente.
- Tos persistente.
- Fiebre.
- Malestar facial o jaquecas.
- Dolor de muelas.

"Los pequeños vellos del interior de sus fosas nasales filtran las partículas transportadas por el aire –humo, polen, hongos y otros contaminantes–. Éstos irritan el recubrimiento de su nariz y los senos de la misma y ocasionan la inflamación que produce la sensación de opresión y obstrucción", expone la doctora Yawn. "Haga todo lo necesario para evitarlos."

Pida a otra persona que limpie. "No limpie el polvo de ser posible", aconseja la doctora Yawn. "Si tiene que hacerlo, póngase un tapaboca", agrega la doctora, quien también sugiere que lo use cuando vaya a emplear limpiadores de hornos y otras sustancias químicas agresivas.

Humecte su casa. "Los vellos internos de la nariz que filtran los irritantes funcionan mejor cuando están abultados y húmedos", detalla la doctora Yawn. "Asegúrese de humectar el aire que respira." Coloque humidificadores en su casa y oficina. Cabe señalar que existe una manera correcta y otra incorrecta de humectar un cuarto. "El rocío del humidificador debe caer cerca de su cara", señala la doctora Yawn. "Si lo pone en el suelo, humectará la alfombra: esto no le servirá de nada a su nariz." Asimismo, recomienda usar humidificadores de aire frío, así como limpiarlos con regularidad.

Dése un duchazo superlargo. "Antes de acostarse, un duchazo largo, con agua caliente, la humidificará para que duerma bien toda la noche", añade la doctora Yawn.

Beba mucho. Asegúrese de beber, cuando menos, ocho vasos de líquido al día, propone la doctora Carol Fleischman, médica de planta en la Escuela de Medicina MCP-Hahnemann de la Universidad Allegheny de las Ciencias de la Salud y del Centro para la Salud de la Mujer, ambos en Filadelfia. "Se necesita hidratar interna y externamente para conservar los conductos nasales bien húmedos."

No dependa de **sprays** *ni de pastillas.* "Si padece sinusitis crónica, será un error depender de los *sprays* nasales –como el Afrin– o las pastillas descongestionantes –como el Sudafed–. Los dos producirán un efecto de rebote", observa la doctora Yawn. En otras palabras, funcionan temporalmente, pero a largo plazo agravan el problema. Cuando se encuentra en un avión o en una situación en la que no puede darse el lujo de estar mormada, aplique el *spray* nasal o ingiera una pastilla descongestionante para obtener alivio temporal.

Taquicardia

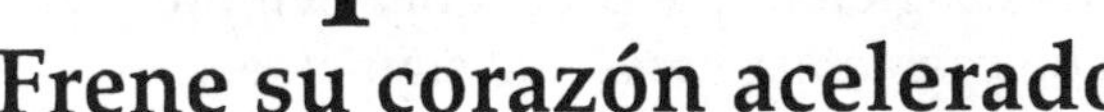

Frene su corazón acelerado

El corazón de cualquier persona late más rápido cuando corre para alcanzar un autobús o vira el automóvil para no chocar, así salta a más de 100 latidos por minuto, en comparación con su promedio normal de entre 60 y 80 latidos, más o menos.

Sin embargo, si el suyo simplemente empieza a acelerarse sin un motivo aparente, tal vez tenga taquicardia, un malestar en el que se acelera temporalmente: su ritmo es más rápido de lo normal, expone la doctora Pamela Ouyang, profesora asociada de medicina en la Escuela de Medicina de la

Universidad Johns Hopkins y cardióloga del Centro Médico Johns Hopkins de Vayview, ambos en Baltimore. El aceleramiento de su corazón puede durar apenas unos cuantos segundos, mas para las mujeres que padecen taquicardia, la velocidad de los latidos es muy notoria.

Ante una situación así, esto es lo que ocurre: el corazón tiene un pequeño grupo de células que normalmente generan señales eléctricas para mantener su ritmo, cualquier parte del mismo produce estos latidos rápidos, explica la doctora Ouyang. Aun cuando los ataques temporales de taquicardia no son peligrosos en sí, en algunas personas sí llegan a ser señal de una enfermedad del corazón: hipertensión, cardiopatía (una anormalidad del músculo del corazón), o son avisos de válvulas dañadas en esa zona. En muchas otras que no padecen alguna enfermedad del corazón son inofensivos, porque no hay probabilidades de un infarto, afirma la doctora Ouyang.

En este último caso, los latidos rápidos del corazón no son motivo para alterarse. "Todas aquellas personas que se angustian suelen experimentar una taquicardia benigna, inofensiva", explica la doctora Ouyang. También las que sufren ataques de pánico –de miedo: el corazón se acelera, pues tiene la sensación de un acontecimiento fatal–. (Para detalles acerca de cómo manejar ataques de pánico, véase la página 505.)

TÉCNICAS PARA CALMARSE

Aunque todos los padecimientos de taquicardia deben ser evaluados por un médico, las expertas sugieren que practique, siempre y cuando la suya no esté relacionada con problemas graves, lo siguiente.

Contraiga los músculos del estómago. Tan pronto como su corazón empiece a acelerarse, apriete los músculos de su estómago, aconseja la doctora Deborah L. Keefe, profesora de medicina en el Centro Médico Cornell y cardióloga del Centro Oncológico Memorial Slon-Kettering, ambos en la ciudad de Nueva York. Esta técnica hará que los músculos del abdomen ejerzan presión sobre el grupo de nervios que indicará al sistema eléctrico de su corazón que se desacelere.

Enfríese. Inhale profunda y largamente y exhale lentamente, detalla la doctora Keefe. A veces, la relajación es todo lo que se requiere para detener la taquicardia. Para lograr ésta, la respiración profunda es uno de los caminos más rápidos y efectivos.

CUÁNDO CONSULTAR AL MÉDICO

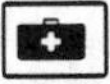

Si su corazón se acelera de repente, sin motivo alguno, no lo ignore, señala la doctora Pamela Ouyang, profesora de medicina en la Escuela de Medicina de la Universidad Johns Hopkins y cardióloga en el Centro Médico Johns Hopkins de Bayview, ambos en Baltimore. Hágase una revisión, sobre todo si los latidos acelerados:

- Van acompañados por debilidad, mareo o falta de aire.
- Se repiten una y otra vez, es decir, no son alteraciones que se presentan en forma aislada.

Use el sentido común. Todo lo que altera los nervios –por ejemplo, cafeína y cigarrillos– acelera los latidos del corazón, asegura la doctora Ouyang. Por ello, sobre todo si propende a la taquicardia, use el sentido común y evite lo que pueda darle a su corazón un empujón extra.

Tendonitis y bursitis

Elimine el ¡ay! por jugar demasiado

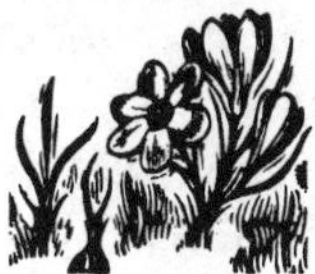

Usted es muy activa. Varias veces a la semana juega partidos de tenis o toma clases de aeróbicos con regularidad. El golf le gusta tanto que siente que nunca ha jugado demasiado. Felicidades, así evita los problemas causados por llevar una vida sedentaria. Sin embargo, su doctora le ha dignosticado tendonitis o bursitis: el precio que, con frecuencia, pagan las que realizan una cantidad excesiva de ejercicio, demasiado rápido.

"Como lo indica su nombre, la tendonitis se presenta cuando los tendones –que conectan los músculos con los huesos– se inflaman", expone la doctora Rosemary Agostini, ayudante de profesor de ortopedia en la Escuela de Medicina de la Universidad de Washington y médica especializada en medicina del deporte y familiar en el Centro Médico Virgina Mason, ambos en Seattle. "Por ello siente dolor."

La bursitis es la inflamación de los sacos o bolsas llenas de líquido, cuya función es disminuir la fricción de las articulaciones del cuerpo, indica la doctora Agostini. Cuando esto ocurre, se manifiesta con hinchazón y dolor.

MALES DIFERENTES, PERO ALIVIO CON LOS MISMOS REMEDIOS

La tendonitis y bursitis son dolorosas. Ante esto, tome algunas medidas rápidas para quitar el malestar.

Suspenda lo que está haciendo. Parece obvio, pero lo último que debe hacer, a pesar del dolor, es seguir con su actividad: así suelen hacerlo las mujeres con personalidad activa. "Se supone que las articulaciones no deben doler cuando una las mueve", expresa la doctora Agostini. "Si molestan es porque su cuerpo trata de comunicarle algo."

Por tanto, si siente un malestar en el hombro cuando juega tenis, cancele su partido inmediatamente hasta que ya no le duela. De lo contrario, el padecimiento se acentuará, advierte la fisioterapeuta Lynn Van, especialista clínica en el Centro de Medicina del Deporte, en Filadelfia.

Saque una cita con el hielo. No hay nada como el hielo para disminuir la hinchazón y el dolor. Compre una bolsa de hielo o sáquelo de su congelador, señala la doctora Agostini. Envuélvalo con un trapo para que no le queme: no lo deje puesto más de 20 minutos y repita tres o cuatro veces al día.

Eleve la articulación. "Si una logra elevar la articulación dolorida sobre el nivel del corazón, disminuirá la inflamación", asegura la doctora Agostini. En caso de que sea el tobillo, póngalo en alto: recuéstese y coloque una o dos almohadas debajo del mismo.

No olvide su medicina. Un antiinflamatorio –por ejemplo, aspirina, ibuprofeno o sodio naproxen (Aleve)– aliviará la hinchazón y el dolor, manifiesta la doctora Agostini. Siga las instrucciones del empaque.

CUÁNDO CONSULTAR AL MÉDICO

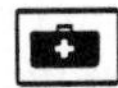

Si su tendonitis o bursitis empeora después de tres o cuatro días, o no mejora con los remedios caseros, consulte a su doctora para que le haga un diagnóstico y descarte otros problemas de salud.

PERMANEZCA EN EL JUEGO

La bursitis y tendonitis tienden a atacar de vez en cuando. Algunas expertas recomiendan tener las siguientes precauciones para mantener controladas cualesquiera de esas dos situaciones.

Mueva su hombro. Es natural que quiera evitar el dolor, pero si consiente su hombro procurando no usarlo, se pondrá rígido y aumenta la probabilidad de volver a lastimarse, dice Van Ost.

Cuando el malestar inicial haya cedido, "realice algunos ejercicios sencillos para conservar flexible esa articulación", propone Van Ost. Si le molesta el hombro a causa de la tendonitis, por ejemplo, Van Ost recomienda cuatro movimientos que le ayudarán. Cada uno empieza con el brazo colgado al lado del cuerpo. Primero, eleve el brazo recto hacia el frente, por arriba de la cabeza, y de ahí bájelo a la posición inicial. Después repita, pero ahora lateralmente, y bájelo. En el tercer ejercicio, estírelo lateralmente, de tal manera que quede perpendicular a su cuerpo y gírelo hacia adentro. Regréselo a la posición inicial. Por último, este ejercicio es parecido al anterior, pero lo tendrá que girar hacia afuera. Repita cada uno de los movimientos diez veces antes de pasar al siguiente. "Lleve a cabo su rutina continuamente, una o dos veces al día, así conservará la flexibilidad, mas no abuse: no irrite la articulación", observa Van Ost.

Fortalézcase. Otra alternativa de combatir la tendonitis y bursitis ocasionadas por el exceso de uso de una coyuntura, es cerciorarse de que su miembro está en condición de desarrollar las tareas que le asigna, enfatiza la doctora Agostini.

El consejo de Van Ost es practicar ejercicios específicos y adecuados para la coyuntura que le duela. Por ejemplo, si tiene bursitis en la rodilla, súbase a una bicicleta fija con los pedales ajustados a media resistencia para que no sienta molestia alguna en la rodilla, entre cinco y diez minutos.

Haga calentamiento y estiramientos. Un buen calentamiento evita la rigidez y es esencial para combatir la bursitis y tendonitis, asegura la doctora Agostini. Por otro lado, no olvide estirarse cuando menos durante cinco o diez minutos después de su ejercitación.

Lleve a cabo entrenamientos alternados. ¿Le encanta el tenis, pero odia la tendonitis? No tiene por qué abandonar lo que más ama si varía su rutina. "Juegue tenis cada tercer día y, cuando no lo practique, vaya a nadar o caminar", propone Van Ost.

Revise su raqueta. Si juega tenis, revise el tamaño de su raqueta. En ocasiones, las mujeres acaban con tendonitis porque ocupan una o demasiado grande o muy pequeña, y no pueden sostenerla cómodamente. "Para evitar las lesiones por esto, pregunte a un instructor calificado o al vendedor de una tienda especializada si el tamaño de su raqueta es el correcto", orienta la doctora Agostini.

Cambie sus zapatos viejos. Los tacones gastados de los zapatos para caminar o correr contribuyen a la tendonitis, "revise que su calzado esté en buen estado", dice la doctora Agostini.

Tensión

Libérese

Es innegable que en la Edad de Piedra la vida también estaba llena de tensiones, pero seguramente no había tantas como en la actualidad.

Sin duda alguna, una tenía que correr muy seguido ante la presencia ocasional de un tigre con grandes colmillos y aguantar la conducta de los hombres de Neandertal. Sin embargo, había situaciones buenas: su trabajo de recolectora estaba asegurado, no tenía que preocuparse de que los hijos abandonaran los estudios o que el marido perdiera el camino a casa, pues no existían la educación formal ni las parrandas, y toda la gente creía que el mundo terminaba en el horizonte, de cualquier manera.

MÁS RESPONSABILIDAD Y MENOS CONTROL

"Las mujeres probablemente ahora están sujetas a más presiones que antes", expresa la doctora Camille Lloyd, profesora en el Departamento de Psiquiatría y Ciencias de la Conducta en la Escuela de Medicina de la Universidad de Texas, en Houston. En el trabajo tienen más obligaciones, pero menos seguridad laboral. Hacemos malabarismos debido a los requerimientos que nos imponen nuestros jefes, nuestros hijos y nuestros maridos. Así nuestras relaciones son menos seguras; tan sólo piense en la tasa de divorcios. Además, hay menos probabilidad de contar con una familia grande y unida y amigos de toda la vida que nos brinden su apoyo, pues todo el mundo se muda con gran frecuencia, observa la doctora Lloyd.

Sume a todo lo anterior un exceso de responsabilidad, un escaso autocontrol y una carencia de recursos económicos estables y tendrá como resultado una fuerte tensión, enfatiza la doctora Lloyd. Cabe señalar que las mujeres suelen absorber el estrés que sienten las personas cercanas a ellas, con lo que se agrava el problema.

"Existen investigaciones donde se expone que las mujeres son más sensibles para captar la tensión de las personas que están cerca de ellas", prosigue la doctora Lloyd. "Si sus maridos o hijos lo están, ellas se sentirán más tensas."

Esto no es sano, pues hay estudios que señalan que la reacción fisiológica del cuerpo ante elevados niveles de tensión constante –aumento de la presión arterial, descarga de más adrenalina y generación de otros cambios orgánicos– nos hacen más susceptibles a males graves, como las enfermedades cardiovasculares.

Además, usted tal vez se encuentre deprimida, irritable, desesperada o con los nervios de punta, observa la doctora Sharon Greenburg, psicóloga clínica con consultorio particular en Chicago. Asimismo, tal vez, no pueda dormir, concentrarse o recordar situaciones, personas, datos. Quizá hasta se le presenten jaquecas.

DESÍNFLESE, SUÉLTESE, DESAFÁNESE

Una noticia buena es que puede hacer mucho por aliviar la tensión. Estos son algunos consejos de las expertas.

Tómese un momento para descansar y relájese. El estrés es más perjudicial si es permanente. Ante esto, unos cuantos segundos de relajación le

CUÁNDO CONSULTAR AL MÉDICO 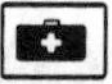

La tensión genera problemas graves de salud, como por ejemplo, males del corazón y alcoholismo. No dude en asistir a una sesión médica si está tensa y presenta:

- Pulso acelerado.
- Mareos.
- Jaquecas intensas.
- Dolor crónico de cuello o espalda.
- Angustia.
- Depresión.

Si el estrés está llevándola a beber o la cantidad que consume es ya excesiva, comuníquese a Mujeres en pro de la Sobriedad al 1-800-333-1606, o al grupo de Alcohólicos Anónimos de su localidad.

ayudarán considerablemente, asegura la doctora Susan Heitler, psicóloga clínica de Denver y autora de la audiocinta *Anxiety: Friend or Foe? (Angustia: ¿Amiga o enemiga?).*

"Tómese minidescansos", propone la doctora. "Si está trabajando y empieza a sentirse tensa, levántese y estírese, o hable con alguna compañera unos segundos." Cuando se halla en casa, descanse en una habitación tranquila.

Tome un descanso más largo, mínimamente, una vez al día, recomienda la doctora Greenburg. "En caso de que tenga hijos, aparte un poco de tiempo para usted, para leer una revista, ver televisión o simplemente no hacer nada." Esto lo puede llevar a cabo mientras los niños duermen la siesta, están en la escuela o jugando solos, apunta la doctora.

Háblelo. Cuando sus actividades rebasen las que verdaderamente puede manejar o tiene muy poco control en su horario para realizarlas, hable del asunto, aconseja la doctora Deborah Belle, profesora asociada de psicología en la Universidad de Boston.

En el trabajo, comuníqueselo a su jefe. Él tal vez ignora que usted tiene demasiado trabajo o que sus tareas son tan ambiguas que invierte una hora más cada día al tratar de entender qué esperan con su desempeño, dice la doctora Belle. También charle con sus compañeros de trabajo para averiguar si ellos han enfrentado situaciones similares y cómo las han resuelto.

"Aunque todo lo anterior sólo sirva para sentirse menos impotente, esto le dará una sensación de control que disminuye considerablemente las consecuencias negativas del estrés", afirma la doctora Heitler.

El enfoque Scarlet O'Hara

Doctora Marian R. Stuart

Cuando la doctora Marian R. Stuart termina sus actividades docentes en el área de medicina familiar en la Universidad de Medicina y Odontología en la Escuela de Medicina Robert Wood Johnson de Nueva Jersey, en Nueva Brunswick, todavía le falta aguantar 45 minutos en un tránsito de locos para llegar a su consultorio, en Morristown, Nueva Jersey. Ahí, ella recibe pacientes durante tres horas, antes de terminar su jornada laboral.

Como autora, educadora médica y psicóloga practicante, la vida de la doctora Stuart no está exenta de tensiones en lo absoluto: dice que a las 10:00 de la noche está bastante tensa. Sin embargo, pone en práctica un consejo de uno de sus propios libros *(Coping With the Stressed-Out People in Your Life [Cómo enfrentar a las personas tensionadas en su vida]* y *The Fifteen-Minute Hour: Applied Psycotherapy for the Primary Care Physician [La hora de quince minutos. Psicoterapia aplicada para el médico de atención básica])* para relajarse y descansar.

"Primero preparo un baño caliente", detalla, y recurre a la aromaterapia de acuerdo con su estado de ánimo. Empieza con 50 gramos de aceite de almendras dulces, que encontró entre los aderezos para ensalada en la tienda de productos naturistas de su localidad. Después, añade 12 gotas de aceite de lavanda para tranquilizarse, seis de limón y cuatro de pachulí para completar su baño con un aura de felicidad. "Me lo tallo en las manos. Su fragancia es magnífica", argumenta la doctora.

Posteriormente, se prepara una taza de infusión con sus hierbas preferidas. Para finalizar, ya acostada en la cama, se toma el tiempo necesario para respirar profundamente, traer imágenes mentales agradables y conjura aquello que la molesta. "No tengo que enfrentarlo ahora. Lo dejaré pasar", se dice a sí misma. "Mañana será otro día."

En casa, dialogue con su marido.

"En las relaciones interpersonales, una mala comunicación es fuente de tensión, en la mayoría de los casos", manifiesta la doctora Rosalind Barnett, psicóloga clínica, profesora visitante en Radcliffe College, en Cambridge, Massachusetts, y coeditora de *Gender and Stress (Sexo y Tensión)*. "Si se encuentra preocupada por su trabajo, su compañero o sus hijos, manifiéstelo en voz alta."

Tómelo con calma. "Si labora en un lugar donde las expectativas no son alentadoras ni realistas, sólo se sentirá más angustiada si expresa: 'Soy verdaderamente incompetente'", asegura la doctora Greenburg. "En cambio, sea objetiva y positiva. Dígase: 'Hago tanto como me es humanamente posible, y más'."

En casa, acepte la realidad de que no le puede dar todo a sus seres queridos, propone la doctora Barnett. "Así que dé lo más que pueda y tenga, y confórmese con ello."

Deje algunas tareas. Según la doctora Barnett, hay estudios donde se concluye que las mujeres que trabajan tiempo completo fuera de su casa, siguen encargándose de más de la mitad de los quehaceres domésticos, especialmente tareas como comprar los abarrotes, preparar la comida, limpiar y criar a los hijos. Luche por una división más equitativa.

Toca su turno a papá. "Otras investigaciones indican que para muchos hombres estar con sus pequeños es como una recompensa después de un día de trabajo duro en la oficina", observa la doctora Barnett. "Cuando los esposos comparten en forma más equitativa, todo el mundo está menos estresado."

Piense antes de renunciar. "Una idea generalizada es la de que el desempeñar varios roles aumenta la tensión", argumenta la doctora Belle. "No obstante, hay datos que muestran que las personas que lo hacen –son trabajadores, padres, maridos, voluntarios de la comunidad– salen mejor libradas." Evidentemente, la satisfacción derivada de un rol amortigua la tensión que se siente en otro.

Así pues, antes de abandonar su papel de madre, pregúntese qué provecho saca del mismo, recomienda la doctora Belle. Por ejemplo, tal vez le da la oportunidad de ser líder, rol que no tiene en el trabajo. De igual manera, la sensación de satisfacción y dominio que experimenta en el trabajo podría ser un antídoto para la tensión que siente cuando educa a un adolescente con pelo morado. En general, una mayor cantidad de roles significa una red de apoyo social más amplia para aliviar el estrés.

El ejercicio, un antídoto muy útil. La satisfacción derivada de actividades efectuadas en el exterior contrarresta presiones de casa y oficina, manifiesta la doctora Lloyd. Las que la ponen en movimiento –tenis, baloncesto, carreras, natación, caminatas– son ideales. ¿Por qué? Porque el ejercicio quema sustancias químicas propiciadoras de la tensión y, a la vez, fortalece su corazón, de esta forma resiste los daños causados por este mal.

Timidez

Pasos infantiles que dan confianza

Carol Burnet fue una niñita tímida que se preocupaba porque no le caía bien a sus compañeros de escuela. Carly Simon era una adolescente retraída y tartamuda. Barbara Walters era una muchachita callada y, hasta la fecha, reconoce que tiene momentos de dudas personales. Elizabeth Taylor, no se queda atrás, dice que es más bien tímida.

Al parecer, la timidez es una característica bastante común, incluso en el mundo de los espectáculos.

"Un porcentaje elevadísimo de personas reconocen haber sufrido cierto grado de timidez en algún momento de su existencia", confirma la doctora Melinda Stanley, profesora asociada de psiquiatría y ciencias de la conducta en la Escuela de Medicina de la Universidad de Texas, en Houston.

POR QUÉ SON TÍMIDAS LAS PERSONAS

Como suele pensarse, tanto los antecedentes genéticos como la crianza determinan, aparentemente, el motivo por el cual somos tímidas o intrépidas. En el primero de los casos no podemos decir lo que pensamos, lograr que nos noten y nos escuchen, explica la doctora Myrna Shure, profesora de psicología en la Universidad Allegheny de las Ciencias de la Salud en Filadelfia. Este problema lleva a la depresión, la angustia y soledad.

CONSEJOS PARA LAS TÍMIDAS

Por fortuna, la mayoría de los adultos también pueden aprender a controlar y disminuir este rasgo. Usted, posiblemente, aún se sienta tímida en algunas situaciones, pero no con frecuencia. Estas son algunas opciones que debe intentar para salir adelante.

Analice sus ideas. En caso que sea del tipo de persona que siempre se dice: "Estoy segura que voy a causar muy mala impresión", ponga en tela de juicio esa suposición, sugiere la doctora Stanley. Es segurísimo que no ha dado malas impresiones antes, ¿o sí? Por tanto, ¿le parece racional pensar así ahora? Relájese.

Respire profundamente. ¿Boca reseca? ¿Corazón acelerado? Para relajarse más, respire lenta y profundamente, indica la doctora Stanley.

Actúe como Barbara Walters. ¿No sabe muy bien qué decir? Imagínese que es periodista. Piense en un tema que despierte su interés. Después, invente una pregunta respecto a ese mismo rubro. Por ejemplo: "¿Qué opina acerca de tomar fotos en el parque?" Ahora, contéstela en voz alta, propone la doctora Shure.

Primero hable con el espejo. Para que le sea más fácil conversar con otros, primero hable frente al espejo. Esto le ayudará a sentirse más segura cuando exprese sus pensamientos y sentimientos. Piense en tres o cinco preguntas que podría hacer y después respóndalas, indica la doctora Shure.

Fíjese metas. "Prométase que, cuando menos, le dirá algo a una persona dentro de los primeros cinco minutos después de que haya llegado a algún lugar", dice la doctora Susan Heitler, psicóloga clínica de Denver y autora de la audiocinta *Anxiety: Friend or Foe? (Angustia: ¿Amiga o enemiga?).* "Cuando ya se han expresado unas cuantas palabras, generalmente es más fácil decir las siguientes."

Dése tiempo. "Si necesita más tiempo, dígase: 'Está bien, necesito 30 minutos para ambientarme, en lugar de tres'", aconseja la doctora Leonora Stephens, psiquiatra de sistemas familiares y profesora asociada de psiquiatría en la Escuela de Medicina de la Universidad Texas Southwestern, en Dallas.

"Hay personas que al integrarse a un grupo en seguida se sienten a sus anchas. Otras experimentan timidez cuando acaban de unirse o llegan a una reunión, pero se sienten bien conforme van teniendo tiempo para ambientarse", señala la doctora Stephens.

La práctica hace al maestro. "Cuando más se exponga a situaciones que le producen angustia, tanto más fácil le resultará manejarlas", afirma la doctora Stanley. Si, como muchas personas tímidas, tiene miedo de hablar en público, practíquelo. Inscríbase en un curso de oratoria –por ejemplo, Toastmasters–, donde lo hará en un ambiente acogedor. Si la idea de que le presenten a una persona le aterra y hace que le suden las manos, entonces lo mejor es que conozca gente. Asista a reuniones relacionadas con el trabajo, sociales, de la iglesia y a otras similares.

Tinnitus

Ruidos que sólo usted oye

Suponga que escucha trinos, rugidos, rechinidos, zumbidos o timbrazos –sonidos molestos que sólo usted puede oír– una y otra vez. Aunque no lo crea, esta es la realidad de las personas que padecen tinnitus.

"El tinnitus –ruidos en el interior de la cabeza, sin que provengan de una fuente externa– puede ir de la mano de una pérdida de la capacidad auditiva", explica la doctora Carol Flexer, audióloga y profesora de audiología en la Escuela de Problemas Comunicativos de la Universidad de Akron, en Ohio.

Las personas que han estado expuestas al ruido la mayor parte de su vida –por ejemplo, músicos, carpinteros y pilotos–, se cuentan entre las afectadas por este mal con más frecuencia, indica la doctora Laura Orvidas, asesora asociada *senior* e instructora del Departamento de Otorrinolaringología en la Clínica Mayo en Rochester, Minnesota.

CUÁNDO CONSULTAR AL MÉDICO 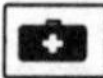

"El tinnitus es como una jaqueca", expresa Anita T. Pikus, jefa de audiología clínica en el Instituto Nacional para la Sordera y Otros Problemas de Comunicación, perteneciente a los Institutos Nacionales de la Salud, en Bethesda, Maryland. "Quienes lo experimentan es por diversas causas, y al igual hay diversos tratamientos."

Si oye ruidos que los demás no escuchan —por ejemplo, timbres, zumbidos, rugidos, ronroneos y demás—, haga una cita con una audióloga u otorrinolaringóloga. Ella le hará un estudio completo y, de ser necesario, la enviará con la especialista médica correspondiente.

"Asimismo, cada vez es mayor la cantidad de jóvenes adultos aquejados por este problema", manifiesta Kathy Peck, directora ejecutiva de H.E.A.R. (por sus siglas en inglés, Hearing, Education and Awarness for Rockers [Audición, Educación y Conciencia para Rockeros]), en San Francisco. Ella pronostica que los adolescentes que asisten a conciertos de rock con regularidad probablemente padecerán tinnitus, así como otros problemas de audición a causa del ruido.

Por otro lado, existen más de 200 fármacos, entre éstos tanto los que requieren receta médica como los que no para su venta (aun la aspirina, quinina y algunos otros antibióticos), que llegan a provocar este padecimiento de manera colateral, advierte la doctora Gloria Reich, directora ejecutiva de la Asociación Americana para el Tinnitus, en Portland, Oregon. El tinnitus también es causado o agravado por las enfermedades cardiovasculares, el estrés, las alergias, una tiroides hipoactiva o la degeneración de los huesos del oído.

El diagnóstico es sencillo, opinan las doctoras.

"Si piensa que tiene tinnitus, entonces sí lo tiene", enfatiza la doctora Reich.

PRIMERO CONCÉNTRESE EN LA CAUSA

Este problema rara vez es señal de algo grave o mortal. No obstante, acuda al médico para que éste descarte, de entrada, desde el punto de vista médico, todas las posibles causas. "Vaya con un otolaringólogo (especialista en el oído y otros problemas relacionados con éste)", opina la doctora Reich.

"Primero conozca la causa, después concéntrese en el tratamiento", exhorta la doctora Reich. De lo contrario, las medidas adoptadas para aliviarse carecerán de sentido.

Si ya le confirmaron que tiene tinnitus, esto es lo que debe hacer.

Sustituya el ruido con más ruido. "Sintonice la radio en estática (entre estaciones) o deje un ventilador prendido cuando se vaya a dormir", sugiere la doctora Reich. "El tinnitus es más notorio cuando hay silencio total. Por tanto, si genera otros ruidos lo acallará un poco."

Conecte un aparato que haga ruido blanco. Si el ruido del ventilador o la estática de la radio no le funcionan, la doctora Flexer recomienda echar mano de aparatos especiales que produzcan ruido blanco –sonidos indescriptibles parecidos a los de la estática–. Otra alternativa es poner en una grabadora o CD que reproduzca el sonido de las olas o el viento, indica la doctora Flexer. "Estas estrategias alivian totalmente a las personas de su tinnitus", manifiesta la doctora Flexer. "La teoría es que el ruido blanco entrena a los nervios para que dejen de mandar mensajes cuando no hay estímulo de éste."

Recorte el café. "La cafeína es estimulante y, por consiguiente, empeorará el padecimiento", previene la doctora Orvidas.

Nada de cigarrillos, sal, azúcar ni alcohol. En algunas personas, este mal se termina cuando dejan de fumar o disminuyen la cantidad de sal o azúcar consumidas, observa la doctora Orvidas. Cabe señalar que la ingestión de bebidas alcohólicas llega a exacerbar el tinnitus.

Póngase tapones o protectores contra el ruido muy fuerte. Sea cual fuere la causa de su tinnitus, es aconsejable prevenir daños futuros, enfatiza la doctora Reich. "Disfrutará de los fuegos artificiales del 4 de julio si va preparada con tapones o protectores para los oídos", agrega la doctora.

Pruebe un poco de ginkgo. "Aunque algunos estudios arrojan resultados contradictorios, hay evidencia de que el ginkgo es efectivo para reducir el tinnitus", apunta la doctora Reich. El ginkgo es un árbol, de hojas lanceoladas, que los chinos han usado desde hace miles de años para curar una serie de males. Los científicos tienen la teoría de que éste aumenta el flujo de sangre al cerebro, lo que mejora ese malestar ocasionado por la falta de circulación.

"Algunas personas lo han usado con resultados alentadores", asegura la doctora Reich. "Como los efectos colaterales son mínimos, no es arriesgado probarlo", enfatiza la doctora. Las expertas recomiendan 120 miligramos diarios de extracto de ginkgo, llamado GBE (extracto de ginkgo biloba); adquiéralo en una tienda de productos naturistas. Sin embargo, no olvide que si funciona, tardará semanas o tal vez meses en notar una mejoría.

Tos

Desaparezca la tos seca y el graznido

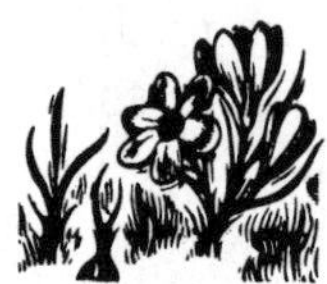

Toser es una lata, interrumpe su sueño (y el de otros), altera su trabajo, atrae la atención no deseada en la clase y las juntas. En cierto sentido, es peor que estornudar. Además, cuando su simple resuello se convierte en un ansia furibunda, que hace temblar el techo, cosquillea la garganta y produce flemas, usted quiere un alivio, y rápido.

La tos tiene un motivo: es un proceso del cuerpo que quiere sacar de sus pulmones y vías respiratorias la mucosidad y otros contaminantes.

QUÉDATE QUIETA, ¡OH GARGANTA!

Siempre y cuando su médico haya descartado el asma, una infección pulmonar u otro problema serio, estos consejos son para calmar su tos.

Ponga la tetera. Una tos con cosquilleo necesita una infusión caliente para calmarla, dice la doctora Penelope Shar, internista con consultorio particular en la fría ciudad de Bangor, Maine. Para recubrir su garganta, endulce el contenido de la taza con un poco de miel y respire un poco de vapor mientras hierve, aconseja la doctora. (Para que no se vaya a quemar con el vapor, no se acerque demasiado.)

Cree un ambiente vaporoso. Otra forma de proporcionar a sus vías respiratorias la humedad que anhelan es mediante un vaporizador, señala la doctora Sally Wenzel, profesora asociada en la Escuela de Medicina de la Universidad de Colorado y especialista pulmonar en el Centro Judío Nacional para Medicina Respiratoria e Inmunológica, ambos en Denver. También dése una ducha caliente para aliviar esa congestión que propicia su tos.

Chupe un caramelo. Chupe un caramelo sin azúcar o una ramita de orozuz. Las doctoras manifiestan que probablemente calmarán su tos tan bien como las pastillas.

Sepa cuándo dejar las cosas como están. Si su tos está sacando sus flemas, las doctoras la llamarían tos productiva. La doctora Wenzel aconseja no tomar nada para suprimirla, pues descongestiona sus vías respiratorias. Si no puede dormir, tome el jarabe que le recetaron justo antes de irse a la cama, señala. No se trague las flemas, su cuerpo quiere deshacerse de ellas.

Busque una palabra con letra "S". Para las toses simples y secas, la doctora Wenzel recomienda jarabes elaborados con base en dextremetorfán. No obstante, como muchas otras doctoras, afirma que no es conveniente sugerir dosis elevadas de ningún tipo de medicina para la tos. Muchas de

CUÁNDO CONSULTAR AL MÉDICO

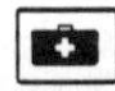

La tos es un asunto muy serio, por tanto las expertas dicen que es aconsejable sacar una cita médica si su problema:

- Es persistente.
- La despierta por la noche.
- Empeora o tiene cambios.
- Afecta sus actividades diarias.

"Resulta importante, sobre todo, acudir si su tos no mejora y aparecen o tiene otros síntomas, como fiebre, escalofríos, dolor de pecho, dolor de oídos o ganglios inflamados", expone la doctora Penelope Shar, internista con consultorio particular en Bangor, Maine. "Si se siente muy mal y su moco es verdusco, no pierda tiempo: los antibióticos le servirán." Tal vez necesite, simplemente, un medicamento más fuerte.

éstas están llenas de sustancias (guaifenesina, hidrato de terpina, fenotiacina, prometacina) que usted no necesita, pues se ha demostrado que no tienen nada de benéfico para su malestar.

Haga fluir los líquidos. La tos es siempre lo último que queda de un catarro, para aliviarla beba mucha agua, jugo y caldo de pollo, recomienda la doctora Wenzel. Tomar muchos líquidos –inclusive caldo de pollo– aligerará la mucosidad de sus vías respiratorias y pulmones.

Considere la posibilidad de tomar un antiácido. Si de repente sufre un ataque de tos por la noche, éste puede ser ocasionado por el reflujo gastroesofágico, es decir, la regurgitación de los jugos de su estómago. Para ello, tal vez le ayude tomar un antiácido antes de irse a dormir. Asimismo, intente elevar un poco la cabecera de su cama y de disminuir la cantidad de alimentos y bebidas alcohólicas que consume unas cuantas horas antes de retirarse a descansar.

(Para formas prácticas acerca de cómo atacar catarros, gripe, dolor de garganta y mucosidad postnasal, véanse las páginas 107, 314, 218 y 459, respectivamente.)

Úlceras

Causas nuevas, curas nuevas

Cuando la digestión funciona normalmente, usted mastica y traga los alimentos y éstos viajan por su esófago para llegar al estómago. Ahí, los ácidos hidroclorídricos y una enzima llamada pepsina digieren los alimentos.

Después, éstos llegan a la parte superior de su intestino delgado (llamado el duodeno), donde continúa el proceso de la digestión. Precisamente en esa parte del cuerpo o en el recubrimiento de su estómago es donde se forman las úlceras, consecuencia de los ácidos gástricos corrosivos. Tradicionalmente se ha pensado que los hombres las padecen más que las mujeres, pero el número de afectados de ambos sexos es aproximadamente el mismo, aun cuando nadie sabe muy bien el porqué, manifiesta la doctora Marie L. Borum, ayudante de profesor de medicina en la División de Gastroenterología y Nutrición en el Centro Médico de la Universidad George Washington, en Washington D.C. Cabe señalar que las mujeres propenden más a las llagas estomacales (gástricas), mientras que ellos, a las de duodeno.

El síntoma más común de éstas es el ardor y un dolor penetrante en el abdomen, entre el esternón y el ombligo: se presenta, con frecuencia, entre comidas y temprano por la mañana.

INVASIÓN DE BACTERIAS ESPIRALES

¿Por qué y cómo los ácidos gástricos provocan esa erosión llamada úlcera? Durante años, los médicos pensaron que era ocasionada por una dieta grasosa, alimentos condimentados, bebidas alcohólicas, el fumar o por la tensión. Ahora, las investigaciones concluyen que una bacteria espiral llamada *Helicobacter pylori (H. pylori)* también tiene su parte en este padecimiento.

Los investigadores saben que la *H. pylori* es una bacteria transportada por el aire, pero aún no conocen el origen de la misma, ni cómo actúa, indica la doctora Melissa Palmer, gastroenteróloga con consultorio particular en la ciudad de Nueva York. Piensan que las llagas se desarrollan cuando la *H. pylori* penetra en el recubrimiento del aparato digestivo o en el intestino delgado, de esta manera tienen más susceptibilidad a los efectos dañinos de los ácidos y la pepsina.

Las ulceraciones que no son originadas por el *H. pylori* suelen ser provocadas por la aspirina y los agentes antiinflamatorios no esteroides –por ejemplo, el ibuprofeno–, detalla la doctora Barbara Frank, gastroenteróloga y profesora de medicina en la Escuela de Medicina MCP-Hahnemann de la Universidad Allegheny de las Ciencias de la Salud, en Filadelfia.

Por otro lado, los ácidos se neutralizan con medicamentos mejor conocidos como antiácidos y su producción se reduce con bloqueadores H_2 (histamina 2), expendidos libremente en farmacias –por ejemplo, Tagamet HB y Pepcid AC–. Ambos suprimen los ácidos en el punto donde se producen en mayor cantidad (la "trayectoria de la histamina"), explica la doctora Borum.

Si le han diagnosticado una úlcera, es importante que su doctora determine si hay presencia de *H. pylori*. En caso de que así sea, le recetarán un

CUÁNDO CONSULTAR AL MÉDICO

Consulte a su médica si tiene:

- Un dolor agudo entre el esternón y el ombligo, especialmente entre comidas, o muy temprano por la mañana.
- Sangre en sus heces.
- Náuseas inexplicables.
- Vómitos.
- Pérdida de peso.
- Pérdida de apetito.

Estos síntomas son indicio de que posiblemente padezca una úlcera. Su doctora lo averiguará.

tratamiento con antibióticos, combinado con fármacos que suprimen los ácidos gástricos, para curarla al mismo tiempo y disminuir la posibilidad de que se vuelva a presentar la llaga. "Una noticia buena es que el tratamiento con antibióticos cura este tipo de úlcera, por lo que ya no existe la llamada úlcera crónica", señala la doctora Palmer. En Estados Unidos y Europa se ha demostrado esto, aproximadamente, en 90 por ciento de los casos.

APAPACHE SU ESTÓMAGO

Dicho lo anterior, las especialistas manifiestan que todas aquellas que tienen este problema deben tomar unas cuantas medidas para resolverlo y disminuir el riesgo de que vuelva a presentarse.

Rechace la cafeína y los cítricos. Éstos retrasan su sanación, asegura la doctora Borum. Si bien es cierto que las expertas ya no creen en que ciertos alimentos las ocasionan, también lo es que sí hay algunos que podrían acentuar su malestar: el café y los jugos de cítricos.

Para molestias, dolores y jaquecas quédese con el acetaminofeno. No tome aspirina, evítela, exhorta la doctora Frank. Esto porque las úlceras no causadas por la *H. pylori* se asocian con la aspirina y otros analgésicos no esteroides –por ejemplo el ibuprofeno.

Apague las colillas. "El fumar aumenta la posibilidad de que padezca una úlcera", asegura la doctora Palmer. El tabaco daña el recubrimiento protector de su aparato digestivo y, al mismo tiempo, estimula la producción de ácidos. También provoca que su curación sea más lenta o que la llaga vuelva a presentarse.

Beba bebidas sanas. "El alcohol inflama el recubrimiento del estómago e irrita las úlceras existentes y quizá sea un factor que las cause", apunta la doctora Palmer.

Uñas descoloridas

Termine con las manchas amarillentas

El esmalte de uñas es uno de los cosméticos que muchas mujeres consideran esencial en su vida, por lo que lo cambian de color en pocos días con el propósito de coordinar las tonalidades con su ropa. Así, en ocasiones eligen un tono rojo clásico que permite retocar los defectos entre una manicura y otra, mientras sus uñas crecen. Después de unas cuantas semanas, al quitarlo, descubren que éstas han adquirido un tono claramente amarillento.

Si sus uñas están descoloridas, tal vez se deba al barniz empleado, sobre todo si le gusta el color rojo, advierte la doctora Phoebe Rich, ayudante de profesor de la especialidad de dermatología en el Centro de Ciencias para la Salud de Oregon, en Portland.

"La falta de color es provocada, muchas veces, por el tinte amarillo contenido en muchos esmaltes rojos", señala la doctora Rich. Si no lo usa, entonces otros productos podrían estar decolorando sus uñas.

QUÉ SE PUEDE HACER

Cuando sus uñas están descoloridas, no trate de raspar las manchas con fuerza para desaparecerlas, advierte la doctora Rich. Únicamente logrará dañar aquéllas. En cambio, la doctora ofrece los siguientes consejos.

Deje que sus uñas crezcan sin esmalte. "Lo más aconsejable es dejar que las manchas desaparezcan por sí solas", dice la doctora Rich. En cuestión de unos cuatro o seis meses –el tiempo que tarda la uña en crecer– ya no estarán.

Use una base. "He visto que si se aplica una capa de base y después un esmalte de buena calidad, puede usar un rojo brillante, con menos probabilidad de que aparezcan manchas", expone Lia Schorr, especialista en el cuidado de la piel y dueña del Salon Lia Schorr para el Cuidado de la Piel, en la ciudad de Nueva York. Una capa de barniz transparente también funciona muy bien, enfatiza la doctora Rich.

Evite el formaldehído. Para que sus uñas no tengan manchas, lea las etiquetas de los productos para uñas con atención y evite los que contengan formaldehído, previene la doctora Marianne O'Donoghue, profesora asociada de dermatología en el Centro Médico Presbiteriano St. Luke-Rush, en Chicago.

Fume menos (o nada). El esmalte rojo no es el único motivo por el cual las uñas se ponen amarillentas, afirma la doctora Loretta Davis, profesora asociada de dermatología en el Colegio Médico de la Escuela de Medicina de Georgia, en Augusta. La nicotina de los cigarrillos también mancha mucho. "De entre mis pacientes, las que fuman los cigarrillos hasta el mismísimo final, casi siempre las tienen manchadas. Este problema persiste hasta que la uña crece y sólo desaparece cuando dejan de fumar."

CUÁNDO CONSULTAR AL MÉDICO

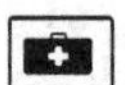

Si ya ha dejado de fumar y también de pintarse las uñas, pero éstas siguen descoloridas, considere la posibilidad de un estudio médico.

Algunas medicinas les producen cambios en la pigmentación. En raras ocasiones lo descolorido se debe a lo que las doctoras llaman el síndrome de las uñas amarillas: un engrosamiento lento de éstas que se presenta en el caso de personas con enfermedades pulmonares o de otro tipo.

Use guantes para protegerse. Las estilistas de cabello, enfermeras y otras trabajadoras del ramo de la salud que trabajan con tintes o soluciones químicas, podrían llegar a tener uñas manchadas, coinciden las dermatólogas. En caso de que trabaje con sustancias químicas fuertes, siempre póngase guantes para proteger sus manos.

Uñas enterradas

Salve a los dedos torturados

Las uñas de los pies, no cabe duda, son superresistentes, bueno, muy duras. Por eso, cuando a una se le ocurre clavarse en la delicada carne de sus suaves deditos, el dolor es tan fuerte como si le hubieran dado un martillazo en el dedo o pasado un camión lleno de cemento por encima.

Las uñas cuando crecen, generalmente, por el borde exterior del dedo gordo se entierran en la piel suave circundante. Las personas con uñas convexas tienen más probabilidad de que se les claven que las que las tienen planas. La forma de cortárselas y el modelo de zapatos que se pone también contribuyen al malestar. "Las mujeres que se cortan las uñas de los pies al ras y después meten éstos en zapatos apretados son las que más propenden a quejarse del dolor producido por uñas enterradas", enfatiza la doctora Theresa G. Conroy, podiatra con consultorio particular en Filadelfia.

CÓMO ALIVIAR EL DOLOR

Para calmar el dolor de una uña enterrada, las podiatras nos ofrecen estos consejos.

Dése un chapuzón, los pies primero. Para que su uña se ablande mejor, introduzca su pie en agua caliente entre cinco y diez minutos, sugiere la

CUÁNDO CONSULTAR AL MÉDICO

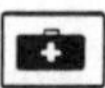

Cuando se tiene una uña enterrada, la piel está caliente, roja y empieza a supurar: hay infección. Consulte a una podiatra sin demora. También debe hacerlo si tiene lastimado el nacimiento de la uña del pie, así ésta crecerá torcida.

doctora Cheryl Weiner, podiatra de Columbus, Ohio, y presidenta de la Asociación Americana de Mujeres Podiatras.

Proteja el área dañada. Introduzca un poco de algodón debajo del borde de la uña que se clava. Esto la levanta, de tal manera que crecerá sin dañar el área donde se entierra, explica la doctora Weiner. "Debe aprender a saber cuánto algodón se requiere y hasta dónde introducirlo; demasiado es peor que muy poco." El relleno no debe producir dolor. Revíselo y cámbieselo todos los días.

No se corte las uñas al ras. La doctora Weiner recomienda cortarse las uñas de los pies en línea recta, al nivel del extremo final del dedo. Si las tiene muy duras, remójelas antes para que sea más fácil.

Deje espacio para sus dedos. Sume el malestar de las uñas enterradas a la lista de males de los pies que las podiatras achacan a los zapatos puntiagudos que aprietan sus dedos, dice la doctora Kathleen Stone, podiatra con consultorio particular en Glendale, Arizona. La alternativa más segura y cómoda: zapatos con punta redonda o cuadrada y con una puntera alta. Sus uñas de los pies se lo agradecerán.

Uñas quebradizas

Acabe con las uñas frágiles y resecas

Muchas mujeres recuerdan que, cuando eran niñas, veían a sus madres beber todos los días una mezcla de gelatina y agua o jugo con la esperanza de fortalecer sus uñas. Sin embargo, ese consejo de belleza, muy popular en los años cincuenta, seguramente servía poco o nada para mejorar las uñas quebradizas de mamá.

"No hay evidencia científica de que beber gelatina endurezca las uñas", señala la doctora Elizabeth Abel, profesora de dermatología en la Escuela de Medicina de la Universidad de Stanford. Ella tampoco ha encontrado una evidencia que demuestre que aplicarles biotina –un complejo de vitamina B– sirva de algo.

Toda mujer padece el problema de las uñas rotas o partidas antes o después, dice la doctora Abel. El problema no radica en la falta de proteínas ni en la de biotina: está en la humedad.

"Las uñas se debilitan, se tornan quebradizas y rompen porque se resecan", explica la doctora Abel. "El contacto con los productos químicos y los detergentes usados en el hogar suelen dañarlas. Además, parte de esa resequedad es simplemente consecuencia del envejecimiento. Las uñas se tornan más delgadas y quebradizas conforme vamos teniendo más años."

NO MÁS UÑAS ROTAS Y PARTIDAS

Esto es lo que usted hará para endurecer las uñas quebradizas.

Humedézcalas lo más que pueda. "El petrolato puro (por ejemplo, la marca Vaseline), o una crema espesa, que se quita con agua, actúa como emoliente, retiene la humedad alrededor y debajo de sus uñas", expresa la doctora Abel.

Duérmase con guantes de algodón. Otra partidaria del petrolato puro es Lia Schorr, especialista en el cuidado de la piel y dueña del salón Lia Schorr para el Cuidado de la Piel, en la ciudad de Nueva York. Ella aconseja a sus clientas untarse una capa gruesa de ese producto en las manos cuando se preparan para irse a dormir y ponerse guantes de algodón. Esto resulta especialmente útil en invierno, cuando las manos y las uñas se secan con más rapidez.

"Es un tratamiento fantástico", exclama Schorr. "A las mujeres les encanta el efecto que produce en el aspecto de sus uñas."

Remójelas en aceite de oliva. Schorr también recomienda un tratamiento de aceite de oliva. Muchos años de experiencia le han enseñado que al remojar las manos entre 15 y 30 minutos en media taza de aceite de oliva caliente se obtienen magníficos resultados. "El aceite de oliva es lo mejor, porque es natural", explica.

Hidrate con cápsulas de aceite para baño. La doctora Abel también aconseja remojar sus manos durante cinco minutos, una vez al día, en aceite para baño diluido. "Me encantan las capsulitas de aceite para baño. Las abro

LO QUE HACEN LAS DOCTORAS

Petrolato puro, todo el día

Doctora Marianne O'Donoghue

Las mujeres que entran al consultorio de la dermatóloga Marianne O'Donoghue, siempre advierten un tarro de petrolato puro sobre su escritorio, colocado en un lugar sumamente visible. El frasco de Vaseline, realmente, es una pista de cómo mantiene sus uñas sanas esta profesora asociada de dermatología en el Centro Médico Presbiteriano Rush-St. Luke's de Chicago.

"Soy de la opinión de que el petrolato puro es lo mejor del mundo para las manos y uñas resecas", enfatiza la doctora. "Me unto un poco en las uñas cuatro o cinco veces al día —con frecuencia, delante de las pacientes— y les digo que hagan lo mismo; que tengan varios tarros a la mano —uno junto al televisor, otro a un lado del teléfono y otro sobre la mesilla de noche—; que se lo unten en las uñas a lo largo de todo el día."

La doctora O'Donoghue afirma que sus uñas están en magníficas condiciones gracias a este sencillo producto.

CUÁNDO CONSULTAR AL MÉDICO

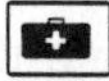

Cuando sus uñas se quiebran constantemente y no sabe qué ocasiona el problema, consulte a su dermatóloga. No deje de mencionarle las medicinas que toma, ni otros síntomas que haya presentado, observa la doctora Phoebe Rich, ayudante de profesor de dermatología en el Centro Oregon para las Ciencias de la Salud, en Portland. Lo más seguro es que le mande hacer un análisis para detectar si está anémica o existen otras causas que provocan ese problema.

y dejo caer en agua caliente y después aplico una loción humectante o una crema con ácido alfa hidróxico. Este es, básicamente, un humectante que sirve para hidratar las manos y uñas."

También emplee otros humectantes. La doctora Phoebe Rich, ayudante de profesor de la especialidad de dermatología en el Centro Oregon de las Ciencias para la Salud, en Portland, también sugiere se adquiera una buena loción humectante. Recomienda un producto patentizado –la marca Complex 15– a las que tienen este problema.

Ojo con los removedores del barniz. Las doctoras también advierten que las manicuras frecuentes las resecan, porque los removedores de barniz contienen acetona.

"Asimismo, evite los productos elaborados con base en formaldehído", advierte la doctora Marianne O'Donoghue, profesora asociada de dermatología en el Centro Médico Presbiteriano Rush-St. Luke's de Chicago. "El simple contacto le producirá dermatitis y resequedad en las uñas."

Despinte, después humecte. "Probablemente usa removedor de barniz frecuentemente, hecho suficiente como para producir resequedad –la regularidad varía de una mujer a otra–, si es así, entonces tendrá que contrarrestar el efecto deshidratante restaurando la humedad de sus uñas", indica la doctora Loretta Davies, profesora asociada de dermatología en el Colegio Médico de la Escuela de Medicina de Georgia, en Augusta. "Asegúrese de humectar bien sus manos y uñas después de un manicure."

Déjelas que respiren. Sus uñas, para estar fuertes, tienen que respirar de vez en cuando. Por ello, las doctoras sugieren que se quite el barniz una noche antes de hacerse la manicura, y después que las humecte con una crema o una pomada. Es más, llévelas sin pintar unos cuantos días para vitalizarlas.

Úselas cortas. Traerlas muy cortas es otra manera de reducir los problemas que ocasionan las uñas quebradizas, afirma la doctora Davis. Lime o recórtelas después de bañarse, cuando están húmedas y blandas. Así, es más fácil y disminuirá la posibilidad de dañarlas o romperlas.

Urticaria

Alivio para ese picor enloquecedor

La urticaria es una erupción de granitos en la piel y aparece sin motivo alguno; puede presentarse aislada o en racimos; pica muchísimo, por lo que dan ganas de rascarse y después desaparece en cuestión de horas. De vez en cuando, dura todo un día y sale de manera regular. Además, jamás se sabe la causa, apuntan las doctoras.

UN ENORME MISTERIO

"La urticaria puede tener miles de causas", expresa la doctora Karen S. Harkaway, instructora del área de dermatología en la Escuela de Medicina de la Universidad de Pennsylvania y dermatóloga en el Hospital de Pennsylvania, ambos en Filadelfia.

"Las causas más comunes de la urticaria son los alimentos y las medicinas", dice la doctora Helen Hollingsworth, profesora asociada de medicina en la Escuela de Medicina de la Universidad de Boston y directora de servicios para asma y alergias en el Hospital del Centro Médico de la Universidad de Boston. "Una causa frecuente de la urticaria son los agentes antiin-

CUÁNDO CONSULTAR AL MÉDICO

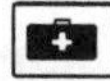

Si su urticaria le dura más de 24 horas o deja una mancha cuando desaparece, consulte a una dermatóloga, apunta la doctora Helen Hollingsworth, profesora asociada de medicina en la Escuela de Medicina de la Universidad de Boston y directora de servicios de asma y alergias en el Hospital del Centro Médico de la misma Universidad. Posiblemente tenga un problema que desconoce —por ejemplo, una enfermedad de la tiroides— y requiere de ser atendido.

Cabe señalar que debe acudir directamente a una sala de urgencias cuando detecta urticaria alrededor de los ojos, dentro de la boca, o si respira con dificultad, previene la doctora Karen S. Harkaway, instructora de dermatología en la Escuela de Medicina de la Universidad de Pennsylvania y dermatóloga del Hospital de Pennsylvania, ambos en Filadelfia. Posiblemente necesite una inyección de epinefrina (sustancia semejante a la adrenalina) para evitar que el salpullido le cierre la garganta por inflamación.

flamatorios no esteroidales –por ejemplo, los analgésicos de patente que no requieren receta médica– que las mujeres ingieren constantemente." Nadie sabe bien el motivo por el que se presenta. Los que tienen mayor probabilidad de desatar una reacción son la aspirina, el ibuprofeno (por ejemplo, marca Motrin y Advil) y la naprosina (Aleve); así como el tipo de fármacos empleados para los cólicos menstruales, dolores musculares y jaquecas.

Otras causas serían los fuegos aparecidos con la fiebre, las alergias o las infecciones, además de los alimentos como las nueces, el orozuz, el queso roquefort y los mariscos, detalla la doctora Esta Kronberg, dermatóloga con consultorio particular en Houston.

Un duchazo de agua caliente, el ejercicio o una situación difícil también suelen producir urticaria, señala la doctora Hollingsworth. Asimismo, la presión de un tirante del *brassière,* unos zapatos apretados o una bolsa que cuelga del hombro, también generan el malestar en personas susceptibles.

La erupción aparece cuando cualquiera de esos disparadores envía una determinada cantidad de sustancias inmunológicas –llamadas células mástil– a los vasos sanguíneos, produciendo una sustancia inflamatoria llamada histamina, que entra en las células. El vaso sanguíneo se inflama y expande el líquido, así se forma el bulto rojo y picante que usted ve y siente como urticaria.

ALÍVIESE, PERO NO SE RASQUE

"Tratar de averiguar la causa de la urticaria es muy difícil", asegura la doctora Harkaway. Ante este cuadro, las doctoras suelen recetar, de entrada, un medicamento antihistamínico -para eliminar la inflamación y la comezón-, con la esperanza de que el problema desaparezca. Si no se quita en un plazo de seis semanas, la especialista la mandará a hacerse una serie de análisis para tratar de determinar el origen.

Los tratamientos caseros para atacarla también pretenden acabar con el picor. (Lo único que se logra con rascarse es empeorarla). Lo que recomiendan las doctoras es esto.

Ponga hielo en la zona afectada. Para constreñir los vasos sanguíneos afectados, evitar más expansión del líquido y empezar a reducir la urticaria, tállela con un cubo de hielo durante varios minutos, indica la doctora Harkaway.

Dése un baño de avena en polvo. Para quitar la comezón, añada avena coloidal en polvo de la marca Aveeno (no requiere receta médica y se expende en las farmacias) a una bañera llena de agua tibia. Ésta se disuelve en el agua, así que no tapará el caño. Sumérjase durante 10 o 15 minutos, sugiere la doctora Kronberg. No ocupe agua caliente, pues ésta empeorará la urticaria.

Aplíquese una loción de patente. Después del baño, úntese la loción Sarna en toda la piel, agrega la doctora Kronberg. Siga las instrucciones del empaque. Los ingredientes -por ejemplo, el mentol y los fenoles- que contiene ésta, calman el picor.

Humecte su piel. La piel reseca origina comezón, lo que irrita el área afectada y empeora el malestar. Por tanto, si su piel tiende a la resequedad, también aplíquese un humectante alrededor de la urticaria, manifiesta la doctora Hollingsworth.

Manténgase fresca. El calor, del tipo que fuere, empeora la urticaria: mientras la tenga, trate de estar lo más fresca posible. Se sentirá más cómoda.

Use ropa holgada. Los roces de la ropa y los zapatos apretados causan urticaria, por consiguiente, propóngase usar ropa holgada, sobre todo cuando la padezca, observa la doctora Hollingsworth. Lo último que usted querrá hacer es propiciar su proliferación.

Observe su dieta. No vaya a comer salsa de tomate, cítricos, fresas y mariscos mientras tiene la erupción, aconseja la doctora Hollingsworth. Aun cuando se desconoce el porqué, estos alimentos, con frecuencia, la empeoran.

Tome un antihistamínico antes de dormir. Tomar un antihistamínico de libre venta –por ejemplo, la marca Benadryl– contribuirá a que la urticaria no empeore, considera la doctora Kronberg. La dosis normal es de 25 miligramos una vez al día. Como le producirá somnolencia, la doctora aconseja tomarlo a la hora de dormir. De esta manera obtiene el efecto terapéutico completo de la medicina sin tener que aguantar la somnolencia durante el día.

Vaginitis

Secretos para un alivio permanente

Es casi seguro que en una u otra época de su existencia usted haya vivido un malestar de vaginitis. Tal vez haya sido vaginosis bacteriana, el tipo más común, que se presenta cuando los microorganismos que normalmente viven en la vagina pierden su equilibrio y permiten que ciertos tipos proliferen demasiado. Tal vez sufrió una infección por hongos o por las tricomonas vaginales, microbios ocasionados por un parásito tricomónada de transmisión sexual.

LA FÓRMULA DEL ÉXITO

Si le acaban de diagnosticar vaginitis y si su médico ha descartado la infección por hongos, seguramente le habrá recetado antibióticos. Las doctoras

CUÁNDO CONSULTAR AL MÉDICO

El término vaginitis se refiere a varios problemas, todos éstos fáciles de curar. No obstante, las doctoras opinan que el tratamiento correcto depende de un diagnóstico acertado. La vaginitis no atendida produce un mal inflamatorio pélvico que suele derivar en infertilidad. Consulte a su médica si advierte alguno de los siguientes malestares:

- Dolor o comezón en la vagina y en la zona de la vulva, o sea, partes genitales externas de la vagina.
- Enrojecimiento de la vulva.
- Dolor experimentado especialmente al orinar o tener relaciones sexuales, o que se acentúa durante estas actividades.
- Flujo verde-amarillento, espeso y mal oliente (posiblemente sea tricomoniasis, virus transmitido sexualmente).
- Flujo blancuzco o sanguinolento, poco espeso y mal oliente (señal de vaginitis atrófica).
- Flujo vaginal inoloro, espeso, blancuzco y abundante (señal de infección por hongos).
- Flujo vaginal grisáceo o blancuzco con olor a pescado (señal de vaginosis bacteriana).

Asimismo, sométase a análisis para detectar si existe vaginosis bacteriana en caso de que esté embarazada: en este estado es común padecerla, aunque se debe prevenir para no dar a luz una criatura prematura y demasiado pequeña.

coinciden en que haga lo siguiente para sentirse más cómoda durante su recuperación y protegerse contra ataques futuros. (Para información acerca de cómo tratar las infecciones por hongos, véase la página 350.)

Termine el tratamiento completo. "Al tomar antibióticos acabará con los síntomas de la infección muy pronto, en dos o tres días", expresa la doctora Vesna Skul, ayudante de profesor de medicina en la Escuela de Medicina Rush de la Universidad de Rush y directora médica del Centro Rush para Medicina de la Mujer, ambos en Chicago. "Cuando llegue a sentirse bien, tal vez quiera suspender su tratamiento. Sin embargo, si lo hace, es probable que las molestias regresen." Por tanto, cuando los síntomas cedan, no deje de tomar las pastillas que le quedan, ni las guarde para otra ocasión. Lea detenidamente la etiqueta del empaque para conocer las advertencias aplicables a su caso.

Humécte se. Los tejidos genitales resecos y fácilmente irritables que caracterizan la vaginitis atrófica –malestar frecuente después de la menopausia– se hidratan rápidamente con un producto como el Replens, indica la doctora Marilynne McKay, profesora de dermatología y ginecología-obstetricia en la Escuela de Medicina de la Universidad de Emory, en Atlanta. Aplíquelo una o dos veces al día.

Coloque una compresa fría. "Cuando verdaderamente se sienta mal, inflamada y con comezón, las compresas frías ayudan mucho", comenta la doctora McKay. Ponga un trapo frío a lo ancho de la superficie afectada. "El frío provoca que los vasos sanguíneos se contraigan, lo que disminuye su enrojecimiento e inflamación."

Pruebe un poco de té. "Una simple bolsa de té, remojada en agua y enfriada en el refrigerador, y después colocada externamente, aliviará la comezón", observa la doctora Kathleen McIntyre-Seltman, profesora de medicina en el Departamento de Ginecología-Obstetricia de la Escuela de Medicina de la Universidad de Pittsburgh. "La sustancia del té llamada Tanino es calmante."

Dése un baño caliente. Un baño de asiento o uno normal en bañera también es muy relajante para los tejidos genitales irritados, argumenta la doctora McKay. Además, olvídese del jabón. "El jabón elimina los aceites naturales de la piel, es decir, la capa natural de lípidos que tiene el cuerpo para luchar contra los gérmenes", expone la doctora. (Es el mismo caso con los baños de sales.) Esto la hace más susceptible a las infecciones, aun a las vaginales.

Talle su bañera. Las bañeras que tienen adheridas sales y jabón son lugares donde normalmente se acumulan muchos gérmenes. Asegúrese de limpiar y desinfectar la suya con regularidad para evitar la proliferación de bacterias y hongos, dice la doctora Skul.

La higiene cuando va al baño es importante. Límpiese de adelante hacia atrás cuando vaya al baño, para evitar el traslado de gérmenes de la zona del recto hacia adelante, a la zona genital, aconseja la doctora McKay. Dé una última pasada con papel limpio para comprobar que ha hecho una buena higiene.

Enjuague bien su ropa interior y sus pantimedias. Usar ropa interior o pantimedias con residuos de detergente irrita tejidos que ya le pican a causa de la vaginitis, explica la doctora McKay.

Coma yogur. Algunos estudios han demostrado, dice la doctora Skul, que una ración de 250 gramos de yogur (el cual contiene bacilos vivos), una vez al día, mejora la vaginosis bacteriana recurrente, aunque no tome grandes dosis de antibióticos. Las bacterias acidófilas del yogur crean un ambiente bacteriano equilibrado.

Várices

Estrategias para piernas doloridas

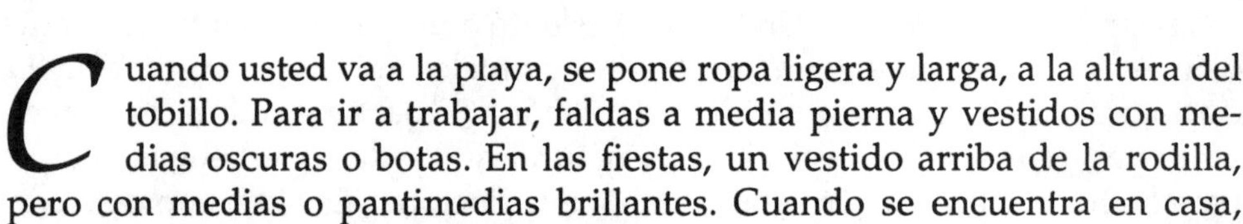

Cuando usted va a la playa, se pone ropa ligera y larga, a la altura del tobillo. Para ir a trabajar, faldas a media pierna y vestidos con medias oscuras o botas. En las fiestas, un vestido arriba de la rodilla, pero con medias o pantimedias brillantes. Cuando se encuentra en casa, pantalones, pantalones y más pantalones.

¿Qué trata de ocultar? Una abultada vena varicosa que serpentea por su pantorrilla, desde el tobillo hasta llegar casi a la rodilla.

"Las várices son como un par de pantimedias estiradas", observa la doctora Lenise Banse, dermatóloga y experta en venas en el Centro Northeast de Dermatología Familiar en Clinton Township, Michigan. Se han estirado y abultado –las venas, no las pantimedias– porque las válvulas de sus piernas no desarrollan adecuadamente su función.

El problema, señala la doctora Banse, es fisiológico. Para comprenderlo es necesario aclarar que las arterias son las que impulsan o llevan la sangre del corazón a otras partes del cuerpo. Las venas, la regresan.

Para compensar el hecho de que la sangre que regresa al corazón se mueve en contra de la gravedad, las venas tienen válvulas a cierta distancia, las que actúan como una serie de puertas giratorias. Se abren sólo en un sentido, hacia arriba, en dirección del corazón. Cuando la sangre pasa, inmediatamente se cierran.

"Sin embargo, en ocasiones las válvulas se abren en sentido contrario", explica la doctora Banse. "El flujo de la sangre cambia su sentido y vuelve a fluir hacia los pies, la presión sobre las venas aumenta y éstas se estiran o convierten en várices."

¿Ante esto, qué la coloca en situación de peligro?

"Principalmente la genética", argumenta la doctora Toby Shaw, profesora asociada de dermatología en la Escuela de Medicina MCP-Hahnemann, de la Universidad Allegheny de las Ciencias de la Salud, en Filadelfia. Si su madre tuvo venas varicosas, usted probablemente las tendrá. La producción de estrógeno, los embarazos, el estar permanentemente de pie y el envejecimiento también tienen su parte en este asunto.

YA NO PALPITE

Por fortuna, actualmente nadie tiene por qué sufrir el mal aspecto que dan las venas varicosas: provocan que sus piernas se sientan cargadas y cansadas, dice la doctora Banse. Esto es lo que las doctoras sugieren que debe hacer para reducir al mínimo las molestias y para evitar que las venas varicosas empeoren.

CUÁNDO CONSULTAR AL MÉDICO

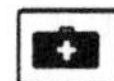

Generalmente, las várices son desagradables a la vista y muy molestas, pero no son motivo de preocupación, a no ser que tiendan a formar coágulos, expresa la doctora Lenise Banse, dermatóloga y experta en venas en el Centro Northeast de Dermatología Familiar en Clinton Township, Michigan. Acuda a su médico si manifiesta alguno de estos síntomas:

- Le duelen las piernas cuando las eleva.
- El dolor de piernas la despierta por las noches.

Apriételas. Póngase un par de pantimedias elásticas, aconseja la doctora Banse. Así mantendrá bien apretadas sus piernas y no se inflamarán las venas. Los mallones son los más recomendables, agrega la doctora, sobre todo los de *lycra* para hacer ejercicio: lucen tan bien cuando se ponen con túnicas y suéteres.

Adquiera unas medias elásticas. "En caso de que esté de pie todo el día, cómprese medias que le proporcionen una presión de entre 20 y 30 milímetros", dice la doctora Shaw. Los niveles de presión aparecen en el paquete. Búsquelas en la farmacia de su localidad.

Póngase las pantimedias antes de levantarse. Sea que use medias elásticas normales o de compresión, "déjelas junto a su cama por la noche y póngaselas antes de levantarse por la mañana, antes de que la gravedad jale su sangre por las válvulas y de que se estanque", indica la doctora Shaw.

Libere sus muslos. Evite prendas apretadas por la entrepierna, enfatiza la doctora Banse. Las fajas apretadas y pantimedias regulares –que no dan de sí en la forma graduada y estructurada de las medias elásticas– ejercen presión sobre las venas de las piernas y propician que se distiendan.

Coloque dos almohadas debajo de sus pies. Cuando esté sentada, eleve los pies entre 10 y 15 centímetros por arriba de su cadera para quitarle presión a las venas y aliviar la sensación de peso y dolor, observa la doctora Shaw. Por la noche, duerma con una almohada debajo de su cabeza y dos de sus pies.

Flexione, flexione y flexione. Las venas no tienen músculos que las ayuden a transportar la sangre de regreso al corazón, pero los músculos de sus piernas les dan una ayudada, detalla la doctora Banse. "Tómese un descanso cada hora y camine un poco. Haga cualquier movimiento de flexibilidad y contraiga los músculos de las piernas para que de esta forma circule la sangre y así evite que se concentre en las venas."

Vello superfluo

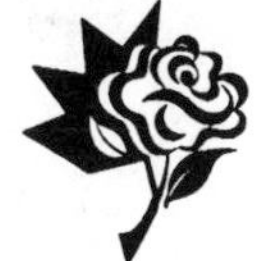

Opciones para quitárselo en casa

Una mata de buen cabello es motivo de envidia, pero el crecimiento abundante de vello en el labio superior no es nada codiciado, ni atractivo. Asimismo, muchas mujeres consideran que los vellos de las axilas y piernas no son aceptables ni higiénicos.

"Al parecer, el vello crece donde no debe y el cabello desaparece de donde quiere que crezca", enfatiza la doctora Allison Vidimos, dermatóloga de planta en la Fundación Clínica Cleveland.

¿RASURARSE O USAR CERA?

Si un poco de vello de más no le molesta, qué bueno. De lo contrario, esto es lo que las expertas consideran como los caminos más efectivos para quitarlo.

En sus marcas, listos, a rasurarse. "Rasurarse es la alternativa más fácil para eliminar el vello", apunta la doctora Vidimos. Usar una rasuradora eléctrica es bueno, pero una de doble hoja le dará mejores resultados. Para empezar, primero lave el área que rasurará, después aplique una espuma o gel apropiados con el objetivo de lubricar la piel y preparar el vello no deseado. Ahora elimínelo. Cuando haya terminado, enjuague bien, seque con golpecitos y aplíquese un humectante suave. (Para instrucciones especiales acerca de cómo desaparecer el vello púbico véase la página 167.)

Repita cuando sea necesario. El vello rasurado empieza a crecer en uno o dos días, por tanto, si ha optado por el camino de la rasurada, tendrá que efectuarla un par de veces por semana o más, advierte la doctora Vidimos. Para evitar las erupciones, los granos y la irritación, no olvide cambiar la navaja cada tres o cuatro rasuradas.

Adquiera un paquete de cera. La cera, otra alternativa para quitar el vello, requiere más tiempo y preparación, y duele más que la rasurada; pero el vello no crecerá tan pronto, porque es extraído de raíz del folículo. No se la aplique caliente, previene la doctora Vidimos. La cera caliente es engañosa, y si se pone sin saber cómo, puede dañar su piel. Para uso casero, la doctora

CUÁNDO CONSULTAR AL MÉDICO 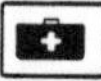

"Si jamás ha tenido vello no deseado y de repente le aparece muy grueso en el labio superior, barbilla, mejillas, centro de su pecho o sobre la línea púbica, consulte a una especialista de la salud", señala la doctora Allison Vidimos, dermatóloga de planta en la Fundación Clínica de Cleveland.

La aparición anormal de vello, simultáneamente con periodos menstruales irregulares, caída del cabello, acné, voz ronca, aumento de músculos y deseo sexual o un clítoris crecido, indican una serie de problemas, entre éstos un desequilibrio hormonal temporal o heredado y ocasionado por las glándulas productoras de la adrenalina, expone la doctora Vidimos. Con frecuencia, lo único que se requiere para equilibrar esta situación son hormonas.

recomienda las tiras de cera cortadas que se venden en la farmacia y en paquetes.

Dése una ducha sin jabón. Cuando esté lista para aplicar la cera, dése un duchazo con agua caliente, aconseja Sam McKee, vicepresidenta de desarrollo de productos en la división Sally Hansen de los Laboratorios Del, en Farmington, Nueva York. No use jabón ni aplique humectantes después –éstos disminuyen la eficacia de la cera–. Séquese a conciencia con una toalla.

Póngase talco. Si piensa utilizar la cera en las piernas o las axilas, póngase talco en esas superficies, enfatiza Nathasha Salman, especialista en tratamientos faciales y aplicación de cera en el Salón Red Door de Elizabeth Arden, en la ciudad de Nueva York. El talco permite que la cera se adhiera mejor a los vellos y se arranquen con mayor facilidad.

Lea las instrucciones. Para obtener mejores resultados y evitar posibles problemas con la aplicación de la cera, lea y siga las instrucciones del empaque, propone McKee.

Pegue las tiras en el sentido que crece el vello, no en su contra. Pegue las tiras de cera sobre su piel en el mismo sentido del crecimiento del vello, indica McKee. Por ejemplo, si va a depilar las pantorrillas, empiece por la rodilla y baje hasta llegar al tobillo.

Talle, talle, talle. Caliente la cera para que pegue mejor: frote la tira con las manos durante algunos minutos después de haberla pegado, sugiere McKee.

Jale la tira contra el crecimiento. Cuando la cera se haya endurecido –tarda como diez minutos–, jale las tiras en sentido contrario al crecimiento del vello, expresa McKee. De lo contrario, no lo extraerá todo.

Unte una loción calmante (o hielo). La mayor parte de los paquetes para eliminar el vello que se venden al público contienen una loción con un anestésico tópico –por ejemplo, benzocaína–, además de calmantes –por ejemplo, vitamina E y colágeno– para aliviar el dolor de la piel y posterior a la depilación, expone la doctora Vidimos. También disminúyalo poniendo en el área afectada compresas frías durante 10 o 15 minutos, observa la doctora.

Cuando la superficie sigue irritada, dice Salman, aplíquese una loción de calamina y óxido de zinc –por ejemplo, Soothing Lotion de Elizabeth Arden–, adquiérala en casi todos los grandes almacenes.

"Una pomada de hidrocortisona también servirá para aliviar la piel roja e irritada", opina la doctora Vidimos.

Deje pasar un buen tiempo antes de volver a aplicarse cera. Espere a que el vello mida alrededor de un centímetro antes de volver a depilarlo con cera, indica Salman, cuatro semanas, mínimamente. Al aplicarla demasiado pronto, el vello no habrá crecido lo suficiente para adherirse a la cera.

UN CAMINO QUÍMICO

Los depilatorios son cremas y lociones cuya función es eliminar el vello, y están hechos con base en sustancias químicas fuertes que lo disuelven. Como ocurre con la cera, el vello tardará unas cuantas semanas en volver a crecer, por eso, no lo usará con frecuencia.

Para buenos resultados, las expertas ofrecen estos consejos.

Elija el producto indicado para depilarse. Asegúrese de comprar el depilatorio adecuado, es decir, para la superficie de donde va a eliminar el vello, dice McKee. Por ejemplo, use uno facial si quiere depilar el rostro o uno para axilas si esa es la zona donde lo aplicará. Los laboratorios tienen mucho cuidado en variar la fuerza de estos productos en función de las partes del cuerpo sobre las que se aplicarán y de los diferentes tipos de vello (fino, normal, grueso). Por ello, al usar el apropiado disminuirá la posibilidad de que haya irritación.

Pruebe en una superficie pequeña. Los depilatorios llegan a producir reacciones irritantes, advierte la doctora Vidimos. Antes de usar uno por primera vez, úntese en el antebrazo una pequeña cantidad de la preparación, espere el tiempo especificado en el empaque (normalmente son tres minutos) y láveselo. Deje pasar 24 horas. En caso de que se presente comezón, enrojecimiento o irritación descarte el producto. Si no pasa nada, empléelo.

Aplique y espere. Póngase el depilatorio y déjelo en la piel unos tres minutos (siga las instrucciones del empaque). Para quitar el vello, frote la superficie con una toallita o esponja para cuerpo, alrededor de tres minutos, señala McKee. Cuando se frota, elimina el vello al tiempo que la crema.

Enjuague y humecte. Elimine todo rastro de las sustancias químicas para eliminar el vello, dice McKee, enjuague bien la superficie y después humécela con su crema preferida.

Vellos enterrados

Encauce a los extraviados

Las rasuradoras nuevas, con tecnología avanzada, hacen que afeitarse sea un sueño. Un poco de jabón y éstas dejan las piernas más presentables que nunca. ¡Sin cañones! Sin embargo, usted tiene una línea de manchitas en la pantorrilla izquierda.

¿Qué pasó?

"Seguramente se rasuró demasiado al ras", sugiere la doctora Esta Kronberg, dermatóloga con consultorio particular en Houston. Y el resultado son vellos enterrados.

Un vello enterrado, según las doctoras, se presenta por una de dos razones. Cuando se rasura demasiado al ras, tal vez corta la parte superior del

CUÁNDO CONSULTAR AL MÉDICO 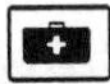

La mayor parte de los vellos enterrados se enderezan aproximadamente en un par de semanas. Pero si uno persiste en crecer dentro de la piel o se infecta, consulte a una dermatóloga para que le dé alguna medicina que combata la infección y evite una cicatriz.

folículo piloso y provoca que éste se obstruya parcialmente. Esto propicia que el vello en su interior se doble. Con el tiempo, en lugar de crecer recto hacia arriba, lo hace de lado: perfora el folículo piloso y se entierra en la piel, la que reacciona con una inflamación en forma de bultito rojo.

La otra causa es que el vello también se entierra cuando después de crecer recto, se riza y vuelve a entrar en el folículo de donde salió, dice la doctora Kronberg.

Las mujeres que tienen el vello grueso y rizado son especialmente propensas a ese segundo tipo de causa, señala la doctora Kronberg. No obstante, quienquiera que se rasure cualquier parte del cuerpo, use cera para depilarse o hágalo con pinzas –en lugar de tijeras–; en su barbilla, también puede tener vellos enterrados.

"Este problema es frecuente en la cara interna del muslo (conocida como la línea del bikini)", agrega la doctora Mary Stone, profesora asociada de dermatología en la Universidad de Iowa, en esa ciudad. "En ocasiones, debido a la fricción que ocurre en la zona, los folículos se cierran un poco: propician que el vello se doble y crezca hacia un lado en lugar de en forma recta, hacia la parte de la abertura."

CÓMO DOMAR LOS VELLOS ERRANTES

Por fortuna, los vellos rebeldes se curan en un par de semanas. Para ello, las doctoras sugieren lo siguiente.

Use un jabón antibacteriano. Para acabar con la inflamación, lave la superficie donde está el vello enterrado dos veces al día con una pastilla de jabón Panoxyl, o un jabón antibacteriano de peróxido de benzoil al 10 por ciento. Los adquirirá en su farmacia, indica la doctora Kronberg.

Aplíquese un poco de crema de cortisona. Úntese una preparación de hidrocortisona de patente –por ejemplo, marca Cortaid– alrededor del vello enterrado. Siga las indicaciones del empaque, expresa la doctora Allison Vidimos, dermatóloga de planta en la Fundación Clínica de Cleveland. Esto disminuirá la inflamación y acelerará la curación.

Cambie de navaja. Si los vellos enterrados están inflamados e infectados, cambie de navaja cada vez que se rasure, hasta que desaparezcan, manifiesta la doctora Stone. De lo contrario, volverá a infectarse.

CÓMO EVITAR PROBLEMAS FUTUROS

Como en el caso de muchos problemas de la piel, evitar un vello enterrado es bastante sencillo. Esto es lo que recomiendan las especialistas.

Use una rasuradora en lugar de cera. Si propende a los vellos enterrados, quíteselos con una rasuradora en lugar de con cera, indica la doctora Stone.

"La cera es traumática", asegura la doctora. "Rasga sus vellos en ángulo." Cuando éstos vuelven a crecer, lo hacen angularmente, en lugar de en forma recta: perforan un lado del folículo piloso, o sea, no salen por la abertura a la superficie de su piel.

Humedezca el vello. Proteja sus folículos pilosos mediante una barrera de humedad entre su dermis y la navaja, sugiere la doctora Kronberg. Usted puede usar espumas y gels costosos si lo prefiere, pero un jabón suave –por ejemplo, marca Cetaphil–, al igual le servirá.

Verrugas

Indoloras pero feas

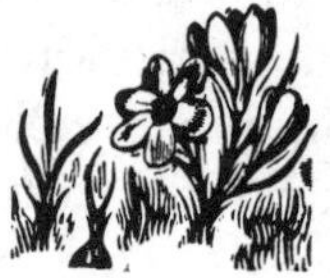

Las verrugas son protuberancias pequeñas, tienen el color de la carne, normalmente son duras y aparecen en su piel a causa del llamado papilomavirus humano. Estas excrecencias suelen ser inocuas y aparecer en cualquier parte de su rostro o cuerpo. No obstante, según las doctoras, se presentan con más frecuencia en las manos y los pies.

No todas son iguales. Algunas son abultadas y rugosas, otras son planas y lisas, unas más incluso pueden ser rojizas o negruzcas debido a los vasos sanguíneos atrapados adentro de las mismas y a los que no les llega sangre, expone la doctora Suzanne M. Levine, asistente clínica de podiatría en el Centro Médico de Cornell, en la ciudad de Nueva York. "Algunas personas son muy susceptibles a tenerlas por todo el cuerpo, porque sus sistemas inmunológicos no son efectivos para combatir el virus que las genera", explica la doctora.

Las verrugas son contagiosas, previene la doctora Karen K. Deasey, jefa de dermatología en el Hospital Bryn Mawr, en Pennsylvania. Por consiguiente, si tiene una en el dedo y se rasca el rostro, también en éste le podrán aparecer. Asimismo, aunque no es frecuente, se puede contagiar de las de otros mediante el contacto de mano-contra-mano, previene la doctora Deasey.

Por otro lado, las verrugas genitales son consecuencia de una variedad diferente del virus y, por lo general, se transmiten por medio del contacto genital, apunta la doctora D'Anne Kleinsmith, dermatóloga de planta del Hospital William Beaumont, en Royal Oak, Michigan.

DECLÁRELE LA GUERRA A LAS VERRUGAS

Una verruga puede desaparecer sola. No obstante, si persiste y considera que es antiestética o teme que se extienda, tome el caso en sus manos. Estos son los *tips* ofrecidos por las expertas para declararle la guerra a las verrugas.

Manténgala seca. "Después de lavarse la manos (o la parte del cuerpo donde estén las protuberancias) séquelas a conciencia con una toalla", indica la doctora Levine. "Al virus que las ocasiona le encantan los ambientes húmedos: al mantener seca el área, disminuirá la posibilidad de que éste se propague."

Visite la farmacia. Recorra la sección de medicamentos para las verrugas, propone la doctora Deasey. Encontrará diversas presentaciones, es decir, parches, barnices y líquidos especiales. Los más efectivos generalmente contienen ácido salicílico: erosiona la verruga hasta desaparecerla.

Use un medicamento con gotero. "Recomiendo los tratamientos líquidos que se aplican a la verruga con un gotero. Después cúbrala con una tirita tipo Band-Aid, déjela puesta toda la noche y quítela y lave por la mañana",

CUÁNDO CONSULTAR AL MÉDICO

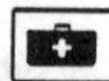

Cuando ya ha probado casi todos los productos de patente y su verruga no mejora en uno o dos meses, es momento de consultar a su médica familiar o a una dermatóloga, propone la doctora D'Anne Kleinsmith, dermatóloga de planta en el Hospital Beaumont, en Royal Oak, Michigan. Ésta puede ser removida con una sustancia química tópica —nitrógeno líquido—, cirugía o láser.

También debe pedir asesoría profesional inmediatamente cuando advierta verrugas en sus piernas, aun cuando sólo tenga una, pues si se rasura, será muy fácil propagarla: una cortadita en la verruga la abrirá y el virus se extenderá, advierte la doctora Kleinsmith.

Las verrugas del rostro siempre deben ser tratadas por una dermatóloga, porque la piel de esa parte del cuerpo es demasiado delicada y visible como para arriesgarse a probar tratamientos caseros.

propone la doctora Kleinsmith. "Duofilm y Occlusal son dos productos con gotero recomendables."

Siga las instrucciones al pie de la letra. "Las medicinas contra las excrecencias también irritan la piel sana, por eso siga las instrucciones con mucho cuidado", advierte la doctora Deasey.

Tenga paciencia. "Use el producto todos los días durante seis u ocho semanas", orienta la doctora Deasey. "Repítalo, repítalo y repítalo hasta que funcione."

Refuércelo con vitamina A. "Hay mucha evidencia de que la vitamina A refuerza su sistema inmunológico para combatir el virus de las verrugas", explica la doctora Levine. Algunas fuentes abundantes de vitamina A son las zanahorias, los chícharos, la calabaza y los vegetales de hoja verde.

(Para formas prácticas acerca de cómo atacar las verrugas genitales y plantares, véanse las páginas 689 y 691, respectivamente.)

Verrugas genitales

Desaparézcalas para siempre

Esas bolitas rojas, algunas de las cuales hasta forman racimos que parecen coliflor, no ofrecerían un panorama agradable si pudieran ser vistas con facilidad, pero no es así, pues se encuentran en la zona de la vagina, o el ano. Sin embargo, a pesar de esto, las siente: le pican tanto que desea deshacerse de ellas, además de que suelen ser extremadamente dolorosas.

Las verrugas genitales, también llamadas venéreas o condilomas, son causadas por el papilomavirus humano (PVH), del que existen más de 50 tipos conocidos. Estos latosos bichos son contagiosos, representan una forma de enfermedad de transmisión sexual (ETS) cuando una persona contagia a otra primordialmente durante el contacto sexual. El virus, al contraerse, se convierte en un compañero inseparable. Aun después de que su médico le ha quitado las verrugas, el virus muchas veces permanece listo para volver a surgir. Lo peor no es eso, ni lo irritantes que son, así como tampoco la vergüenza que causan en las relaciones interpersonales, sino que al parecer, algunas variedades del PVH están ligadas al cáncer de cérvix.

SÍ Y NO

Resista la tentación de usar cualquiera de los productos para quitar verrugas, vendidos sin receta, pues todos ellos han sido formulados para verrugas no genitales. "Algunos de éstos pueden quemarla e irritarla seriamente", advierte la doctora Kimberly A. Workowski, ayudante de profesor de medicina en la División de Enfermedades Infecciosas de la Universidad de Emory, en Atlanta. Otros medicamentos menos cáusticos no son lo bastante fuertes para resolver el problema. Lo mejor es consultar a su doctora, quien optará por quitárselas con medicamentos adecuados, tratamientos con nitrógeno líquido o extrayéndolas con cirugía.

Supongamos que le han diagnosticado que tiene verrugas vaginales; para erradicarlas las doctoras le indican lo que puede y debe hacer para aliviar los síntomas y acelerar la curación.

Lávese perfectamente bien la zona donde aplicó el producto para quitar verrugas. Los productos para desaparecer verrugas que requieren receta médica y contienen potentes sustancias como la podofilina –debe aplicarla sólo su médico– y la podofiloxia –puede hacerlo su doctora o usted misma, en casa, bajo supervisión médica– se deben poner, con frecuencia, varias veces a lo largo de dos o cuatro semanas para que las carnosidades se encojan gradualmente y caigan. No obstante, estos medicamentos son tan fuertes que pueden quemar los tejidos y ocasionar una terrible irritación, observa la doctora Workowski. Para proteger la membrana mucosa, la doctora recomienda lavar perfectamente bien la zona afectada cuando han pasado entre cuatro y seis horas después de cada aplicación. Generalmente basta con limpiarla varias veces con una toallita mojada en agua caliente. Mejor aún es darse un relajante baño en agua caliente.

Mantenga la superficie limpia y seca. En caso de que su doctora optara por usar nitrógeno líquido o cirugía con láser, debe saber que posteriormente tendrá cierta irritación en la vagina, previene la doctora Judith O'Donnell, ayudante de profesor de medicina en la División de Enfermedades Infecciosas de la Universidad Allegheny de las Ciencias de la Salud en Filadelfia y especialista médica en el Programa de Control de Enfermedades de Transmisión Sexual, del Departamento de Salud Pública de Fila-

CUÁNDO CONSULTAR AL MÉDICO

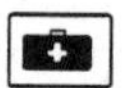

Si su compañero sexual tiene señales de verrugas genitales, no dude en consultar a una especialista. Una vez adquirida la infección, éstas tardan entre 8 y 18 meses en aparecer, así que aunque no note nada, podría haber contraído el virus.

Las verrugas genitales deben quitarse de inmediato, enfatiza la doctora Kimberly A. Workowski, ayudante de profesor de medicina en la División de Enfermedades Infecciosas de la Universidad de Emory, en Atlanta. Si su pareja sexual las tiene, debe ir con su médico a que se las quiten. En el caso específico de usted, visite a su ginecóloga o vaya a la clínica de enfermedades de transmisión sexual del departamento de salud de su ciudad, o una clínica de planificación familiar.

delfia. Justo después del procedimiento elegido, conserve el área limpia y seca para que cicatrice rápidamente, añade la doctora. Báñese o dúchese todos los días, lavándose con un jabón suave. Después séquese bien con una toalla también suave, dándose ligeros golpecitos.

Nada mejor que un baño de avena. "Darse un baño de avena aliviará mucho el picor producido por las verrugas de los genitales", aconseja la doctora Workowski. También recomienda el tratamiento con Aveeno para el baño: se vende en las farmacias. El producto contiene avena en polvo, de tipo coloidal, y es un magnífico antídoto contra la comezón, además de que no obstruirá el desagüe de su tina.

Verrugas plantares

Carnosidades dolorosas en la planta del pie

Si cada vez que pisa y pone peso sobre el pie usted siente como si se le hubiera metido una piedrita en el zapato, esto podría deberse a verrugas plantares. Primero revise su zapato, para ver si no tiene una piedrita, pero si al observar su planta del pie encuentra una fea excrecencia, lo mejor es asegurarse que sea esto. ¿La excrecencia es dura y plana? ¿Le duele cuando la mueve de un lado a otro? ¿Se pueden ver pequeños puntitos de sangre en ésta?

Al responder afirmativamente a todas las preguntas anteriores, entonces sí se trata de una verruga plantar y no de un callo, expresa la doctora Suzanne M. Levine, podiatra ayudante de clínica en el Centro Médico Cornell, en la ciudad de Nueva York.

CUÁNDO CONSULTAR AL MÉDICO

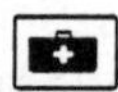

Si bien es cierto que algunas verrugas plantares desaparecen solas o con tratamientos caseros, también lo es que muchas persisten con gran terquedad. Consulte a su podiatra sí:

- No observa mejoría en uno o dos meses.
- Sus verrugas se engruesan, extienden o le duelen.

Este tipo de verruga es igual que cualquier otra, pero situada en la planta del pie. (Plantar es el término médico para referirse a la planta del pie.) Los puntitos rojos son las terminaciones de los vasos capilares que se hallan atrapados en la verruga, explica la doctora. Esta no es cancerosa; es producida por el papilomavirus humano, es decir, el virus de las verrugas; una persona la puede transmitir a otra.

El virus de las verrugas se reproduce en lugares húmedos, por lo que normalmente las personas se contagian de los plantares al caminar descalzas en piscinas y clubes deportivos, o en la zona de casilleros o duchas públicas, previene la doctora D'Anne Kleinsmith, dermatóloga de planta en el Hospital William Beaumont, en Royal Oak, Michigan. También será más susceptible a padecerlas si sus pies sudan más de lo normal o su inmunidad está baja, observa la doctora.

Esas carnosidades pueden ser pequeñas o lo bastante grandes como para abarcar todo el talón o la punta de la planta del pie. Entre más grandes son, más dolorosas resultan, señala la doctora Levine.

ACTÚE DE INMEDIATO

Las doctoras coinciden en que las verrugas plantares, en ocasiones, desaparecen solas. Pero no lo dé por hecho. En otras, si no reciben tratamiento, duran muchísimos años.

Dése un baño de pies. Sumerja los pies en un recipiente lleno de agua mezclada con una preparación especial para secar la verruga –por ejemplo, Domeboro–, que se vende en bolsitas o tabletas. "Es una solución de sales de aluminio que seca la piel y la endurece", expone la doctora Kleinsmith.

"Mézclela con el agua y sumerja sus pies aproximadamente unos 15 minutos".

Conserve secos los pies. "Evitar la humedad es fundamental para terminar con una verruga plantar", asegura la doctora Levine. Use toallas para secarlos bien después de bañarse (y después lávelas por separado para no contagiar el virus a otros). Posteriormente, aplique un poco de harina de maíz o talco a sus pies, con el propósito de secar bien la piel, recomienda la doctora.

Vaya a la farmacia. La doctora Levine sugiere que pruebe un medicamento patentado -por ejemplo, de las marcas Compund W. Duofilm, Duoplant, Occlusal y Dr. Scholl-. Muchos de estos productos contienen ácido salicílico: secan las verrugas. El ácido las corroerá. "El riesgo está en que también puede afectar la piel sana, agrega la doctora. Para reducir al mínimo este problema, lea las instrucciones y sígalas al pie de la letra."

Trátese con uno solo. Los medicamentos contra estas carnosidades funcionan siempre y cuando los use religiosamente: el tratamiento dura entre seis y ocho semanas, dice la doctora Karen K. Deasey, jefa de dermatología en el Hospital Bryn Mawr, en Pennsylvania. Por tanto, tenga paciencia. (Cuanto más grande o profunda sea la verruga, tanto menos efectivos serán estos remedios caseros, advierte la doctora Levine.)

Póngale un parche. Algunas preparaciones para combatir estos abultamientos traen pequeños parches que, por lo general, contienen ácido salicílico. "El parche se pega por la noche. A la mañana siguiente, se despega y pule la verruga con una lima de cartón, reduciéndola lo más posible, así el medicamento la remojará mejor. A la noche siguiente, se pone otro parche y repite lo mismo", explica la doctora Kleinsmith.

"Las cajas traen 24 parches y, por lo general, le digo a mis pacientes que tendrán que usar dos cajas para que desaparezca la verruga", expresa la doctora Deasey.

Píntela. Algunas preparaciones vienen en forma de barniz, con brocha, para aplicarla sobre la zona afectada. "Cada tercer día, cuando se quite la solución, un trocito de la excrecencia también se desprende", apunta la doctora Deasey.

Cúbrala con una película. Unas cuantas preparaciones fuertes contra las verrugas -por ejemplo, el gel Viranol y el Duofilm- vienen en forma de una cubierta de plástico delgadísima, la cual se pega sobre la piel abultada, orienta la doctora Deasey. "La mayor parte de las excrecencias no se tienen que cubrir, porque cuando se secan forman su propia capa. No se le pegarán a los calcetines ni a los zapatos."

Acojínela. Los parches para callos le servirán para amortiguar la presión ejercida sobre una verruga que duele, opina la doctora Deasey.

Adopte la política de no meter las manos. No toque ni hurgue su carnosidad plantar, porque podría contagiar sus dedos de la mano, previene la doctora Deasey. "Probablemente, utilizará las manos para aplicar el tratamiento, pero no olvide lavárselas muy bien inmediatamente, así el virus no se extenderá."

Viuda por el deporte

Cómo vivir con un *zombie* del deporte

Algunos hombres sucumben ante los campos de golf, otros, caen ante las líneas de boliche. Muchos más, se abandonan como fantasmas ante los televisores mientras el futbol del domingo pasa por las ondas de transmisión.

De repente, esos hombres que hemos llegado a querer y a creer que conocemos, no dan señales de vida; por lo menos no de vida inteligente. Transmutados por su competencia deportiva preferida o de otra índole, en *zombies* del deporte, a nosotras nos convierten en viudas por el deporte.

Claro está que, en ocasiones, algunas mujeres también los hacen ser viudos a causa del deporte. Sin embargo, es menos frecuente, asegura la doctora Shirley Glass, psicóloga clínica y terapeuta conyugal de la zona de Baltimore.

"Los hombres experimentan un gozo profundo al observar deportes competitivos", manifiesta la doctora Glass. "La mayoría de ellos experimentan más entusiasmo y emociones ante la idea de practicar u observar los deportes que las mujeres."

Son muy susceptibles a transformarse en *zombies* de la acción deportiva por otro motivo más: para algunos, el campo de juego o el partido de la semana es un camino seguro para pasar un buen rato con sus amigos del mismo sexo.

"Uno de los pocos caminos con el que conservan su amistad con otros hombres es a través de observar o practicar algún deporte", explica la doctora Glass. "Ellos propenden más a la actividad cuando se hallan acompañados y tienden a relacionarse cuando están unos junto a otros –por ejemplo, sentados viendo televisión o de pie pescando–, mientras que las mujeres lo hacen frente a frente."

LOS PUCHEROS NO SIRVEN DE NADA

Si los signos vitales de su pareja se vuelven una línea continua en el campo de juego o delante de un televisor, esto es lo que aconsejan las especialistas.

LO QUE HACEN LAS DOCTORAS

¿Alguien quiere jugar tenis?

Doctora Shirley Glass

Como muchas mujeres casadas con hombres entusiastas del golf, la doctora Shirley Glass, psicóloga y terapeuta conyugal de la zona de Baltimore, encontraba que las partidas de golf de su marido, dos veces a la semana, le reventaban el hígado. Además, acompañarlo a los partidos de beisbol no era un acontecimiento que la matara de emoción. No obstante, con el tiempo, adoptó otro enfoque respecto a esas situaciones.

"No me gusta jugar golf, pero sí tenis, leer o salir con amigas", enfatiza la doctora Glass. "Así que, cuando él juega sus 18 hoyos, yo hago precisamente esas cosas."

"Por otro lado, voy a los partidos de los *Orioles* de Baltimore con mi marido, siempre y cuando asista otra persona con la que pueda charlar", agrega la doctora.

Si desea compartir más actividades con el hombre de su vida y éste se opone, o si han hablado del caso y esto no mejora nada, consulten a una profesional en terapia de parejas, propone la doctora Glass.

Déle una probadita. Encontrar el equilibrio perfecto entre el tiempo que están separados y el que pasa con un *zombie* del deporte resulta más fácil si a usted le gusta la actividad deportiva. Cuando es capaz de disfrutar algún partido de beisbol, de vez en cuando, la Serie Mundial reforzará su relación.

Déle una probadita a la pasión que lo consume a él, propone la doctora Diana Adile Kirschner, psicóloga con consultorio particular en Gwynedd Valley, Pennsylvania. Cuando su marido comenzó a entrenarse para el triatlón, ella decidió que también empezaría a ejercitarse más. Corrían y andaban en bicicleta juntos. Aunque una lesión amainó la actividad de él, ella la sigue teniendo aún muy fuerte.

Evidentemente, ayuda mucho que su compañero también le dé una probadita a lo que le gusta a usted. ¿Es amante del tenis? Tal vez él, al igual, llegue a serlo.

Genere interés. En caso de que no encuentre chiste a las complejidades del deporte que él ama, quizá sí logre hallarlo en las personalidades de los jugadores y entrenadores.

"Léase la sección deportiva entera y sepa quiénes son", propone la doctora Glass. "Las mujeres se orientan más hacia el tipo de relaciones que llevan. Si conoce situaciones personales de ellos es probable que su interés aumente."

Una mujer se contagió del entusiasmo de su marido por los *Patriotas* de Nueva Inglaterra; se interesó por la personalidad del entrenador Bill Parcells y por la forma en que manejaba al promisorio *quarterback* del equipo, la estrella Drew Bledsoe, que era un ídolo de su compañero. Como ella era una novata en ese deporte, averiguo más cómo era que el entrenamiento de Parcell se concretizaba en buenos resultados en el campo de juego.

De igual manera, si sabe que su marido es competitivo, elija un equipo rival y siga su actuación. Vale la pena el esfuerzo, tan sólo para ver su reacción cuando le hable de sus posiciones relativas.

Disfrute el tiempo que está sola. Realice una actividad que le guste mientras su pareja grita de placer con su deporte preferido, opinan las doctora Glass e Irene Deitch, psicóloga, terapeuta familiar y conyugal y profesora de psicología en la Escuela Superior de Staten Island, en Nueva York.

"La idea de la mujer inerme en manos del hombre que tiene que dedicarle todo su tiempo para hacerla feliz es un concepto sexista", afirma la doctora Deitch, quien lee *The News York Times* mientras su esposo ve deportes. "Queremos dejar atrás el 'concepto de dependencia' para optar por uno de 'individuos con facultades'."

Manifieste sus quejas. Cuando la afición de su compañero por los deportes es tan enajenante que no queda casi nada de tiempo para divertirse juntos, hable con él, propone la doctora Kirschner.

"Si ante esto se siente herida, existe el peligro de que se deje llevar a un mar de resentimiento, hasta que se haya creado una verdadera distancia entre ustedes", advierte la doctora.

Negocie igualdad de tiempo (o casi igualdad). "Lo ideal sería establecer un pacto con su compañero", propone la doctora Kirschner. "Tal vez diga: 'Estoy dispuesta a que veas esto o juegues aquello' pero, a cambio, quiero que hagas algo por mí'." Probablemente acepte preparar botanas para él y sus amigos durante el partido del domingo si él, en cambio, se compromete a prepararle una cena especial el sábado por la noche. Quizá opten por pasar un domingo sí y otro no haciendo algo juntos, y déjele los que le corresponden con los *Vaqueros* de Dallas.

Vómitos

Tranquilice su estómago revuelto

Los niños vomitan, periódicamente, sin motivo aparente. Los gatos lo hacen regularmente sólo para estar en forma. Sin embargo, a las mujeres adultas rara vez les pasa, a menos de que estén embarazadas... y aunque no lo estén, a veces les sucede.

El vómito es el camino que escoge el cuerpo para deshacerse de una mala ingestión. Por ello, si de repente vuelve, pero no está embarazada, se-

CUÁNDO CONSULTAR AL MÉDICO

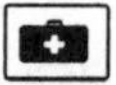

Si vomita sangre, acuda al médico de inmediato. Ello podría estar señalando que existe una lesión y, por consiguiente, hemorragia interna.

Además, no coma ni beba nada, previene la doctora Sheila Crow, gastroenteróloga y ayudante de profesor de medicina en el Departamento de Medicina Interna en la División de Gastroenterología del área Médica de la Universidad de Texas, en Galveston.

Por otro lado, las náuseas y los vómitos normales ceden en un día. Si sigue con el malestar, consulte a su doctora. Posiblemente haya una intoxicación por alimentos u otra enfermedad seria, apunta la doctora Crowe.

Los vómitos persistentes son señal de una infección viral o bacteriana, úlceras o diabetes.

guramente se debe a que ha consumido alimentos en mal estado o ingerido demasiado alcohol. Por otro lado, aunque el hecho de encontrarse doblada sobre la taza del baño no representa gran consuelo, sí es bueno para su estómago.

DÉLE UNA AYUDADITA A SU ORGANISMO

Si está embarazada y vomita, lo mejor es que lea acerca de los mareos matutinos en la página 425. Cuando no es así, esto es lo que las doctoras recomiendan que los adultos sanos deben efectuar para asentar el estómago y sentirse mejor más rápido.

Déle reposo a su estómago. "Después de regurgitar, no coma ni beba nada durante varias horas", advierte la doctora Sheila Crowe, gastroenteróloga y ayudante de profesor de medicina en el Departamento de Medicina Interna en la División de Gastroenterología de la Sección Médica de la Universidad de Texas, en Galveston.

Posteriormente, beba líquidos, pero no coma mucho las primeras ocho horas, apunta la doctora Wanda Filer, especialista en medicina familiar con consultorio en York, Pennsylvania. Luego, pruebe si, en las horas siguientes, es capaz de aguantar una dieta blanda. Coma plátano, arroz hervido, pan tostado o una manzana.

Beba líquidos sanos. Cuando el vómito ceda y su estómago se calme, tome traguitos de líquidos sanos, sin cafeína –por ejemplo, agua, agua mineral, caldo de pollo o bebidas tipo Gatorade para hidratar–, con la finalidad de restituir el líquido perdido cuando devolvió, argumenta la doctora Crowe.

Traguitos, no tragotes. "Su estómago sigue tan delicado que si toma tragos normales tal vez no retenga el líquido: beba a traguitos, cada cinco minutos más o menos", expresa la doctora Filer.

Haga gárgaras. Es aconsejable hacer gárgaras de agua con sal, o algún enjuague para boca después de vomitar, manifiesta la doctora Crowe. "Desaparecen el sabor amargo que queda después del vómito y enjuaga los ácidos estomacales que erosionan el esmalte de los dientes."

Índice

Nota: Las páginas subrayadas se refieren a los cuadros que contienen diversos textos.

A

E

F

G

J

K

L

M

P

T

U

V